$Te \, {}^{94}_{9}$
E

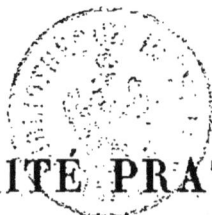

TRAITÉ PRATIQUE

DES MALADIES

DES VOIES URINAIRES

ET DES

ORGANES GÉNÉRATEURS

DE L'HOMME ET DE LA FEMME.

Ouvrages du même auteur.

D'UNE CAUSE FRÉQUENTE

ET PEU CONNUE

D'ÉPUISEMENT PRÉMATURÉ.

Traité des Pertes séminales insensibles,

à l'usage des gens du monde.

Cet ouvrage qui contient les causes, les symptômes, la marche et le traitement de cette grave maladie est précédé de considérations générales sur l'éducation de la jeunesse, sur la génération dans l'espèce humaine et sur les problèmes de la population et du mariage. Un choix d'observations de guérison termine le livre.

1 vol. de 600 pages. — Prix : 5 francs.

Sous presse :

TRAITÉ COMPLET

DES MALADIES DES FEMMES,

CONTENANT

Les Engorgements de matrice, les Granulations, Érosions, Ulcérations, le Cancer, les Déplacements de cet organe, et le Catarrhe utérin ;

Avec l'indication raisonnée du meilleur mode de traitement de ces maladies ; suivi de nombreuses observations de guérison.

Accompagné de figures intercalées dans le texte.

Paris. — Typographie de Firmin Didot frères, fils et Ce, rue Jacob, 56.

TRAITÉ PRATIQUE

DES MALADIES DES

VOIES URINAIRES

ET DES

ORGANES GÉNÉRATEURS

DE L'HOMME ET DE LA FEMME,

PAR EM. JOZAN,

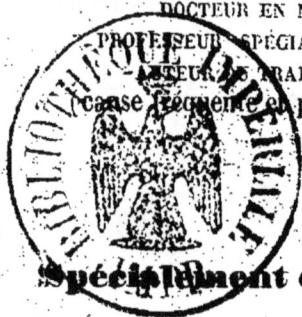

DOCTEUR EN MÉDECINE DE LA FACULTÉ DE PARIS ;
PROFESSEUR SPÉCIAL DE PATHOLOGIE GÉNITO-URINAIRE ;
AUTEUR DU TRAITÉ DES PERTES SÉMINALES INSENSIBLES,
(cause fréquente et peu connue d'**Épuisement prématuré**).

Ante omnia, cura.
Avant tout, la guérison.
HIPPOCRATE.

Spécialement destiné aux gens du monde.

SEPTIÈME ÉDITION,

Illustrée de **314** figures d'anatomie.

PARIS,

L'AUTEUR, 182, RUE DE RIVOLI.

JULES MASSON, LIBRAIRE,
26, RUE DE L'ANCIENNE-COMÉDIE.

1858.

PRÉFACE

DE LA SEPTIÈME ÉDITION.

———

Lorsque, dans l'espace de neuf années, un ouvrage, dont le chiffre de chaque impression atteint près de sept mille exemplaires, arrive à la *septième édition,* on peut être assuré qu'il a sa raison d'être, et qu'il répond à un besoin sérieux, profondément senti.

Avant l'apparition de ce livre, il n'existait, en effet, aucun ouvrage scientifique initiant *les gens du monde* et *les malades* aux phénomènes si intéressants de la reproduction dans l'espèce humaine, donnant la description anatomique des organes génito-urinaires dans les deux sexes, expliquant leurs fonctions si délicates et toutes les altérations dont ils peuvent devenir le siége, ainsi que les préceptes nécessaires pour prévenir ces lésions et les guérir.

Parmi les ouvrages portant un titre analogue, les uns n'étaient que d'indigestes compilations, les autres servaient de prospectus à des remèdes secrets que leurs inventeurs administraient dans les affections les plus dissemblables.

Aussi, depuis sa première publication, cet ouvrage a-t-il joui d'une faveur tout exceptionnelle non-seulement près des gens du monde, des malades et des médecins, mais aussi près des pères de famille, des chefs d'institution et des personnes que leur mission sacrée appelle non-seulement à diriger les consciences, mais aussi bien souvent à donner des conseils purement médicaux.

Le but que l'auteur s'était proposé par cette publication a été atteint et même dépassé. En mettant, en effet, à la portée des gens du monde des notions précises et vraies sur un genre d'affections qui fait tant de victimes dans tous les rangs de la société, il avait surtout en vue de mettre les malades en garde contre ces prétendus remèdes spécifiques, sorte de panacées bonnes pour tous les maux et pour tous les malades. Par le simple exposé des altérations nombreuses et variées dont peuvent être affectées les voies urinaires et celles de la génération, dans l'un et dans l'autre sexe, il est facile de se convaincre que la première indication à remplir consiste à se rendre un compte exact du siége positif, de l'étendue et de la nature du mal. Le traitement, traitement évidemment variable et quelquefois complexe, peut ensuite être beaucoup plus facilement et plus sûrement appliqué.

L'auteur, qui avait pour juge un double public, les gens du monde et les médecins, pouvait craindre de ne réussir qu'à moitié et de ne pas obtenir tout d'abord les suffrages de ses collègues, dont on connait la chatouilleuse susceptibilité. Il est maintenant à cet égard pleinement rassuré par les nombreuses marques de confiance et de sympathie que ses confrères de Paris ou de la province, et les pharmaciens, appréciateurs compétents et désintéressés, lui donnent journellement, soit en réclamant des conseils pour eux-mêmes, soit en lui adressant des malades.

S'il est encore quelques esprits chagrins que le succès importune, l'auteur attend avec confiance que l'avenir les illumine, et leur fasse comprendre que, dans ce siècle d'investigations et de merveilleuses découvertes, les gens du monde désirent s'instruire, et que le malade aime à voir clair dans ses souffrances, à se rendre compte de la cause et de la nature de ses douleurs pour s'en débarrasser lui-même, ou au moins y apporter quelque allégement.

Ce livre contient donc le résultat des recherches et de l'expérience pratique de plus de vingt années sur les maladies des voies urinaires et des organes générateurs de l'homme et de la femme.

Ainsi que le dit l'épigraphe, l'unique sollicitude de l'auteur est, *avant tout, la guérison des malades;* aussi ne s'est-il point livré à d'inutiles discussions sur des questions controversées, mais simplement à l'exposé précis et immédiatement applicable de l'état actuel des connaissances médicales, sur un groupe limité de maladies.

Ce traité se divise naturellement en deux parties.

Dans la première, l'auteur, par des considérations générales sur le développement et l'usage des organes génito-urinaires, à toutes les époques de la vie, fait voir combien il importe aux deux sexes d'avoir des notions précises sur les fonctions de l'appareil uro-génital et sur le retentissement qu'il exerce par sympathie sur toute l'organisation.

Ensuite le lecteur est initié à des connaissances anatomiques élémentaires, indispensables pour l'intelligence des descriptions ultérieures. Pour faciliter cette étude, l'auteur a fait intercaler dans le texte des figures d'anatomie représentant les divers organes servant à la sécrétion urinaire et à la génération, chez l'homme et chez la femme.

Puis il indique le mécanisme fonctionnel de ces deux appareils. Pour la sécrétion urinaire, la description physiologique est, à de minimes différences près, la même dans les deux sexes.

Il est loin d'en être ainsi pour les fonctions de

la reproduction ; et, après avoir examiné, dans des paragraphes séparés, les éléments fournis par l'homme et par la femme dans cet acte important, l'auteur fait voir de quelle manière le sperme et l'ovule se combinent pour la formation d'un nouvel individu. La théorie qu'il donne de la génération est tout à fait neuve, et basée sur de nombreuses observations et sur d'ingénieuses expériences, faites tant sur l'espèce humaine que sur des individus appartenant aux différents degrés de l'échelle animale.

En donnant le détail de la composition des liquides urinaire et spermatique, il fait voir tout l'avantage qu'on retire, dans certains cas, de l'analyse physique, chimique et microscopique de ces sécrétions, soit pour la découverte de maladies qui, sans ce moyen, resteraient inconnues, soit pour la constatation des progrès de leur guérison.

Dans la seconde partie, l'auteur traite des principales maladies qui ont pour siége les voies urinaires et les organes générateurs de l'un et de l'autre sexe. Il s'attache surtout, dans la description de ces affections si variées, aux symptômes caractéristiques, de manière à faire éviter, aux personnes qui liront cet ouvrage, l'écueil si fréquent de se croire atteintes de toutes les souffrances dont elles parcourent la narration.

Il est fort important, dans le traitement de ce genre d'affections, de ne point provoquer de violentes perturbations dans la maladie, de ne point aggraver les douleurs du patient, et de favoriser par des agents médicaux la tendance naturelle qu'ont les organes souffrants à revenir à l'état normal. C'est là le but de la constante préoccupation de l'auteur dans les formules curatives et les indications hygiéniques qu'il donne, à la suite de la description des symptômes de chaque maladie.

L'auteur joint l'exemple au précepte, et, à la suite de la description des maladies et du meilleur traitement qu'il convient de leur opposer, il a ajouté des observations de guérison qui seront lues avec grande attention par les malades.

Le prodigieux succès de ce livre, dont six éditions successives ont été rapidement épuisées, imposait à l'auteur le devoir de justifier une aussi brillante faveur. Aussi a-t-il fait tous ses efforts pour continuer à la mériter.

Outre les nombreuses modifications partielles du texte nécessitées par les progrès de la science et par l'expérience quotidienne des maladies, le lecteur trouvera en tête de cette nouvelle édition un chapitre consacré à des *considérations générales* sur l'importance des fonctions de l'appareil génito-urinaire et sur la nécessité pour chacun de connaître sommairement l'anatomie et la physiologie de ces organes pour se guider soi-même dans diverses circonstances et se guérir, dès leur début, d'affections qui, inaperçues ou mal soignées, ne tarderaient pas à prendre plus de gravité.

Le chapitre consacré aux *maladies vénériennes virulentes* a été l'objet de profondes modifications.

Persuadé que les notions qui pénètrent dans l'intelligence par plusieurs sens à la fois s'y gravent toujours d'une manière plus profonde, l'auteur n'a pas reculé devant un surcroît de dépenses pour augmenter le nombre des *figures d'anatomie*, et cette nouvelle édition en contient *trois cents quatorze*, avec une légende explicative en regard, ce qui permet aux personnes les moins initiées aux connaissances médicales de comprendre les descriptions des maladies, et de se rendre un compte exact de la cause, du siége précis et de la nature de leurs souffrances.

Enfin, pour satisfaire au désir exprimé par un grand nombre de malades, l'auteur a fait annexer, avant la table des matières, un *Vocabulaire* concernant les expressions médicales avec lesquelles le lecteur peut n'être pas familiarisé.

Si, après avoir parcouru ce travail, quelques personnes y trouvent des lacunes, elles voudront bien se rappeler ce que l'auteur a dit dans diverses parties de l'ouvrage, et qu'il répète ici : à

savoir, que certains détails ne peuvent être convenablement et surtout complétement traités que
dans une consultation orale ou écrite.

———

Les personnes qui désirent consulter l'auteur
par correspondance sont priées d'indiquer :

1° *Leur âge, leur constitution, leur genre de vie
habituelle ;*
2° *Leurs maladies antérieures ;*
3° *Le début de l'affection pour laquelle ils ou elles
consultent ;*
4° *Les divers traitements déjà suivis ;*
Et 5° *l'état actuel de la maladie, dans ses plus
grands détails.*

———

**Tous les pharmaciens peuvent préparer les médicaments formu-
lés soit dans le courant de cet ouvrage, soit dans les ordon-
nances des consultations.**

TRAITE PRATIQUE

DES MALADIES

DES VOIES URINAIRES

ET DES

ORGANES GÉNÉRATEURS

DE L'HOMME ET DE LA FEMME.

CONSIDERATIONS GÉNÉRALES.

Ce n'est point pour donner satisfaction à un puéril sentiment de curiosité; c'est moins encore pour apprendre aux malades à se suffire, dans tous les cas, à eux-mêmes, et à décliner, dans leurs souffrances, l'intervention si souvent nécessaire de la science, que nous avons spécialement destiné aux gens du monde ce *Traité pratique des maladies des voies urinaires et des organes générateurs de l'homme et de la femme*. Notre but a été plus sérieux et plus utile. Une instruction éminemment profitable, des notions et des connaissances réelles qui importent, dans un sexe comme dans l'autre, à tous les âges, à toutes les conditions, à tous les états, qui impliquent la perte ou la conservation de la moralité, de la santé, de la vie elle-même : voilà ce que nous avons essayé de substituer à des pratiques nuisibles et à des préjugés funestes, universellement répandus. Nos efforts n'ont point été stériles : le succès le plus complet a répondu à notre attente, et toutes nos espérances ont été largement dépassées. Six énormes éditions écoulées en huit années, éditions qui ont mis dans la main des malades plus de quarante mille exemplaires de notre ouvrage, nous autorisent à tenir ce langage.

On agite souvent, dans les conseils de la profession médicale, la question de savoir s'il est bon d'initier les gens du monde à la médecine; mais toutes les fois que la discussion s'engage sur ce sujet, on voit invariablement les interlocuteurs se partager en deux camps opposés. Le débat, loin de rapprocher, divise, et, plus la dispute dure, moins on est près de s'entendre. Toute cette discorde ne tient qu'à des équivoques et ne se perpétue que par un malentendu. Les adversaires comme les partisans de la vulgarisation de la science supposent tour à tour, selon les besoins de l'argumentation, qu'il s'agit d'un savoir complet, approfondi, qui ne se peut évidemment donner à tout le monde, ou d'un insignifiant et faux demi-savoir qui ne saurait être utile à personne. Il est facile, de cette manière, de se réfuter réciproquement; mais, bien loin de se combattre, on ne fait évidemment que s'éviter. Il ne saurait être question, pour un homme de bon sens, d'universaliser la science médicale telle qu'elle s'enseigne dans les écoles, et de rendre les malades aussi savants que les médecins. D'un autre côté, tout le monde connaît les inconvénients et les dangers d'une initiation médicale insuffisante et fausse, toujours d'autant plus présomptueuse qu'elle est plus imparfaite. Il vaut certes mieux alors ignorer que mal savoir; mais entre ces deux extrêmes n'y a-t-il pas un moyen terme? Pour nous, la question est là tout entière; nous pensons qu'il est bon d'ouvrir le temple de la science aux profanes, mais nous pensons en même temps qu'il faut, sans les égarer dans ses longs détours, s'arrêter avec eux au point où le jour brille encore pour tout le monde sans blesser les yeux de personne. Ainsi, laissant les disputes et les excès aux esprits chimériques, nous ramenons ici toute la difficulté à une question de mesure et de possible qui relève du sens commun.

Peut-être toute dispute sur ce point cesserait-elle; peut-être les esprits ne tarderaient-ils pas à se rapprocher, si, au lieu d'embrasser les connaissances médicales dans leur ensemble, la question se limitait à une branche isolée de la science, à celle qui a pour objet les fonctions et les maladies des organes génito-urinaires. Sur ce terrain circonscrit, tous les points de vue changeraient. Il serait aisé de convaincre les partisans les plus exclusifs du monopole scientifique, que, dans les innombrables désordres fonctionnels ou morbides des organes de la génération et de la miction, les malades sont le plus souvent victimes de leur propre ignorance. C'est parce qu'ils ignorent, soit les dispositions anatomiques, soit les véritables conditions de l'exercice normal de ces organes, qu'ils se livrent aveuglément à des écarts et à des excès qui sont la source des plus déplorables accidents. Du mal qui sort de l'ignorance, le remède ne semble pas douteux et ne saurait guère venir que du côté de la science. Nous allons essayer de démontrer, par des considérations puisées à la source même de notre sujet, la nécessité d'initier, dans une certaine mesure, les gens du monde à la connaissance des fonctions et des maladies des organes génito-urinaires.

Personne n'ignore que les maladies réunies des deux principaux appareils renfermés dans le petit bassin sont peut-être plus nombreuses que tous les autres maux qui peuvent nous affliger, et que tout semble concourir, dans l'organisme humain, pour troubler, pervertir, surexciter, affaiblir, léser, en un mot, de mille façons les organes de la miction, et plus souvent encore ceux de la génération. Ces deux ordres d'appareils offrent, dans les rapports compliqués de leurs situations respectives, dans la multiplicité de leurs formes anatomiques, dans la vivacité, dans la mobilité, dans la spontanéité des forces qui les animent, dans leurs sympathies, dans leurs synergies d'action réciproques, des prises innombrables aux accidents et aux perturbations. Les organes de la miction exercent, comme émonctoires généraux de l'économie, des fonctions incessantes, dont le trouble, les variations, les écarts, retentissent dans toutes les parties du corps et peuvent compromettre toutes les actions organiques, ou même briser plus ou moins promptement l'existence. Les organes de la génération sont exlusivement investis d'un mode spécial de la vie, sous le nom de *vie sexuelle* ou *reproductive;* animés de forces mystérieuses qui semblent n'agir que par bonds et par sauts, et ne connaître que le désordre ou l'excès dans leurs paroxysmes comme dans leurs intermittences, ces organes capricieux, qui d'ailleurs exercent sur toutes les fonctions vitales la plus tyrannique domination, sont éminemment propres soit à ressentir eux-mêmes, soit à provoquer partout ailleurs toutes les causes de désordre et de perturbation. Les deux grands appareils organiques dont il est question peuvent être considérés comme deux ressorts animés, également fragiles et sensibles, qui trompent souvent notre espoir et nous permettent rarement d'atteindre le terme naturel des jours qui nous avaient été comptés. L'un est chargé de veiller sur la vie indivi-

duelle; mais il nous laisse le plus souvent mourir accidentellement, soit qu'il se trouble, soit qu'il s'arrête.
L'autre préside à la vie de l'espèce, mais c'est trop souvent au péril et au prix même de la vie des individus
qu'il remplit la mission qui lui avait été donnée de perpétuer leur reproduction. Ajoutons aux innombrables
influences pathogéniques qui peuvent atteindre et léser
tour à tour, à toutes les époques de la vie, les organes
générateurs et les voies urinaires, leurs sympathies ou
synergies réciproques, qui font presque toujours partager
aux uns les désordres éprouvés par les autres, et expliquent la fréquence des complications dans toutes leurs
maladies.

La multiplicité, le caractère complexe, la gravité, la
fréquence des maladies des organes génito-urinaires ont
excité, dans tous les temps, la vive attention des praticiens qui ont écrit sur la pathologie externe ou interne.
Ils les ont toujours considérées comme un objet spécial
d'étude, et, sans les exclure des ouvrages généraux ou
encyclopédiques, ils les ont exposées dans des traités
spéciaux. Il y a toujours eu une pathologie des voies urinaires et une pathologie des organes générateurs distinctes. Peut-être serait-il plus conforme aux faits de dire
qu'il y a toujours eu une pathologie génito-urinaire ou
uro-génitale spéciale, qui a toujours été l'objet des études, des écrits et de la pratique d'une catégorie particulière de médecins. Il faut dire encore que la distinction
des sexes, marquée de ses traits les plus caractéristiques
dans la structure et les fonctions des organes générateurs, a servi de base à une autre grande subdivision,
dans l'étude comme dans la pratique de l'art, sous le
nom d'*obstétrique*, comprenant l'art des accouchements,
les maladies des femmes avant, pendant et après la par-

turition, avec l'hygiène et la pathologie des enfants nouveau-nés.

La grande division théorique et pratique de la science
consacrée par l'usage sous le nom de *pathologie uro-génitale*, est assez vaste, assurément, pour servir d'aliment
à l'activité intellectuelle et physique des praticiens les
plus jaloux de venir en aide aux souffrances humaines. On voit, en effet, se reproduire, dans les deux appareils de la génération et de la miction, à peu près
toutes les maladies énumérées dans les cadres complets
de la pathologie générale; il faut ajouter, pour justifier
le fractionnement de la pratique, quelquefois injuste-
ment reproché aux uro-pathologistes, que l'exercice de
cette grande division de l'art adoptée par eux comporte
une foule de manœuvres délicates et de procédés opéra-
toires qui réclament une habitude et une dextérité que
l'on peut ne pas croire compatibles avec l'exercice général de la profession.

Entrons directement dans notre sujet, et tâchons de faire
comprendre aux gens du monde l'impérieuse nécessité
d'une initiation succincte et précise à la connaissance des
fonctions et des maladies des organes génito-urinaires. Ne
nous lassons pas de dire et de répéter que l'exercice fonctionnel de ces organes, qui jouent dans l'organisme le rôle
le plus complexe et le plus délicat, commande une vigilance et une sollicitude dont nul ne saurait impunément
s'affranchir. L'enfance, la puberté, l'âge viril, la vieillesse elle-même, toutes les phases successives de la vie,
réclament, sous ce rapport, la même prudence, la même
protection, les mêmes soins : à tout âge, le salut est à ce
prix. Une double obligation pèse sur ceux qui ont à veiller à la fois sur eux-mêmes et sur leurs enfants. L'ignorance, le simple oubli d'un tel devoir peuvent compro-

mettre à jamais la pureté, la pudeur, la santé, l'existence, tout ce qu'il y a de cher et de sacré dans le monde. Pécher, à cet égard, contre soi-même ou contre les autres, c'est toucher de près au suicide ou à l'infanticide! Nos paroles n'ont rien d'hyperbolique, et ne font que reproduire les souvenirs de la longue et lugubre histoire des troubles morbides et de la perversion fonctionnelle des organes génito-urinaires, qui font le sujet de notre dernier ouvrage (1).

Les lésions et les désordres des organes génito-urinaires peuvent malheureusement remonter à l'aube de la vie et naître dans le berceau même des jeunes enfants. Nous avons signalé ailleurs (2) des instincts dépravés et des outrages à la nature qui montrent combien le vice est contagieux, même dans l'âge de la pureté. Nous avons révélé des souillures précoces qui ont dû épouvanter la tendresse des mères; mais notre devoir nous commandait de leur apprendre combien il est nécessaire, pour conserver l'innocence des enfants, de tout craindre et de ne *rien ignorer*. Dans le même ouvrage, nous avons dû consigner d'autres navrants exemples qui prouvent qu'à aucun âge l'ignorance n'est bonne ni pour ceux qui doivent subir ni pour ceux qui doivent exercer la surveillance. Quelles démonstratives et irrécusables raisons, dans ces révélations terribles, à l'appui de notre thèse, sur la nécessité d'initier les gens du monde à la connaissance des fonctions et des maladies des organes génito-urinaires! L'expérience, dont nous avons été les fidèles rapporteurs, tient le même langage et donne, sur toutes les périodes de la vie humaine, les mêmes leçons à tout

(1) D'une cause peu connue d'épuisement prématuré. (*Traité des pertes séminales.*)

(2) Ouvrage cité.

le monde. Les pères, les mères, les précepteurs, les prêtres, tous ceux, en un mot, qui ont charge de corps ou d'âmes seraient bien coupables d'ignorer ou d'oublier que le passé est l'image de l'avenir, et que tant d'affreuses catastrophes ont une signification et une éloquence que personne n'a le droit de décliner et qui montrent à chacun son devoir.

Nous n'insisterons pas plus longuement sur un ordre de faits qui se servent de preuve à eux-mêmes et qu'il suffit d'indiquer à la tendresse des mères et à la conscience de tous ceux qui ont l'honneur d'être préposés à la surveillance et à l'éducation des jeunes enfants. Mais nous tenons à renouveler ici des conseils que nous avons motivés ailleurs (1) par les exemples les plus remarquables et les plus concluants; nous voulons parler de la nécessité d'imprimer à la vigilance et aux soins une double direction physique et morale, et de surveiller, avec une égale sollicitude, l'état de l'âme et l'état du corps. C'est souvent une impulsion toute physique dont le point de départ est localisé vers les organes sexuels, qui provoque d'impurs instincts et devient la cause involontaire des plus pernicieuses habitudes. Chez les jeunes garçons, c'est quelquefois un vice de conformation du prépuce, une étroitesse insolite de son ouverture, ou même un véritable phimosis : une légère opération peut seule corriger de telles imperfections, et faire cesser des sensations provocantes et des attouchements réitérés dont le danger ne serait conjuré avec succès ni par des préceptes ni par des châtiments. Chez les jeunes filles, une simple irritation vulvaire, une excoriation, une légère éruption de boutons, peuvent avoir les mêmes inconvénients et

(1) Livre cité.

provoquer inévitablement les mêmes vices. Ce n'est, dans ce cas, ni à des conseils ni à des menaces qu'il faut avoir recours; c'est à des soins de propreté, à des moyens hygiéniques ou thérapeutiques appropriés à l'état des parties. Il n'est pas rare de voir des dartres caractérisées ou des éruptions anormales se développer dans les deux sexes, soit sur les organes génitaux, soit sur les parties voisines, et déterminer des titillations incessantes qui appellent sans cesse et finissent par égarer la main des jeunes enfants. Combien n'est-il pas nécessaire, dans tous ces cas, que les parents et ceux qui sont appelés à les suppléer soient initiés à la connaissance des lois générales de la vie! Ignorent-ils l'influence irrésistible du physique sur le moral, et toutes les manifestations physiologiques et morbides qui en peuvent être l'effet, ils verront infailliblement échouer toute leur vigilance et tous leurs soins. Nous sommes d'autant plus autorisés à condamner sévèrement l'ignorance sur le point qui nous occupe, que nous avons souvent vu cesser presque instantanément, sous l'influence des plus simples moyens hygiéniques, des vices rebelles et des fureurs érotiques insensées qui avaient résisté à tous les moyens coercitifs dont avaient pu s'armer la douleur et le désespoir des parents. L'immense surprise que ne manquent jamais d'éprouver les gens du monde en présence de ces guérisons merveilleuses, obtenues à si peu de frais, est un argument sans réplique contre l'ignorance, en même temps qu'une leçon saisissante pour tout le monde.

Mais plus nous avancerons, plus nous verrons grossir et se multiplier les inconvénients et les dangers de l'ignorance chez ceux qui ont mission de guider dans la vie les premiers pas des nouvelles générations. Tous les instincts, tous les besoins qui ont leur source et leur point de départ dans les organes sexuels, s'exaltent avec les années, deviennent bientôt ingouvernables. L'âge de la puberté arrive. A cette époque solennelle de la vie, tout se transforme, tout se complète dans l'organisme. Des émotions inconnues jaillissent du cœur et révèlent une nouvelle existence. Dans l'ivresse de ses sens étonnés, sous le charme des transports et des délires qui ravissent son âme, l'enfant apprend qu'il est enfin devenu homme à son tour. Mais cet homme si jeune et si nouveau, si complétement inexpérimenté, qui va guider ses premiers pas dans un monde de séductions et de prestiges, qui le sauvera de lui-même et de tout ce qui l'entoure?

Il importe de ne s'abuser sur aucun âge. Sans doute, la puberté est un âge d'épreuves et de périls; la perte ou le salut sont incessamment en jeu dans ces jours caniculaires de la vie; la vigilance doit être à chaque instant sur le qui-vive, le jour comme la nuit. Mais on se tromperait énormément si l'on pensait que rien n'est suspect, que tout est puéril et innocent, chez les enfants, avant l'âge de la puberté. Il importe de ne pas laisser s'aveugler sur ce point la tendresse des mères. Il faut leur apprendre que les infirmités et les vices ont souvent des racines singulièrement précoces dans les organes génito-urinaires. Rien n'est plus propre à leur faire comprendre la nécessité de s'initier, par quelques études élémentaires de physiologie et d'hygiène, au rôle que la nature leur impose. Le salut ou la perte des enfants peut se décider pour jamais, à l'aube de la vie, dans le berceau même qui abrite l'innocence. Une imperfection ou une faiblesse congénitale dans les appareils génito-urinaires ne sont pas des accidents rares et ne peuvent être palliés ou corrigés que par des soins intelligents;

des pratiques ou des habitudes funestes, accréditées par
une aveugle routine, des excitations imprudentes, quelquefois coupables, constituent d'autres périls que l'ignorance, plus souvent que la distraction des mères, est in-
habile à conjurer. Combien il est nécessaire de faire
tomber les voiles qui masquent à leurs yeux les nombreux écueils placés à l'entrée de la vie! Nous ne cher-
chons point à alarmer, mais à éclairer leur tendresse;
nous ne sommes ni le censeur ni le flatteur des familles;
mais la mission de salut que nous impose notre profession nous commande de dire à tout le monde des vérités utiles et sévères. Au reste si, dans l'intérêt des jeunes
enfants, nous recommandons si fortement quelques études préalables d'anatomie, de physiologie et d'hygiène
élémentaires, si nous insistons spécialement sur l'étude
des fonctions et des maladies des organes génito-urinaires, nous nous faisons les apôtres d'une vérité et
d'une nécessité qui se négligent partout sans se contester nulle part. Qu'il soit bon d'être initié à un tel savoir
pour veiller sur les premiers pas de l'enfance dans la
vie, c'est ce que le simple bon sens accorde comme la
science; mais ce qui se comprend moins peut-être, c'est
l'énormité des chances et des périls qui, dans ce cas,
peuvent quelquefois s'imputer à l'ignorance. Il n'était
donc pas indifférent de signaler, comme nous l'avons
fait dans un autre ouvrage, toutes ces douloureuses ca-
lamités, et d'appeler au secours des jeunes enfants une
instruction scientifique élémentaire qui peut seule en prévenir le retour.

Nous avons dit que les maux du corps pouvaient,
comme les vices de l'âme, germer dès l'âge le plus tendre et naître dans le berceau même des jeunes enfants.
C'est là qu'il faut savoir les surprendre pour les étouffer

à leur point de départ ou dans leur première origine. A ce moment, les organes génito-urinaires sont déjà, pour la vie physique et pour la vie morale, une menace et un danger de tous les instants. A quelque titre que l'on soit préposé à l'éducation de ce premier âge, il est de la plus haute importance de connaître cette vérité, surabondamment acquise à la science; tous ceux qui l'ignorent, tous ceux qui ne connaissent ni les organes génito-urinaires ni les lois fondamentales de la vie, sont condamnés, dans leur redoutable mission, à ouvrir les yeux sans rien voir et à faire des chutes à chaque pas. Ils ignorent dans quelle mesure le physique et le moral peuvent réagir l'un sur l'autre et s'asservir réciproquement; ils ne songent pas, par conséquent, à imprimer à leur sollicitude une double direction, et à exercer la même surveillance sur les organes sexuels et sur les instincts naissants. Qui n'a vu s'égarer, à cet égard, le zèle aveugle des mères que la science n'a pas visitées? Qui n'a plaint leur impuissance et leurs tentatives insensées pour conjurer des maux imputés à des causes chimériques ou à une fortune jalouse? D'un autre côté, qui n'a béni la science à l'aspect d'une mère éclairée qui sait déjà, dans le berceau de son enfant, saisir et signaler à l'homme de l'art des germes de désordre organique ou de perversion fonctionnelle dont elle a appris à connaître la nature et le siége véritables. Attaqué dans son origine ou ses premiers développements, le mal, qui peut-être eût opposé plus tard une résistance invincible, cède aisément aux moyens employés par la science. L'utile provision de savoir acquis par la prudence des mères est, dans toutes circonstances, un gage de salut pour les enfants, dont la première éducation échappe ainsi aux préjugés ou aux puérilités de la routine. La nature est comprise et sagement surveillée dans sa double évolution physique et morale; ses écarts les plus obscurs sont devinés, soupçonnés et réprimés dans leur principe; l'éducation, dans un sexe comme dans l'autre, est dirigée dans le sens qui convient à la constitution originelle et à toutes les énergies primitives de l'organisme.

Combien diffèrent ces premières éducations, conformes à la nature et à la raison, de celles qui leur sont contraires! C'est en vain que le cœur d'une mère essaye ici de suppléer par sa tendresse à son ignorance ou de lutter contre les préjugés de son esprit. Le zèle, s'il est aveugle, ne fait que tromper la vigilance et multiplier les égarements. Les miracles de l'amour maternel ne s'opèrent, dans l'espèce humaine, que sous l'œil de la conscience; la mère ne guide sûrement sa jeune postérité que sur les routes éclairées par un rayon d'intelligence.

Nous ne pouvons ici que glisser légèrement sur des questions qui demanderaient à être longuement traitées. Le soin de pourvoir, dans l'éducation des enfants, aux exigences d'une double nature, de présider aux développements harmonique et parallèle du corps et de l'âme, en conservant toujours la santé de l'un et la pureté de l'autre, une telle mission peut à juste titre effrayer la tendresse maternelle. Comment la remplir avec succès sans connaître les principaux organes, les périodes et les lois de leur évolution naturelle, les rapports réciproques du physique et du moral, etc.? On ignore généralement l'extrême précocité des aptitudes et des instincts. Nous pouvons, sans sortir de notre sujet, signaler les surprises que causent, sous ce rapport, les organes génitaux. Il n'est pas de plus mauvais système d'éducation que celui qui consiste à garder avec les enfants des secrets qui sont toujours devinés; on craint de leur parler d'avance de choses qu'un temps prochain doit inévitablement leur révéler. Cette fausse pudeur, le plus souvent déjouée par la pénétration de ceux à qui elle s'adresse, manque ordinairement son effet; mais dût-elle réussir aussi souvent qu'elle échoue, est-il d'une sage prévoyance de masquer les périls à ceux qui doivent les affronter? Est-il prudent, au bord des précipices, de leur laisser un bandeau sur les yeux? Laisser sans mot dire tomber tout à coup dans l'abîme ceux sur qui l'on veille, ne semble être ni un acte de prudence ni une action sensée : on ne triomphe pas des difficultés en fermant les yeux pour ne pas les voir.

Bien qu'il n'y ait aucun âge qui ne puisse se passer d'une surveillance éclairée, il n'est point d'époque comparable, sous ce rapport, aux jours de la puberté. A cet âge merveilleux d'évolution, à cette période fatidique de transfiguration qui contient les destinées futures du corps et de l'âme, la vigilance et les soins doivent redoubler. On dirait que la nature, recueillant toutes ses énergies, tente un suprême effort pour vaincre ou pour mourir. Il importe, à cette heure solennelle, de suivre, de diriger, de modérer tous ses mouvements. C'est l'appareil génital qui devient alors le grand ressort de la vie, celui qui met tous les autres en action. Combien il est nécessaire de comprendre sa puissance et ses effets, et d'être initié aux secrets et aux lois fondamentales de la vie! Le double appui de la tendre vigilance d'une mère, jointe à la savante sollicitude d'un médecin, suffit à peine pour traverser avec sécurité les jours orageux de la puberté.

Les transformations prodigieuses qui s'opèrent à l'époque de la *puberté*, sous l'influence des organes génitaux, appellent de tous côtés la vigilance et les secours.

L'appareil de la génération prend avec autorité possession du rôle qui lui appartient dans la vie. Une nouvelle
fonction s'établit chez la jeune fille, et prélude à la longue et tyrannique domination que l'utérus va désormais
exercer sur l'organisme. Tous les voiles qui masquaient
aux yeux de l'enfance l'image séduisante et perfide de la
volupté se déchirent sous les regards brûlants de la virilité naissante : le temps des mystères et de la réserve est
passé pour jamais. Qui se flatterait de tenir plus longtemps dans l'ignorante et pure chasteté des premiers
jours ceux que la volupté a visités? Que sert de se taire
quand la nature parle, quand tous les secrets se gravent
en traits de feu sur toutes les fibres de l'organisme?

Il est d'autant plus nécessaire de parler et de donner
d'utiles conseils, que la puberté soumet les jeunes filles
et les jeunes garçons aux plus redoutables épreuves, et
qu'elle leur impose des obligations et des soins qui n'importent pas moins à la santé du corps qu'à l'innocence
de l'âme. Quelles chances ne courent pas les jeunes
filles qui se laissent surprendre par une première et ora-
geuse éruption menstruelle sans oser risquer une question et réclamer des secours qui alarment leur pudeur !
Trop souvent elles ne savent opposer qu'une frayeur se-
crète et une taciturnité honteuse à des atteintes perfides
portées aux prémices de la vie, qui leur préparent de
longs regrets et de cruelles souffrances. Tel est le sort
réservé aux nombreuses victimes de l'ignorance! Telles
sont les suites amères des faux systèmes d'éducation qui
préludent par des délicatesses et des pruderies insensées
aux vertus sérieuses des femmes !

Quant aux jeunes garçons, d'autres épreuves les attendent à l'âge de la puberté ! Un intervalle de plusieurs
années les sépare de l'âge nubile; qu'en vont-ils faire ?

Pour la première fois ils sont libres; ils sont affranchis de toute surveillance tutélaire. Ils s'élancent, avec l'ardeur et la fougue de leur âge, au milieu d'un monde de séductions et de prestiges. Faut-il leur donner l'ignorance pour guide? Faut-il les jeter dans la mêlée sans préparation et sans armes? De telles questions ne se discutent pas. C'est le bon sens lui-même qui trace ici la règle du devoir! Il nous prescrit de signaler toutes les embûches cachées sur la route du jeune âge, de démasquer tous les écueils qui peuvent briser à jamais l'honneur ou la vie. Le silence ou l'incurie, à cet égard, prendraient les proportions d'un véritable crime. Deux ennemis terribles menacent incessamment tous les jeunes gens: nous avons nommé l'onanisme et les excès vénériens! On ne saurait trop fidèlement faire leur portrait, et surtout les peindre dans toute leur hideuse difformité. L'un et l'autre menacent incessamment la santé, la raison, l'existence. Les maladies vénériennes exigent un tableau à part; l'insidieux poison vénérien est l'épouvante des familles; il fait à la fois des malheureux et des coupables; il ravage les individus et réserve trop souvent ses fureurs à une compagne et à une postérité innocentes. Il faut que chaque jeune homme apprenne à connaître ce mal funeste et à ne pas le confondre avec ses fausses images; c'est le seul moyen de se maintenir à distance égale d'une frayeur insensée qui le voit partout, et d'une incurie déplorable qui ne le voit nulle part ou qui le subit sans repousser ses atteintes. Dans les cas douteux, que, sans hésitation, l'on s'empresse de consulter le médecin spécial! Il saura, selon le cas, rassurer par la précision de son diagnostic les imaginations faussement troublées, ou reconnaître l'ennemi sous le masque et l'attaquer avec vigueur et succès.

Arrivons maintenant à l'*âge nubile*, et aux graves et longues épreuves que le mariage impose aux deux époux. Transformation et complément de la vie individuelle, le mariage est la plus grande, la plus solennelle époque de la vie humaine. Des devoirs communs, mais des rôles et des droits divers incombent à chaque sexe, dans cette sainte union, qui est la base naturelle de la famille et de la société, que l'État protége et que Dieu lui-même bénit comme la source de toute naissance légitime. Nous n'avons point pour mission d'envisager ici, sous toutes ses faces, l'immense responsabilité que contractent les époux, soit envers leurs enfants, soit envers eux-mêmes, soit envers l'État, soit envers Dieu. Mais, sans sortir du sujet que nous traitons, que ne pourrions-nous pas dire sur la nécessité d'une préparation sérieuse à la vie nouvelle qui commence pour les conjoints! Tombera-t-il dans un esprit droit de contester ici les avantages d'une initiation élémentaire à la connaissance des fonctions et des maladies des appareils de la miction et de la reproduction?

On ne conçoit pas qu'une femme puisse considérer, sans trouble et sans émotion, les charges qui pèsent sur elle comme épouse et comme mère, et principalement les rôles multipliés que jouent les organes génitaux de son sexe dans la génération, dans la gestation, dans la parturition, dans l'allaitement, etc. Que de devoirs à remplir, que de chances à courir, que de situations difficiles, pour la femme, pendant la longue période de la fécondité! Peut-elle songer à affronter sa périlleuse mission sans prendre un point d'appui sur la science et spécialement sur l'anatomie et la physiologie de l'appareil reproducteur? C'est à ce prix seulement qu'elle comprendra toutes les obligations et tous les soins qu'elle

doit ou qui lui sont dus à elle-même; c'est un tel secours qui lui permettra de conjurer tous les périls qui
menacent incessamment toutes les existences qui lui sont
chères. A la maternité succède l'âge de retour; autres
dangers! autres épreuves! Mille voies sont ouvertes aux
maladies dans des organes fatigués, affaiblis, épuisés par
un exercice répété, par des épreuves multipliées. Combien n'est donc pas toujours nécessaire à la femme le
faible contingent de savoir anatomique, physiologique
et hygiénique que nous lui recommandons avec tant
d'insistance! Qu'elle sache bien qu'un tel savoir est la
véritable sauvegarde de son sexe, et que l'ignorance
équivaut pour elle à une prédisposition à toutes les maladies des organes génito-urinaires : inflammations utérines et vésicales, catarrhes, déplacements, cancer, hémorrhagies, dégénérescences organiques, etc.

Bien que le rôle de l'homme, dans le mariage, soit
tout autre que celui de la femme, il ne lui importe pas
moins qu'à elle de s'initier à la connaissance des fonctions et des maladies de l'appareil génito-urinaire. La
modération et la mesure dans l'exercice réciproque des
droits conjugaux, sont des vertus communes aux deux
sexes. L'ignorance et la passion les conduisent également
aux excès qui sont l'écueil ordinaire des jeunes ménages, qui compromettent si promptement la santé, la dignité, le bonheur des époux. L'homme et la femme,
émancipés par le mariage, se sentent avec bonheur affranchis de toute surveillance et de toute tutelle étrangère; mais combien n'auraient-ils pas besoin de se surveiller eux-mêmes? Combien, pour se surveiller, s'observer, se contenir, ne faut-il pas se connaître? *Nosce te
ipsum;* ces trois mots, inscrits jadis au frontispice du
plus fameux des temples païens, résument toute la sa-

gesse humaine. Toute sagesse est nécessairement comprise dans la science. Malheureusement le mariage n'inspire pas l'une et ne donne pas l'autre. *Nosce te ipsum* est
une devise qui ne figura jamais au chevet des couches
nuptiales. Vainement, peut-être, l'y placerait-on ! Les
jeunes époux ne feraient aucun effort pour la comprendre. Nous ne pouvons ici que renvoyer une fois de plus
le lecteur à notre ouvrage sur *l'épuisement prématuré*,
dans lequel nous avons longuement parlé de l'hygiène
appropriée à l'état de mariage; de la conduite réciproque
des époux; des besoins réels qui provoquent et légiti-
ment leurs rapports; des besoins factices qui produisent
des excès, des troubles, des accidents de nature et de
gravité diverses. Nous avons montré la félicité suprême
des conjoints attachée à l'observation des saintes lois du
mariage; les amères déceptions, les longues et terribles
afflictions qui sont l'inévitable châtiment de ceux qui ne
craignent pas de les enfreindre. Nous ne reproduirons
ici ni les principes ni les exemples qui ont servi de base
à nos jugements sur le mariage, redoutable mode d'al-
liance qui, conforme ou contraire dans ses effets à la
nature ou à la vérité, ne manque jamais de faire descendre sur la terre les joies anticipées du ciel ou d'é-
voquer les tortures de l'enfer. Nous ne raconterons pas
les innombrables confidences qui ont échappé au désespoir et aux tortures des époux, dans nos consultations
privées : nous nous bornerons à signaler une conséquence instructive qui sort invariable de toutes les révélations de l'expérience, et nous dirons à tous ceux qui
songent à revêtir la robe nuptiale : Ne demeurez pas
dans une complète ignorance des fonctions et des maladies des organes génito-urinaires! votre avenir, votre
bonheur, votre salut sont à ce prix. Ne vous jetez pas

tête baissée, à l'appel des passions désordonnées de votre
cœur, dans l'inconnu! Il y a des écueils et des tourmen-
tes, il y a des abîmes périlleux dans les eaux enchante-
resses mais perfides de l'hymen! Vous n'échapperez pas,
sans boussole, aux naufrages!

Que si, pour mieux justifier nos avertissements, pour
mieux stigmatiser l'ignorance ou l'imprévoyance dans le
mariage, il fallait énumérer les principales maladies qui
sont la suite inévitable de l'exercice aveugle des organes
de la reproduction, nous n'aurions, pour ainsi dire, qu'à
reproduire les plus sombres pages de nos tables nosolo-
giques. Nous verrions, sous l'influence délétère des abus
génitaux, tomber et se dégrader successivement, dans
les deux sexes, tous les appareils organiques de la vie et
plus spécialement les systèmes nerveux et digestif; de là
toutes les affections qui commencent aux spasmes, aux
troubles divers de la sensibilité générale et spéciale pour
arriver à la démence et à l'idiotisme; de là les défaillances de la digestion et de l'assimilation, et finalement la
dégradation matérielle des organes ou le marasme. A ces
affreux désordres généraux, il faut ajouter les affections
propres aux organes génito-urinaires : chez la femme, le
cancer de l'utérus, la leucorrhée, la métrite, les phlegmons,
les tumeurs de toute nature, les chutes et les différentes
versions de la matrice, la stérilité, etc.; chez l'homme,
l'impuissance, les pertes séminales involontaires, les
orchites, les prostatites, les urétrites, les calculs, catarrhes, paralysies, hémorrhagies de la vessie, la néphrite,
les rétrécissements, etc.

Nous avons signalé les sympathies et les synergies réciproques des organes de la miction et de la reproduction;
aussi dès que l'on voit ces organes fléchir sur un point et
passer à l'état morbide sous l'influence des excès véné-

riens, on est à peu près certain de voir le mal s'étendre, se propager, et devenir commun aux deux ordres d'appareils. De là l'extrême gravité, de là le caractère multiple et complexe de toutes les suites locales des excès vénériens, quel que soit le point primitivement atteint dans les organes génito-urinaires.

Il n'est point de sauvegarde plus sûre contre ces cruels châtiments réservés aux imprudentes victimes de l'intempérance dans le mariage, qu'une initiation préalable à la science de la vie. On se met naturellement en garde contre un ennemi que l'on connaît, et rarement on risque d'offenser la nature quand on a appris à prévoir ses vengeances. Chaque jour, cette vérité se confirme pour nous dans nos consultations privées. Presque tous les invalides de la couche nuptiale qui portent la peine due à leurs excès, n'ont été imprudents que parce qu'ils étaient ignorants. Ils ne connaissaient que de nom les appareils organiques dont ils ont abusé; ils ignoraient le nombre et la gravité des maux qui pouvaient les frapper. Ils regrettaient amèrement de n'avoir pas lu un ouvrage élémentaire de médecine, ou de n'avoir pas consulté, par prévoyance, le médecin dont ils venaient, par nécessité, invoquer les lumières et les secours.

Les plus malheureuses victimes de l'ignorance ne sont peut-être pas les époux qui ont abusé de leurs forces et sacrifié aux excès; il est permis de trouver plus à plaindre ceux qui s'approchent du lit conjugal atteints d'une impuissance prématurée qu'ils ne soupçonnaient pas. Les premiers peuvent trouver, dans leur courage ou dans leurs souvenirs, un point d'appui contre les souffrances, un abri ou un refuge contre le désespoir. Les autres, au contraire, sont frappés dans la source même de toute force morale et de toute résistance; le cœur fléchit sous la honte et s'abîme dans ses défaillances désespérées.

De tels exemples, qui assombrissent de nos jours tant de ménages, ne devraient être perdus pour personne; malheureusement, l'exemple touche et passionne les foules, sans beaucoup les éclairer; on ne le voit guère profiter qu'à un petit nombre d'élus que la science a rendus prévoyants. Que serait-ce, s'il nous était permis de sonder à fond la plaie du mariage et d'aborder la désolante question des maladies transmissibles et héréditaires que se communiquent réciproquement, à leur insu, les deux époux, et dont hérite fatalement leur malheureuse progéniture? On ne sait ici s'il faut plaindre ou accuser les conjoints. L'ignorance est l'excuse de la témérité, mais le malheur touche de près au remords et au crime, dans toutes ces unions monstrueuses qui mêlent l'amour et la contagion, et qui prennent les proportions d'une calamité sociale. Espérons que la loi, éclairée par la science, saura un jour prévenir les alliances réprouvées par la nature et par la raison, et sauvera l'avenir de la race humaine menacée dans le type, la force et la pureté des générations futures!

Combien de fois n'avons-nous pas été témoin, dans nos consultations privées, du désespoir et des poignants regrets exprimés par des époux qui avaient porté ou reçu dans le lit conjugal le germe d'un mal ou d'un vice morbide inconnu qui s'était reproduit dans leurs enfants! Tous les jours, on ne saurait trop hautement le dire et le redire, la maladie syphilitique, dont les signes et les caractères protéiformes sont malheureusement encore trop peu connus, se donne et se reçoit de cette manière. Est-il un devoir plus sacré que d'apprendre à reconnaître un mal ou un poison que l'on peut jeter à chaque instant dans le sein de tous ceux qu'on aime; dans le sein

innocent de sa femme ou de ses enfants? Nous osons
nous flatter qu'un tel malheur n'arrivera jamais à aucun
des lecteurs de notre ouvrage ; on n'en verra aucun qui
ne soit assez éclairé pour connaître son mal, pour le
soupçonner du moins. Dans un cas comme dans l'autre,
il s'empresserait de consulter son médecin ; il se ferait
traiter et guérir avant le mariage, sans jamais attendre
que le mal s'invétérât et devînt incurable.

La science est une sauvegarde tutélaire pour tous les
âges, mais il n'en est aucun qui soit plus intéressé à
invoquer ses secours que le dernier âge de la vie. Des
notions précises et succinctes sur l'anatomie, la physiologie, la pathologie des organes génito-urinaires, une
connaissance élémentaire de la thérapeutique et de l'hygiène, sont, pour les personnes âgées, une protection ou
une sécurité journalières, et un gage de longévité que
rien ne saurait suppléer. L'appareil génital semble condamné, dans la vieillesse, à expier les jouissances et les
excès de sa longue et ardente période d'activité. D'un
autre côté, la fréquence et la gravité toujours croissantes
des maladies des voies urinaires sont, pour les vieillards,
une menace et un péril de tous les jours ; tout leur impose donc la nécessité de veiller incessamment sur les
organes renfermés dans le petit bassin ; tout leur prescrit d'avoir les yeux sans cesse ouverts sur les deux
points qui servent si souvent d'étape dernière à la Par-
que maudite qui doit trancher le fil de la vie. C'est à ce
prix seulement, c'est au prix d'une vigilance éclairée,
continuellement exercée sur des organes assujettis à
tant de défaillances et de désordres, que les vieillards
peuvent espérer le calme et le bonheur des derniers
jours ; toute négligence à cet égard porte sa peine assu-
rée ; aucun péché d'ignorance ou d'omission n'est par-

donné dans l'automne de la vie; à cet âge, la nature devient implacable et ne supporte aucune offense. Combien sont cruelles ses vengeances, quand la peine frappe les organes génito-urinaires! Rétentions d'urine, abcès, fistules urinaires, catarrhes vésicaux, pierre, gravelle, néphrite, hématurie, cancer de matrice, leucorrhée, hémorrhagie, etc., quel cortége de maux et de tortures réservés à ceux qui, vers les derniers temps de la vie, outragent ou négligent la nature dans les organes de la génération et de la miction! C'est principalement pour conjurer tant de souffrances et tant de causes de mort que nous avons destiné notre ouvrage aux gens du monde, et que nous le recommandons spécialement à tous les vieillards comme un utile talisman sanitaire et comme le plus indispensable des bréviaires.

L'importance et la vérité des réflexions qui précèdent nous donnent le droit d'espérer que nos paroles ne seront pas légèrement accueillies. Nous n'avons été que l'interprète fidèle de l'expérience; nous avons entendu de près la voix de ceux qui ont chèrement payé tribut à l'ignorance des lois fondamentales de la vie et qui se sont faits, à leur insu, les artisans de leurs propres malheurs. Le silence des moralistes les plus accrédités, sur les graves devoirs et les études spéciales que nous recommandons avec tant de sollicitude aux familles, aurait lieu d'étonner si nous ne savions qu'ils sont presque tous étrangers aux sciences anatomiques, physiologiques et médicales. La morale abstraite n'apprend pas, comme la médecine, à soulever les voiles qui dissimulent les influences sympathiques qui asservissent trop souvent la vie morale à la vie physique. Les moralistes n'aperçoivent pas, dans les vagues lointains de leurs théories métaphysiques, les vérités qui brûlent les yeux du médecin.

Quant à nous, c'est plus près de la nature, c'est au milieu des souffrances et des amertumes des familles que nous avons appris les leçons que nous répétons; nous n'avons placé des signaux sur les abîmes que là où nous avons vu se perdre de nombreuses victimes.

On nous objectera peut-être, sans nous contester la haute utilité des connaissances physiologiques et médicales dans toutes les phases ou épreuves de la vie, qu'il est impossible de vulgariser un tel savoir; on nous dira que les pères et les mères de famille, que les précepteurs, les prêtres, etc., ne connaîtront jamais de la médecine que les superstitions et les préjugés populaires qu'elle inspire. Essayons de regarder en face et d'apprécier ces objections. Personne, sans doute, n'imaginera qu'il soit difficile ou impossible d'ajouter à nos programmes d'éducation générale l'étude élémentaire de l'anatomie et de la physiologie : il est même étrange que l'on n'ait pas songé à le faire depuis longtemps. On ne comprendra pas un jour que nous ayons pu, pendant des siècles, nous croire savants sans savoir comment nous sommes organisés, comment nous vivons, comment nous marchons, comment nous digérons, etc. Quant à l'hygiène et à la médecine, on s'étonnera bien plus encore d'avoir ignoré si longtemps les principes élémentaires de ces deux sciences utiles; on ne croira pas que nous ayons pu abandonner le monopole exclusif d'un tel savoir à une caste privilégiée de savants, constitués arbitres absolus de notre santé, qui nous condamnent tous les jours à vivre ou à mourir sans que nous puissions comprendre ni contrôler leurs arrêts. S'imagine-t-on que l'hygiène et la médecine sont des sciences abstraites ou occultes, métaphysiques ou mystiques, inaccessibles à la multitude? On sait assez que tel n'est plus leur caractère. Il n'y a plus aujourd'hui que la médecine des charlatans qui se couvre des ombres du mystère et qui s'enveloppe de voiles ténébreux. La médecine véritable s'honore, comme l'hygiène, de sortir des sciences naturelles et s'illumine de toutes leurs clartés.

Tout change, tout se transforme, tout se perfectionne dans un monde essentiellement perfectible. Comme toutes les sciences, la médecine a marché à travers les siècles le pas de l'humanité. L'histoire nous apprend que tous les sauvages ont pour médecins leurs jongleurs ou leurs sorciers. Les symboles de la science se composent, dans la tribu, de plumes, de verroteries, de clinquants, etc. Les docteurs font, en préparant leurs breuvages merveilleux, des génuflexions au soleil et à la lune; ils sont inspirés par des divinités invisibles qui leur font de savantes révélations : nul ne doute ni de leur pouvoir ni de la vertu de leurs remèdes. Le jongleur est le ministre ou l'interprète infaillible du grand esprit.

Chez les premiers peuples policés dont l'histoire nous a transmis le souvenir, les Indiens, les Égyptiens, les Babyloniens, etc., nous retrouvons les jongleurs de la tribu sauvage dans les prêtres associés des temples. La médecine, toujours divine, mais toujours chimérique, se marie, dans le secret des sanctuaires, à toutes les superstitions populaires, et s'impose par des artifices sacrés et des légendes mystiques. L'art est un sacerdoce exploité par des *voyants* qui parlent au nom des dieux; les malades sont des fidèles ou des *croyants* qui adorent sans comprendre et qui attendent leur salut du ciel. Médiateurs accrédités entre les dieux et les hommes, les prêtres-docteurs se tiennent à jamais séparés des foules par le triple prestige d'une autorité, d'une science et d'une langue également sacrées.

L'abrutissant despotisme des castes sacerdotales de l'Orient fut épargné aux peuples moins dociles et plus ingénieux de l'Occident. La glorieuse race grecque inaugura la première en Europe le véritable esprit des sciences et des arts, et jeta pendant douze siècles, dans ses libres écoles, un éclat qui ne s'éteignit que pour renaître plus tard, à jamais immortel chez les peuples modernes. Sous la double excitation de la concurrence et de la liberté, les savantes cités de la Grèce, marchant d'un pas égal sur toutes les routes du progrès et de la gloire, furent à la fois des écoles fameuses et des républiques héroïques. La médecine cessa d'être sacrée pour devenir savante et philosophique, et l'histoire, qui lui donne Hippocrate pour père, ne tarda pas à l'enlever à Esculape, que la Fable lui donnait pour dieu. Descendue ainsi du ciel sur la terre, et à jamais affranchie du joug étouffant des sacerdoces, la médecine, depuis Hippocrate, ne relève plus que de l'esprit humain. Les médecins, si l'on veut, n'ont pas cessé d'être prêtres et de porter une robe sacrée; mais, s'ils sont prêtres, ils ne reconnaissent pour dogmes que les principes de la science, et pour mission que le soulagement de toutes les souffrances.

Ce fut l'émigration vers l'Europe d'une foule de peuplades égyptiennes et asiatiques, qui se fit cinq ou six siècles avant notre ère, et que l'histoire nous raconte sans nous en dévoiler les causes, qui fit sortir la médecine des mains immobiles et glacées de l'Orient pour la jeter dans le tourbillon de l'activité occidentale, et pour la livrer aux ardents initiateurs d'une civilisation progressive et impérissable. Sur ce terrain tout nouveau pour elle, battue par l'esprit grec et soumise au choc de toutes les disputes philosophiques, la médecine n'a cessé de s'agrandir et de se perfectionner. Répudiant les artifices suspects et les symboles mystiques, qui avaient été, en Orient, la source et le gage de l'autorité des prêtres, elle se mêla résolûment, sans aucune armure d'emprunt, aux luttes et aux ardentes controverses des écoles grecques. Là, semblable au géant de la Fable, qui reprenait de nouvelles forces chaque fois qu'il touchait la terre, la médecine, qui n'avait été, dans la main sacrée des prêtres, qu'une stérile superstition, devint, sur le libre sol de la Grèce, une science profane admirée des hommes.

Qui pourrait, à l'aspect des monuments scientifiques de la médecine grecque, ne pas regretter amèrement la chute des écoles grecques, barbarie contemporaine des invasions barbares qui vinrent jeter sur l'Europe une si longue nuit, et arrêter pour tant de siècles l'essor des sciences et des arts.

La médecine, il est vrai, ne devait pas périr avec les écoles et les temples de la Grèce. Le peuple de héros qui mit l'univers sous ses pieds admit le génie des sciences parmi les dieux du Capitole. Un autre Hippocrate fut rendu au monde, sous le grand nom de Galien; d'illustres médecins furent, dans l'empire romain, ses imitateurs et ses émules; mais les jours de Rome étaient comptés. La médecine ne pouvait échapper au coup que les barbares réservaient dans l'empire aux sciences et à la civilisation.

Pendant la longue nuit du moyen âge, la médecine fut heureusement conservée au monde; un peuple instruit et nouveau la cultiva, non sans gloire. Bien que sortis de l'immobile Orient, les Arabes, il faut leur rendre cette justice, se montrèrent amis du progrès et se donnèrent, dans le grand naufrage des nations savantes, la noble mission de conserver et d'accroître le dépôt sacré de la civilisation et des sciences; la médecine fut une de leurs passions et de leurs gloires : nous leurs devons de précieuses découvertes médicales et d'utiles médicaments qui figureront toujours avec honneur dans l'arsenal thérapeutique.

Mais ce ne fut réellement qu'à l'époque fameuse qui vit renaître, chez les Européens eux-mêmes, toutes les sciences et tous les arts, que la médecine rentra, pour ne plus en sortir, dans les voies d'un progrès indéfini. L'histoire, dans sa gratitude, conserve à juste titre au seizième siècle le nom de siècle de la Renaissance. Il y eut en effet, dans ce siècle fameux, une véritable rénovation et comme une résurrection générale des esprits et des sciences. Reprenant, sous bénéfice d'inventaire, l'héritage abandonné depuis si longtemps du génie antique, et portant dans le triple domaine de la politique, de la religion et de la science, l'ardeur réfléchie de ses investigations, la Renaissance a préparé les impérissables conquêtes intellectuelles et morales de l'Europe moderne, et mérité de servir de date dernière à l'affranchissement de l'esprit humain. La nature elle-même sembla se renouveler et acquérir une fécondité nouvelle. De là cette pléiade si nombreuse d'hommes remarquables et toutes les grandes figures qui honorent l'histoire de ce temps, chez les principales nations policées ! Mais la nature ne faisait encore que préluder à de plus fécondes créations; bientôt on verra paraître des génies incomparables; bientôt la philosophie expérimentale sortira tout armée du génie de Descartes, de Bacon, de Newton, etc. Le temps des observations précises et des expériences exactes approche; nous touchons aux jours de maturité scientifique, au siècle des libres et hardies discussions; dans ce dix-huitième siècle, toutes les sciences naturelles vont grandir, imprimer à la médecine une impulsion, une rectitude nouvelles, et s'élever avec elle à une hauteur d'où s'apercevront les plus vastes et les plus lointains horizons. Tout marche, tout se prépare pour le siècle du progrès, pour le dix-neuvième siècle, qui sera surtout le siècle des merveilles utiles, qui utilisera, au profit de la médecine, les plus vastes matériaux, et assurera pour jamais ses destinées.

L'application des sciences théoriques à tous les arts de la vie commune est un phénomène propre à notre temps de progrès, qui ne s'était montré, dans les mêmes proportions, à aucune des époques philosophiques de l'histoire, et qui tient à la richesse accumulée de nos héritages scientifiques. Ce caractère nouveau, subordonnant aujourd'hui l'acquisition de la fortune à la connaissance des vérités scientifiques, ne pouvait manquer d'exercer une vive influence sur nos études et d'exciter une émulation universelle. Il faut être aujourd'hui physicien, chimiste, naturaliste, etc., pour se produire avec éclat dans les luttes fécondes de l'industrie, pour arracher à la nature les filons de ses mines et les éléments de la richesse sociale ou individuelle. De là cette transformation du monde moderne qui tend à soumettre partout la force à l'intelligence, à réhabiliter la richesse par le travail, à combler l'abîme qu'une vulgaire sagesse se plaît à creuser entre le bien-être et la vertu, et à changer les bases séculaires de la morale.

Mais ne nous perdons pas dans d'incertaines conjectures sur l'influence que peuvent exercer ces mœurs nouvelles sur les destinées futures de la race humaine, et, sans sortir de l'ordre contemporain, tâchons de nous représenter succinctement et dans toute sa vérité, l'état présent des choses et des esprits. Nous ne serons pas accusé d'encenser une vaine idole, on ne nous reprochera pas d'exagérer les merveilles de notre temps, si nous soutenons la prééminence scientifique du dix-neuvième siècle, qu'on peut déjà nommer, sans craindre aucune protestation de l'histoire, le siècle du progrès. Qui pourrait contester cette glorieuse appellation au siècle qui a vu naître les chemins de fer, les télégraphes électriques, la galvanoplastie et tant d'autres inventions utiles ou ingénieuses? Ces magnifiques conquêtes, qui honorent la première moitié du dix-neuvième siècle, nous autorisent à penser que la seconde moitié ne sera pas moins féconde. Aussi, quelle dévorante ardeur dans les esprits, quel mouvement, quelle activité dans le triple domaine de la science, de l'art, de l'industrie? Toutes les imaginations, embrasées par les conquêtes passées, s'élancent avec enthousiasme vers un avenir inconnu mais gigantesque. C'était dans le ciel que les humains cherchaient jadis à dérober le feu sacré, c'est sur la terre, c'est dans ses riches et fécondes entrailles que les modernes émules de Prométhée se flattent aujourd'hui de le trouver. On tourmente en tous lieux la nature pour lui arracher ses secrets et ses trésors; chacun veut découvrir; chacun veut inventer; tout le monde cherche, s'agite, veut savoir! C'est partout la lutte suprême de l'esprit contre la matière!

Qui pourrait désormais se flatter, dans l'orageux milieu de tant d'esprits émancipés par la science, par l'ambition des découvertes et des richesses, de dominer au nom de l'autorité? Nous rentrons dans notre sujet et nous revenons, par la pente naturelle de l'analogie, à l'objet même de ces considérations. Tous les esprits sincères reconnaissent que la civilisation et le progrès ont singulièrement changé les mœurs des hommes. Dans l'ordre politique, civil, religieux, qui s'affirme sans se prouver

ne s'impose plus à personne. Il en est, à plus forte raison, de même dans l'ordre médical. Ce n'est plus sur la
dignité de son maintien ni sur la gravité de son front,
c'est sur la précision et sur la clarté de ses paroles que
le médecin doit compter aujourd'hui pour captiver l'esprit de ses clients et conquérir leur confiance. Tous nos
modes accrédités d'influence reposent invariablement
sur la démonstration. On ne se laisse plus conduire, les
yeux bandés, sur aucune route obscure; l'âge des lisières
est passé pour les contemporains du siècle du progrès;
ils ne s'aventurent jamais que là où il fait clair, et n'ab-
diquent, dans aucun cas, la libérale indépendance de leur
esprit. *Amicus Plato, sed magis amica veritas* : telle pourrait être leur commune devise.

On accorde qu'il est nécessaire aujourd'hui de s'expliquer et de se faire comprendre en toutes choses, mais
on soutient qu'il n'en peut être ainsi en médecine. Toute
règle, dit-on, compte au moins une exception. On nous
oppose les difficultés, les complications, les obscurités
profondes, le caractère complexe et occulte des questions médicales. On conteste aux profanes l'aptitude
et le savoir nécessaires pour comprendre tous ces mystères; on ne leur accorde ni assez d'intelligence ni assez
de calme pour parcourir, sans se perdre, le ténébreux la-
byrinthe des maladies. C'est là une fausse et inintelligente appréciation des choses. Notre science n'est plus,
si elle le fut jadis, ce que vous la faites. Il ne s'agit pas ici
de la médecine occulte des devins et thaumaturges; cette
médecine-là et toutes ses héritières ne sont pour nous
que des fantômes ou des reliques exhumées du grand
abîme qui contient les superstitions et les chimères des
premiers âges. La médecine de notre temps n'est pas non
plus, comme on le dit souvent, une science conjecturale,

une sorte de divination fataliste, dont les principes et
les règles auraient l'incertitude et la mobilité du hasard
et ne seraient accessibles qu'à des magiciens. La médecine du dix-neuvième siècle est une science d'observation,
fille légitime des sciences naturelles, plus vaste et plus
compliquée qu'aucune d'elles, mais comportant les
mêmes procédés d'étude et offrant le même genre de
certitude ; ses principes les plus élevés sont généralement
des phénomènes primitifs, inaperçus par les sens, mais
dont toutes les conséquences observables sont déduites
et coordonnées par le raisonnement ; toutes nos explications, toutes nos théories médicales se composent de faits
enchaînés, toujours facilement saisis, toutes les fois qu'ils
sont clairement exposés.

Tout esprit droit, pour peu qu'il ait été cultivé ou as-
soupli par la réflexion et l'étude, est donc apte à concevoir les explications et les théories médicales aussi facilement que celles de la physique, de la chimie, de
l'histoire naturelle. Il se trouve souvent, en médecine,
qu'une grande distance sépare le principe ou le fait primitif, qui sert de base à une explication, de ses dernières
conséquences ; les chaînons logiques intermédiaires peuvent être nombreux et singulièrement entrelacés ; mais
il n'en est point autrement dans les autres sciences physiques et naturelles appliquées. Qu'on ne nous objecte
donc pas de prétendues difficultés, qui rendraient les explications médicales insaisissables pour des malades, qui
se trouvent le plus souvent initiés aux théories de la physique, de la chimie, de l'histoire naturelle.

Tous les médecins instruits savent d'ailleurs par cœur les
deux vers d'un poëte célèbre, passés à l'état de proverbe :

Ce que l'on conçoit bien s'énonce clairement,
Et les mots pour le dire arrivent aisément.

Aussi, toutes les fois qu'un médecin ne parvient pas à donner à un malade des idées nettes et précises sur la nature ou le caractère de sa maladie, nous avons le droit d'en imputer le tort soit à l'un, soit à l'autre, soit à tous les deux.

On doit voir, par les considérations qui précèdent, combien sont graves les motifs, combien sont arrêtées les convictions qui nous ont servi de guide ou de boussole dans la composition du livre dont nous publions une septième édition; on doit comprendre pourquoi, tout en écrivant pour nos confrères, nous avons plus spécialement destiné aux gens du monde ce *Traité pratique des maladies des voies urinaires et des organes générateurs de l'homme et de la femme.* Nous le répétons, nous n'avons pas eu la prétention chimérique de rendre les malades aussi savants que les médecins; nous n'avons pas songé à leur donner la vaine satisfaction de soutenir contre les docteurs des thèses ou des disputes; nous avons moins encore prétendu leur enseigner les moyens de se traiter toujours eux-mêmes, sans recourir à l'intervention, toujours commandée par la prudence, et souvent indispensable de l'homme de l'art. Nous livrons à l'appréciation des juges compétents ce qui peut nous être personnel dans notre œuvre, et nous leur laissons le soin de juger si, comme anatomiste, comme physiologiste et comme médecin, nous nous sommes élevé à la hauteur de notre tâche. Quant aux gens du monde et aux malades, auxquels nous nous sommes plus spécialement adressé, il n'est pas douteux qu'ils n'aient tenu grand compte des efforts que nous avons faits pour les servir. Ils ont concouru, dans une proportion considérable, à l'écoulement de six éditions de notre livre, et nous ne comptons plus, depuis longtemps, les lettres et les demandes impatientes de ceux qui attendent la septième. Ce n'est point sans une vive et sincère satisfaction que nous avons constaté, chez les nombreux malades qui ont réclamé nos conseils ou nos soins, que nous avions été généralement compris, et que notre ouvrage avait eu précisément le genre de succès et d'utilité que nous avions ambitionné. On aime toujours à toucher au but que l'on a visé; mais c'est principalement quand la réussite implique un service public et le soulagement d'un très-grand nombre de ses semblables, que l'intérêt que l'on porte à son propre succès cause le même bonheur qu'un grand devoir accompli.

Le prodigieux succès de notre livre n'a pas modifié, nous ne l'ignorons pas, l'opinion d'un grand nombre de médecins qui s'entêtent à répudier, comme dangereux, tous les travaux qui s'adressent directement aux masses, et réservent exclusivement l'honneur de leur haut patronage aux livres qui ne peuvent être lus que par les docteurs. Un tel système paraît étrange; il consiste à parler à ceux qui, le plus souvent, n'ont ni envie ni besoin de vous entendre, tandis qu'il vous prescrit de ne rien dire à ceux qui pourraient trouver dans vos paroles et votre savoir la révélation des dangers et des maux qui peuvent les atteindre, ainsi que les moyens de les éviter ou de les conjurer. D'où provient cette excentricité qui ne semble être ni discutable ni sérieuse? De la supposition, malheureusement trop prouvée par le fait, que ceux qui parlent médecine à la foule ne cherchent qu'un auditoire incompétent, facile à séduire et à tromper. C'est, en effet, sur ce terrain que se donnent rendez-vous tous les empiriques et tous les transfuges sans pudeur du corps médical, qui ne rougissent pas d'attacher des grelots au bonnet doctoral. Mais faut-il renoncer à l'usage de toutes les choses dont on abuse? Faut-il abandonner les chemins qui mènent droit au but, parce qu'on y coudoie des gens compromis? Peser de tels motifs, et s'arrêter devant de tels obstacles, ce ne serait pas chose sensée; ce serait fuir des fantômes et se condamner à un stupide quiétisme.

La question qui nous occupe, considérée en elle-même, sans préoccupation personnelle ou autre, abstraction faite des mauvais exemples et des indignes rivalités qui la pourraient dénaturer, cette question délicate, qu'il ne nous est permis d'aborder ici que par un point circonscrit, n'en est pas moins un élément important du grand problème posé à tous les étages de la civilisation moderne. La solution de ce problème, dans un sens ou dans l'autre, implique évidemment le triomphe ou la défaite des idées progressives ou rétrogrades de notre temps. Est-il bon d'éclairer les hommes? Vaut-il mieux, au contraire, les tenir dans l'ignorance pour les gouverner ou pour les servir? Nous ne sommes qu'un humble ouvrier au service de la médecine, dans le grand œuvre que notre siècle a promis au monde; nous ne pouvions apporter qu'une simple pierre à l'édifice; mais nous l'avons orientée vers le côté qui nous apporte la lumière; c'est de ce côté que souffle l'esprit du siècle.

Quand, pour la première fois, nous prîmes le parti de publier notre ouvrage sur les maladies des organes génito-urinaires et de l'adresser spécialement aux gens du monde, nous étions loin de prévoir que six éditions, tirées chacune à plus de sept mille exemplaires, s'écouleraient en quelques années : un tel succès, dépassant les limites que pouvait rêver l'amour-propre, ne nous a point aveuglé sur la valeur de notre travail; nous ne l'avons attribué qu'à l'état de maturité des esprits et au besoin universel de connaître qui tourmente notre époque; nous ne l'avons considéré que comme une sanction donnée

par l'expérience à nos principes. L'empressement soutenu mis par nos contemporains à s'initier aux connaissances que nous avons jetées dans la société, prouve bien
qu'il ne faut plus traiter les hommes comme des enfants,
et qu'il convient de leur parler aujourd'hui sérieusement
de tout ce qui les touche. Ils sont arrivés, n'en doutons
pas, les jours où la lumière ne se doit plus mettre sous
le boisseau.

Tous ceux qui, marchant sur nos traces, révèleront des
vérités utiles à la foule, recevront, nous osons le prédire,
la même récompense que nous ; ils apprendront que la
vérité a de l'écho dans la multitude, que la raison peut
avec assurance se montrer en public, et qu'elle ne perd
jamais sa cause quand elle la plaide devant tout le monde.
C'est à nos confrères principalement que s'adressent nos
paroles et nos exhortations : nous appelons de tous nos
vœux le jour où nous les verrons entrer avec assurance
dans l'arène publique ; le jour où ils prendront enfin la
résolution de faire au public, dans chacune des spécialités de la science médicale, une savante et sincère exposition. Cette conduite nous ramènera le respect et la
sympathie des masses, tant de fois abusées et si indigne-
ment exploitées. Les médecins peuvent nous croire, *ex-
perto crede ;* ils verront changer radicalement la nature
de leurs relations avec leurs clients quand ils auront pris
soin de les préparer préalablement et de les éclairer par
leurs écrits. Ils reconnaîtront que la confiance éclairée,
qui se donne avec connaissance de cause, prime de bien
haut la confiance aveugle et mobile des malades ignorants, et qu'elle est, pour eux, la source et le gage d'une
autorité que ne savent pas toujours suppléer le savoir et
l'habileté. On se devine à demi-mot quand on parle plus
ou moins couramment la même langue. Quand un ma-

lade comprend la nature de son mal et le mode d'action des moyens employés pour le combattre, le médecin n'a point à redouter les vaines terreurs et les répugnances insensées qui sont les révoltes ordinaires de l'ignorance. La médecine, comme la justice, motive ordinairement ses arrêts, mais elle n'a pas, comme elle, la force à ses ordres pour les faire exécuter ; elle ne peut compter que sur la docilité intelligente des malades, qui ne respectent aucun arrêt qu'autant qu'ils le peuvent comprendre.

Notre exemple sera suivi par un grand nombre de nos confrères, nous aimons à l'espérer ; le succès que nous avons obtenu ne peut manquer de tenter des ambitions légitimes. Nous verrons nos nombreux émules se partager successivement la tâche, et porter la médecine tout entière sur le terrain d'une noble et franche publicité. La satisfaction qui a couronné nos humbles efforts récompensera tous ceux qui marcheront dans notre voie.

PREMIÈRE PARTIE.

CONSIDÉRATIONS ANATOMIQUES

ET PHYSIOLOGIQUES.

PREMIÈRE SECTION.

ANATOMIE.

NOTIONS LOCALES PRÉLIMINAIRES.

Cet ouvrage étant spécialement destiné aux **GENS DU MONDE**, j'ai jugé convenable, avant d'aborder le détail de l'anatomie intérieure des voies urinaires et de l'appareil générateur dans l'un et l'autre sexe, de donner un aperçu sommaire de la situation respective des divers organes contenus dans le ventre.

Si, comme dans la figure 1, on partage la surface du ventre par deux lignes perpendiculaires coupées elles-mêmes par deux autres lignes transversales, on obtiendra neuf divisions correspondant intérieurement à certains

organes, divisions qui, dans le langage anatomique, portent les noms suivants :

Des trois compartiments supérieurs, les deux latéraux

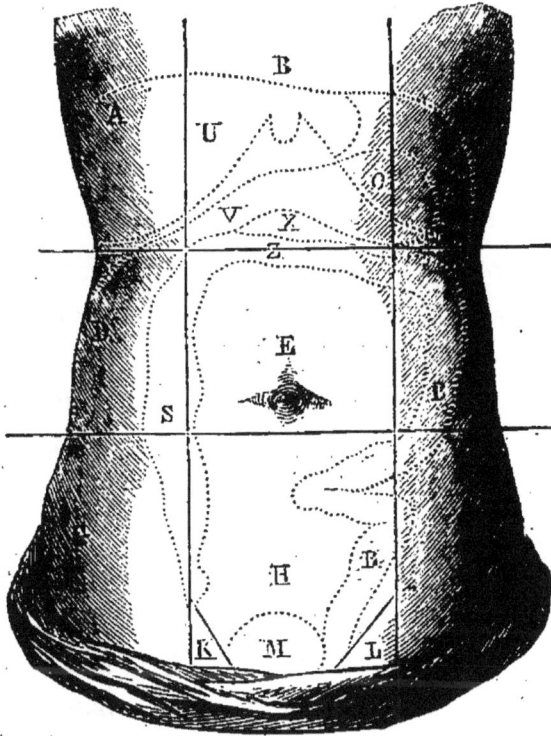

FIGURE 1.

Représentant les diverses régions du ventre ou abdomen.

A, hypocondre droit.
C, hypocondre gauche.
B, épigastre ou région épigastrique.
D, région lombaire droite, ou flanc droit.
F, région lombaire gauche, ou flanc gauche.
E, ombilic, ou région ombilicale.
G, région iliaque droite.
I, région iliaque gauche.
H, région hypogastrique ou du bas-ventre.
K, pli de l'aine droit.
L, pli de l'aine gauche.

U (*pointillé*), le foie.

N (*pointillé*), la rate.

OV (*id.*), l'estomac.

X (*id.*), le pancréas.

S (*id.*), le côlon ascendant.

Z (*id.*), le côlon transverse.

F (*id.*), le côlon descendant.

R (*id.*), l'intestin rectum.

M (*id.*), la vessie.

(A et C) portent le nom d'*hypocondres ;* celui du milieu s'appelle *épigastre,* ou *région épigastrique.*

Des trois compartiments moyens, les deux latéraux (D et F) portent le nom de *région lombaire* ou *des flancs ;* celui du milieu E se nomme *région ombilicale.*

Enfin, des trois divisions inférieures, les deux latérales (G et I) se nomment *fosses iliaques,* et celle du milieu (H) est l'*hypogastre, région hypogastrique* ou *du bas-ventre.*

Chacun de ces compartiments correspond intérieurement à certains organes que je vais indiquer, et qui sont communs à l'homme et à la femme, à l'exception de ceux qui sont situés dans la région hypogastrique (H) et dans les fosses iliaques (G et I).

Ainsi, l'hypocondre droit (A) contient le *foie* (U); l'hypochondre gauche (C) loge la *rate* (N); dans la région épigastrique (B) se trouve l'*estomac* (OV), qui a la forme d'une poire, dont la grosse extrémité (O) proémine dans l'hypocondre gauche, et dont la petite extrémité (V), qui communique avec les intestins, se rapproche de l'hypochondre droit. Dans le fond de la région épigastrique se trouve le *pancréas* (X), organe dont la fonction, encore assez obscurément définie, est cependant de contribuer à l'acte de la digestion.

Dans le flanc droit (D) est situé le *gros intestin* ou *côlon ascendant* (S), qui, au haut de la région ombilicale (E), devient *transversal* (Z), pour devenir *côlon descendant* (P), dans le flanc gauche (F), et aboutir à l'*intestin rectum* (R) dans la région du bas-ventre ou hypogastrique.

Dans la région ombilicale (E), on aperçoit la *cicatrice* ou *dépression ombilicale*, vulgairement *nombril*. Intérieurement cette région correspond à la masse des *petits intestins* ou *intestin grêle*.

Dans la fosse iliaque droite (G) se trouve, *chez l'homme*, le commencement du côlon ascendant (S) ; chez la femme, on trouve en plus le *ligament large* du côté droit, attache de la matrice (voir fig. 26). La fosse iliaque gauche contient, *chez l'homme*, la fin du *côlon descendant :* on y trouve en plus, *chez la femme*, le *ligament large* du côté gauche. Ces ligaments larges, outre les replis membraneux qui constituent les attaches de la matrice, renferment l'*ovaire*, la *trompe de Fallope* et le *ligament rond* (fig. 26).

Dans la région hypogastrique ou du bas-ventre, on trouve, *chez l'homme*, la *vessie* (M) et la terminaison de l'*intestin rectum* (R). Outre ces organes, la même région, *chez la femme*, renferme l'*utérus* ou *matrice*, située entre la vessie placée en avant et le rectum logé tout à fait en arrière (fig. 25).

De chaque côté, et en bas de la région hypogastrique, se trouve la *région du pli de l'aine* droit et gauche (K et L).

J'ai tenu à représenter dans la figure 2 (page 43) la place approximative à laquelle correspondent, sur le dos, les principaux organes internes, parce que, dans l'exposition de leurs douleurs, les malades indiquent le plus souvent d'une façon inexacte le siége de leurs souffrances.

Ainsi, cette figure permet de voir que les reins sont situés plus haut qu'on ne le pense généralement, lorsqu'on ditt qu'on a mal aux reins. Chez les *hommes*, la cause des douleurs qu'on veut indiquer par l'expression de *mal de*

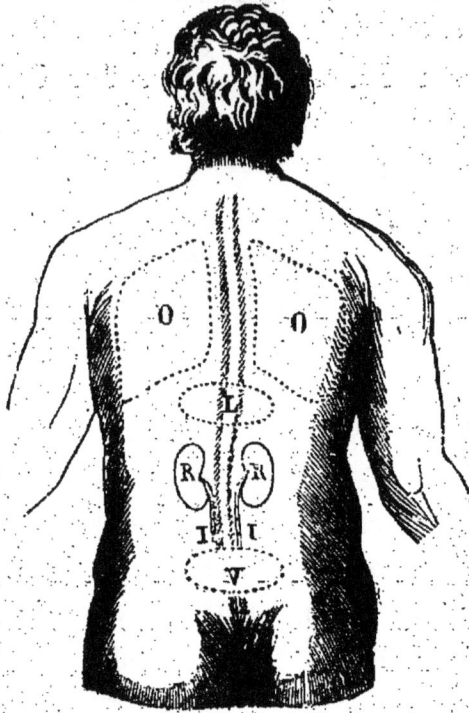

FIGURE 2.

Représentant, à l'extérieur, la situation interne des voies urinaires et de l'estomac.

O)O, région des omoplates, dite des épaules.
L., l'estomac.
RR, les reins ou rognons (voir fig. 4).
II, les uretères, conduits qui portent l'urine des reins dans la vessie.
V., la vessie.

reins, réside le plus fréquemment dans la vessie ou son col ; chez les *femmes*, dans la matrice ou ses dépendances.

APPAREIL DE LA SÉCRÉTION URINAIRE, OU VOIES URINAIRES.

L'appareil servant à la sécrétion urinaire est composé :

1° D'un *organe sécréteur* double, le rein (A fig. 3);

2° D'un *réservoir provisoire*, les calices et le bassinet (B);

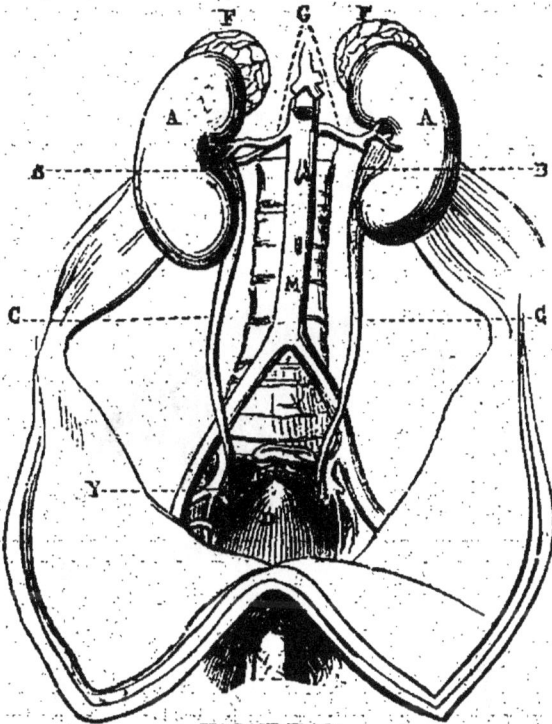

FIGURE 3.

Représentant l'appareil servant à la sécrétion urinaire.

AA, les reins.

BB, les calices et le bassinet.

CC, les uretères.

D, la vessie.

FF, les capsules surrénales.

G, les artères rénales, provenant de l'aorte M.

M, l'aorte.

Y, les artères hypogastriques.

3° D'un *conduit* destiné à porter l'urine du bassinet dans la vessie. l'*uretère* (C);

4° D'un *réservoir définitif*, la *vessie* (D) ;

5° D'un *canal excréteur*, transmettant au dehors le pro-
duiit de la sécrétion : ce canal, distinct, chez la femme, des
organes génitaux, tandis que, chez l'homme, il est commun aux organes urinaires et à ceux de la génération,
est le *canal de l'urètre*.

§ Ier.

DES REINS.

Les reins, vulgairement nommés *rognons*, sont des organes glanduleux destinés à la sécrétion de l'urine.

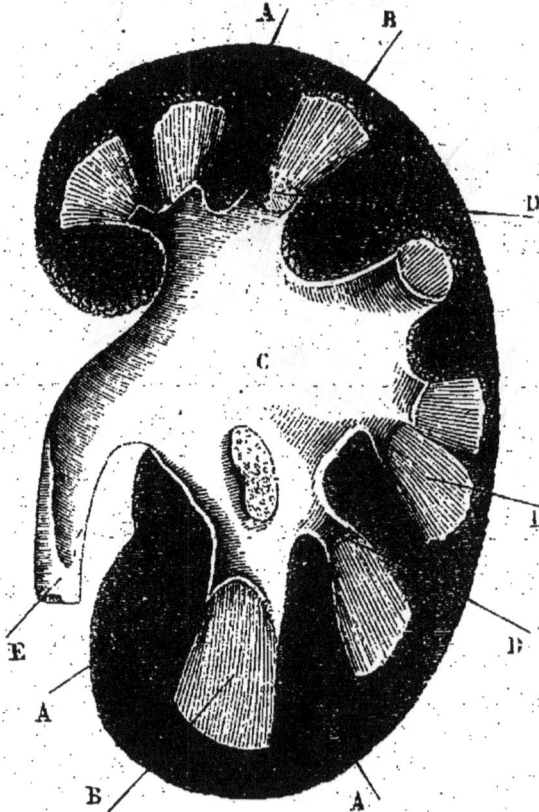

FIGURE 4.

Représentant une coupe du rein gauche.

AAA, substance corticale ou glanduleuse.
BBB, substance médullaire, tubuleuse ou mamelonnée.

3.

DD, mamelons, sommets de la substance tubuleuse, embrassés par
les calices,

C, bassinet,

E, uretère.

Ils sont au nombre de deux, enveloppés dans une grande
quantité de graisse, et situés profondément, de chaque
côté de la colonne vertébrale, dans la région lombaire
(nommée pour cette raison *région des reins* [RR, fig. 2]).

On ne saurait mieux comparer leur forme qu'à celle
d'un haricot, dont la scissure ou le hile serait tourné en
dedans. Leur volume n'est pas sujet à varier comme celui
de plusieurs organes glanduleux, le foie, par exemple.
Les dimensions sont : pour la hauteur, 10 à 12 centimètres (4 pouces); pour la largeur, 5 à 6 centimètres (2 pouces), et pour l'épaisseur, 2 à 3 centimètres (1 pouce). Le
tissu des reins, assez dur et très-friable, est d'une couleur
lie de vin. Ce tissu ou parenchyme, loin d'être homogène
comme celui des autres glandes, est constitué par deux
substances différentes : l'une extérieure (AAA, fig. 4),
substance corticale ou *glanduleuse*; l'autre profonde,
substance médullaire ou *tubuleuse* (BBB, fig. 4). La substance corticale forme une couche extérieure de 3 ou 4 millimètres d'épaisseur (1 ou 2 lignes), d'une couleur fauve
obscure ou rougeâtre; elle fournit en dedans plusieurs
prolongements en forme de cloisons, entre lesquels se
trouvent placés les faisceaux de la substance médullaire.

La substance tubuleuse est formée de plusieurs faisceaux conoïdes, dont la base, entourée par la substance
corticale, est tournée vers la périphérie du rein, et le sommet libre (DD, fig. 4) (*mamelons*) est dirigé dans la cavité
du bassinet (C), où elle proémine. Ces deux substances
sont enveloppées par une membrane mince, mais très-
résistante, *membrane fibreuse*, qui envoie des prolongements dans l'intérieur.

Les artères rénales (G, fig. 3), très-courtes et très-volumineuses, viennent directement de l'aorte (M, fig. 3).

Les veines, aussi d'un calibre considérable, se rendent dans la veine cave inférieure.

Les nerfs viennent du plexus solaire et du nerf trisplanchnique.

Les *glandes* ou *capsules surrénales* (F, fig. 3) sont des corps aplatis, triangulaires, situés au-dessus des reins, qu'ils recouvrent en manière de cimier de casque, et dont les fonctions, restées jusqu'à ce jour complétement inconnues, sont néanmoins fort importantes, puisque l'ablation de ces petits corps suffit pour causer la mort chez les animaux.

§ II.

DES CALICES ET DU BASSINET.

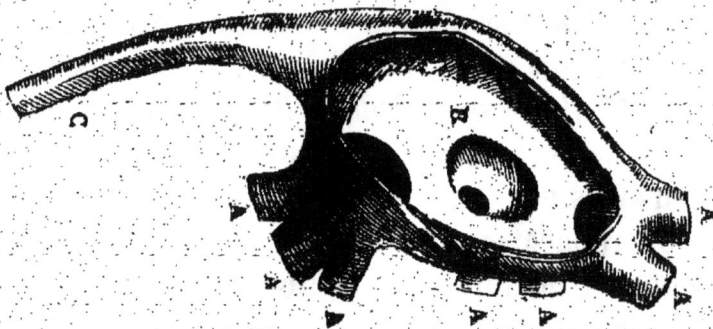

FIGURE 5.

Représentant les calices, le bassinet et le commencement de l'uretère du rein gauche ; on a enlevé la paroi antérieure pour en laisser voir la cavité.

AAAAAAA, les calices.
B, le bassinet.
C, la naissance de l'uretère.

Les *calices* ou *entonnoirs* sont de petits conduits mem-

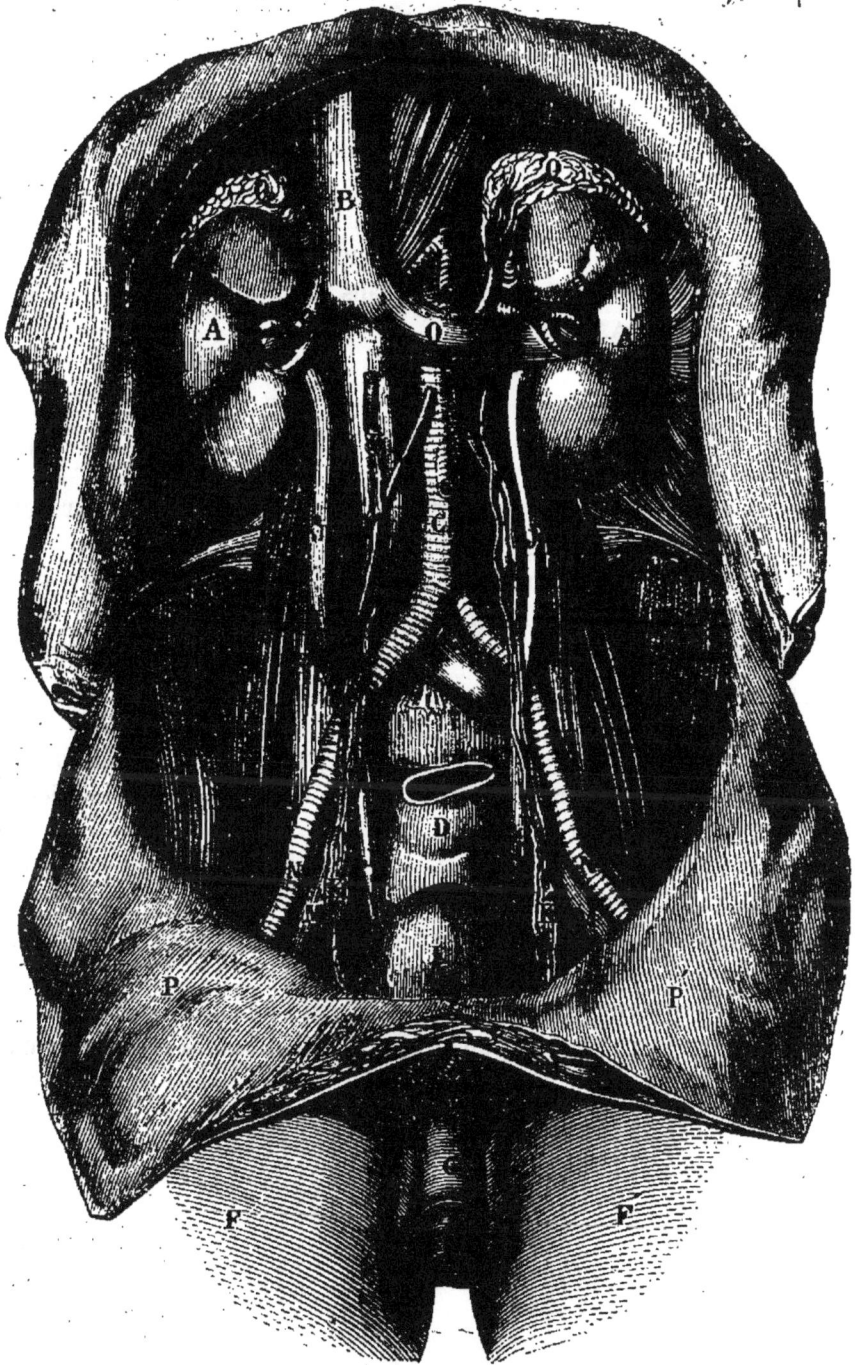

FIGURE 6.

FIGURE 6.

Représentant (vue de face) les appareils urinaire et de la génération chez l'homme.

AA', les reins, organes sécréteurs de l'urine.

QQ, les capsules surrénales, dont la fonction est encore inconnue.

JJ, J'J', les uretères qui conduisent dans la vessie E, l'urine sécrétée par les reins AA'.

E, la vessie ou réservoir de l'urine.

G, la verge.

H, le gland.

II, les testicules.

FF, face interne des parois du ventre renversées en dehors pour mettre à nu les organes génito-urinaires.

C, l'aorte, vaisseau à sang rouge, partant du cœur et fournissant le liquide nutritif à tous les organes.

NN, artères hypogastriques, résultant de la bifurcation de l'aorte, destinées à alimenter les organes du bas-ventre et les membres inférieurs.

B, veine cave inférieure, dont la fonction, opposée à celle de l'aorte, consiste à ramener au cœur le sang noir des membres inférieurs et des organes du bas-ventre.

MM', veines hypogastriques, contenant le sang des membres inférieurs et des organes du bas-ventre.

OO', veines rénales, qui ramènent à la veine cave inférieure B le sang noir provenant des reins.

LL', artères spermatiques naissant de l'aorte et allant aux testicules II'.

KK', veines spermatiques, ramenant des testicules II' à la veine cave B le sang qui a servi à l'élaboration du sperme.

D, l'intestin rectum, placé en arrière de la vessie.

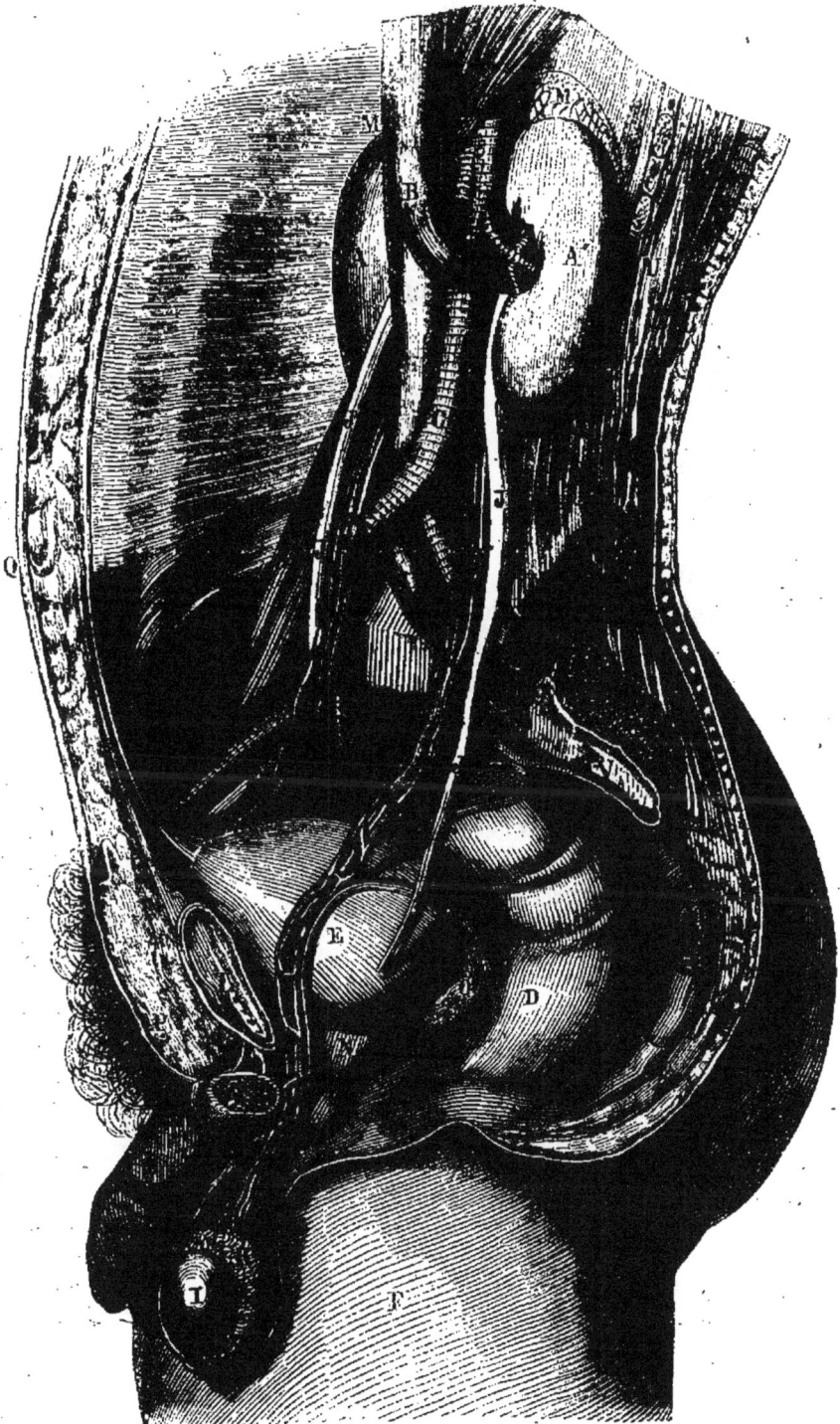

FIGURE 7.

FIGURE 7.

Représentant l'appareil génito-urinaire de l'homme.

COUPE D'AVANT EN ARRIÈRE, SUR LA LIGNE MÉDIANE.

QP, paroi antérieure du ventre.

L., surface articulaire de l'os pubis.

U, moelle épinière, dans son enveloppe osseuse, la colonne rachidienne ou vertébrale.

T, face interne de la fesse droite.

F, face interne et supérieure de la cuisse droite.

V, surface articulaire de l'os du bassin (*ilium*).

AA', les reins.

MM', capsules surrénales.

C, artère aorte.

B, veine cave inférieure.

JJ, J'J', uretères : l'uretère du côté gauche J'J' fait voir l'insertion de ce conduit sur les côtés du bas-fond de la vessie entre E et O.

KK, K'K'K', vaisseaux spermatiques, veines et artères entremêlés, aboutissant au testicule I.

D, l'intestin rectum.

E, la vessie.

N, glande prostate embrassant le col de la vessie.

SGH, la verge.

S, section des corps caverneux de la verge.

G, le corps de la verge.

H, le gland.

I, le testicule gauche.

R, l'épididyme recouvrant le testicule I en manière de cimier de casque.

O, la vésicule séminale du côté gauche, à laquelle vient aboutir le canal déférent, apportant le sperme du testicule et de l'épididyme IR.

braneux qui, d'une part, embrassent la circonférence des
mamelons (DD, fig. 4), et qui, de l'autre, s'ouvrent profondément dans le bassinet (B, fig. 5).

Leur nombre varie entre deux et six environ, parce
que souvent l'un d'eux appartient à plusieurs mamelons
à la fois, ainsi qu'on peut le voir dans cette même figure.

Leur usage est de conduire dans le bassinet l'urine qui
coule des mamelons.

On nomme *bassinet* (B, fig. 5) une petite poche membraneuse logée dans la scissure du rein. Elle reçoit l'urine
des calices (A), pour la transmettre à l'uretère (C).

§ III.

DE L'URETÈRE.

L'uretère (JJ, fig. 6) est un long canal membraneux
cylindroïde, qui porte l'urine du bassinet dans la vessie.
Il s'étend obliquement entre le bassinet, avec lequel il se
continue, et le bas-fond de la vessie (entre E et O, fig. 7),
dans laquelle il s'ouvre (H, fig. 8), après un trajet oblique
de 14 à 18 millimètres (6 à 8 lignes), dans l'épaisseur de
ses parois. Ses dimensions sont celles d'une plume à
écrire; mais ses parois, comme celles des calices et du
bassinet, sont très-extensibles, ainsi qu'on en a la preuve
dans quelques cas de rétention d'urine, de pierre engagée
dans sa cavité, de compression par une tumeur, où il
n'est pas rare de lui voir acquérir le volume de l'intestin.

Le calice, le bassinet et l'uretère sont formés de deux
membranes : l'une extérieure et celluleuse, beaucoup plus
mince dans le calice et dans le bassinet que dans l'uretère,
où néanmoins elle est très-extensible et contractile; l'autre, interne et muqueuse, est continue avec la membrane
muqueuse de la vessie.

§ IV.

DE LA VESSIE.

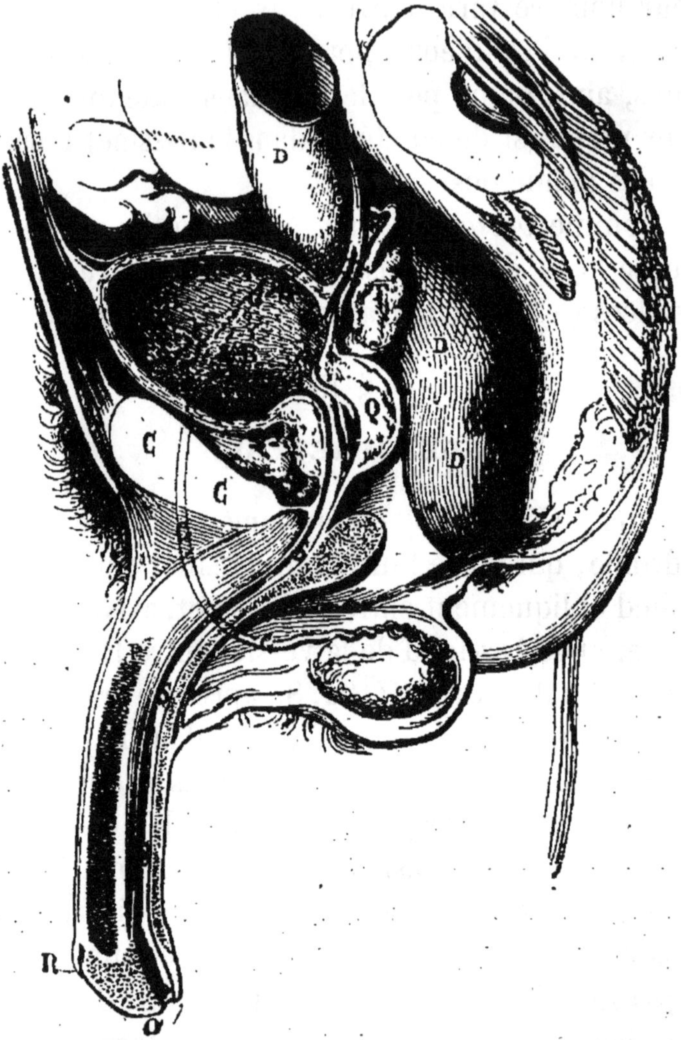

FIGURE 8.

Représentant l'appareil génito-urinaire de l'homme dans ses rapports avec les organes voisins.

COUPE D'AVANT EN ARRIÈRE, SUR LA LIGNE MÉDIANE.

BB, la vessie ouverte.

I, son col.

H, ouverture d'un uretère dans la vessie.

Q, la glande prostate.

SSS, le canal de l'urètre.

PPP, corps caverneux de la verge.

R, e prépuce.

O, le gland.

F, vésicule séminale.

GGG, canal déférent, partant du testicule et apportant le sperme dans
la vésicule séminale F.

DDD, fin de l'intestin rectum, aboutissant à l'anus.

E, paroi du ventre.

CC, os pubis, à l'extrémité inférieure duquel on voit le ligament suspenseur de la verge.

La vessie est un réservoir musculo-membraneux, logé
dans l'excavation du bassin, sur la ligne médiane, entre
le pubis (C, fig. 8) et le rectum (D) chez l'homme, entre le
pubis (R, fig. 25) et le vagin (G), chez la femme. Elle est
destinée à recevoir l'urine sécrétée par les reins et transmise au moyen des uretères, à la contenir pendant un
certain temps, et à l'expulser ensuite.

La vessie est le plus grand de tous les réservoirs de sécrétion. Sa *capacité*, du reste, est sujette à varier suivant
plusieurs causes qui peuvent se rapporter, 1° *aux habitudes :* les personnes qui ont l'habitude de conserver longtemps leur urine ont la vessie plus volumineuse que
celles qui la rendent au premier besoin ; 2° *au sexe :* on
admet généralement que la vessie de la femme présente
plus de capacité que celle de l'homme, ce que l'on attribue
à cette raison que la femme est plus esclave des bienséances sociales ; mais ce fait est contesté par plusieurs
auteurs ; 3° *à l'âge :* la vessie des vieillards est plus grande
que celle des adultes, parce que, la sensibilité s'émous-
sant, ils sont moins vite avertis du besoin d'uriner, et lais-

sent l'urine s'accumuler dans la vessie et la distendre;
4° *aux maladies :* nous verrons plus loin (*Rétention d'u-
rine*) des exemples d'extensibilité de la vessie tels, qu'elle
a pu contenir, sans se rompre, trois à quatre litres de liquide ; tandis que, dans d'autres cas, sa capacité se rétrécit, et elle se racornit au point de ne pas admettre une
cuillerée d'urine.

La vessie est maintenue dans sa position d'une manière
assez lâche pour lui permettre ces variations, quelquefois
très-rapides, de volume, sans trop gêner les organes voisins. La dilatation s'opère surtout aux dépens des organes
du bas-ventre ; et l'œil exercé du praticien reconnaît de
suite cette tumeur ovoïde, circonscrite, qui, partant du
pubis, remonte vers l'ombilic, et caractérise si bien la rétention d'urine dans ce réservoir.

La forme de la vessie est celle d'un ovoïde dont la grosse
extrémité (fig. 7, page 50) est dirigée en bas, et le sommet
en haut. Cette figure peut présenter des différences relatives à l'âge, aux individus, au sexe. Ainsi, chez les femmes qui ont eu des enfants, la vessie, par suite de la compression exercée sur elle par la matrice, perd de sa hauteur et s'allonge transversalement. (Voir H, fig. 58.)

Pour étudier la vessie plus en détail, nous la divisons
en *a. Surface extérieure; b. Surface intérieure.*

a. Sa *surface extérieure* est en rapport, *en avant :* dans
l'état de vacuité, avec l'os du pubis (L, fig. 7), derrière
lequel elle disparaît ; dans l'état de plénitude, avec les
parois abdominales (E, fig. 8), auxquelles elle répond immédiatement. Elle n'est point recouverte par le péritoine, ce qui est d'un haut intérêt pratique, puisque cette
disposition permet de faire la ponction et la taille hypogastrique sans léser cette membrane. Par sa face postérieure, la vessie, tapissée sur le péritoine, répond, *chez*

l'homme, au rectum ou gros intestin (D, fig. 7 et 8), et, *chez la femme*, à la matrice (M, fig. 25). Par sa région inférieure ou base, elle est en rapport, *chez l'homme*, avec le rectum, dont elle est séparée par les vésicules séminales (O, fig. 7) et les canaux déférents (G, fig. 8.) (Voir *Organes de la génération*); *chez la femme*, avec le vagin (G, fig. 25) et le col de la matrice (N, *ibid.*). Les conséquences pratiques qui découlent de ces rapports sont : chez l'homme, 1° l'exploration de la vessie par le rectum (D, fig. 7); 2° la possibilité de la ponction et de la taille recto-vésicale; 3° les fistules recto-vésicales : chez la femme, 1° l'exploration de la vessie par le vagin (HG, fig. 25); 2° la ponction et la taille vésico-vaginale; 3° les fistules vésico-vaginales à la suite d'un accouchement laborieux; 4° la fréquence des maladies de vessie à la suite des déplacements, des engorgements et du cancer de la matrice (MN, *ibid.*).

Le sommet de la vessie, tapissé par le péritoine, se dirige en haut et en avant. De ce sommet part *l'ouraque* (EQ, fig. 7 et 25), cordon fibreux qui sert à cet organe de moyen de fixité, et s'étend jusqu'à l'ombilic, dans lequel il semble s'engager.

b. La *surface intérieure* (A, fig. 9) de la vessie offre à considérer : 1° les plis ou rides de la surface muqueuse, qui s'effacent par la distension; 2° les faisceaux, quelquefois très-considérables, de la tunique musculeuse, qui font relief comme des colonnes, d'où le nom de *vessie à colonnes* donné aux réservoirs urinaires présentant cette disposition. Dans l'intervalle des aréoles dessinées par ces saillies musculaires, la membrane muqueuse s'incline et forme des cavités, des cellules, d'où le nom de *vessie à cellules.* Ces excavations sont souvent la cause d'accidents formidables ou d'erreurs de diagnostic, comme nous au-

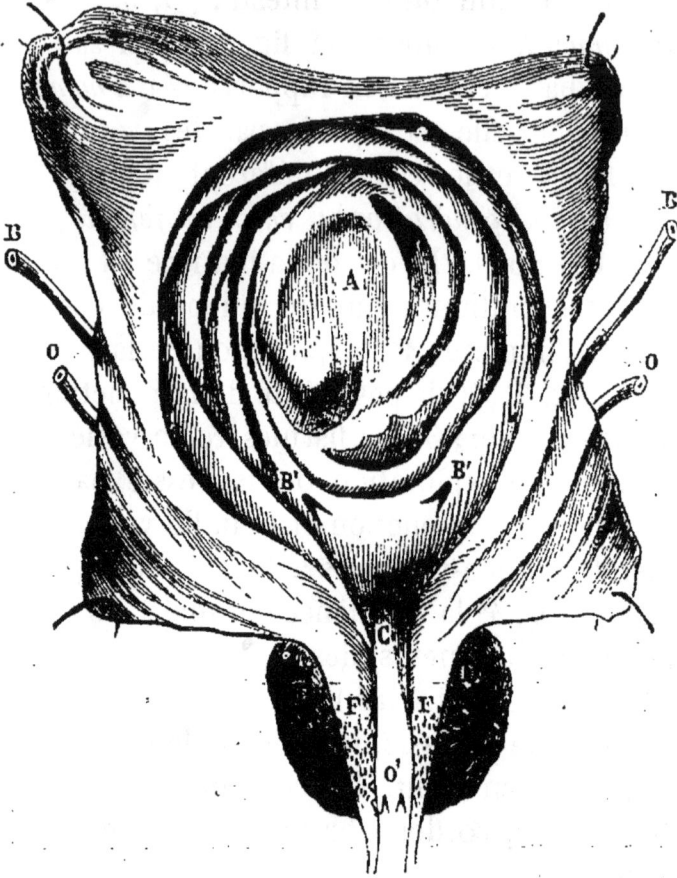

FIGURE 9.

*Représentant la surface intérieure de la vessie, dont la paroi anté-
rieure, divisée en quatre lambeaux, est tendue par des érignes.*

A, cavité de la vessie.

B B, les uretères.

B''B', ouverture des uretères dans la cavité de la vessie.

C., le col de la vessie, embrassé par la glande prostate DD.

DD, la glande prostate.

FF, orifice des conduits de la glande prostate.

OO, conduits éjaculateurs.

O'', orifice des conduits éjaculateurs dans le canal de l'urètre, vers le
 sommet de la glande prostate DD.

B''B'C, surface triangulaire, qui porte le nom de *trigone vésical.*

rons occasion de le dire aux articles *Rétention d'urine,
Diagnostic des calculs vésicaux.*

La base de la vessie présente trois ouvertures : 1° les
deux orifices des uretères (B'B', fig. 9); 2° l'ouverture du
canal de l'urètre (C, *ibid.*). Ces trois ouvertures occupent
les angles d'un triangle équilatéral, à surface lisse, blanche, constamment dépourvue de rides ou de colonnes.
C'est le trigone vésical, en arrière duquel se trouve le *bas-
fond de la vessie,* partie de l'organe qu'occupent le plus
souvent les pierres.

Le *col de la vessie* (C, fig. 9), ou orifice terminal du canal de l'urètre, embrassé par la glande prostate (DD, *ibid.*),
est habituellement fermé et comme froncé. Il faut une
certaine force pour vaincre la résistance qu'il présente.
Cette résistance une fois franchie, l'ouverture peut admettre facilement le petit doigt. A l'article *Urètre* (voir
Organes de la génération), nous déterminerons spécialement la forme de cet orifice, sur laquelle une discussion
très-vive s'est engagée dans ces derniers temps.

Trois tuniques concourent à la structure de la vessie :
l'extérieure, séreuse; la moyenne, musculeuse; et l'interne, muqueuse. La première est incomplète, et ne recouvre que le sommet, les parties latérales et la paroi
postérieure de l'organe; elle est unie à la membrane musculeuse par un tissu cellulaire très-lâche qui facilite l'ampliation de la vessie.

La tunique musculeuse (fig. 10) est formée par deux
couches de fibres qui affectent, comme dans tous les organes creux entourés de muscles, deux directions différentes : la couche superficielle est formée de fibres longitudinales qui semblent partir du col de la vessie, pour
envelopper tout l'organe; la couche profonde est constituée par des fibres circulaires parallèles ou entre-croi-

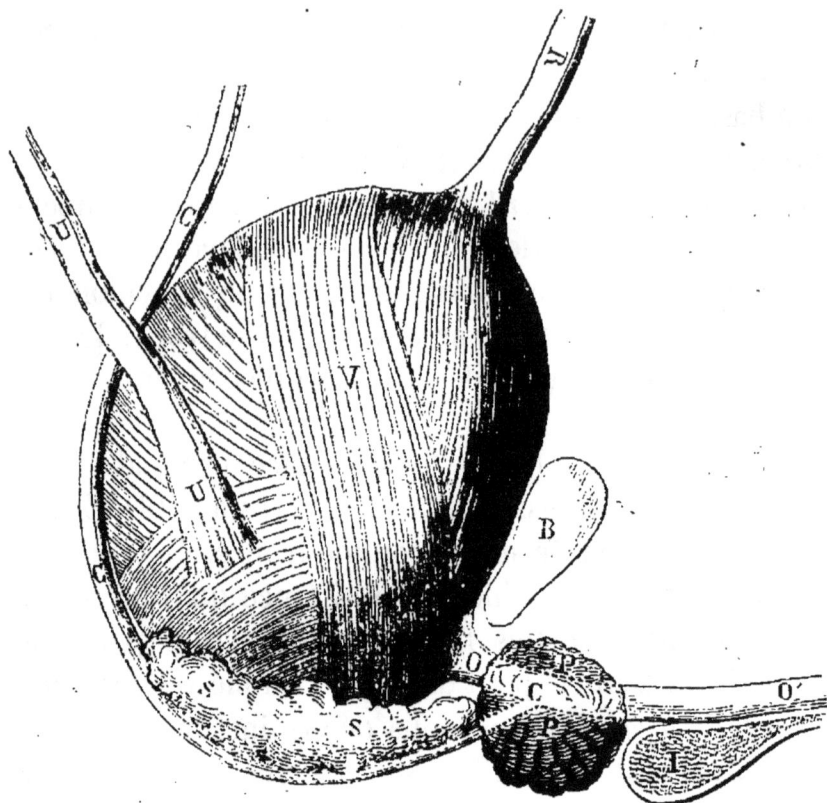

FIGURE 10.

Représentant la direction des fibres de la tunique musculeuse de la vessie.

V, la vessie.

R, l'ouraque.

UU, l'uretère qui conduit l'urine des reins dans la vessie.

O, le col de la vessie.

B, l'os pubis.

OCO', le canal de l'urètre.

PP, la glande prostate.

I, le corps spongieux du canal de l'urètre.

CC, le canal déférent.

SS, les vésicules séminales, ou réservoir du sperme.

C (dans le canal de l'urètre), orifice des conduits éjaculateurs du sperme.

sées qui, au col de la vessie, forment un bourrelet plus

épais en bas qu'en haut, et auquel on a donné le nom de *sphincter de la vessie* (O, fig. 10, et I, fig. 8).

La membrane muqueuse de la vessie est extrêmement mince et blanchâtre, et continue avec la muqueuse de l'urètre. Les papilles y sont peu développées. Les follicules, très-rares, ne sont bien apparents que dans certains états pathologiques. Elle est très-extensible, mais peu rétractile, ce qui explique les rides qu'elle présente dans l'état de vacuité (AB'B', fig. 9). Elle s'enfonce, ainsi que nous l'avons dit, entre les éraillures de la tunique musculeuse, et forme des cellules dans lesquelles peuvent se loger les calculs.

Le tissu cellulaire qui unit les membranes muqueuse et musculeuse est assez lâche, séreux, et extrêmement délié.

Les artères viennent de l'artère hypogastrique ou de ses branches (Y, fig. 3).

Les veines, qui forment un plexus remarquable autour du col de l'organe, se rendent dans la veine hypogastrique.

Les nerfs viennent à la fois des nerfs ganglionnaires et des nerfs rachidiens, d'où le caractère mixte de la vessie, qui est en partie soumise, en partie soustraite à l'action de la volonté.

APPAREIL DE LA GÉNÉRATION.

I.

ORGANES GÉNITAUX DE L'HOMME.

Les organes génitaux de l'homme sont constitués, 1° par un appareil de sécrétion, les *testicules*, 2° par un appareil d'excrétion, composé des *conduits déférents*, des *vésicules séminales*, des *canaux éjaculateurs* et du *canal de l'urè-*

tre, dont dépendent, pour l'accomplissement de la fonction génératrice, la *glande prostate*, les *glandes de Cowper*, et la *verge*.

§ Ier.

DES TESTICULES ET DE LEURS ENVELOPPES.

a. Enveloppes des testicules.

Les enveloppes des testicules, communément désignées sous le nom de *bourses*, forment six couches superposées, qui sont, en procédant de l'extérieur à l'intérieur :

1° Le *scrotum*, ou la peau des bourses;

2° Le *dartos;*

3° La *tunique érythroïde* ou *muscle crémaster;*

4° La *tunique fibreuse commune;*

5° La *tunique vaginale;*

6° La *tunique albuginée*, que nous décrirons avec le testicule lui-même.

1° Le *scrotum* est l'envelpppe cutanée des testicules; c'est un prolongement de la peau de la partie interne des cuisses, du périnée et de la verge. Cette membrane est remarquable par sa couleur brune, son chorion mince, les rugosités qui la sillonnent, une grande quantité de follicules sébacés, et par une ligne médiane, rugueuse, saillante, qui partage le scrotum en deux moitiés.

2° Une expansion fibro-celluleuse de l'aponévrose superficielle de l'abdomen forme le *dartos*. Cette tunique, qui paraît contractile, et à laquelle certains anatomistes attribuent les mouvements vermiculaires du scrotum, est adhérente au scrotum par sa face externe; par sa face interne, elle est en rapport avec le muscle crémaster. Elle s'adosse avec celle du côté opposé, pour former ce que l'on nomme la *cloison du dartos*.

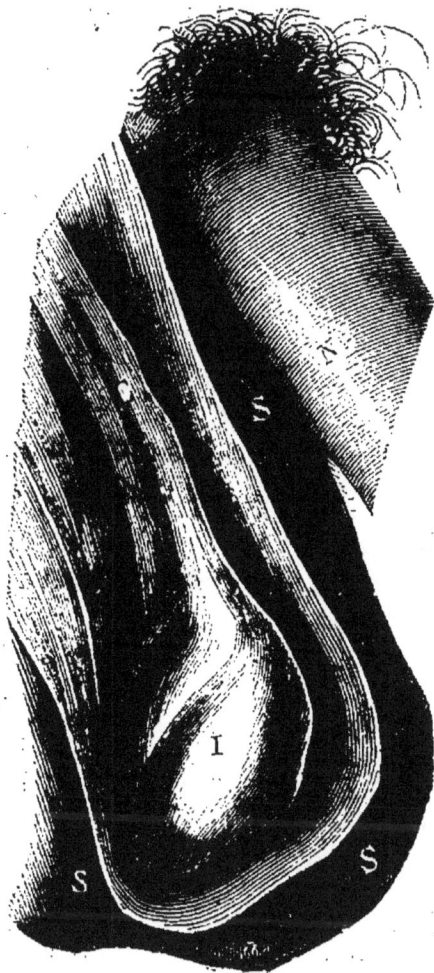

FIGURE 11.

Représentant le testicule dans ses enveloppes.

N, la verge.

SSS, le scrotum ou peau des bourses.

I, le testicule du côté droit.

C, le cordon testiculaire.

3° La *membrane érythroïde* provient de l'épanouisse-ment des fibres du petit muscle crémaster; elle concourt aux mouvements par lesquels les testicules sont rappro-chés de l'anneau inguinal.

4° La *tunique fibreuse commune* enveloppe à la fois le testicule et le cordon des vaisseaux spermatiques. C'est une membrane mince, qui est en rapport extérieurement avec la tunique précédente, et par sa face profonde avec le feuillet pariétal de la tunique vaginale.

5° La *tunique vaginale* est la membrane séreuse qui enveloppe le testicule. Elle forme un sac sans ouverture, qui se réfléchit sur cet organe et sur l'*épididyme* (voir *Testicules*), sans cependant les contenir dans sa cavité. Sa face interne est lisse, polie, lubrifiée par la sérosité dont l'accumulation anormale constitue l'*hydrocèle* (voir, plus loin, cette maladie). La face externe adhère, d'une part, à la tunique fibreuse; d'autre part, elle recouvre le testicule et l'épididyme.

b. *Des testicules.*

Les testicules sont deux organes glanduleux destinés à sécréter le sperme. Situés dans les bourses, et soutenus par leurs enveloppes et le cordon des vaisseaux spermatiques, ils sont à une distance variable de l'anneau inguinal correspondant, suivant l'état de relâchement ou de contraction du dartos et du muscle crémaster. Celui du côté gauche descend habituellement un peu plus bas que celui du côté droit. Leur consistance, assez grande chez les adultes, diminue beaucoup dans la vieillesse, à cause de l'état de vacuité des conduits séminifères. Leur forme est celle d'un ovoïde comprimé de droite à gauche; leur direction est un peu oblique, de sorte qu'on peut leur considérer deux faces latérales et deux bords, l'un inférieur, incliné en avant, l'autre supérieur, tourné en arrière et recouvert par un corps appelé *épididyme* (E, E, fig. 12, et M, fig. 13). Les dimensions des testicules sont les suivantes : longueur, 5 centim. $\frac{1}{2}$ (2 pouces); hauteur,

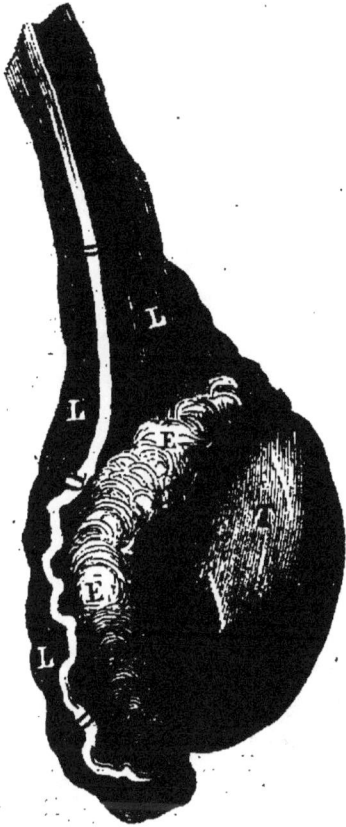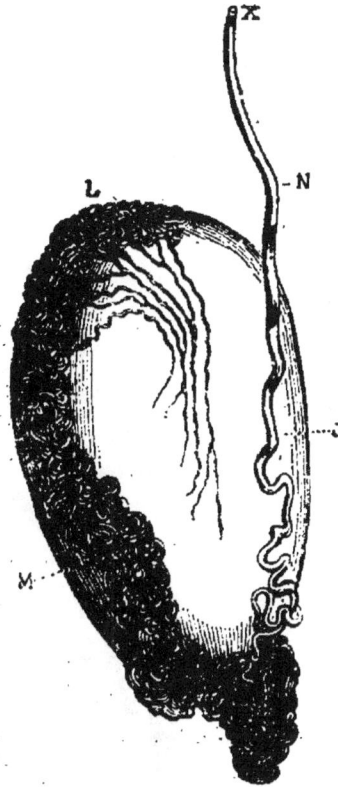

FIGURES

12   13.

La figure 12 représente un testicule gauche dont le canal déférent
est encore dans le cordon.

T, le testicule.
EE, l'épididyme.
LLL, le cordon spermatique.
DDD, le canal déférent.

La figure 13 représente un testicule droit dépouillé des enveloppes
décrites dans le précédent paragraphe.

J, tunique albuginée, où enveloppe propre du testicule.
L, corps d'Hygmore, aboutissant des conduits séminifères.
M, épididyme, avec ses innombrables replis.
N, canal déférent, conduisant le sperme de l'épididyme M dans les
    vésicules séminales.

X,, section du canal déférent, montrant l'étroitesse du conduit, relativement à l'épaisseur des parois.

2 centim. $\frac{1}{2}$ (1 pouce); épaisseur, 14 centim. (6 à 7 lignes). La substance propre des testicules est renfermée dans une coque fibreuse que leur forme la *tunique albuginée*

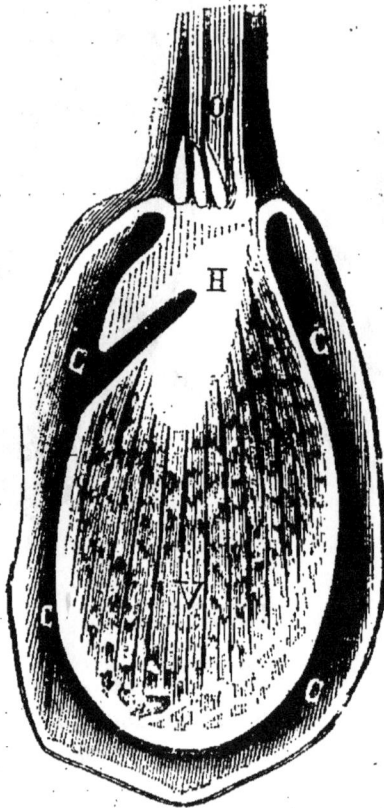

FIGURE 14.

Représentant la tunique albuginée et l'intérieur d'un testicule.

O, commencement de l'épididyme.

CCCC, section de la tunique albuginée.

H, corps d'Hygmore, aboutissant des vaisseaux séminifères.

V, parenchyme du testicule, divisé en cloisons triangulaires par des prolongements de la tunique albuginée : c'est dans l'espace que limitent ces cloisons qu'est contenue la substance propre ou parenchyme du testicule.

4.

(CCCC, fig. 14), membrane fibreuse d'un blanc opaque, d'un tissu serré, forte, résistante, et pourtant extensible et rétractile tout à la fois. Cette membrane représente une espèce de coque, de l'intérieur (V, fig. 14) de laquelle partent des prolongements aplatis, qui forment des cloisons incomplètes. Les loges triangulaires qui séparent ces cloisons sont remplies par les vaisseaux séminifères, ou parenchyme des testicules. En haut, la tunique albuginée présente un renflement nommé *corps d'Hygmore* (H, fig. 14), que traversent les troncs de ces vaisseaux pour se rendre à l'épididyme (O, *ibid.*). Le parenchyme des testicules est très-mou, et se présente sous l'apparence d'une pulpe jaunâtre ou grise renfermée dans les cloisons dont il vient d'être parlé. Cette sorte de pulpe est formée par une immense quantité de filaments très-ténus, flexueux, entrelacés, accolés les uns aux autres. Alex. Monro estime leur nombre à soixante-deux mille cinq cents; mais les auteurs modernes ne le portent qu'à trois cents environ. Chacun d'eux a 5 mètres (16 pieds) de long, sur $\frac{1}{10}$ de millimètre ($\frac{1}{200}$ de pouce) de large. Ces filaments, qui sont creux, sont les vaisseaux ou conduits séminifères. Ils se dirigent tous vers le bord supérieur du testicule, et se réunissent en 15 ou 20 troncs qu'on nomme *afférents*, et qui traversent le corps d'Hygmore (H, fig. 14), au-dessous de la tête de l'épididyme (O, *ibid.*), dans lequel ils se rendent pour donner naissance au canal afférent (D, D, D, fig. 12, et N, fig. 13).

L'*épididyme* (E, E, fig. 12) est un petit corps oblong, vermiforme, renflé à ses extrémités, qui est couché le long du bord supérieur du testicule. Sa partie supérieure, ou sa *tête*, embrasse le testicule dont elle reçoit les vaisseaux afférents; sa partie rétrécie, ou *queue*, se recourbe en haut, et se continue avec le *canal déférent* (N, fig. 13, et D, D, D, fig. 12). L'épididyme n'est autre chose qu'un conduit simple, à parois d'autant plus épaisses qu'il se rapproche plus du canal déférent, et dont les replis, en 8 de chiffre, ont environ 10 mètres (32 pieds) de longueur.

Les artères des testicules viennent des artères spermatiques. Leurs veines, après avoir formé le plexus pampiniforme, vont se jeter dans les veines spermatiques.

Leurs nerfs viennent du plexus spermatique.

§ II.

DES CONDUITS DÉFÉRENTS.

Le conduit déférent (RK'EO, fig. 7, pag. 50) est le canal excréteur du sperme. Ce canal est double comme le testicule lui-même.

Il est, par rapport au testicule, dans les voies spermatiques, l'analogue des uretères pour les reins dans les voies urinaires; c'est-à-dire que, tandis que l'urètre transmet dans la vessie l'urine sécrétée par les reins, le canal déférent transporte la liqueur fécondante du testicule I (fig. 7), où elle est sécrétée, dans la vésicule correspondante (O, *ibid.*) qui lui sert de réservoir, et où elle s'élabore encore, jusqu'à ce qu'elle soit expulsée par l'éjaculation dans l'acte du coït. Il s'étend depuis la queue de l'épididyme (R, fig. 7) jusqu'à la vésicule séminale (O', *ibid.*), qui peut en être considérée comme l'épanouissement. Il fait partie du *cordon des vaisseaux spermatiques* ou *testiculaire* (K'K'K', fig. 7), qui est composé de l'artère spermatique et de la veine du même nom, dont la dilatation variqueuse cause une maladie très-douloureuse, le *varicocèle* (voir plus loin); des vaisseaux lymphatiques; des nerfs du plexus spermatique, et enfin du conduit déférent.

Il naît de l'épididyme, dont il est la continuation. D'abord flexueux à son origine, il côtoie le bord supérieur du testicule, s'engage dans le cordon testiculaire, dont il occupe la partie interne et postérieure, et, franchissant le canal inguinal, il va, passant derrière l'artère ombilicale, gagner la partie postérieure et inférieure de la vessie (KK' EO, fig. 7, et AB', AB', fig. 15). Dans cette dernière partie de son trajet, il marche horizontalement le long du bord interne de la vésicule séminale correspondante, en se rapprochant de celui du côté opposé, interceptant ainsi un espace triangulaire (B'B'B', fig. 15) ouvert en arrière, dans lequel la vessie est en rapport direct et immédiat avec le rectum. C'est dans cet espace triangulaire que doivent porter les instruments dans le cas de ponction ou de taille recto-vésicale. Arrivé à l'extrémité antérieure de la *vésicule séminale*, il s'abouche à angle aigu avec le conduit excréteur de ce réservoir, pour former le *conduit éjaculateur* (CP, fig. 10 et 16).

La structure du canal déférent est remarquable par l'épaisseur considérable de ses parois, un à deux millimètres, comparée à sa cavité, qui est capillaire (X, fig. 13). Aussi est-il très-facile de le distinguer et de l'explorer dans le cordon testiculaire. Il est composé de deux tuniques distinctes : l'une extérieure, très-épaisse et fort dure; l'autre mince, continue avec la membrane muqueuse de l'urètre.

Une des conséquences de l'étroitesse de ce conduit, c'est la facilité avec laquelle il peut s'oblitérer à la suite d'inflammation dans le cas d'orchite, d'épididymite. De cette oblitération résulte l'impossibilité de reproduction ou infécondité, si les deux côtés présentent la même altération, puisque les animalcules spermatiques qui sont sécrétés dans le testicule ne peuvent plus arriver dans le réservoir ou vésicules séminales (voir l'art. *Impuissance*).

§ III.

DES VÉSICULES SÉMINALES.

Les vésicules séminales sont au sperme ce que la vessie
est à l'urine, c'est-à-dire un réservoir temporaire.

Elles sont au nombre de deux (BB'B', BB'B', fig. 15), pla-

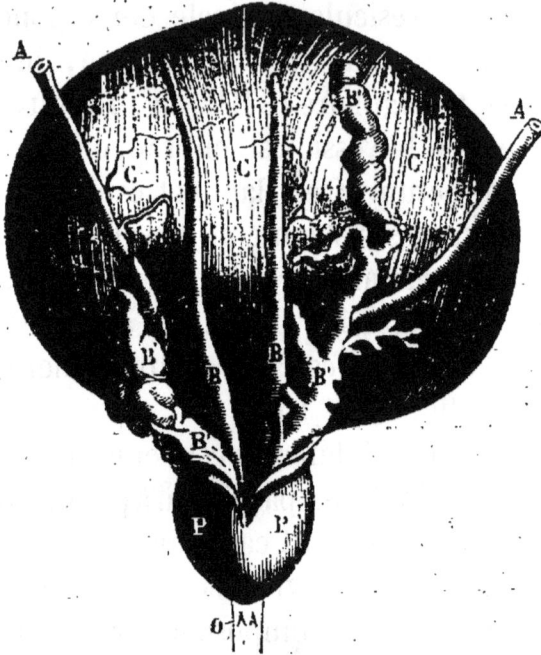

FIGURE 15.

*Représentant les vésicules séminales, la face postérieure de la vessie
et de la glande prostate.*

AA., conduits déférents.

BB'B', BB'B', vésicules séminales avec leurs bosselures.

CCC, face postérieure de la vessie, sur laquelle on distingue les fibres
musculaires partant de son col et enveloppant la totalité de l'organe.

PP, la glande prostate, légèrement entr'ouverte à sa base, pour montrer comment elle embrasse le col de la vessie, celui des vésicules
séminales et les conduits éjaculateurs.

O, Orifice des conduits éjaculateurs du sperme.

cées au-dessous de la vessie (CCC *ibid.*, et SS, SS, fig. 10 et

16), au-dessus du rectum D, derrière la prostate N (fig. 7), en dehors des conduits déférents AA (fig. 15 et CC, fig. 10 et 16). Irrégulièrement conoïdes, aplaties de haut en bas, bosselées à leur surface, et d'une teinte grisâtre, elles limitent, par leur écartement (voir *Conduits déférents*), un angle ouvert en arrière, dans lequel la vessie est en rapport immédiat avec le rectum (D, fig. 7). Leur extrémité postérieure, ou *fond*, se termine par un cul-de-sac arrondi; leur extrémité antérieure ou *col*, embrassée par la *prostate*, est étroite, allongée, et se continue avec le conduit excréteur de cette vésicule, qui va se joindre avec le canal déférent, et forme avec lui le *canal éjaculateur* (B'O, B'O, fig. 15, et SC, fig. 10 et 16). Leur intérieur offre un assez grand nombre d'excavations profondes, séparées par des demi-cloisons, et communiquant toutes ensemble. Elles contiennent un liquide brun jaunâtre, épais, visqueux, bien différent du produit de l'éjaculation. Leur structure, sauf l'épaisseur moindre de la membrane externe, est la même que celle du canal déférent.

§ IV.

DES CONDUITS ÉJACULATEURS.

Ces petits conduits, qui jouent un si grand rôle dans les maladies des voies séminales, et que le lecteur verra souvent cités à propos des *pertes de semence* et de l'*impuissance*, sont formés par la réunion du conduit excréteur des vésicules séminales et du canal déférent. Ils sont au nombre de deux, sans aucune communication entre eux, bien que très-rapprochés, ce qui est très-important à connaître, puisque l'un peut être affecté, tandis que l'autre reste sain. Chacun est long d'un pouce environ, conique (SC, fig. 10 et 16), prend naissance du sommet de la vésicule séminale SS, traverse obliquement la glande prostate

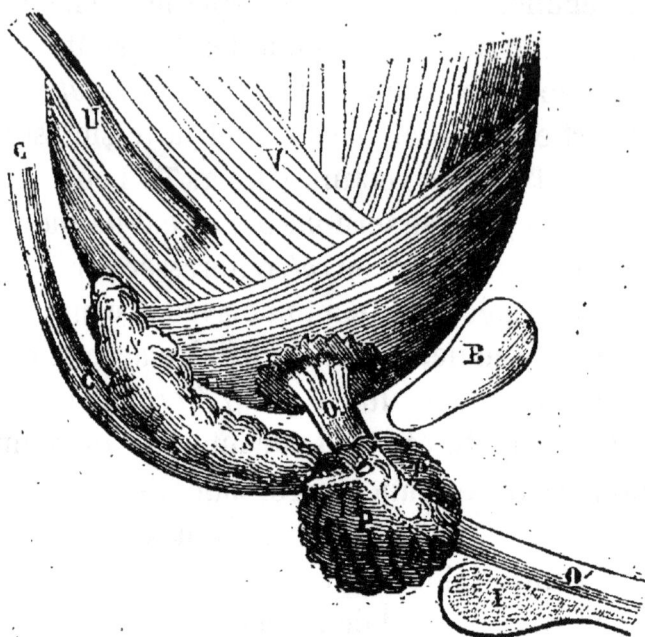

FIGURE 16.

Représentant, dépouillé de toute enveloppe, le col de la vessie, la vésicule séminale, le canal déférent, le conduit éjaculateur, la glande prostate et la naissance du canal de l'urètre.

B, l'os pubis.
V, la vessie.
U, l'uretère du côté droit.
SS, la vésicule séminale du même côté.
CC, le canal déférent.
PP, la glande prostrate traversée par le canal de l'uretère et le conduit éjaculateur.
SC, le conduit éjaculateur du côté droit.
O, le col de la vessie.
OO', le canal de l'urètre.
I, le renflement du corps spongieux de l'urètre.

PP (*ibid.*), s'adosse à celui du côté opposé, et tous deux

viennent s'ouvrir dans le canal de l'urètre OO' (*ibid.*), en
C, fig. 10 et 16, et en O', fig. 9, par deux orifices oblongs
sur les parties latérales d'une saillie nommée le *verumontanum* (voir leurs usages aux articles *Physiologie* et *Pertes séminales*).

§ V.

DU CANAL DE L'URÈTRE.

L'étude anatomique du canal de l'urètre présente une
grande importance pratique ; aussi donnerai-je à cette partie des développements assez étendus.

Le canal de l'urètre (SSS, fig. 8, p. 53), chez l'homme,
sert à la fois à l'émission de l'urine et du sperme. Il s'étend
depuis le col de la vessie (I, *ibid.*), jusqu'à l'extrémité de
la verge (O, *ibid.*,) en passant au-dessus de la partie inférieure du rectum (DDD, *ibid.*), au-dessous de la symphyse
du pubis (CC, *ibid.*) et dans le sillon inférieur du corps
caverneux (PPP *ibid.*) jusqu'au gland (O, *ibid.*).

Le canal de l'urètre, quand la verge est dans l'état de
flaccidité, a la *forme* d'un *S* italique, c'est-à-dire qu'il présente deux courbures en sens opposé. La première (IS,
ibid.), au sortir de la vessie (BB, *ibid.*), offre sa concavité
supérieurement pour embrasser la symphyse du pubis (CC,
ibid.); la seconde (SSS, *ibid.*), beaucoup plus prononcée,
a sa cavité dirigée en bas. Mais, à proprement parler, la
première courbure reste seule, ou du moins ce n'est que
d'elle qu'on doit tenir compte quand on sonde un malade,
puisqu'une traction directe ou l'érection efface la sonde.
Outre cette courbure naturelle, il en existe fréquemment
d'accidentelles par le développement anormal d'un *lobe de
la glande prostate* (voir maladies de cette glande), d'un
corps caverneux, d'une *tumeur au périnée*, d'un *abcès*,
d'une *fistule*, de *hernies*, d'*hydrocèles*, de *fausses rou-*

tes, etc. C'est la connaissance de toutes ces causes de déviation qui doit rendre circonspect dans les cas difficiles de cathétérisme, et qui font une loi au praticien prudent de ne jamais pénétrer de vive force dans la vessie, attendu qu'avec des instruments convenables et de la persévérance, on finit toujours par triompher des obstacles.

La *longueur* du canal de l'urètre, chez l'adulte, serait bien différente, d'après certains anatomistes, de ce qu'elle est réellement. Ainsi, MM. Malgaigne et Velpeau assignent à l'urètre une longueur de 15 à 16 centimètres (5 pouces ½ à 6 pouces). Cette erreur provient de ce que ces chirurgiens ont expérimenté sur le cadavre, et que l'amaigrissement qui précède la mort, l'affaissement des tissus qui la suit, raccourcissent de beaucoup le canal de l'urètre. Le seul moyen qui puisse donner une mesure exacte de la longueur de l'urètre consiste à observer la profondeur à laquelle doit être enfoncée une sonde en gomme élastique graduée, pour que l'écoulement de l'urine ait lieu. La verge, dans cette expérience, doit être dans l'état de flaccidité et abandonnée à elle-même. De nombreuses observations, prises dans les circonstances que j'indique, donnent à l'urètre une longueur de 22 centimètres (8 pouces). Du reste, les maladies peuvent augmenter considérablement cette dimension, et ce n'est pas chose rare que de rencontrer des vieillards chez lesquels le canal de l'urètre a 30 à 32 centimètres (11 à 12 pouces) de longueur.

On divise le canal de l'urètre en trois portions qui présentent de notables différences par leurs rapports et les maladies dont elles sont plus spécialement le siége. Ce sont d'avant en arrière : 1° la *portion spongieuse* ou *bulbeuse ;* 2° la *portion membraneuse ;* 3° la *portion prostatique.*

La *portion spongieuse* (de C à D, fig. 17, p. 74) constitue la plus grande partie de la longueur du canal de l'urè-

·tre; elle commence par une extrémité renflée qu'on désigne sous le nom de *gland,* et se termine, au niveau de la

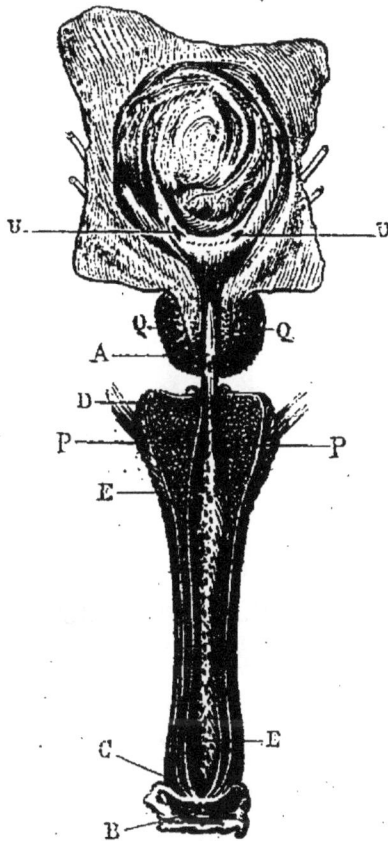

FIGURE 17.

*Représentant le canal de l'urètre et la vessie, ouverts dans toute
leur étendue par la paroi antérieure.*

De C à D, portion spongieuse du canal de l'urètre.
De D à A, portion membraneuse   id.
QQ, portion prostatique   id.
B, le gland, recouvert du prépuce.
C, le méat urinaire.
EE, paroi inférieure du canal de l'urètre, sur laquelle on voit l'orifice
    de nombreuses lacunes, où sinus de Morgagni.
PP, corps spongieux de l'urètre, enveloppant ce canal dans la plus

grande partie de sa longueur; le renflement qu'on voit en P se
nomme le *bulbe*.

UU, ouverture des uretères dans le bas-fond de la vessie.

A, verumontanum, éminence sur laquelle on voit l'orifice des conduits
éjaculateurs.

symphyse du pubis, par un autre renflement qu'on appelle
le *bulbe* (PP, fig. 17); elle a de 15 à 18 centimètres (5 à 6
pouces) de longueur. Elle est enveloppée dans toute sa
longueur par un corps spongieux et aréolaire, de nature
érectile, qui lui donne son nom.

La *portion membraneuse* (de D à A, fig. 17), intermédiaire à la portion spongieuse et à la portion prostatique,
offre 27 millimètres (12 lig.) de longueur. Elle est courbe,
à concavité supérieure, et embrasse l'arcade pubienne,
dont elle n'est séparée que par un lacis veineux; par sa
partie inférieure, elle répond au rectum et à des faisceaux
musculaires dépendants du muscle releveur de l'anus (muscle de Wilson), sur lesquels j'aurai occasion de revenir,
en traitant des rétrécissements spasmodiques de l'urètre.

La *portion prostatique* (Q, fig. 17) a de 27 à 33 millimètres (12 à 15 lignes) de longueur. C'est la partie de l'urètre qui présente les plus grandes variations de longueur,
surtout dans la vieillesse; elle est enveloppée par la *glande
prostate*, tantôt complétement, tantôt incomplétement.

Le *diamètre* du canal de l'urètre est très-difficile à obtenir, à cause de la grande élasticité de ses parois; et, sans
m'arrêter à donner en millimètres les dimensions de chaque portion, je dirai que les parties les plus étroites sont
le méat urinaire ou l'entrée du canal (C, fig. 17), l'union
de la portion spongieuse avec la portion membraneuse
(D, fig. *ibid.*), le commencement de la portion prostatique et l'extrémité vésicale. Les parties les plus larges sont:
la fosse naviculaire (CE, fig. *ibid.*), la portion qui corres-

pond au renflement du bulbe (A inférieur, fig. 41), et le centre de la glande prostate.

Une observation très-importante à noter pour le cathétérisme, c'est que la paroi supérieure de l'urètre présente à peine quelques inégalités, tandis que toutes les excavations existent sur la paroi inférieure, où se trouvent ainsi accumulés tous les obstacles. J'indique, à l'article *Cathétérisme*, les conséquences pratiques qui se déduisent des différences de diamètre que je viens de signaler. En raison de son élasticité, le canal est assez dilatable pour recevoir, dans certains cas de lithotritie, des instruments qui ont jusqu'à 15 millimètres (6 lignes) de diamètre.

Le canal de l'urètre présente, dans sa *structure*, un élément commun : c'est la membrane muqueuse qui le garnit intérieurement. Cette membrane, continue avec la muqueuse du gland et celle qui tapisse la vessie, est très-mince, d'une couleur généralement blanchâtre, excepté vers le méat urinaire, où elle est d'une teinte rosée. On y remarque des plis longitudinaux qui s'effacent par la dilatation, et des *lacunes* (*sinus de Morgagni*), dont l'orifice, tourné en avant, est quelquefois assez dilaté pour admettre le bec d'une bougie (voir *Cathétérisme* et *Écoulements chroniques*). Cette disposition facilite la formation des fausses routes, quand le cathétérisme est pratiqué par des personnes inexpérimentées. Sur la paroi inférieure de la portion membraneuse (A, fig. 17, et O', fig. 9), on voit une crête à laquelle on a donné le nom de *verumontanum* ou *crête urétrale*. C'est sur l'extrémité antérieure de cette saillie, près de la prostate, que s'ouvrent, par deux conduits distincts, les orifices des deux conduits éjaculateurs (O', fig. 9).

Extérieurement, cette membrane muqueuse est en rapport, en avant, avec la bulbe (P, P, fig. 17, et AA,

fig. 41) ; dans la portion membraneuse, avec un prolongement de la gaîne fibreuse de la prostate, qui vient former au niveau du bulbe une sorte de sphincter ou anneau fibreux sur lequel s'insère le muscle de Wilson
(voir DD, CC, *ibid.*) ; enfin, plus loin, elle est entourée
par la prostate.

Les artères de l'urètre viennent de l'artère honteuse
interne ; les veines suivent le trajet des artères. Les vaisseaux lymphatiques se rendent dans les ganglions inguinaux et hypogastriques. Les nerfs sont fournis par les
nerfs honteux et le petit sciatique.

§ VI.

DE LA GLANDE PROSTATE.

La *prostate* (IV, fig. 7 ; Q, fig. 8 ; DD, fig. 9 ; QQ, fig. 17 ;
et PP, fig. 10 et 16) est un corps glanduleux, blanchâtre,
situé au-devant du col de la vessie, qu'il embrasse, derrière la symphyse du pubis (C, fig. 8), au-devant du rectum (D, *ibid.*). Une conséquence pratique importante
résulte de ce dernier rapport : c'est la facilité d'explorer
cette glande par le *toucher anal.*

Elle présente la forme d'un cône dont la base est dirigée en arrière, tandis que le sommet tronqué regarde
en avant.

Le volume de la prostate offre de nombreuses variétés
chez les différents sujets ; ses dimensions moyennes sont
les suivantes dans l'âge adulte : hauteur, 27 millimètres
(12 lignes) ; largeur, 40 millimètres (18 lignes) ; longueur,
33 millimètres (15 lignes.) Dans la vieillesse, la prostate
peut atteindre un volume triple et quadruple de celui
qu'elle offre dans l'état normal.

Les rapports de cette glande sont : en bas, avec le rectum ; en haut, avec les trousseaux fibreux qui s'étendent du pubis à la vessie ; sur les côtés, avec le muscle releveur de l'anus (DD, fig. 41) ; en arrière, avec le col de la vessie, qu'elle embrasse ; en avant, avec la portion membraneuse de l'urètre.

Cette glande est traversée par : 1° le canal de l'urètre (IS, fig. 8, et OO', fig. 10 et 16) ; 2° les conduits éjaculateurs (O', fig. 9) ; 3° et ses propres conduits excréteurs (FF, *ibid.*). La prostate est une agglomération de lobules glanduleux subdivisés en granulations, qui sont logées dans un tissu qui paraît de nature musculaire, et continu avec la tunique musculaire de la vessie.

Un grand nombre de petits conduits extérieurs (FF, fig. 9) viennent s'ouvrir, après s'être réunis, sur les côtés du *verumontanum* (voir ses usages à l'article *Physiologie*).

§ VII.

DES GLANDES DE COWPER.

On appelle ainsi, du nom de l'auteur qui les a le mieux décrites, deux petites glandes arrondies (au-dessous de la lettre D, fig. 17), situées au niveau du bulbe, contre lequel elles sont maintenues à l'aide d'une couche fibreuse assez dense. De chaque côté de ces glandules, dont le volume est variable, part un conduit excréteur qui, après un assez long trajet, vient s'ouvrir sur les côtés de la portion spongieuse.

§ VIII.

DE LA VERGE OU PÉNIS.

La *verge* ou *pénis* (fig. 6, 7 et 8), organe excitateur mâle, est un corps allongé, cylindroïque, érectile, situé au-devant et au-dessous de la symphyse du pubis, et qui sert à l'excrétion de l'urine et du sperme. Dans l'état ordinaire, la verge est molle, pendante au-devant des bourses; dans l'érection elle s'allonge, se redresse, et prend une forme triangulaire. Dans les deux cas, elle offre beaucoup de différences individuelles. Sa face supérieure a reçu le nom de *dos de la verge;* sa face inférieure présente une saillie longitudinale formée par l'urètre; les deux côtés de la verge sont arrondis; son extrémité postérieure ou sa racine est attachée au bassin; son extrémité antérieure est libre et présente le *gland* (H, H, fig. 6 et 7; O, fig. 8; C, fig. 19; B, fig. 20, et les fig. 22 et 23); le *prépuce* (R, fig. 8); et l'*orifice de l'urètre* ou *méat urinaire* (A, fig. 22).

Le *pénis* (fig. 19 et 20) est formé par les *corps caverneux,* siége principal de l'érection, par l'*urètre* et par le *gland* qui termine ce canal. Il est recouvert par la *peau,* et soutenu par un *ligament suspenseur.*

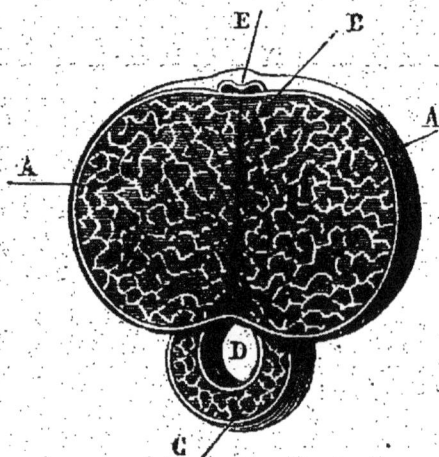

FIGURE 18.

Représentant une section transversale de la verge.

AA, les deux corps caverneux, séparés par une cloison médiane qui envoie, de chaque côté, des prolongements fibreux.

B, cloison fibreuse, séparant les corps caverneux.

D, canal de l'urètre placé au-dessous et entre les deux corps caverneux.

C, corps spongieux de l'urètre.

E, veine dorsale de la verge.

La *peau* de la verge se continue avec celle du scrotum
et du pubis. Elle est très-mince, et adhère aux parties sous-
jacentes par un tissu cellulaire lamelleux très-lâche, qui
lui permet des déplacements très-étendus. Vers l'extrémité antérieure de l'organe, la peau se réfléchit sur elle-
même jusque derrière la base du gland, en devenant plus
rouge, plus mince, et elle forme le *prépuce,* qui se compose de deux lames : l'extérieure continue avec la peau ;
l'intérieure, de nature muqueuse, se continue avec celle
qui recouvre le gland. Le sommet du prépuce présente
une ouverture variable dans ses dimensions (voir *Phimosis* et*Paraphimosis*) ; sa base est fixée à une ligne ou deux
derrière le gland, excepté à la partie inférieure, où il est
uni à l'extrémité inférieure de l'urètre par un repli triangulaire auquel on donne le nom de *frein* de la verge (C,
fig. 22).

Au-dessous du feuillet interne du prépuce, on trouve
deux ou trois rangées de follicules sébacés (B, *ibid.*) qui
sécrètent une humeur onctueuse, *matière sébacée,* crémeuse, très-odorante, dont l'accumulation, surtout quand
le prépuce est trop long ou trop étroit, détermine quelquefois des accidents qui peuvent entraîner l'impuissance,
la gangrène de la verge, et, dans le cas de maladie vénérienne, peuvent devenir la cause de complications très-
graves.

En traitant du *phimosis,* du *paraphimosis,* de la *chaude-
pisse bâtarde* ou *balano-posthite* (voir plus loin), je prou-
verai que la simple opération de la *circoncision,* faite se-

lon ma méthode, met pour toujours à l'abri de la récidive de ces accidents.

Le *ligament suspenseur* de la verge est un faisceau fibreux, de forme triangulaire, aplati transversalement, qui s'étend de la partie antérieure et inférieure de la symphyse pubienne au corps caverneux de la racine du pénis.

Les *corps caverneux* (DDD, fig. 19), qui constituent

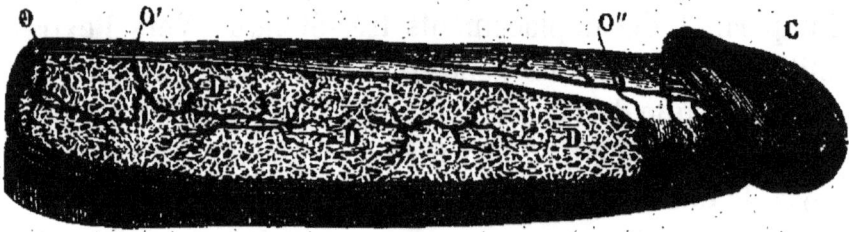

FIGURE 19.

Représentant le pénis (verge) dépouillé de sa peau et d'une partie de la membrane fibreuse, pour laisser voir le corps caverneux.

DDD, corps caverneux.

OO'O", artères qui vont se distribuer dans le corps caverneux, pour fournir le sang nécessaire à l'érection.

C, le gland.

toute la partie supérieure et les parties latérales du pénis, sont formés par un tissu très-compliqué de vaisseaux principalement veineux, entremêlés en tous sens, communiquant largement entre eux, et enveloppés par une membrane fibreuse qui envoie des prolongements à l'intérieur. Ces organes prennent naissance, en arrière, par deux racines, l'une droite, l'autre gauche, longues de 4 à 5 centimètres (1 pouce $\frac{1}{2}$ à 2 pouces), et fixées à la lèvre interne des branches ascendantes des ischions. Réunis au-devant de la symphyse pubienne dans une enveloppe fibreuse commune, les deux corps caverneux sont partagés incomplétement en deux moitiés latérales, par une cloison perpendiculaire.

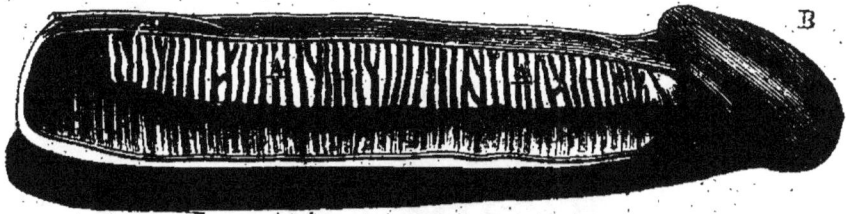

FIGURE 20.

Représentant la cloison des corps caverneux.

AA, cloison des corps caverneux, complète dans la partie inférieure, incomplète en haut.
B, le gland

De leur adossement résulte, à la partie inférieure, une gouttière (D, fig. 18), dans laquelle est logé l'urètre (voir aussi AA, fig. 41). Leur extrémité antérieure représente un cône tronqué, qui est embrassé obliquement par le gland (OO' fig. 21, et CC' fig. 23).

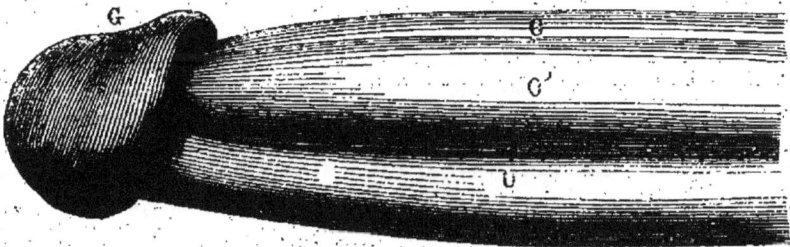

FIGURE 21.

Représentant la terminaison des corps caverneux dans le gland.

OO', les deux corps caverneux.
U, le canal de l'urètre, placé dans le sillon inférieur formé par l'adossement des deux corps caverneux.
G, le gland, expansion du corps spongieux du canal de l'urètre U, embrassant la terminaison des corps caverneux.

Le *gland* (fig. 22) forme l'extrémité du pénis, et a la forme d'un cône légèrement aplati; son sommet, couvert par le prépuce ou libre, suivant les individus, est percé

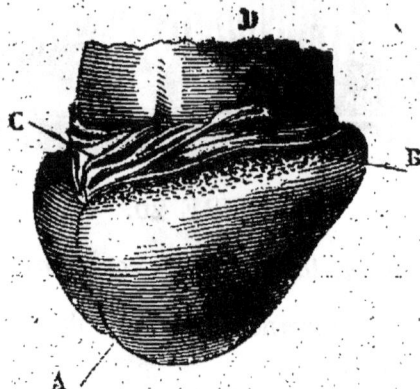

FIGURE 22.

D, extrémité de la verge.

C, le frein de la verge.

CB, couronne du gland, sur laquelle on remarque les orifices de glandules sécrétant une humeur onctueuse (*smegma*).

A, orifice du méat urinaire.

AC, sillon renfermant le frein de la verge.

par l'orifice de l'urètre (A, fig. 22). Sa base, circonscrite par un rebord saillant (B), qu'on appelle la *couronne* du gland, embrasse l'extrémité des corps caverneux du pénis (C, fig. 19, et B, fig. 20). La couronne du gland est interrompue, au-dessous de l'urètre, par un petit sillon (AC) qui s'étend jusqu'à l'orifice de ce conduit, et qui est rempli par le frein de la verge. Le gland est revêtu par une membrane muqueuse assez mince, garnie de follicules sébacés vers la couronne (B), et couverte d'un épiderme très-fin. Son tissu intérieur est spongieux, érectile, comme celui de la portion spongieuse de l'urètre, dont il n'est

que la continuation et l'épanouissement; seulement il paraît plus ferme et plus dense.

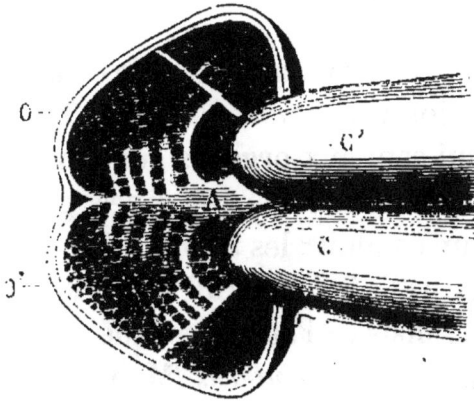

FIGURE 23.

*Représentant une coupe horizontale du gland, au-dessus des corps
caverneux.*

CC′, terminaison des corps caverneux dans le gland.

OO′, le gland, dont la coupe permet de constater le tissu spongieux.

A, prolongement fibreux, d'où partent des cloisons latérales interceptant des espaces aréolaires, dont les dernières ramifications constituent le tissu spongieux.

II.

ORGANES GÉNITAUX DE LA FEMME.

L'appareil générateur de la femme se compose, 1° d'un organe de sécrétion : les *ovaires* (OO, fig. 24; LL', fig. 25, et CC, fig. 26), qui sont aux organes génitaux de la femme ce que les testicules sont aux organes générateurs de l'homme; 2° d'un conduit : les *trompes utérines* ou *de Fallope* (TT, fig. 24, OO', fig. 25, BBF, fig. 26), destinées à conduire dans la matrice l'*ovule* fecondé; 3° d'un organe de gestation, la *matrice* ou *utérus* (M, fig. 24, 25 et 26), dans lequel se développe le fœtus; 4° d'un conduit membraneux, le *vagin* (HGN, fig. 25, et VVV, fig. 26), qui est tout à la fois l'organe de copulation de la femme et le conduit servant au passage du flux menstruel et du produit de la conception; 5° d'un organe d'excitation, comprenant la *vulve* et ses dépendances (TIH, fig. 25, et NN, fig. 26); et enfin, 6° d'un appareil de sécrétion, la glande *vulvo-vaginale* (GG, G'G', fig. 37).

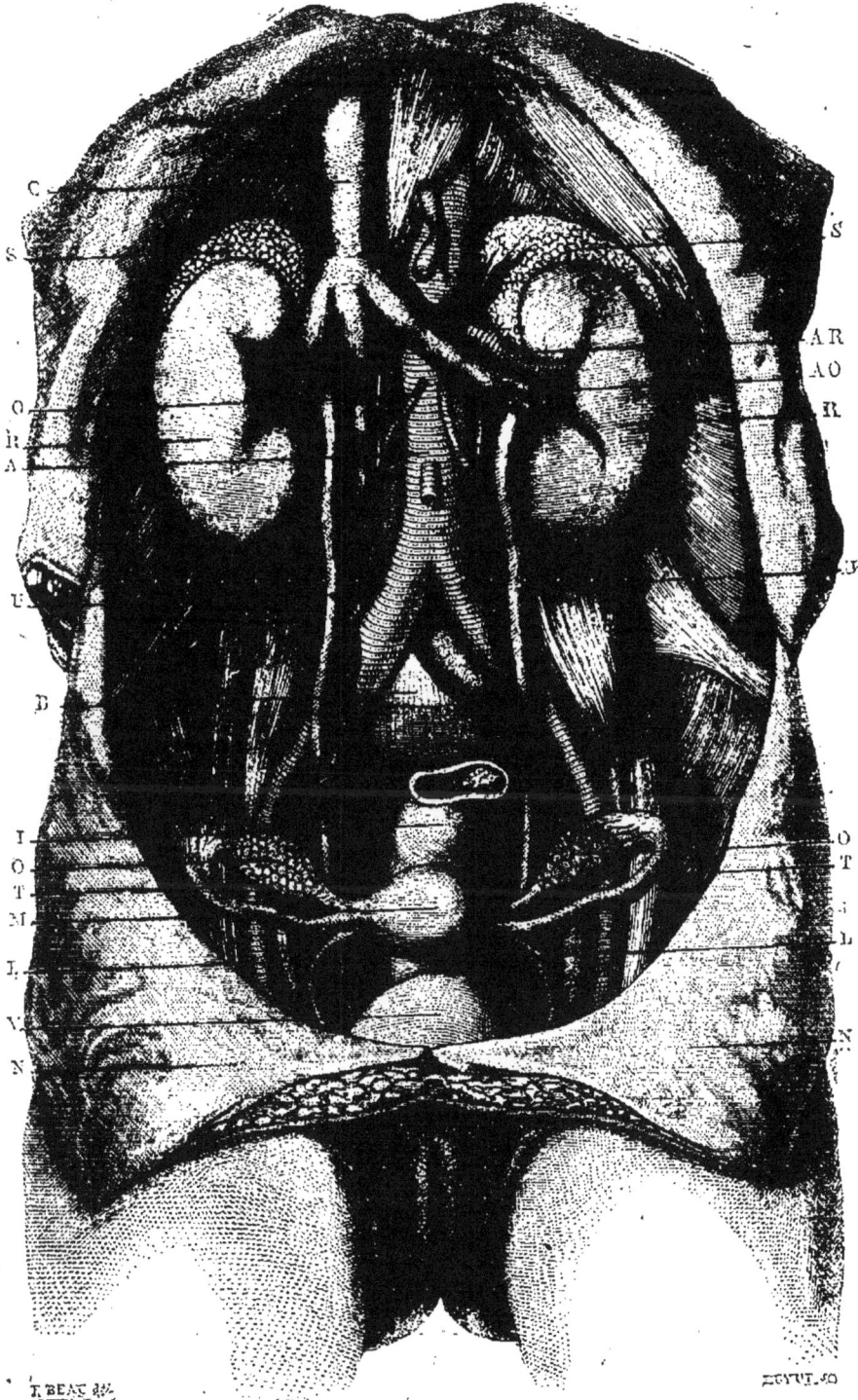

FIGURE 24.

FIGURE 24.

Représentant (vus de face) les appareils urinaire et de la génération chez la femme.

RR, les reins.

SS, capsules surrénales.

A, artère aorte.

AR, artère rénale du côté gauche.

C, veine cave inférieure.

O, AO, artères ovariques, analogues aux artères spermatiques chez l'homme. Comme celles-ci, elles naissent directement de l'aorte, et s'entrelacent avec les veines ovariques.

UU, les uretères.

I, l'intestin rectum.

OO, les ovaires (voir plus loin).

TT, les trompes de Fallope (voir plus loin), dont une extrémité (le pavillon frangé) vient s'insérer sur l'ovaire correspondant, tandis que l'autre est insérée à la matrice M.

M, la matrice ou utérus (voir plus loin).

LL, les ligaments ronds (voir plus loin).

V, vessie.

NN, face interne des parois du ventre, renversée en dehors pour laisser voir les organes du bas-ventre.

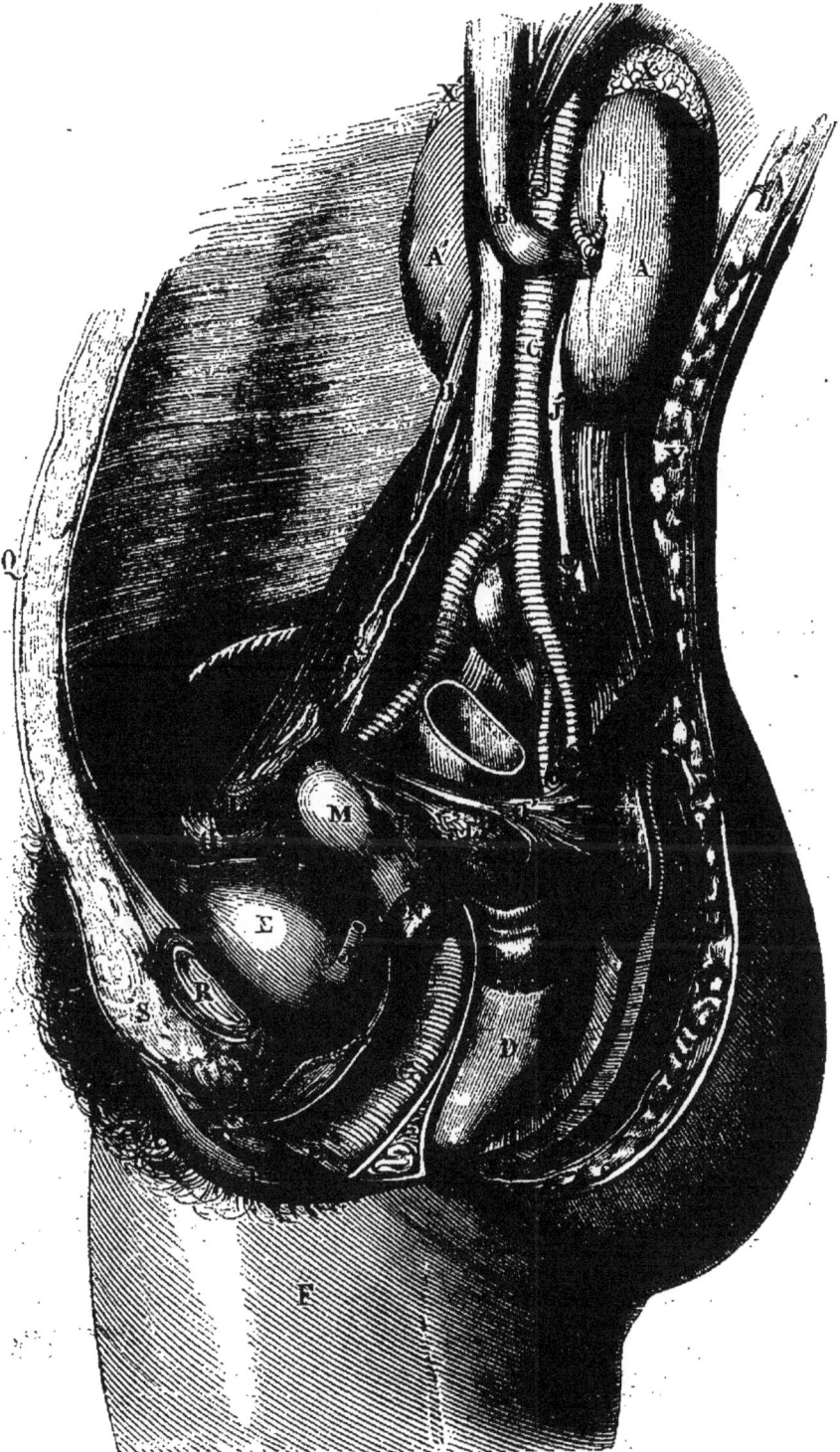

FIGURE 25.

FIGURE 25.

Représentant l'appareil génito-urinaire de la femme, dans ses rapports avec les organes voisins.

COUPE D'AVANT EN ARRIÈRE, SUR LA LIGNE MÉDIANE.

Q, S, paroi antérieure du ventre.

V, face interne de la fesse droite.

F, face interne de la cuisse droite.

U, surface articulaire de l'os du bassin (*ilium*).

Y, coupe de la colonne vertébrale.

R, surface articulaire de l'os pubis.

AA', les reins.

XX', les capsules surrénales.

C, l'artère aorte.

B, la veine cave inférieure.

JJ'J', les uretères.

K, vaisseaux ovariques du côté droit.

LL', les ovaires.

OO', les trompes utérines ou de Fallope.

P, section du ligament rond du côté gauche.

M, matrice ou utérus.

N, col de la matrice, au centre duquel on voit l'entrée de la matrice, ou orifice du col.

GH, conduit du vagin (voir plus loin).

I, la vulve (voir plus loin).

D, l'intestin rectum.

E, la vessie.

J', insertion de l'urètre gauche sur la partie latérale et inférieure de la vessie.

T, méat urinaire, ou aboutissant du canal de l'urètre (voir plus loin chez la femme.

§ Ier.

DES OVAIRES.

Les ovaires (CC, fig. 26, OO, fig. 24, LL′, fig. 25, et LL, fig. 27), que les anciens, à cause de l'analogie que nous venons de signaler, appelaient *testes muliebres,* sont deux

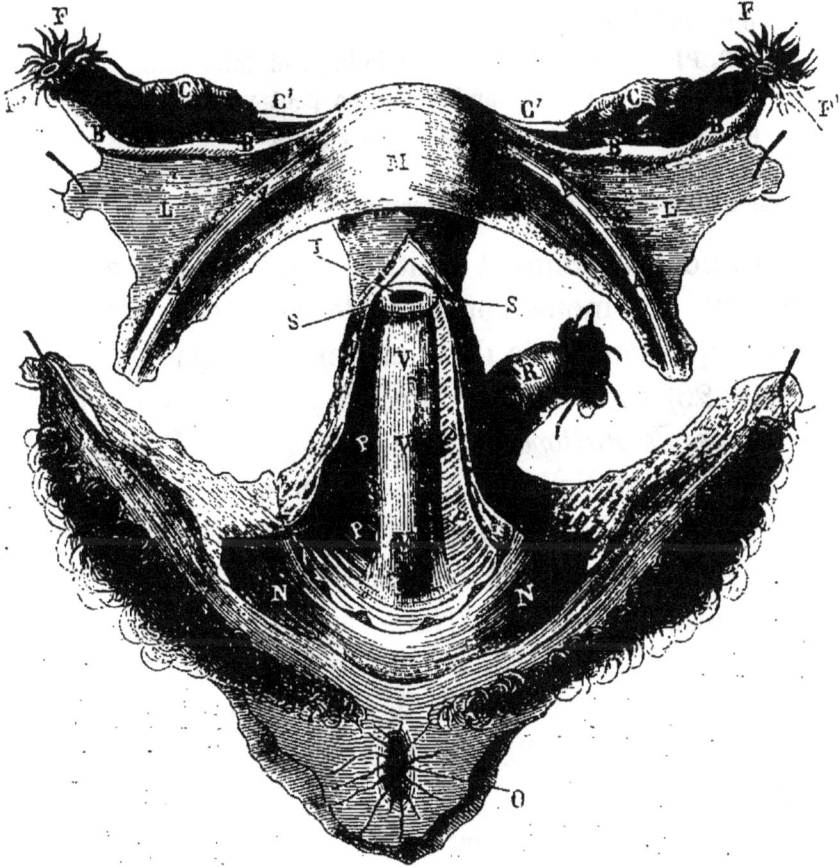

FIGURE 26.

Représentant l'appareil génital de la femme.

M, le corps de la matrice, ou utérus.
SS, son col.
I, entrée de la matrice.
CC, les ovaires.
C'C', le ligament qui attache les ovaires à la matrice.

BB, BB, la trompe de Fallope, qui va de F' dans la cavité de la matrice.

FF, le pavillon de la trompe de Fallope, dont on voit une languette
adhérer à l'ovaire.

F'F', orifice de la trompe.

AA, AA, section du ligament rond.

LL, ligament large, formant trois replis, autour, 1° du ligament
rond AA; 2° de la trompe de Fallope BBF, et 3° de l'ovaire CC'
(voir aussi figure 27).

VVV, PP, PP, le vagin, dont on a fendu la paroi antérieure.

NN, l'entrée de la vulve, sur laquelle on peut voir des découpures
triangulaires, vestiges de la membrane hymen.

R, le rectum.

O, anus, aboutissant de l'intestin rectum.

corps ovoïdes légèrement aplatis d'avant en arrière, d'un
volume un peu moins considérable que celui des testicules, et qui sont logés dans un repli du ligament large
(LL, fig. 26) (voir l'article *Matrice*, p. 94), en arrière
des *trompes de Fallope* (TTF, fig. 24, et BBF, fig. 26).
Leur couleur est d'un blanc rosé. Leur surface, lisse ou à
peine bosselée chez les filles impubères, est rugueuse,
fendillée et couverte de cicatricules noirâtres chez les
femmes avancées en âge. Nous reviendrons, à l'article
Fécondation (*Physiologie*), sur cette disposition très-importante. Ils sont maintenus dans leur position par une
des languettes du pavillon de la trompe (FC, fig. 26, TL,
fig. 27) à leur extrémité externe, et par un cordon ligamenteux, nommé *ligament de l'ovaire* (C'C', fig. 26), à
leur extrémité interne, par laquelle ils adhèrent à l'angle
supérieur de la matrice.

Les ovaires sont formés par une membrane fibreuse
très-dense, expansion du ligament de l'ovaire, adhérant
très-intimement au péritoine par sa surface extérieure,
et, par sa face interne, envoyant des prolongements très-
déliés, de manière à former un tissu spongieux et vascu-

laire auquel on a donné le nom de *stróma*, et au milieu duquel sont déposées de petites vésicules ou œufs de Graaf (LL, fig. 27).

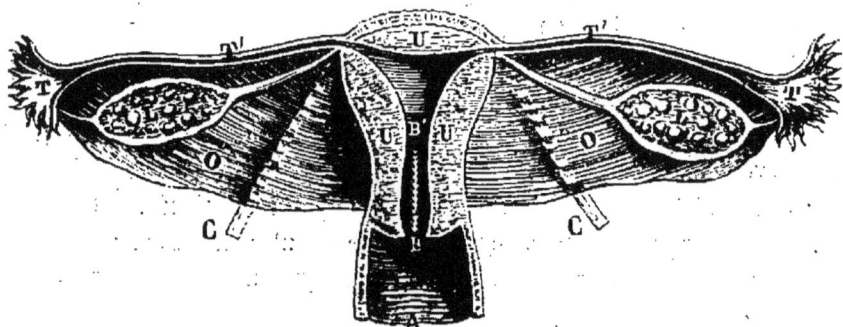

FIGURE 27.

Représentant la cavité de la matrice, de son col, des trompes de Fallope, des ovaires et du vagin.

UUU, épaisseur des parois de la matrice, interceptant un espace triangulaire, qui est la cavité de la matrice. Cette cavité présente une ouverture à chacun de ses angles, les deux angles supérieurs aboutissant à la cavité de la trompe TT'; l'angle inférieur, au col de la matrice BB'.

TT', la trompe de Faloppe.

TT, pavillon de la trompe, ou *morceau frangé*, dont une des découpures adhère à l'ovaire L.

LL, ovaires, dans lesquels on voit des vésicules à divers degrés de développement.

CC, section du ligament rond.

OO, ligament large, ou repli du péritoine, qui forme trois enveloppes : aux ovaires, à la trompe et au ligament rond.

BB', le col de la matrice, sur lequel on voit des replis de la membrane muqueuse, disposés comme les barbes sur la tige d'une plume, et auxquels on a donné le nom d'*arbre de vie*.

A, portion du vagin.

Le nombre de ces vésicules, bien apparentes chez une femme adulte, est de quinze à vingt; mais à l'aide du microscope on en aperçoit un bien plus grand nombre, qui, très-petites encore, sont destinées à se développer peu à peu, pendant que les autres remplissent leurs fonctions et disparaissent, en laissant, à la surface de l'ovaire, les cicatricules noirâtres mentionnées plus haut.

Chaque vésicule se compose de deux parties : 1° la coquille ou enveloppe ; 2° le noyau ou œuf proprement dit. L'ovule ou œuf humain n'a pas plus d'un vingtième de millimètre d'épaisseur ; aussi n'est-il que très-difficilement perceptible à la vue simple. Vu à la loupe, il apparaît sous la forme d'un corps arrondi, opaque, nageant au milieu d'un liquide plein de granulations : ce liquide a été, avec raison, comparé au jaune des œufs d'oiseaux, c'est-à-dire qu'il sert au premier développement de l'œuf fécondé. Chaque mois environ (voir *Physiologie*, article *Fécondation* et *Menstruation*), un ovule ou œuf, arrivé à maturité, se détache de l'ovaire (LL, fig. 27), sur l'enveloppe duquel il laisse une cicatrice, est saisi par le pavillon (T) de la trompe (T', *ibid.*), et porté dans la cavité de la matrice (UUU, *ibid.*), d'où il est expulsé au dehors en passant par le col de la matrice (BB') et le vagin (A, *ibid.*), s'il n'a pas été fécondé dans son trajet.

§ II.

DES TROMPES UTÉRINES OU DE FALLOPE.

Les *trompes utérines* (BBF, BBF, fig. 26 ; TT', TT', fig. 27, et TT, fig. 24), sont deux conduits qui s'étendent des angles supérieurs de l'utérus, avec lequel ils communiquent, jusque sur les côtés de l'excavation du petit bassin. Elles ont de 12 à 14 centimètres de longueur (4 à 5 pouces). Renfermées dans le bord supérieur du ligament large, les *trompes de Fallope* sont droites dans leur partie interne, flexueuses dans leur partie externe, et se terminent par une extrémité libre (OO', fig. 25 ; F, fig. 26, et

T, fig. 27), évasée, flottante, découpée en languettes, qu'on appelle *pavillon de la trompe* ou *morceau frangé*. A l'intérieur, les trompes sont creusées d'un canal (T', fig. 27) assez étroit à sa naissance, mais qui s'élargit beaucoup vers son extrémité externe (T, *ibid.*).

Les trompes sont recouvertes par une tunique péritonéale qui ne leur adhère que faiblement; une membrane muqueuse, continue avec celle de l'utérus, revêt leur surface interne; entre ces deux tuniques est une membrane propre, de nature musculaire, qui paraît être un prolongement du tissu de la matrice.

L'usage des trompes de Fallope est de conduire l'œuf fécondé de l'ovaire dans la matrice (voir, pour plus de détails, la *Physiologie*, et l'explication de la fig. 27).

§ III.

DE LA MATRICE.

La *matrice* (M, fig. 24, 25, 26; UUU, fig. 27, et la fig. 28), qu'on désigne aussi sous le nom d'*utérus,* est destinée à loger le fœtus pendant tout le temps de la gestation.

C'est un organe creux (fig. 28), symétrique, placé au milieu du bassin, entre la vessie (voir fig. 24; E, fig. 25) et le rectum (I, fig. 24, et D, fig. 25), au-dessus du vagin (BB, *ibid.*), au-dessous de l'intestin grêle. Aplatie d'avant en arrière, et plus étendue de haut en bas que transversalement, la matrice a la forme d'une petite gourde ou poire aplatie dont le fond serait tourné en haut, et la portion étroite et allongée dirigée en bas. Cette dernière portion s'appelle le *col* (N, fig. 25; SS, fig. 26; B, fig. 27, et M, fig. 28), pour la distinguer du reste de l'organe, que l'on nomme le *corps* (M, fig. 24, 25 et 26).

Elle est maintenue dans sa position par les ligaments ronds (LL, fig. 24; P, J, fig. 25; AA, fig. 26, et CC, fig. 27) et les ligaments larges (LL, fig. 26, et OO, fig. 27),

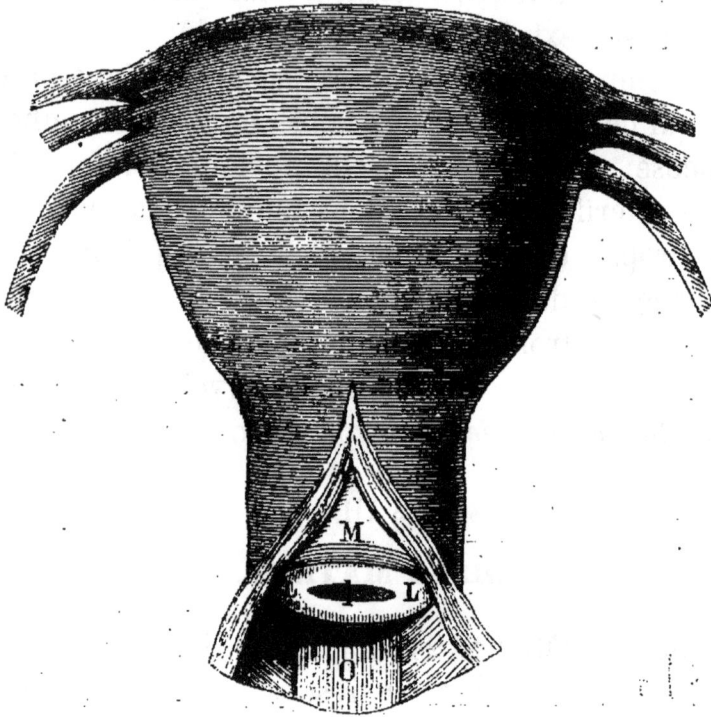

FIGURE 28.

Représentant la matrice ou utérus et son col, demi-grandeur naturelle.

O, l'extrémité utérine du vagin, qui a été divisé par la paroi antérieure, pour laisser voir la portion du col de la matrice qui fait saillie dans le vagin.

LL, le col de la matrice.

I, l'ouverture du col de la matrice.

M, la lèvre supérieure du col de la matrice.

MLL, museau de tanche.

qui sont deux replis du péritoine, dont la laxité lui permet de flotter, pour ainsi dire, dans l'excavation du bassin, et d'y exécuter des mouvements plus ou moins étendus.

Cette grande mobilité de l'utérus explique la facilité de
son ampliation pendant la grossesse, et ses nombreux déplacements.

La direction de l'*axe* de la matrice est oblique de haut
en bas et d'arrière en avant, et se confond avec celui du
détroit supérieur du bassin.

Le *corps* de la matrice, aplati, de forme triangulaire,
offre deux faces : l'une antérieure, l'autre postérieure ;
et trois bords : deux latéraux, un bord supérieur. La face
antérieure, convexe, est en rapport avec la paroi postérieure et le bas-fond de la vessie (EJ', fig. 25), ce qui explique la fréquence des maladies de vessie comme complication des déplacements ou du cancer de la matrice. La
face postérieure, plus convexe que l'antérieure, est en
rapport avec la paroi antérieure du rectum (D, *ibid.*),
d'où la possibilité d'explorer cette région par le toucher
anal. Les bords latéraux sont arrondis, et le supérieur
paraît arqué. Ces trois bords forment, par leur réunion,
trois angles, dont les deux supérieurs, peu saillants
(fig. 27), aboutisssent aux trompes de Fallope (TT), et
l'inférieur forme le col de la matrice (B'B, fig. 27; SS,
fig. 26; LL, fig. 28).

Le *col* de l'utérus (voir fig. 28) se continue presque insensiblement avec le corps. Légèrement renflé à sa partie moyenne, il est comprimé d'avant en arrière et cylindroïde ; il est embrassé par le vagin, qui remonte plus
loin en arrière qu'en avant. La portion du col qui fait saillie dans le vagin (LL, fig. 28, et N, fig. 25) présente à son
sommet une fente transversale (I), bornée par deux lèvres, dont l'une, antérieure (M), est plus épaisse, et l'autre, postérieure, est plus mince. Cette partie du col de l'u-
térus, qui est l'orifice de la matrice, a été nommée *museau
de tanche* (MLL, fig. 25). Chez les vierges, les lèvres du mu-

seau de tanche sont minces, lisses, arrondies, et si rapprochées qu'on sent à peine la fente qui les sépare. D'autres
fois, au lieu d'une fente, il existe un orifice circulaire. Chez
les femmes qui ont eu des enfants, au contraire (voir *Maladies de matrice*), la fente du museau de tanche est beaucoup plus large, plus inégale; les lèvres sont épaisses,
plus saillantes et souvent déchirées, surtout à gauche.

L'épaisseur des parois du corps et du col, la longueur
totale de la matrice, ainsi que son poids, offrent aussi des
différences très-notables chez les vierges et chez les femmes qui ont eu des enfants. La raison de ce changement

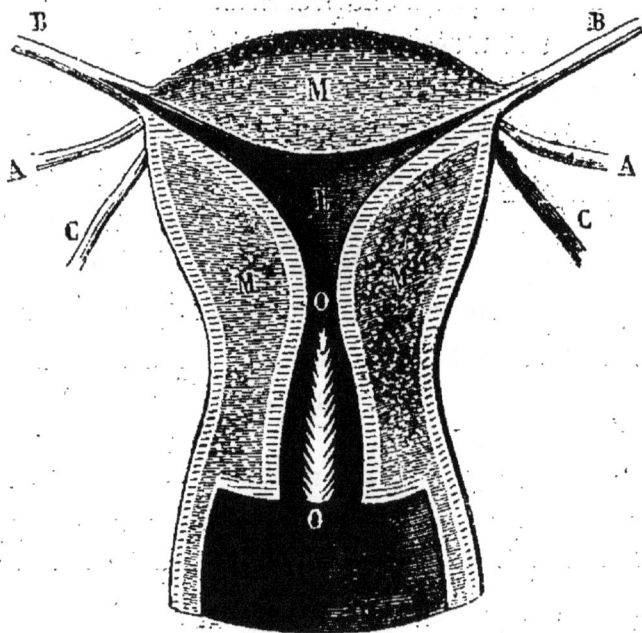

FIGURE 29.

*Représentant une coupe de la matrice et de la partie supérieure
du vagin.*

MMM, épaisseur du tissu de la matrice, interceptant une cavité triangulaire L.
L, cavité de la matrice.

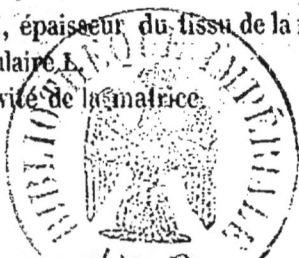

6

BB, trompe de Fallope, aboutissant aux deux angles supérieurs de cette cavité.

O', angle inférieur de la cavité utérine, qui est en même temps le sommet de la cavité du col O'O.

O'O, cavité du col de la matrice, sur les parois de laquelle se voit une disposition réticulée de la membrane muqueuse, affectant l'aspect des barbes d'une plume : c'est *l'arbre de vie*.

V, section de la paroi supérieure du vagin, qui embrasse le col de la matrice O.

A, section du ligament de l'ovaire.

C, section du ligament rond.

tient à ce qu'après l'accouchement la matrice ne revient jamais aux dimensions qu'elle présentait avant la conception.

La cavité de la matrice (fig. 29 et 30) est extrêmement petite, proportionnellement au volume de l'organe. Cette cavité, dont les parois sont contiguës (fig. 30), lisses, et enduites d'une légère couche de mucus, est de forme triangulaire (fig. 29), et parcourue ordinairement en avant et en arrière par une sorte de raphé, auquel aboutit un assez grand nombre de lignes transversales ou obliques qu'on remarque sur les deux parois.

Les angles supérieurs offrent les orifices des trompes de Fallope BB (fig. 29), avec lesquelles ils se continuent. L'angle inférieur (O' *ibid.*) communique, par une ouverture étroite, avec la cavité du col O'O, qui est de forme ovalaire, longue de 25 à 30 millimètres (12 à 15 lignes), large de 12 à 15 millimètres dans sa partie dilatée. Sur les parois de la cavité du col, on remarque en avant et en arrière la même disposition que sur la cavité du corps, mais plus prononcée; c'est-à-dire que, sur une crête médiane très-marquée, viennent se rendre des lignes transversales ou obliques (O'O, fig. 29, et BB', fig. 27) rangées comme les barbes d'une plume sur leur tige commune. Ces rugosités portent le nom d'*arbre de vie*. La cavité du col utérin communique avec le vagin (V, fig. 29 ; A, fig. 27, et GH, fig. 25), par le moyen de l'orifice du museau de tanche (I, fig. 26 et 28, et O, fig. 29).

La matrice est formée par un tissu propre, entourée à l'extérieur par le péritoine, et revêtue à l'intérieur d'une membrane muqueuse.

Le péritoine enveloppe complétement l'utérus et forme en avant, en passant de la vessie sur la matrice, en arrière, en abandonnant l'utérus pour tapisser le rectum, quatre replis, qu'on a décorés du nom de *ligaments antérieurs* et *postérieurs*. Parvenu aux bords latéraux de la matrice, le péritoine s'adosse à lui-même, pour donner naissance à deux larges replis transversaux dont nous avons déjà parlé, les *ligaments larges* (OO, fig. 27, et LL, fig. 26). Le péritoine est uni au tissu propre de la matrice par un tissu cellulaire assez lâche, qui lui permet, sans inconvénient, des changements de volume très-considérables.

La membrane muqueuse, dont la démonstration est difficile dans l'état de vacuité, est rendue très-apparente peu après l'accouchement. Elle est continue d'une part avec la muqueuse du vagin, de l'autre avec la membrane interne des trompes utérines. Elle sécrète un mucus épais, transparent, qui lubrifie continuellement sa surface.

Le tissu propre de l'utérus, intermédiaire aux deux membranes dont nous venons de parler, présente, *à l'état de vacuité*, une épaisseur assez considérable (MM, fig. 30). Il est d'une texture dense et serrée, traversé par de nombreux rameaux vasculaires ; il est élastique, de couleur grisâtre, et crie sous le scalpel. *Pendant la grossesse*, ce tissu devient manifestement musculaire. Les fibres, entrelacées en tous sens, n'affectent, à proprement parler, aucune direction déterminée.

Les artères de l'utérus viennent des utérines, branches

des hypogastriques et des ovariques. Elles rampent principalement dans l'épaisseur du tissu propre, et s'anastomo-

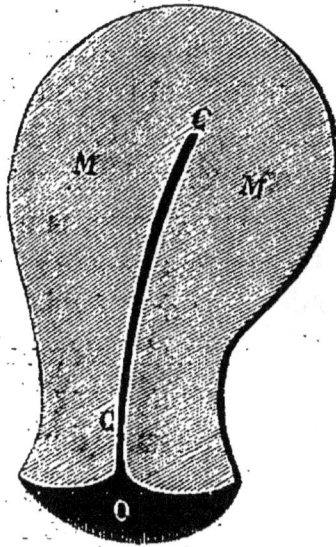

FIGURE 30.

Représentant une coupe de la matrice d'avant en arrière, pour faire voir l'épaisseur des parois de cet organe proportionnellement à sa cavité.

MM, épaisseur des parois de la matrice.
CC, sa cavité.
O, son col.

sent d'un côté à l'autre. Les veines suivent le même trajet et portent le même nom que les artères. Elles sont très-flexueuses dans l'état de vacuité de l'organe, et forment, pendant la gestation, de grandes cavités qu'on appelle *sinus utérins.*

Les nerfs viennent des plexus sacré, rénaux et hypogastriques. Les vaisseaux lymphatiques, très-abondants, vont se jeter dans les ganglions pelviens et sciatiques.

§ IV.

DU VAGIN.

Organe de copulation, le *vagin* (HG, fig. 25; VVV, fig. 26, et V, fig. 37) est un canal membraneux extensible, aplati d'avant en arrière, long de 14 à 16 centimètres (5 à 6 pouces) et large de 4 à 5 centimètres (15 à 20 lignes), situé entre la vessie (E, fig. 25) et le rectum (D, *ibid.*). Il présente une légère courbure à concavité antérieure, et descend un peu d'arrière en avant, de telle façon que sa direction correspond à l'axe du petit bassin dans lequel il est placé. Son extrémité supérieure embrasse le col de l'utérus (N, *ibid.*) par un cul-de-sac circulaire, plus profond derrière le museau de tanche qu'au-devant de lui; son extrémité inférieure, plus étroite, s'ouvre dans la vulve par une fente allongée d'avant en arrière.

Ses rapports, en arrière, avec le rectum (D, *ibid.*), en avant, avec la vessie (E) et le canal de l'urètre (T), sont fort importants à connaître, puisqu'ils expliquent comment une distension forcée de ce conduit, pendant l'accouchement, peut donner lieu à la gangrène de ces organes et à la formation consécutive des fistules vésico-utéro ou recto-vaginales.

La surface interne du vagin offre, sur les deux parois, deux crêtes saillantes longitudinales (VVV, fig. 26) plus prononcées sur la paroi antérieure que sur la postérieure, crêtes auxquelles viennent aboutir des rides transversales très-nombreuses (PP, PP), surtout près de la vulve.

Les parties latérales du vagin, près de son orifice, sont entourées par un muscle qui, partant de la symphyse pu-

bienne, va confondre ses fibres avec celles du sphincter
anal : c'est le *constricteur du vagin* (voir fig. 43).

Le vagin est formé par un tissu spongieux, érectile,
enveloppé dans une membrane fibreuse, et tapissé à l'intérieur par la membrane muqueuse, dont nous venons de
signaler les rugosités.

Dans la paroi supérieure du vagin est creusé, pour ainsi
dire, le *canal de l'urètre* (T, fig. 25, et U, fig. 37) de la
femme, conduit qui diffère considérablement de l'urètre
de l'homme, dont il représente la portion membraneuse.

Sa longueur est de 2 à 3 centimètres (1 pouce). Il est
plus large naturellement et beaucoup plus dilatable que
celui de l'homme. Il se dirige en bas et en avant, et présente, pour embrasser la symphyse du pubis (R, fig. 25),
une légère courbure à concavité tournée en avant. L'orifice vésical présente la même disposition que celui de
l'homme, sauf la prostate, qui n'existe pas chez la femme.
L'orifice externe ou méat urinaire (U, fig. 37), plus étroit
que le reste du canal, est situé immédiatement au-dessus de la colonne antérieure du vagin.

Il est tapissé par une membrane muqueuse rougeâtre,
qui forme des plis longitudinaux, et présente des lacunes
muqueuses assez larges. La brièveté et la dilatabilité du
canal de l'urètre de la femme rendent compte de la rareté
des calculs et de la facilité d'extraire, le plus souvent sans
opération, ceux qui s'y développent quelquefois, pourvu
qu'ils ne soient pas trop volumineux.

§ V.

DE LA VULVE.

On comprend, sous le nom de *vulve*, l'ensemble des
parties génitales externes de la femme, savoir : le *pénil*

ou *mont de Vénus* (S, fig. 25, et P, fig. 37); les *grandes*, les *petites lèvres* (LL, fig. 37); le *clitoris* (A, A, fig. 42 et 43, et C *supérieur*, 37); le *méat urinaire* (T, fig. 25) et l'*orifice du vagin* (NN, fig. 26, et V, fig. 37), avec l'*hymen* (fig. 33, 34, 35 et 36).

a. Le *mont de Vénus*, ou *pénil* (P, fig. 31, 32 et 37), est une éminence plus ou moins saillante, située au-dessus de la symphyse pubienne; elle est formée par un tissu cellulaire adipeux très-dense, que revêt une couche de téguments couverts de poils dès l'époque de la puberté.

b. Les *grandes lèvres* (LL, fig. 37) sont deux replis membraneux qui forment la partie latérale de la vulve, qu'elles circonscrivent. Elles se continuent, avec le mont de Vénus (P, *ibid.*), en avant, et se terminent en arrière au périnée, par une commissure nommée la *fourchette* (F, *ibid.*, et C, fig. 42). L'excavation qui existe entre la four-chette et l'orifice du vagin est ce que l'on nomme la *fosse naviculaire.*

La face externe des grandes lèvres, contiguë à la partie supérieure et interne des cuisses, est une portion de peau assez fine, recouverte de quelques poils; la face interne est une membrane muqueuse mince, lisse et polie, d'un rouge vermeil chez les jeunes filles, plus pâle chez les femmes adultes. Ces deux feuillets contiennent des folli-cules mucipares très-nombreux; ils sont unis entre eux par du tissu cellulaire très-lâche, et contiennent de la graisse dans leur épaisseur.

c. Les *petites lèvres*, ou *nymphes*, sont deux replis mu-queux étroits en arrière, où ils naissent sur la face in-terne des grandes lèvres. Ils s'élargissent en convergeant l'un vers l'autre en avant. Au niveau du clitoris (C *supé-rieur*, fig. 37), les nymphes se bifurquent. La branche in-férieure de la bifurcation va s'attacher au clitoris, avec lequel elle se continue. La branche supérieure, s'unissant à celle du côté opposé, forme, au-dessus de ce corps, un repli en forme de capuchon, qu'on nomme *prépuce du clitoris*. Les petites lèvres sont formées par un adossement de la membrane muqueuse à elle-même, au moyen d'un tissu cellulaire filamenteux. Elles sont pourvues d'un appareil crypteux, qui est le siége d'une sécrétion sébacée abondante.

Le développement exagéré des petites lèvres forme ce que l'on désigne sous le nom de *tablier*, chez les Hottentotes.

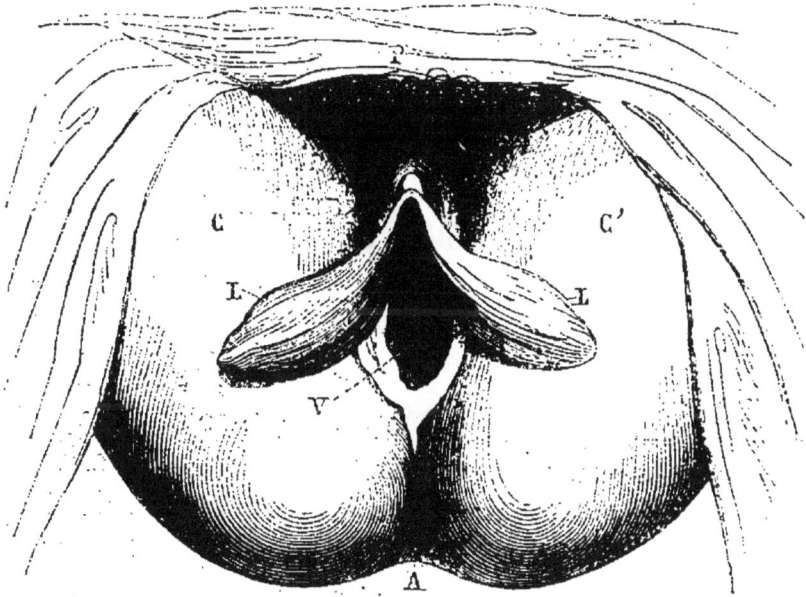

FIGURE 31.

Représentant le développement exagéré des petites lèvres, connu sous le nom de tablier, chez les Hottentotes.

P, mont de Vénus.

CC, face interne et supérieure des cuisses.

A, anus.

V, entrée du vagin.

LL, petites lèvres, excessivement développées.

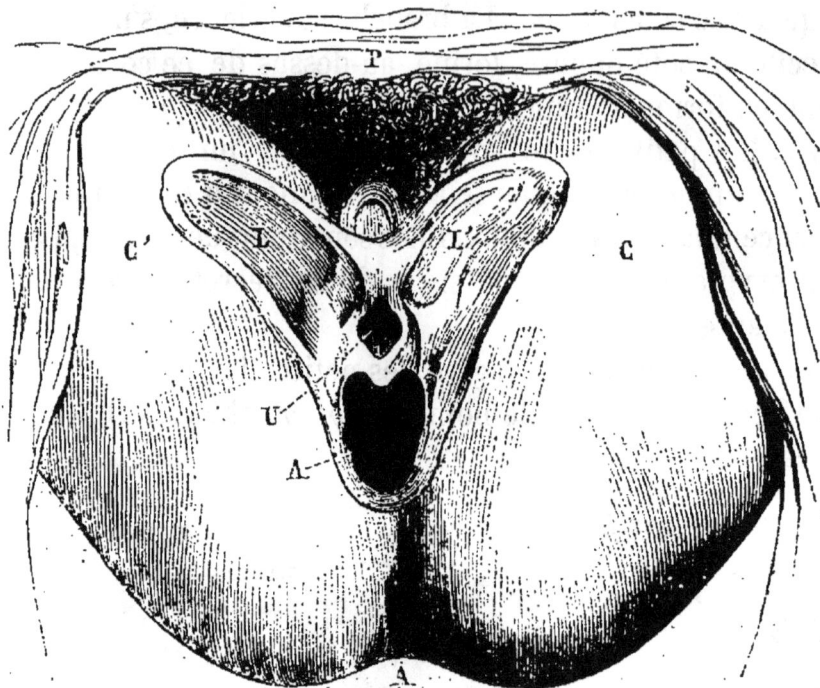

FIGURE 32.

Représentant, relevée en haut, la face interne des petites lèvres des Hottentotes.

P, mont de Vénus.

C C', face interne et supérieure des cuisses.

A *supérieur*, entrée du vagin.

A *inférieur*, anus.

U, terminaison du canal de l'urètre.

L L', face interne des petites lèvres relevées en haut.

Chez quelques femmes, les petites lèvres, ou l'une des deux seulement, offrent un développement exagéré (voir plus loin, *Maladies de matrice*) qui gêne les fonctions naturelles de l'appareil génital, ou entretient dans cette région une irritation maladive. La résection de la partie exubérante, qui ne présente pas le moindre danger, est une opération que j'ai fréquemment occasion de pratiquer, et dont le résultat est toujours favorable.

d. Le *clitoris* (C, fig. 37, et A, A, fig. 42 et 43) est un organe érectile, analogue au corps caverneux de la verge chez l'homme. C'est un petit corps arrondi placé sous la symphyse du pubis, qui prend naissance par deux racines grêles, implantées à la lèvre interne des branches du pubis. Il se termine en avant par un petit renflement arrondi, imperforé, nommé *gland.* Dans certains cas d'hermaphrodisme, le clitoris est très-développé. J'ai eu occasion, dans ma pratique, d'en observer deux exemples très-remarquables. Le premier était une femme de trente-cinq ans, chez laquelle le clitoris avait le volume de la verge d'un enfant de deux ans. Cette femme, véritable nymphomane, s'adonnait avec fureur à la masturbation, et avait presque tous les attributs extérieurs de la virilité. L'autre, bien que conservant toutes les formes féminines, avait le clitoris grêle, mais quadruple de la longueur habituelle. Il gênait les rapports sexuels. J'en fis l'excision.

Depuis la publication de la sixième édition de cet ouvrage, nombre de cas analogues se sont présentés à ma consultation, et la petite opération dont je viens de parler a parfaitement réussi.

Le *vestibule* (F, fig. 43) est l'espace triangulaire que limitent le clitoris en avant, les petites lèvres sur les côtés, et le méat urinaire en arrière.

e. Le *méat urinaire* (I, fig. 25; U, fig. 37, et B, fig. 43), ou l'orifice externe du canal de l'urètre, est situé immédiatement en avant du tubercule de la paroi antérieure du vagin.

f. L'*orifice du vagin* (D, fig. 43), placé à la partie postérieure de la vulve, est en général incomplétement fermé chez les vierges par la *membrane hymen,* et présente à sa circonférence les *caroncules myrtiformes* chez les femmes déflorées.

L'hymen est une duplicature de la membrane muqueuse, qui n'oblitère presque jamais complétement l'o-
rifice du vagin. Sa forme varie beaucoup : le plus souvent elle a l'aspect d'un croissant adhérent par son bord
convexe à la partie postérieure de la vulve, libre par son

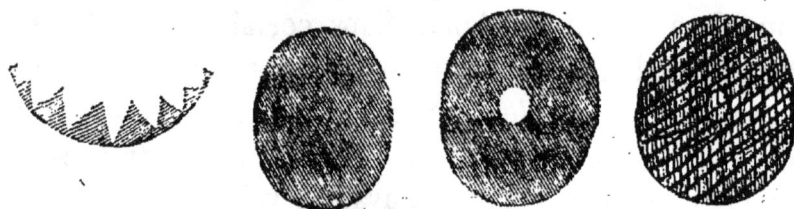

FIGURES

33   34   35   36

Représentant diverses formes de la membrane hymen (signe de la
virginité chez les femmes).

bord concave, uni ou déchiqueté (fig. 33), qui est tourné
en avant. Quelquefois, comme dans la figure 34 elle oblitère complétement l'entrée du vagin, et quand s'établit
la menstruation, on est obligé d'en faire l'excision, pour
permettre la sortie du sang des règles. Dans des cas semblables, la rétention du sang menstruel, outre les accidents graves qu'il détermine, accidents que fait immédiatement cesser l'excision de la membrane hymen, peut
simuler la grossesse, ainsi qu'il y en a quelques exemples
dans la science. D'autres fois, elle a la forme d'une membrane circulairement adhérente, percée à son centre
d'une ouverture plus ou moins large (fig. 35). Enfin, je
l'ai vue semblable à un crible (fig. 36), percée d'un plus
ou moins grand nombre de pertuis. Cette membrane,
habituellement mince, transparente, est déchirée dans les
premières approches sexuelles. Mais quand elle est épaisse
et charnue, elle peut résister malgré les tentatives de rap-

prochement. Dans le cas de disposition comme figure 34,
on est obligé d'en faire l'excision. Si la membrane, au
contraire, affecte la forme représentée figures 35 et 36,
la fécondation peut, à la rigueur, avoir lieu ; et au moment de l'accouchement il faut, pour faciliter la sortie de
l'enfant, pratiquer le débridement de l'hymen.

L'hymen existe constamment chez les vierges ; mais il
peut, quoique rarement, dans certains concours de circonstances dépendant et de l'homme et de la femme, persister après la défloration. Les *caroncules myrtiformes*
sont de petits tubercules rougeâtres, irréguliers, plus ou
moins saillants, au nombre de quatre au cinq, qui sont les
débris de l'hymen déchiré dans le coït.

§ VI.

DES GLANDES VULVO-VAGINALES.

On désigne, sous le nom de *glande vulvo-vaginale* (G, G,
fig. 37), une glande double située dans l'épaisseur des
parois de la vulve, et dont la fonction est de sécréter un
liquide filant, onctueux au toucher, transparent, destiné
à humecter, lubrifier les organes génitaux de la femme
pendant le coït.

Cette glande (G, G) existe de chaque côté de la vulve,
et a la forme d'une amande d'abricot, aplatie latéralement.
Très-petites avant l'âge de la puberté, ces glandes, comme
les autres organes de la génération, prennent, à cette époque de la vie des femmes, un grand développement, et
s'atrophient vers l'âge de quarante-cinq à cinquante ans.
Le conduit excréteur (G' G', fig. 37), qui est seul visible,
vient s'ouvrir à la base et en dehors de la membrane hymen, chez les vierges, et des caroncules myrtiformes chez
les femmes déflorées ou qui ont eu des enfants. Une co-

loration d'un rouge vif sert à faire distinguer cet orifice des parties environnantes. Le liquide incolore, onctueux

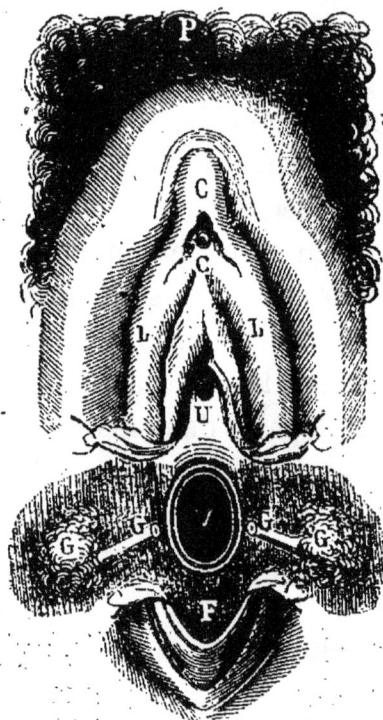

FIGURE 37.

Représentant la vulve et les glandes vulvo-vaginales.

P, pénil, ou mont de Vénus.

LL, les grandes lèvres, coupées à l'union des deux tiers supérieurs avec le tiers inférieur, pour laisser voir les *glandes vulvo-vaginales.*

GG, glandes vulvo-vaginales.

G'G', conduits excréteurs de la glande vulvo-vaginale, aboutissant à l'entrée du vagin.

C *inférieur*, clitoris.

C *supérieur*, prépuce du clitoris.

U, canal de l'urètre.

V, l'ouverture du vagin.

F, la fourchette, ou commissure inférieure des grandes lèvres.

et filant que fournit cette glande, n'est pas toujours sécrété en égale quantité. Les rapprochements sexuels, la masturbation, les pensées, les désirs, les rêves lascifs, en accélèrent beaucoup la sécrétion ; pendant l'absence de toute excitation **génitale**, la sécrétion est fort peu abondante.

Ce liquide a **pour** effet de rendre plus faciles et moins douloureuses les approches sexuelles, et de conserver aux parties leur exquise sensibilité.

Dans ces circonstances, il peut même arriver, chez certaines femmes dont la glande est très-développée, que ce liquide soit éjaculé par jets saccadés.

ANATOMIE DE LA RÉGION DU PÉRINÉE.

On désigne sous le nom de *périnée*, περὶ, autour, et ναός, temple, l'espace compris entre l'anus et les parties génitales.

L'anatomie de cette région est très-importante à connaître, soit chez l'homme, soit chez la femme, non-seulement par le grand nombre de maladies dont elle est le siége, mais aussi par les opérations qu'on est fréquemment dans la nécessité de pratiquer sur cette partie du corps.

Ainsi, *chez l'homme*, on y rencontre des éruptions dartreuses de diverse nature, des abcès de la glande prostate, des fistules. C'est aussi à travers elle qu'on doit pénétrer pour atteindre la glande prostate, une portion du canal de l'urètre, le rectum, et surtout la vessie, soit dans le cas de ponction de la vessie (*ponction périnéale*, voir *Rétention d'urine*), soit pour aller, à travers l'incision du périnée et de la vessie, rechercher la pierre dans cette cavité. (*Taille périnéale*, voir *Calculs urinaires*.)

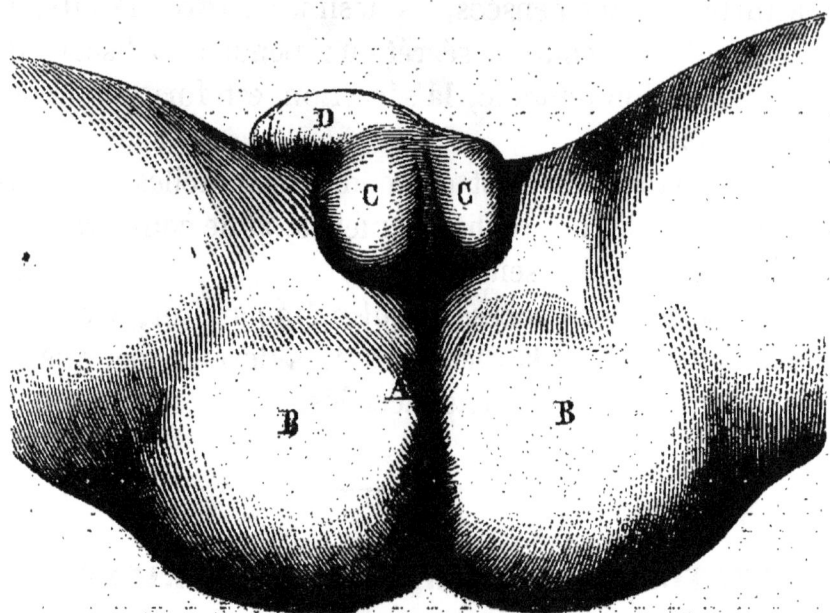

FIGURE 38.

Représentant la surface extérieure du périnée de l'homme.

D, la verge.

CC, les testicules.

BB, les fesses.

O, l'anus, terminaison de l'intestin rectum.

A, le *raphé* du périnée, ou ligne médiane.

Chez la femme, quoique beaucoup moins compliquée que chez l'homme, cette partie n'est pas moins fort importante à étudier, puisqu'un chirurgien a pu dire, à propos de la période ultime de l'accouchement (voir plus loin *Accouchement*), qu'il considérait le périnée comme une toile d'araignée, à laquelle il regardait sa réputation d'accoucheur comme attachée, selon qu'après la parturition cette région était intacte ou déchirée.

Cette portion du corps étant essentiellement différente

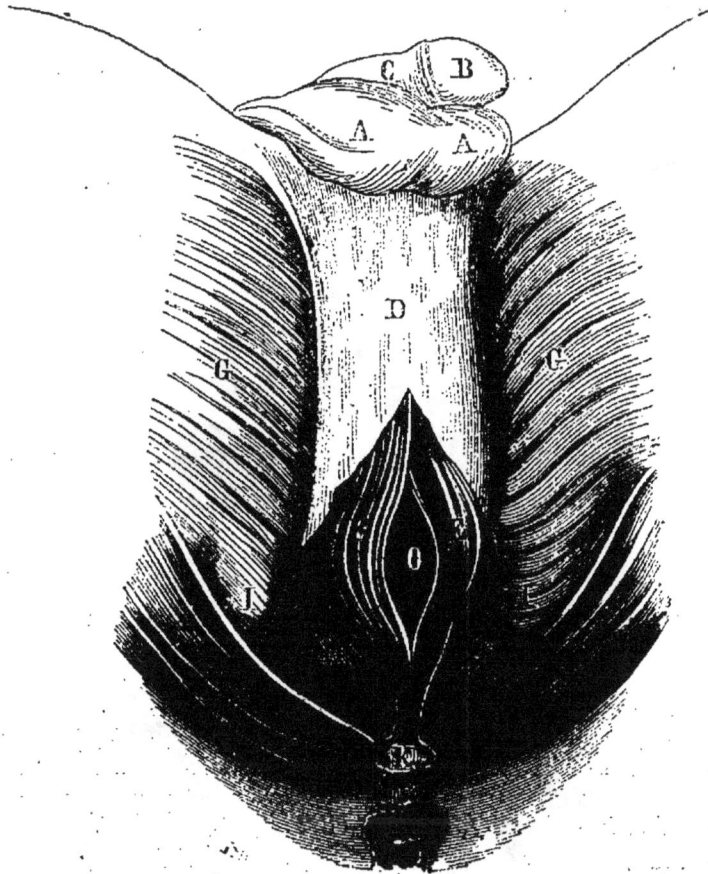

FIGURE 39.

*Représentant le périnée de l'homme dépouillé de la peau, et d'une
partie de l'aponévrose superficielle.*

C, la verge.

B, le gland.

AA, les testicules.

GI, GI, faisceaux des muscles de la face interne des cuisses.

D, faisceaux des muscles grands fessiers.

D, portion de l'aponévrose superficielle du périnée.

HH, fibres musculaires du muscle releveur de l'anus.

EE, fibres demi-circulaires du muscle constricteur de l'anus, ou
sphincter anal. Réuni à celui du côté opposé, ce muscle forme
un anneau complet qui embrasse l'extrémité terminale de l'intestin
rectum, et le tient habituellement fermé.

O, orifice de l'anus.

K, vertèbres rudimentaires, terminaison de la colonne vertébrale, désiignée sous le nom de *coccyx*, à laquelle s'insèrent les fibres du siphincter anal.

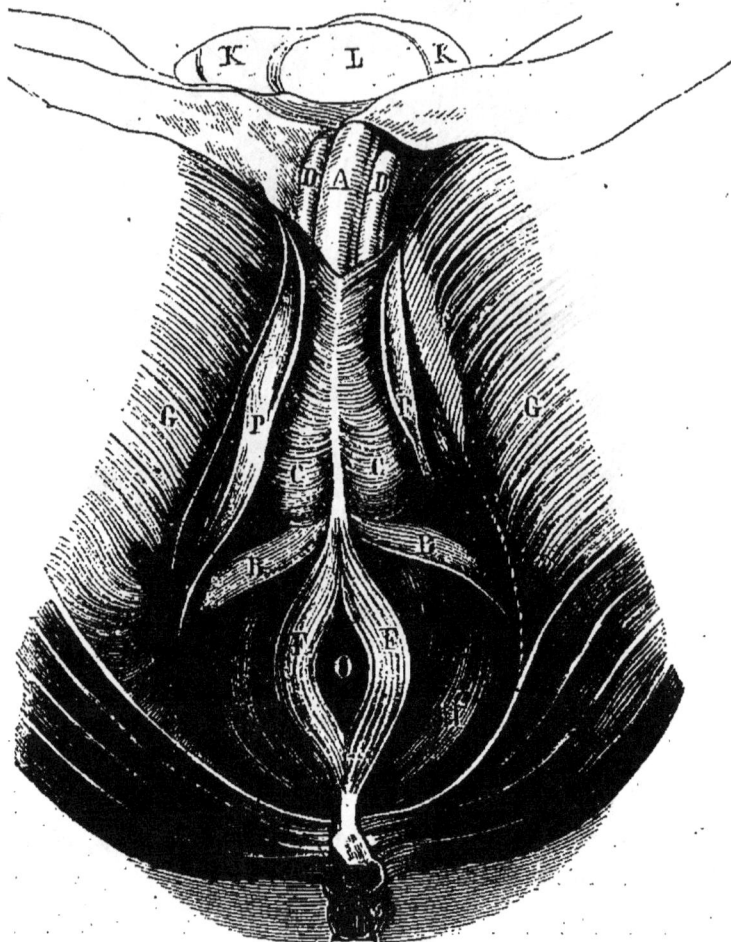

FIGURE 40.

Représentant le périnée de l'homme dépouillé des aponévroses, pour laisser voir les muscles profonds du canal de l'urètre et des corps caverneux.

BLK, les bourses et la verge.

GG, muscles de la face interne des cuisses.

I, I, muscles grands fessiers.

H, H, muscle releveur de l'anus.

J, os coccyx.

FF, muscle sphincter de l'anus.

O, orifice de l'anus.

B, B, muscles transverses du périnée.

P, P, muscles ischio-caverneux, ou érecteurs de la verge.

C, C, muscles bulbo-caverneux, unis par un *raphé*.

D, D, corps caverneux de la verge.

A, canal de l'urètre, situé dans la gouttière que forment les **deux corps** caverneux par leur rapprochement.

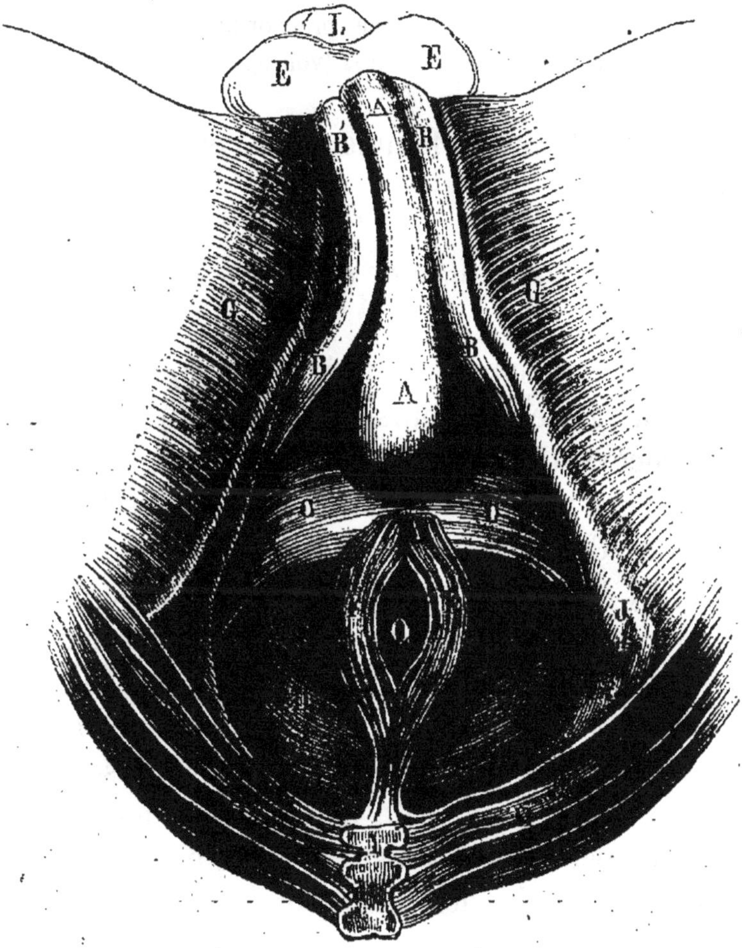

FIGURE 41.

Représentant la face profonde du périnée de l'homme.

EEL, verge et testicules.

H, H, muscles grands fessiers.

I, os coccyx.

GG, muscles de la face interne des cuisses.

DD, muscle releveur de l'anus.

O, orifice de l'anus.

FF, sphincter de l'anus.

C, C, muscles transverses du périnée.

A, A, corps spongieux de la verge enveloppant le canal de l'urètre; il se termine près de l'anus par un renflement (A *inférieur*) appelé *bulbe de l'urètre*.

BB, B'B', corps caverneux de la verge, prenant naissance sur les branches ascendantes de l'os ischion JJ (voir fig. 19 et 20).

chez l'homme et chez la femme, je les examinerai séparément.

a. *Périnée de l'homme.*

Le périnée de l'homme, extérieurement, est limité en avant par la racine des bourses (CC, fig. 38); en arrière, par l'os coccyx (K, fig. 39), terminaison de la colonne vertébrale; sur les côtés, par les tubérosités ischiatiques (BB, fig. 38). Cette région est concave dans le sens transversal (BAB, *ibid.*), et convexe d'avant en arrière (OAC, *ibid.*); elle est divisée en deux parties égales par une ligne médiane froncée qui s'étend d'avant en arrière, et qu'on appelle le *raphé* (A, *ibid.*). Cette partie est couverte de poils qui font suite à ceux de la peau des bourses.

C'est sur le côté gauche de ce raphé, par une incision oblique, que pénètrent les instruments qui vont, dans la vessie, à la recherche des calculs urinaires dans l'opération de la taille.

Si on détache la peau, on trouve qu'elle adhère aux tissus sous-jacents (D, fig. 39) par un tissu cellulaire lâche, à mailles très-amples; ce qui permet à cette partie de se laisser quelquefois distendre énormément par des tumeurs résultant soit d'abcès ou d'infiltrations d'urine. Plus profondément (voir fig. 39 et 40), on trouve diverses couches d'aponévroses, entre lesquelles sont renfermés des muscles qui prennent leur attache, 1° sur ces toiles fibreuses; 2° sur les os et les ligaments de l'ouverture inférieure du bassin ; 3° sur les organes situés dans cette région, tels que le corps spongieux de l'urètre (AA, fig. 41), les corps caverneux de la verge (BB, B'B', *ibid.*), la portion membraneuse de l'urètre. On rencontre aussi dans la profondeur de cette région la glande prostate, le col de la vessie, le bas-fond de cette cavité, les vésicules séminales, et la terminaison de l'intestin rectum (anus) (O, *ibid.*).

On voit, par l'énumération des divers organes intérieurs qui confinent à cette région, combien peuvent être variables les causes des souffrances que les malades ressentent au périnée : ainsi les pesanteurs, élancements ou douleurs de cette partie peuvent être causés par la présence d'un calcul dans la vessie ; par une névralgie au col vésical ; par une inflammation aiguë ou un engorgement chronique d'un ou de plusieurs des lobes de la glande prostate ; par une maladie des vésicules séminales; par un rétrécissement du canal de l'urètre ; par une inflammation aiguë du canal de l'urètre, du corps spongieux ou du corps caverneux de la verge, pendant la blennorrhagie ; par des infiltrations d'urine ou de pus, suite de désordres anciens dans ces mêmes parties, ou enfin par des hémorrhoïdes internes ou externes, des fissures ou des fistules à l'anus.

Comme conséquence pratique de ces notions, mettant de côté les opérations chirurgicales, il est facile de comprendre que l'application des sangsues, et quelquefois d'un séton ou d'un cautère sur le périnée, peut apporter

du soulagement et même la guérison dans bon nombre
d'affections des organes génito-urinaires de l'homme

b. *Périnée de la femme.*

Le périnée D, chez la femme (fig. 42), s'étend depuis la
commissure postérieure de la vulve (C, *ibid.*) jusqu'à l'a-
nus (I, *ibid.*) : la peau de cette région offre moins de poils

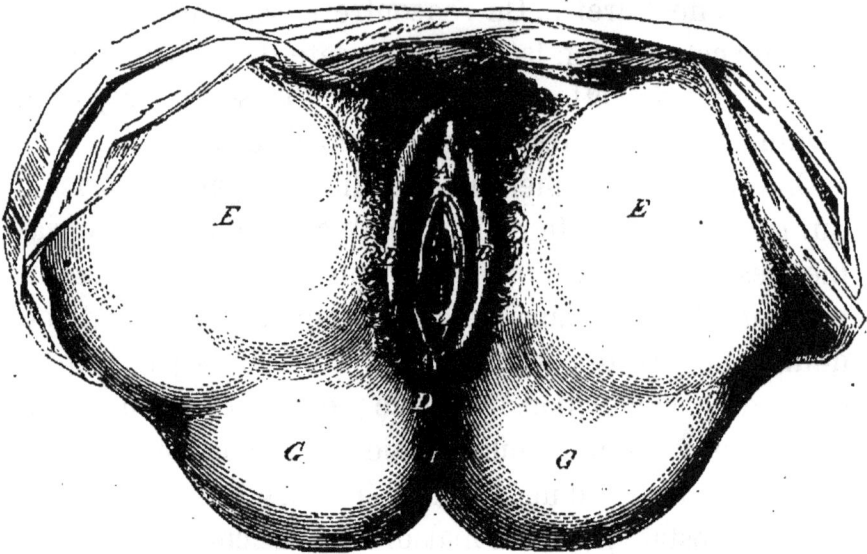

FIGURE 42.

Représentant le périnée de la femme et les organes extérieurs de la
génération.

EE, face interne des cuisses.

GG, les fesses.

A, le clitoris.

BB, les grandes lèvres.

C, la fourchette, ou commissure inférieure des grandes lèvres.

CDI, le périnée.

I, l'anus, ou terminaison de l'intestin rectum.

D, le raphé, ou ligne médiane froncée.

7.

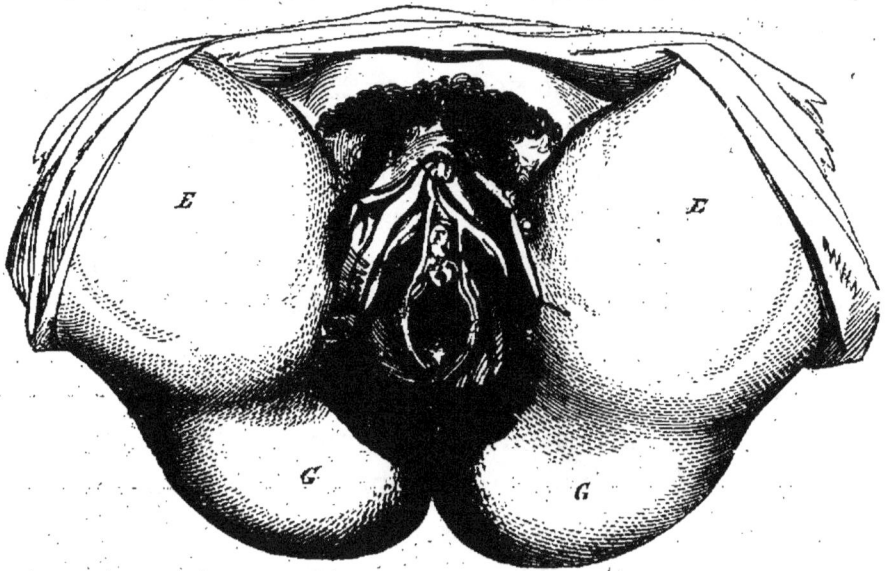

FIGURE 43.

Représentant le périnée de la femme dépouillé de la peau et des aponévroses.

(Les parties supérieures de la vulve sont maintenues par des érignes.)

EE, face interne des cuisses.

GG, les fesses.

I, ouverture de l'anus.

A, le clitoris (voir figures 25 et 37).

F, le vestibule (*ibid*).

B, le méat urinaire (*ibid*).

D, orifice du vagin (*ibid*).

CC, muscles constricteurs de l'orifice du vagin, qui entre-croisent leurs fibres en 8 de chiffre avec celles du muscle sphincter de l'anus.

que chez l'homme ; il est également, comme chez l'homme, divisé en deux parties latérales par un *raphé* (D, *ibid.*) situé sur la ligne médiane : en arrière, cette peau se fronce autour de l'anus (I, *ibid.*) ; en avant, elle se confond avec les grandes lèvres et la membrane muqueuse du vagin (BB, *ibid.*).

Comme on peut le voir figure 25, page 88, le périnée ne contient pas dans son épaisseur des organes nombreux et importants comme chez l'homme; mais il n'en a pas moins, comme plancher membraneux du bas-ventre, une fonction de soutien extrêmement importante à remplir. Quand on enlève la peau, les aponévroses et le tissu graisseux de cette région, on trouve le muscle constricteur de l'anus (I, fig. 43) ou *sphincter*, dont les fibres s'entre-croisent en 8 de chiffre avec celles du muscle constricteur du vagin (CC, *ibid.*); plus profondément on trouve le muscle releveur de l'anus.

Quand, à la suite d'un accouchement malheureux, le périnée a été *complétement* déchiré (rupture du périnée), outre la perte d'une partie des charmes physiques, la femme souffre d'une incommodité aussi affreuse que dégoûtante. Voici le tableau que trace M. le docteur Roux de cette triste infirmité :

« Les bords de la plaie se sont cicatrisés isolément; le « périnée a complétement disparu; la vulve et l'anus ne « forment plus qu'une seule et même voie, une fente uni- « que, à bords irrégulièrement ondulés; et, pour peu que « la division s'étende à la cloison recto-vaginale (GD, « fig. 25), la partie inférieure du rectum et celle du vagin « forment un véritable cloaque. La condition d'une femme « en cet état est réellement déplorable..... »

La rupture n'est heureusement pas toujours aussi profonde que dans le cas que je viens de citer; mais bien qu'*incomplète*, la déchirure du périnée entraîne de graves conséquences, parmi lesquelles se place au premier rang :

1° La tendance de la matrice à descendre dans le vagin, et même à faire saillie au dehors des parties de la génération (voir *Abaissement* et *Chute* de matrice; maladies de matrice).

Et 2° la difficulté extrême (faute de points d'appui) de la contenir au moyen de pessaires.

DEUXIÈME SECTION.

PHYSIOLOGIE.

FONCTION DE L'APPAREIL URINAIRE.

Ainsi que je l'ai dit dans l'Introduction, mon intention n'est nullement de faire, des personnes qui me liront, des médecins ou des physiologistes. Le but que je me suis proposé dans cet ouvrage est de donner des notions sommaires, quoique précises, qui mettent le lecteur en mesure de comprendre le mécanisme anatomique et fonctionnel des appareils de la sécrétion urinaire et de la génération. Je n'entrerai donc pas plus, en exposant la physiologie, que je ne l'ai fait pour l'anatomie, dans le détail des questions controversées; je me contenterai d'indiquer les opinions ou les faits qui ont cours dans la science et qui sont admis par la généralité des médecins.

L'urine est sécrétée dans les reins (AA, fig. 3 ; AA', fig. 6, et la fig. 4). Transmise goutte à goutte dans la vessie (D, fig. 3 ; E, fig. 6) par les calices (DD, fig. 4), le bassinet (C, *ibid.*) et les uretères (CC, fig. 3 ; JJ, J'J', fig. 6), elle s'accumule dans ce réservoir jusqu'à ce qu'elle soit expulsée au dehors. Nous aurons donc à étudier séparément le phénomène de la *sécrétion* urinaire, le mécanisme de son *excrétion, exonération* ou *miction ;* enfin nous examinerons l'urine dans ses *propriétés physiques, chimiques et microscopiques.*

Sécrétion et excrétion urinaires.

Sécrétion. Le sang, porté par les artères rénales (G, fig. 3) dans les reins (AA, *ibid.*), se rend, au moyen des divisions et subdivisions en arcades de ces artères, dans la couche corticale ou superficielle de ces organes; là, par un travail spécial propre à ce tissu, le sang artériel se trouve transformé : 1° en sang veineux qui se rend dans les veines rénales, puis dans la veine cave inférieure; 2° en urine qui, passant de la couche corticale (AA, fig. 4) dans les petits conduits de la substance tubuleuse (BBB, *ibid.*), vient sourdre au sommet des mamelons par une foule de petits pertuis qu'on aperçoit très-distinctement en comprimant ces mamelons.

Du sommet des mamelons le fluide urinaire passe dans les calices (DD, *ibid.*), puis dans le bassinet (C, *ibid.*), et, par son propre poids et les mouvements du diaphragme dans la respiration, descend dans les uretères (CC, fig. 3; E, fig. 4; JJ, fig. 7), et parvient ainsi dans la vessie (D, fig. 3, et E, fig. 7), où il s'assemble jusqu'à ce que se fasse sentir le besoin de son exonération.

En raison de la grosseur des artères rénales, de leur brièveté et de leur naissance de l'aorte (M, fig. 3) à angle obtus, la totalité du sang se trouve ainsi filtrée et purifiée, en très-peu de temps, de tous les matériaux dont le séjour dans le sang serait nuisible à l'économie.

Il est donc facile de comprendre que le plus léger trouble de cette fonction, soit dans la sécrétion, soit dans l'excrétion, produise un retentissement souvent des plus fâcheux sur tout l'organisme. Dans les observations que je publie dans le cours de cet ouvrage, le lecteur aura de nombreuses occasions de vérifier cette proposition.

J'ai dit, dans la partie anatomique, la manière dont les
uretères s'ouvrent dans la vessie : cette disposition est
utile à rappeler pour comprendre comment, dans les circonstances ordinaires, l'urine ne reflue pas de la vessie
dans les uretères. Arrivé sur les côtés du bas-fond de la
vessie, l'uretère pénètre dans les parois de ce viscère, et
suit un trajet oblique de 13 à 14 millimètres (6 lignes)
entre les tuniques vésicales (H, fig. 8), avant de s'ouvrir
dans la cavité de ce réservoir. Cette disposition de l'uretère lui permet de fonctionner comme une valvule s'ouvrant de dehors en dedans, de sorte que l'urine venant
des reins pénètre bien dans la vessie, mais ne peut refluer de ce réservoir dans les uretères.

S'il existe un obstacle au cours de l'urine, comme dans
le cas de pierre arrêtée dans l'un des uretères, ou de rétention d'urine dans la vessie, l'urine s'accumule au dessus de la résistance, dilate les deux uretères quand il y a
rétention d'urine dans la vessie, ou un seul de ces conduits dans la première hypothèse; et cette dilatation, qui
peut remonter jusqu'aux reins, est quelquefois assez considérable, ainsi que j'en ai vu plusieurs exemples, pour
faire acquérir à l'uretère le volume de l'intestin.

L'urine pénètre goutte à goutte dans la vessie, s'y accumule par degrés en distendant peu à peu les parois de
cet organe. Elle les écarte en les amincissant, et tous les
diamètres de la vessie s'accroissent : de conique qu'elle
est ordinairement, elle tend à devenir sphérique; son
sommet soulève le péritoine et les circonvolutions de
l'intestin. Sa face antérieure s'élève au-dessus du pubis
et se porte derrière la partie supérieure des muscles de
l'abdomen, qu'elle touche sans l'interposition du péritoine ; ce qui fait qu'on peut pratiquer la ponction de la
vessie au-dessus du pubis, et ouvrir sa partie antérieure

sans intéresser cette membrane séreuse. Son bas-fond comprime le rectum contre l'os sacrum et irrite les vésicules séminales, au point de provoquer souvent chez les personnes nerveuses la sortie du sperme (voir *Pollutions nocturnes*).

Chez la femme, le bas-fond de la vessie distendue par l'urine proémine au sommet du vagin.

L'urine est maintenue dans son réservoir par la résistance que lui oppose le *col de la vessie*, qui remplit, par rapport à ce liquide, les fonctions de sphincter analogues à celles du sphincter anal pour le résidu de la digestion.

La limite de la distension naturelle de la vessie par l'urine existe dans la sensation du besoin d'uriner. La nature a rendu le fluide urinaire la cause matérielle de son expulsion, en excitant le réservoir à s'en débarrasser lorsqu'il a été distendu à un certain point, et qu'il éprouve une certaine anxiété par suite de l'accumulation et de la pesanteur de l'urine.

Excrétion. Le *mécanisme de l'excrétion de l'urine* hors de la vessie est soumis aux mêmes lois que les autres actions musculaires. La sensibilité et l'irritabilité du col de cet organe sont la base de cette fonction. Comme tous les viscères creux qui ont des fibres musculaires, la vessie jouit d'une force contractile, au moyen de laquelle ses parois reviennent sur elles-mêmes, au point d'effacer quelquefois sa cavité.

Cette contractilité est mise en action par suite de l'irritabilité des nerfs qui se distribuent à toute la surface de la membrane muqueuse, et en particulier autour du col de la vessie; car lorsqu'ils sont lésés, comme dans les maladies de la moelle épinière, la vessie est paralysée et ne se contracte plus. Quoique cette action s'exerce sans l'ordre de la volonté, cependant elle n'en est pas indépendante, puisqu'on peut la suspendre, l'arrêter, et la mettre de nouveau en activité après qu'elle a été interrompue.

Des diverses causes qui produisent cette action, l'urine est la plus naturelle et la plus fréquente. Lorsqu'elle est accumulée en certaine quantité, elle détermine sur les parois de la vessie une irritation analogue à celle que le sang produit sur le cœur, ou les aliments sur l'estomac et les intestins. Cette excitation est plus ou moins prompte, suivant la quantité et la qualité de l'urine. Plus ce liquide est abondant et stimulant, moins il faut de temps pour que la vessie soit irritée, ou plus le besoin d'uriner se renouvelle fréquemment.

Cette irritation est plus ou moins prompte, suivant la sensibilité de la vessie et l'habitude qu'on a de retenir longtemps l'urine, ou de la rendre aussitôt qu'on en éprouve le besoin. Chez les jeunes gens, la vessie est plus sensible que chez les adultes et les vieillards; aussi se contracte-t-elle plus promptement et avec plus d'énergie. Elle devient moins sensible chez les femmes, qui, par pudeur ou par habitude, retiennent longtemps l'urine; chez les hommes de cabinet; chez les personnes qui, ayant l'esprit occupé, ne font point attention à l'aiguillon qui invite à rendre l'urine. Aussi ce liquide séjourne-t-il plus longtemps dans leur vessie et en affaiblit-il l'action.

Lorsque la vessie contient un corps étranger, comme une pierre, un caillot de sang, un fragment de sonde, ou dans les maladies de la glande prostate qui irritent son col, sa sensibilité est plus vive, elle se contracte plus souvent. Il en est de même quand elle est enflammée ou irritée par quelque substance stimulante, comme lorsqu'on fait usage de cantharides à l'intérieur, ou après l'application sur la peau d'un large vésicatoire. Dans ce cas (*cystite cantharidienne*), on est à chaque instant tourmenté du besoin d'uriner, bien qu'il n'y ait que peu ou point de liquide dans la vessie. Un principe de névralgie, de goutte ou de rhumatisme fixé sur cet organe produit à peu près le même résultat. Les affections du rectum, le ténesme, les hémorrhoïdes douloureuses et internes, un cancer, un polype ou un fongus de la matrice, en un mot toutes les maladies des parties voisines de la vessie, peuvent se communiquer à cet organe, augmenter sa sensibilité, solliciter plus promptement ses parois à la contraction, et contribuer à rendre plus fréquente l'envie d'uriner.

Mais, dans l'état naturel, la seule irritation déterminée sur la vessie par le contact de l'urine en provoque immédiatement la contraction, parce que c'est une propriété essentielle aux cavités doublées de fibres musculaires, de se contracter sous l'influence d'une cause stimulante. L'effet de cette excitation mécanique se fait surtout sentir au col de la vessie. On y éprouve une espèce de ténesme, de chatouillement, qui s'étend le long de l'urètre. C'est de cette envie, transmise au cerveau, que naît la volonté d'uriner.

Alors la vessie, qui est la puissance essentielle pour l'éjection de l'urine, entre en contraction, et son action suffit dans l'état de santé, quand il n'existe point d'obstacle à la sortie de l'urine, et qu'elle s'échappe sous l'influence de la plus légère impulsion. Mais si l'on veut accélérer l'issue de l'urine, vider entièrement la vessie; si le col de cet organe, la prostate tuméfiée ou l'urètre rétréci offrent de la résistance, il faut que les puissances auxiliaires, telles que le diaphragme et les muscles abdominaux, viennent en aide aux fibres musculaires du réservoir urinaire. Quelle est, en effet, la position que

prend *un homme* qui a grand besoin d'uriner et qui veut
accélérer la sortie de l'urine? Il se tient debout, fléchit
légèrement le corps, écarte un peu les cuisses, fixe le
bassin par la contraction des muscles des cuisses, contracte le diaphragme et les muscles abdominaux sur les
viscères contenus dans le ventre, puis fait une large inspiration.

Mais tous ces moyens ne sont qu'auxiliaires, et ne suf-
firaient pas, à eux seuls, pour déterminer l'excrétion de
l'urine; car, autrement, l'homme rendrait l'urine dans
tous les efforts qu'il ferait, ou bien la paralysie de la poche urinaire n'empêcherait en aucune façon l'évacuation
de ce liquide, tandis que la contraction la plus vigou-
reuse des muscles abdominaux seule ne peut rien pour
cette expulsion.

Quand la vessie entre en contraction, elle se resserre
dans tous les points de son étendue; les fibres longitudinales se raccourcissent, les fibres circulaires rapprochent
ses parois de l'axe; le liquide urinaire se trouve poussé
de toutes parts, et comme il est incompressible, il s'é-
coule du côté qui offre le plus de résistance, c'est-à-dire
par le col, dont le sphincter cède aux efforts de contraction du corps, et dont l'orifice se dilate par la pression
de l'urine.

Ce liquide s'écoule alors hors de l'urètre sous la forme
d'un jet plus ou moins rapide, plus ou moins gros, en dé-
crivant une courbe.

La *vitesse de l'écoulement* varie beaucoup selon les différences individuelles, et surtout suivant l'âge. Chez les
vieillards, la vessie, participant à l'affaiblissement général, projette l'urine avec moins de force que chez les
adultes. S'il existe des obstacles, soit au niveau de la
prostate ou dans la longueur de l'urètre, le jet n'existe

plus, et l'urine s'échappe avec les diverses modifications décrites et représentées à l'article *Rétrécissement de l'urètre*.

La force avec laquelle l'urine est projetée, chez les individus vigoureux, est telle, que le jet peut avoir deux mètres de longueur. Habituellement la parabole que décrit le jet va tomber à la distance d'un mètre.

La *grosseur du jet* varie suivant le diamètre et la liberté du canal. Il est aussi plus gros dans l'âge adulte que dans la vieillesse. Si la verge est en érection, l'urine sort difficilement et par un jet assez fin, parce que la tension de l'urètre et le gonflement de la membrane muqueuse s'opposent à l'écartement de ses parois et que sa direction est changée. Si le canal est dilaté dans un point de son étendue et forme une poche, l'urine s'y épanche d'abord, et ne commence à sortir que lorsque cette poche est remplie. On est même obligé de la presser pour la vider entièrement. Quand l'ouverture du prépuce est étroite, l'urine s'amasse entre cette membrane et le gland, avant de s'écouler au dehors. Enfin, lorsqu'il existe une ou plusieurs fistules, le liquide sort en partie par son ouverture naturelle, en partie par les ouvertures anormales.

A mesure que l'urine s'écoule et que la vessie se vide, le jet se ralentit et finit par s'arrêter; puis il reprend son cours, cesse, et reprend de nouveau. Ces contractions ultimes de la vessie forment ce que l'on désigne sous le nom de *coup de piston*. Ce phénomène est déterminé partie par la vessie, partie par les muscles du périnée, ainsi qu'on peut s'en assurer en portant la main à cette région. Enfin, le jet s'arrête tout à fait, l'homme respire plus facilement, il est plus léger, et n'a plus ce poids incommode qu'il ressentait dans le bassin.

Chez la femme, l'exonération de l'urine offre quelques différences. La brièveté de son urètre fait que l'urine, en sortant de la vessie, ne forme point un jet aussi long que chez l'homme. Les petites lèvres la dirigent un peu en bas, et la font même tomber en nappe. Aussi les femmes sont-elles obligées d'écarter les cuisses pour que leurs parties internes ne soient point mouillées. Le calibre du canal étant plus large que chez l'homme, il en résulte que le jet de l'urine est plus gros, et que le temps de l'émission, pour une même quantité d'urine, est, en général, moins considérable.

De l'urine, et de ses propriétés physiques, chimiques et microscopiques.

L'urine est un liquide excrémentitiel sécrété par les reins. C'est par cette voie surtout que l'organisme se débarrasse, par l'intermédiaire du sang, des matériaux devenus inutiles, et dont le séjour serait nuisible. L'étude approfondie de ce liquide est donc de la plus grande importance pour apprécier les modifications qui s'opèrent à chaque instant dans notre individu, puisque cette connaissance, comme un miroir fidèle, nous fait assister au travail incessant de l'organisation. Aussi, depuis la plus haute antiquité, les personnes qui s'occupent de l'art de guérir se sont-elles appliquées à trouver, par l'examen des changements survenus dans cette sécrétion, soit la nature des maladies, leur degré de gravité, soit les indications à remplir pour amener la guérison.

Hippocrate a résumé, dans des aphorismes impérissables, les idées que, de son temps, on attachait à certains aspects extérieurs de l'urine. Ses préceptes concernent surtout le pronostic et les crises. Galien rectifia quelques-unes des erreurs du père de la médecine, et consigna, dans ses écrits, tous les progrès que l'observation avait

fait faire dans l'*urologie*, depuis Hippocrate jusqu'à lui.
Dans le moyen âge, l'urologie, loin de faire des progrès,
rétrograda plutôt, parce qu'elle devint une des branches
de cette science occulte dont l'astrologie judiciaire et la
chiromancie étaient des dépendances. Tombée dans le domaine du plus grossier et du plus ignorant charlatanisme,
l'urologie porta la peine de sa profanation, perdit toute
créance près des gens sérieux et des savants, et resta plusieurs siècles sans faire le moindre progrès. Mais depuis
que la chimie et la physique sont devenues des sciences
positives, depuis surtout que la chimie organique, cette
science toute moderne, a fait l'analyse de tous les tissus
et de tous les liquides de notre organisation, l'urologie a
fait un pas immense, et est devenue une science dont la
connaissance est de première nécessité pour le médecin
consciencieux. Pour une classe entière de maladies, en
effet, l'examen de l'urine est tout à fait indispensable; et
il est impossible de pouvoir reconnaître la cause du mal,
si on ne s'est pas livré à une analyse exacte de ce liquide.
Dans le cours de la plupart des maladies, l'urine éprouve
des modifications dont la connaissance est souvent d'un
très-grand secours pour le traitement.

Je donnerai une idée complète de l'importance du liquide urinaire, en indiquant successivement :

1° Sa composition;

2° Ses propriétés et ses variations suivant l'âge, le sexe,
et les différentes conditions de la vie;

3° Les variations (augmentation ou diminution) des
éléments qui le composent, au point de constituer un état
morbide;

4° La présence dans l'urine de certains éléments qui
existent normalement dans l'économie; mais dont l'existence dans ce liquide constitue une maladie, *mucus, albu-*

mine, *animalcules spermatiques, sang, bile, sucre de raisin;*

5° La présence de produits de formation morbide, qui ne font point naturellement partie de notre organisation, *muco-pus* et *pus, kiestéine;*

6° Enfin, la présence de poisons qui peuvent être administrés comme médicament, ou dans une intention criminelle, et dont on retrouve toujours des vestiges dans l'urine, tels que le *fer,* le *cuivre,* l'*iode,* le *mercure,* l'*arsenic,* l'*antimoine,* la *quinine,* l'*opium.*

1° Composition de l'urine.

Il est assez difficile de donner, d'une manière précise, la composition d'un liquide aussi sujet à varier. Ainsi, chacun sait que, dans la même journée, l'aspect de l'urine change selon diverses causes; et les anciens avaient établi à cet égard une distinction qui, de nos jours, est encore admise.

Il y a:

a. *L'urine des boissons :* c'est celle que l'on rend après avoir bu une certaine quantité de liquide, soit pendant les repas, soit dans leur intervalle; elle est claire, limpide, et d'une faible densité;

b. *L'urine de la digestion ou du chile :* c'est l'urine rendue deux ou trois heures après les repas. Elle est plus foncée, plus épaisse que la précédente, et sa composition est influencée par la nature des aliments ingérés;

c. *Enfin l'urine du sang, de coction, ou du matin :* elle est en rapport parfait avec la composition du sang, et le moins possible influencée par les boissons ou les aliments. Elle est plus dense, plus foncée et plus acide que les deux premières.

Pour avoir une juste idée de la composition du liquide

urinaire, il faut donc recueillir la totalité de l'urine émise
en vingt-quatre heures, renouveler plusieurs jours de
suite l'expérience pour éviter toute chance d'erreurs, et la
moyenne de ces diverses analyses donne le résultat suivant :

Pour 1,000 grammes :

	Hommes.	Femmes.
Densité.	1018,900	1015,120
Eau.	968,815	975,052
Matières autres que l'eau et don- nées par l'évaporation directe. .	31,184	24,948
Ce dépôt est constitué par les subs- tances suivantes :		
Urée	13,838	10,366
Acide urique.	0,391	0,406
Sels fixes et indécomposables à la température rouge :		
Chlorures · de chaux, Phosphates · de soude, Sulfates · de potasse, · de magnésie, · · ·	7,695	6,143
Matières organiques qu'on ne peut isoler et doser séparément :		
Acide lactique, Lactate d'ammoniaque, Matière colorante, Matières extractives, Hydrochlorate d'ammoniaque, · · ·	9,261	8,033

On voit, par les deux tableaux ci-dessus, que l'urine de
la femme contient, pour une même proportion de liquide,
plus d'eau et moins de substances salines; c'est dire qu'elle
est moins forte.

Chez l'*homme*, l'urine est sécrétée en plus grande abondance que chez la *femme*, qui est, du reste, moins fréquemment atteinte de maladies des voies urinaires.

La *quantité* d'urine rendue en vingt-quatre heures est en moyenne de 11 à 1,200 grammes : l'usage, l'abstinence des boissons, peuvent porter ce chiffre à 2,000 ou le réduire à 500 grammes. Les boissons, surtout celles qui sont aqueuses et contiennent beaucoup d'acide carbonique, accroissent la sécrétion urinaire ; les vins forts et les spiritueux la rendent, au contraire, moins abondante. Certaines substances, les aliments végétaux, les pommes de terre, la bière en particulier, et certains médicaments, tels que le genièvre, l'oseille, le colchique, la digitale pourprée, la térébenthine, le nitrate de potasse, le bicarbonate de soude, favorisent la sécrétion urinaire par suite de l'action spéciale qu'ils exercent sur les reins. Lorsque la *température* diminue, la proportion d'urine est augmentée, et *vice versa*. Ainsi, l'été, les urines sont plus rares, parce que la sécrétion de la peau est augmentée. Chacun, du reste, peut constater par soi-même que plus la transpiration est abondante, moins est grande la quantité d'urine rendue dans le même temps. C'est une sorte de suppléance ou d'équilibre qui s'établit entre les reins et la peau, équilibre dont je fais remarquer les conséquences à l'article *Rétrécissement du canal de l'urètre*.

Chez les *enfants*, l'urine est très-abondante, claire, limpide comme de l'eau, et sans odeur particulière.

Chez les *vieillards*, l'urine est plus rare, plus épaisse, plus chargée d'urate et de phosphate de chaux.

Dans les maladies, la sécrétion augmente, diminue, ou même se supprime entièrement.

Les *fièvres*, les *maladies de foie, du cœur*, et en général les *hydropisies*, diminuent la sécrétion urinaire.

Le *choléra* la supprime complétement. Elle est augmentée dans le *diabète sucré*, la *polydipsie*, la *phthisie pulmonaire*.

2° Propriétés physiques.

a. La *couleur* de l'urine en santé varie du jaune clair à l'orange foncé. L'urine du matin est plus colorée, plus sapide, plus odorante, plus acide que l'urine de la boisson. Cette couleur est due à une matière colorante, qu'il est très-difficile d'isoler. L'urine est, en général, plus foncée chez l'homme que chez la femme.

Dans certaines maladies, comme le *rhumatisme*, les *affections du foie*, l'urine prend une couleur très-foncée, quelquefois d'un brun rougeâtre, en même temps que son acidité augmente. Dans les *affections nerveuses*, comme la *névralgie*, l'*hystérie*, la *migraine*, l'urine est ordinairement décolorée et peu acide.

L'urine peut prendre différentes colorations, dues soit à des maladies, soit à des aliments particuliers. Dans l'*hématurie*, ou *pissement de sang*, l'urine a une teinte rouge plus ou moins foncée, selon la quantité du sang.

Dans l'*ictère* ou *jaunisse*, la sécrétion urinaire devient jaune, jaune brunâtre ou vert foncé, par suite de la présence de la *biliverdine*.

L'usage des betteraves en grande quantité, les fruits du *cactus opuntia*, du bois de campêche, de la garance, communiquent à la sécrétion urinaire une *teinte rouge* plus ou moins foncée.

L'emploi de la rhubarbe donne à l'urine une couleur *jaune*, qui vire au rouge sous l'action d'une solution de potasse.

L'emploi de l'indigo et du bleu de Prusse donne à l'urine une teinte verdâtre et bleue.

La présence du pus, du lait, ou de matières grasses, donne à l'urine un aspect *blanchâtre* ou *laiteux*.

b. La *transparence* naturelle de l'urine peut être altérée. Le défaut de transparence, qui varie depuis un léger nuage jusqu'à une complète opacité peut exister au moment de l'émission, ou n'apparaître que plus tard par le refroidissement ou la putréfaction.

Une grande quantité de mucus, de matière grasse, de sang, de sperme, de pus; de l'acide urique ou de l'urate d'ammoniaque en excès; un excès de phosphates alcalins, la rendent trouble, et elle paraît telle au moment de l'émission.

Abandonnées à elles-mêmes et à l'air libre, toutes les urines transparentes finissent par se troubler, par suite de la réaction que j'expliquerai en parlant de l'urée (voir p. 138).

c. Au moment de son émission, l'urine exhale une *odeur* particulière *aromatique*, qui a quelque analogie avec celle de la *violette*. A mesure que ce liquide se refroidit, cette odeur disparaît et fait place à une autre *sui generis*, qu'on désigne sous le nom d'*urineuse*.

Plus tard, suivant sa tendance plus ou moins grande à la décomposition, elle devient *aigre*, et ensuite fortement *ammoniacale* ou fétide.

Dans l'*hystérie*, les *crises nerveuses*, l'urine n'a pas d'odeur; dans le *rhumatisme*, elle est fortement prononcée. Dans l'*hydropisie causée par l'albuminurie*, l'urine a l'odeur du bouillon de bœuf ou du petit-lait. Dans le *diabète sucré*, l'urine, fade au moment de l'émission, prend par la fermentation une odeur alcoolique très-marquée. Dans le *catarrhe de vessie* et la *rétention d'urine*, l'urine a souvent une odeur d'une fétidité insupportable au sortir de son réservoir.

Certains *aliments* ou *médicaments* font varier l'odeur de ce liquide; les *asperges*, les *choux*, les *choux-fleurs*, lui communiquent une odeur désagréable.

La *térébenthine*, la *résine*, les *baumes*, lui donnent une odeur analogue à celle de la violette. C'est une remarque qu'ont pu faire les peintres et les personnes qui habitent un appartement nouvellement décoré. L'usage du genièvre, de la valériane, de l'ail, du castoréum, donne à l'urine une odeur qui rappelle celle de ces substances.

d. La *densité* de l'urine est en moyenne pour l'homme de 1018, et pour la femme de 1015, l'eau distillée étant prise pour un terme de comparaison à 1000.

Dans les crises de névralgie, la densité de l'urine diminue considérablement, et se rapproche beaucoup de celle de l'eau. Dans les fièvres, les maladies du cœur, du foie, la densité est très-notablement augmentée; mais c'est dans le diabète sucré que l'urine acquiert le plus haut degré de pesanteur spécifique (1040 à 1050).

3° Changements qui peuvent survenir dans les différents éléments qui composent l'urine au point de constituer un état morbide.

J'ai déjà eu occasion de dire que, pour chacun des éléments qui entrent dans la composition de l'urine, il y avait au delà et en deçà du chiffre normal des variations qui, à un certain degré, restaient dans la limite physiologique, parce qu'elles avaient une raison d'être, par un accident ou par une habitude de la vie. Ainsi, qu'une personne, à la suite d'un violent exercice, ait beaucoup transpiré, son urine contiendra beaucoup plus de principes salins. Le lendemain, si cette même personne boit une bouteille d'eau de Vichy ou de Contrexéville, l'urine émise contiendra bien plus d'eau qu'à l'état normal.

A. *Eau.*

Dans l'étude des *variations morbides* des éléments de l'urine, il convient de commencer par celle de l'*eau*.

La moyenne de la quantité d'eau rendue en vingt-quatre heures par les voies urinaires peut être représentée par :

1,227 gr. 779 chez les hommes,
1,337 gr. 489 chez les femmes.

Trois causes pathologiques peuvent faire augmenter cette quantité d'eau.

a. La *polydipsie* (πολύ, beaucoup, δίψα, soif). Dans cette affection, les malades boivent beaucoup, et la quantité d'urine rendue dans l'espace de vingt-quatre heures peut s'élever, en moyenne, à quatre ou cinq litres, comme j'en ai vu des exemples.

b. Le *diabète* ou *glucosurie* est une maladie caractérisée par la présence du *sucre de raisin* ou *glucose* dans l'urine. Les malades atteints de cette maladie si rebelle mangent considérablement, surtout une nourriture végétale et féculente, ont une soif inextinguible, et dépérissent de jour en jour. La quantité d'urine rendue en vingt-quatre heures est toujours extrêmement grande, et peut s'élever jusqu'à six, huit et dix litres. Cette urine, outre une énorme proportion d'eau, contient du sucre de raisin qu'on reconnaît aux caractères indiqués à l'article *Glucose* (voir page 147).

c. Un *accès d'hystérie* ou des *crises nerveuses*. La quantité d'urine peut s'élever à trois litres. Mais, dans ce cas, l'effet est passager comme la cause ; tandis que, dans les deux précédents, l'augmentation est permanente tant que la maladie persiste.

Les maladies qui amènent la *diminution* de l'eau dans l'urine sont :

a. La *fièvre*, les *diverses inflammations*, et toutes les affections dans lesquelles il existe des transpirations abondantes, comme dans les accès de *fièvre intermittente* et le troisième degré de la *phthisie pulmonaire*.

b. Les *excès vénériens* et les libations trop copieuses des *vins du Midi* ou de *liqueurs spiritueuses*.

c. L'*approche de la mort*, l'*agonie*, supprime quelquefois complétement les urines (j'ai déjà eu occasion de mentionner la *suppression totale* d'urine *dans le choléra*);

d. Les *affections cancéreuses*, et en général les maladies chroniques à leur *dernière période*.

En général, les urines *contenant beaucoup d'eau* sont pâles, peu colorées, peu denses, peu acides et assez abondantes; tandis que celles qui en *contiennent peu* sont foncées en couleur, très-denses, très-acides, souvent spontanément sédimenteuses et toujours diminuées de quantité.

B. *Urée.*

L'*urée* est un des principes constituants de l'urine dont la proportion est le plus considérable; elle est un des éléments indispensables à la constitution de ce liquide, et par les transformations diverses qu'elle peut éprouver on se rend facilement compte des changements qui se produisent dans l'urine, quand elle se décompose, soit dans l'intérieur des voies urinaires, soit au dehors.

Cette substance existe dans l'urine dans la proportion de 30 millièmes. On se sert, pour l'extraire de ce liquide, de la propriété qu'elle possède de se combiner avec l'acide nitrique, et de former de beaux cristaux blancs aiguillés de nitrate d'urée. Soluble dans l'alcool, sa proportion est sujette à varier. Très-rarement elle dépasse ce chiffre de trente millièmes, tandis que son abaissement au-dessous de cette dose est un fait très-commun dans la plupart des maladies, autant par l'influence de la *diète* ou d'un *régime débilitant* que par celle de la *maladie* elle-même. C'est surtout dans les *affections nerveuses* et dans les *maladies du foie* que se fait remarquer cette *diminution* dans la proportion de l'urée.

Dans les affections catarrhales des voies urinaires, l'urée diminue ou même disparaît complétement ; mais son absence ne doit pas faire penser que ce principe n'est point sécrété ; dans ce cas il se trouve décomposé, ainsi que je vais le dire.

L'urée, dans sa composition élémentaire, peut être représentée comme l'équivalent du cyanate d'ammoniaque. Ce sel lui-même ne diffère du carbonate d'ammoniaque que par deux atomes d'eau. Or, en présence des matières animales, mucus et pus, et avec le concours d'une douce chaleur, l'urée absorbe facilement les éléments de deux atomes d'eau, et se trouve transformée en carbonate ammoniacal. Ce phénomène, qui se passe toujours dans l'urine, un temps plus ou moins long après qu'elle a été abandonnée à elle-même au contact de l'air, peut s'effectuer dans l'intérieur des voies urinaires, quand celles-ci sécrètent du pus ou du mucus en grande quantité.

Une fois ce carbonate d'ammoniaque produit aux dépens de l'urée, l'urine perd son acidité, et devient neutre, puis alcaline. Du carbonate de chaux se produit et se précipite. Le phosphate de chaux, n'étant plus retenu en dissolution par l'acidité de l'urine, se dépose également. L'ammoniaque, abandonnée par l'acide carbonique qui s'est porté sur la chaux, se combine au phosphate acide de magnésie, et le transforme en phosphate double ammoniaco-magnésien neutre ou bibasique, qui cristallise. La matière colorante pâlit, et se trouve en partie détruite. Tels sont les phénomènes qui se produisent quand l'urine se décompose spontanément.

C. *Acide urique et urates acides d'ammoniaque, de potasse, de soude, de chaux, de magnésie.*

L'acide urique, bien que sa proportion dans l'urine ne soit pas très-considérable (un millième), est cependant un de ses éléments les plus essentiels, et qui varie le plus dans les maladies. L'acide urique n'est pas à l'état de liberté dans l'urine, il est presque toujours combiné à une base (l'ammoniaque surtout), ce qui augmente sa solubilité ; mais cette proportion d'alcali n'est pas assez forte pour l'empêcher de donner à l'urine sa réaction acide.

L'acide urique et les urates forment la base de presque tous les dépôts qui se font spontanément dans les *urines acides* (voir, à l'article *Gravelle*, les figures représentant des cristaux d'*acide urique* et d'*urates*). Comme, dans l'immense majorité des cas, la matière colorante est en proportion de l'acide urique et de ses sels, il en résulte qu'on peut juger approximativement la quantité de cet élément par la coloration plus ou moins foncée de l'urine.

Quand l'acide urique ne se dépose pas spontanément sur les parois ou au fond du vase qui sert de récipient à l'urine, l'addition de quelques gouttes d'acide nitrique ou chlorhydrique suffit pour amener sa précipitation en petits cristaux légèrement jaunâtres, affectant la forme de prismes rhomboïdaux ou de petites tablettes quadrilatères.

Le dépôt spontané de l'acide urique a presque toujours lieu sous la forme d'une poussière d'un gris noirâtre ou rougeâtre plus ou moins foncé. Dans ce cas, il est combiné à une petite proportion d'ammoniaque.

La proportion de cet élément *diminue* dans la *chlorose*, l'*anémie* et les *maladies nerveuses*, telles que l'*hystérie*, les *névralgies*.

Elle est, au contraire, *augmentée* dans les *fièvres*, les *inflammations*, le *rhumatisme*, les *affections goutteuses*, et surtout la *gravelle*. Dans la goutte, même pendant l'intervalle des accès, le dépôt de l'urine est souvent composé d'acide urique cristallisé, circonstance qui explique la fréquence de la gravelle urique chez les goutteux.

Une circonstance très-importante à noter, c'est que certains médicaments ont la puissance de faire évacuer par l'urine les proportions considérables d'acide urique qui *envahissent les goutteux* et forment, combinés avec la soude et la chaux, les *concrétions tophacées* qui encroûtent les articulations et font si douloureusement souffrir les malades. Au nombre de ces médicaments, les semences de colchique d'automne occupent le premier rang.

Ce que j'ai dit, dans ce chapitre, sur l'acide urique concerne aussi les urates.

Lorsque les urines sont alcalines, soit spontanément sous l'influence de maladies de l'appareil urinaire, comme le catarrhe de vessie, l'inflammation et la suppuration des reins, des calices, bassinets et uretères, soit artificiellement par l'emploi de certains médicaments, comme la magnésie calcinée ou l'eau de Vichy, les *dépôts* qui peuvent exister ne sont formés que par des *phosphates triples de chaux, de magnésie ou d'ammoniaque*, et des *sous-carbonates de ces mêmes bases*. Dans ce cas, au lieu de faire virer au *rouge* le papier de tournesol *bleu*, elles ramènent au *bleu* ce même papier *rougi* par une urine acide.

4° **Présence, dans l'urine, de certains éléments qui existent normalement dans l'économie, mais dont la présence dans ce liquide constitue une maladie : épithélium, mucus, albumine, sang, bile, sucre de raisin, animalcules spermatiques, lait.**

A. *Epithélium. Mucus.*

Toutes les membranes muqueuses sont recouvertes d'une pellicule mince, l'analogue de l'épiderme pour la peau, et qui porte le nom d'*épithélium*. De même que l'épiderme, cette pellicule se renouvelle incessamment et se détache sous forme de lamelles, qui sont entraînées par l'urine. Ces lamelles sont bien visibles au microscope. Elles sont très-ténues, tout à fait transparentes et de grandeur variable. Dans les *inflammations de la membrane muqueuse* qui tapisse les voies urinaires, cette desquammation est très-active, et la proportion qu'on observe dans l'urine est en rapport avec la phlogose. On juge de l'amélioration et du retour à la santé par la diminution de ce produit.

La membrane muqueuse des voies urinaires sécrète, dans l'état sain, une certaine quantité d'un liquide épais, transparent, désigné sous le nom de *mucus*, qui se trouve mêlé à l'urine, même lorsque celle-ci paraît être parfaitement transparente au moment de son émission. C'est à ce mucus que l'urine doit la propriété de mousser; mais cette mousse n'est pas persistante, comme dans le cas où l'urine contient de l'albumine.

A l'état sain, ce mucus n'est presque pas perceptible; mais dans une foule de maladies, et surtout dans les inflammations aiguës et chroniques peu intenses des voies urinaires, cette sécrétion est augmentée au point de troubler la transparence de l'urine. Le mucus se rassemble à la partie supérieure et moyenne du vase sous forme de flocons légers, lanugineux, demi-transparents, qui, au bout d'un certain temps, viennent se déposer dans le fond, entraînant avec eux une certaine quantité d'acide urique et d'urate d'ammoniaque, quand l'urine est acide ; de phosphate ammoniaco-magnésien ou de phosphate de chaux, quand elle est alcaline. Quand l'inflammation est très-intense, la sécrétion se transforme et passe à l'état de *pus*, par l'intermédiaire d'une substance qu'on désigne sous le nom de *muco-pus*. A l'article *Pus* (p. 151), j'indique les caractères distinctifs de ces deux produits.

B. *Albumine*.

Quand une urine contient de l'albumine, on en constate l'existence par les agents suivants :

a, acide nitrique,

b, chaleur,

c, microscope.

En prenant pour type d'*urine albumineuse* celle des malades affectés de la maladie de Bright, ou hydropisie par néphrite albumineuse, on a un liquide *peu coloré*, d'une *odeur de bouillon de bœuf légèrement aigri, moussant fortement par l'agitation,* et dont *la mousse est persistante ;* formant un *magma caillebotté quand on la fait bouillir ;* donnant par l'acide nitrique un *dépôt blanc, épais, insoluble dans un excès d'acide, soluble dans un excès d'urine,* ne se troublant pas par l'acide acétique, et présentant à l'*examen microscopique* des lamelles d'apparence membraneuse, festonnées à leur circonférence, et dont la surface est grenue, réticulée, aréolaire, ponctuée.

Il y a cependant, dans l'emploi de la chaleur et de l'acide nitrique, pour constater la présence de l'albumine dans l'urine, des écueils à éviter. Souvent il arrive à des personnes inexpérimentées de croire qu'une urine contient de l'albumine quand elle n'en renferme pas, ou de ne pas reconnaître ce produit, bien qu'il existe réellement.

Ainsi, quand une urine est alcaline, elle peut, sous l'influence de la chaleur, ne pas se coaguler, bien que renfermant de l'albumine, et, par contre, se troubler, quoique ne contenant pas cette substance. En effet, dans le premier cas, l'alcali empêche l'albumine de se coaguler; et si on vient à le saturer par un acide, la précipitation de l'albumine a lieu instantanément. Dans le second cas, le trouble et le dépôt sont dus à la précipitation des phosphates et sous-carbonates, et l'addition de l'acide nitrique, au lieu de l'augmenter, fait disparaître ce dépôt.

Si l'emploi de la chaleur comme moyen de diagnostic est parfois infidèle, l'usage de l'acide nitrique a besoin à son tour d'être contrôlé. Ainsi, certaines urines, d'un rouge très-foncé, rendues par des malades atteints d'hydropisie, donnent, par l'acide nitrique, un précipité considérable. Mais ce dépôt est constitué par l'acide urique et l'urate d'ammoniaque, et si on ajoute un excès d'acide nitrique ou qu'on la soumette à l'action de la chaleur, la liqueur reprend sa transparence et se colore en rouge ou rouge pourpre.

On voit, par conséquent, que ces deux agents se servent mutuellement de contrôle, et qu'on ne peut affirmer la présence ou l'absence de l'albumine, dans une urine, qu'autant qu'elle a été soumise à l'action de ces deux réactifs.

Quand l'albumine existe dans l'urine, elle est le *signe* d'une *lésion de l'appareil urinaire ou de ses fonctions*, ou d'une *altération profonde du sang*. Ainsi, il a été constaté que *tous* les malades qui étaient sur le point d'être attaqués du *choléra* avaient l'urine albumineuse.

C. *Sang.*

Le *sang* rendu dans l'urine peut venir des reins, des ure-tères, de la vessie, de l'urètre, et il est le *signe* d'une plaie, d'une déchirure ou d'une violente inflammation de ces parties.

Le sang rendu avec l'urine est dans divers états : tantôt il est délayé dans ce fluide, qui prend une teinte rouge plus ou moins foncée : quand l'hémorragie est abon-dante, il se forme de véritables caillots de la forme d'un ver ou d'une sangsue, quand ils se sont produits dans les uretères ou l'urètre, et dont l'aspect est irrégulier, quand le sang s'est coagulé dans la vessie.

Abandonnées à elles-mêmes, qu'elles soient acides ou alcalines, ces urines donnent un sédiment rougeâtre, composé de globules sanguins et de fibrine. Pour les analyser, on les filtre; la partie claire, qui contient de l'albumine provenant du *sérum* qui accompagne toujours le sang, précipite par l'acide nitrique et la chaleur; le dépôt du filtre, examiné au microscope, permet de cons-tater la présence des globules sanguins, avec tous leurs caractères. Cependant il arrive souvent que leur circon-férence est déchiquetée, crénelée, et plus ou moins dé-formée. Leur dimension est parfois diminuée, et leur tache centrale ou noyau peut disparaître.

D. *Bile* ou *biliverdine.*

Dans plusieurs maladies du foie, et dans toutes celles où il existe un obstacle mécanique au cours de la bile, la matière colorante de la bile ou *biliverdine* passe dans l'u-rine; alors il y a *ictère* ou *jaunisse.*

Dans ce cas, l'urine tache en jaune le linge sur lequel on la fait sécher. Si l'on y mêle un volume, égal au sien, d'acide nitrique, le mélange devient verdâtre, puis d'un vert foncé, ensuite d'un rouge sale, et au bout de quelque temps brun. Ces colorations successives sont caractéristiques de la présence de la biliverdine.

E. *Sperme* ou *animalcules spermatiques.*

Le *sperme* est quelquefois versé dans le canal de l'urètre pendant les efforts que nécessite la sortie des matières fécales, dans les *constipations opiniâtres.* Le liquide fécondant s'écoule aussi quelquefois involontairement à la suite des paralysies, des excès vénériens, dans les maladies des vésicules séminales, des conduits éjaculateurs, par suite de pollutions involontaires. Il peut même refluer dans la vessie et s'y mélanger avec l'urine, lorsqu'il existe un rétrécissement du canal; enfin, lorsque l'urine est rendue peu de temps après le coït, elle entraîne, ainsi que dans les différentes circonstances que je viens d'indiquer, une certaine quantité de sperme.

On reconnaît qu'une urine contient du sperme, en remplissant de cette urine des éprouvettes longues, étroites, et en l'abandonnant à elle-même pendant vingt-quatre heures. La pesanteur spécifique des zoospermes ou animalcules spermatiques étant plus considérable que celle de l'urine, ils se déposent au fond du vase; et si on soumet au microscope le dépôt de l'urine, on ne tarde pas à apercevoir une quantité plus ou moins considérable d'animalcules spermatiques, dont la forme est tellement caractéristique, qu'il suffit de les avoir bien observés une seule fois pour ne jamais les confondre avec d'autres corps (voir *Perles séminales*). Le procédé que j'indique ici m'a rendu les plus grands services, en me permettant de trouver la cause de souffrances très-prolongées qui avaient épuisé les malades et les avaient réduits au marasme. Tous les traitements suivis n'avaient opéré aucun soulagement; tandis que, attaquant le mal dans son origine, en redonnant du ton aux conduits éjaculateurs relâchés, j'ai pu rendre à une santé parfaite des personnes qui, depuis dix ans, cherchaient en vain partout la guérison. (Voir mon *Traité d'une cause fréquente et peu connue d'Épuisement prématuré.*)

F. *Sucre de raisin* ou *glucose.*

La présence du *sucre de raisin* ou *glucose* dans l'urine est le *signe pathognomonique* d'une maladie très-grave, le *diabète sucré* ou *glucosurie.*

Le sucre existe naturellement dans le sang à l'état de sucre de raisin, ainsi que cela résulte des expériences récentes d'un célèbre physiologiste, le docteur Bernard. Seulement, de même que l'albumine dans la maladie de Bright, il n'est jamais filtré à travers les reins et mêlé à l'urine que par suite d'une perturbation dans la composition du liquide nourricier, ou d'un trouble profond de la sécrétion rénale.

Quoi qu'il en soit, l'*urine des diabétiques* est remarquable par plusieurs caractères. Elle est d'une *pesanteur spécifique considérable*, qui va parfois jusqu'à 1,040 ou 1,050. Elle a une saveur *sucrée* plus ou moins prononcée.

Abandonnée à elle-même pendant plusieurs jours, au lieu de se putréfier et d'acquérir une odeur ammoniacale, *elle fermente*, prend une *odeur vineuse* ou *alcoolique* très-prononcée, et laisse déposer une matière blanche formée par les *globules du ferment*.

Outre les caractères que je viens d'indiquer, il y a trois *moyens infaillibles* de constater la présence du glucose dans l'urine des diabétiques :

a. La fermentation,

b. La réduction de l'oxyde de cuivre,

c. L'appareil de M. Biot.

a. *Fermentation.* On délaye de la levûre de bière dans l'urine, on expose le mélange à une douce température, et on voit bientôt le mouvement intestin de la fermentation s'établir; des vésicules de gaz se développent; si on le recueille, on peut constater que c'est du gaz acide carbonique. Il se produit en même temps du ferment, sous forme d'une poudre blanchâtre, en bien plus grande quantité que celui qu'on y a mis; et si l'on distille ce mélange à une certaine époque de la fermentation, on recueille de l'alcool ou esprit-de-vin.

b. *La réduction de l'oxyde de cuivre.* Ce procédé, d'une rigoureuse exactitude, est d'une exécution facile. On verse dans l'urine soupçonnée de contenir du sucre une solution aqueuse de potasse à l'alcool, et on y ajoute un soluté de bisulfate de cuivre. En élevant la température à 100 degrés, on voit se former instantanément un précipité jaune de protoxyde de cuivre hydraté, qui ne tarde pas à se convertir en une poudre rouge de protoxyde de cuivre anhydre. On obtient le même résultat en faisant bouillir l'urine avec une solution de *tartrate de potasse et de cuivre.*

c. *Appareil de Biot.* L'importante découverte de M. Biot consiste en ce fait, que le glucose, ou sucre de raisin ou de fécule, jouit de la propriété de faire dévier à droite la lumière polarisée. La déviation est d'atuant plus prononcée, que la quantité de sucre est plus considérable. D'après ces données, M. Biot a fait construire un appareil au moyen duquel on peut connaître instantanément et avec précision la quantité de sucre contenue dans l'urine, et constater les progrès journaliers du traitement auquel on soumet le malade.

G. *Lait.*

Existe-t-il quelquefois du lait dans l'urine, ou bien les exemples qui sont cités dans les auteurs comme urines laiteuses n'en ont-ils que l'apparence, de telle sorte qu'on peut les classer dans une des quatre catégories suivantes :

a. Urines d'apparence laiteuse, coagulables par la chaleur et les acides, mais dans lesquelles les auteurs n'ont pas signalé l'existence des *globules graisseux*, ni celle du *caséum*, substances caractéristiques de la composition du lait.

b. Urines chyleuses.

c. Urines purulentes (voir p. 151).

d. Urines chargées d'une grande quantité de mucus, et tenant en suspension de l'acide urique, des urates ou des phosphates, et qui restent par conséquent toujours louches?

C'est là une question controversée et qui a longtemps divisé les urologistes, faute de faits précis et rigoureusement analysés. Les cas d'urines réellement laiteuses sont très-rares, mais il en existe; et on ne saurait trop se mettre en garde, dans la constatation de semblables faits, contre la supercherie de quelques malades, amateurs du merveilleux, tenant à se faire passer pour des phénomènes, et qui, dans ce but, ne craignent pas d'ajouter frauduleusement du lait dans le produit de la sécrétion urinaire.

L'exemple suivant, recueilli dans un de nos hôpitaux,

en même temps qu'il donne la marche à suivre pour reconnaître les éléments du lait, est une preuve de la possibilité de l'existence de ce liquide dans l'urine. Il s'agit d'un enfant âgé de 22 mois, allaité par sa mère ; les urines ont été recueillies *directement* dans un verre à pied très-propre ; on faisait uriner l'enfant deux ou trois fois par jour, à des heures où l'on n'était pas attendu dans la salle. Au moment de l'émission, l'urine est d'un blanc laiteux légèrement jaunâtre : abandonnée à elle-même, il se rassemble à sa surface une couche d'une matière blanche crémeuse, due à la réunion de la matière grasse ; au fond du vase, on trouve un dépôt blanc formé par un peu de mucus, du caséum et quelques globules butyreux.

L'éther rend ces urines transparentes, et la chaleur les coagule. Voici comment on y a constaté la présence des *globules de beurre*, de l'*albumine*, du *caséum* et du *sucre de lait*.

a. *Globules butyreux.* Une goutte d'urine étant soumise au foyer du microscope, on aperçoit une multitude de globules graisseux, parfaitement arrondis, d'un diamètre variable ; traités par l'éther, ces globules dissous ont disparu.

b. *Albumine.* L'urine filtrée est transparente ; coagulée par la chaleur, elle fournit un abondant dépôt.

c. *Caséum.* Après avoir été ainsi chauffée, l'urine a été filtrée de nouveau et soumise à l'ébullition pendant une minute avec quelques gouttes d'acide acétique. Le trouble a été peu considérable, et par le refroidissement il s'est déposé une matière blanche, qui est du *caséum*.

d. *Sucre.* La présence du sucre a été constatée par le deuxième moyen indiqué à l'article *Glucose* (p. 147), c'est-à-dire la réduction du peroxyde de cuivre à l'état de protoxyde ou oxyde cuivreux, par le mélange de tartrate de potasse et de cuivre avec l'urine à la température de 100 degrés.

Maintenant, comment expliquer la présence du lait dans les urines? Le lait a-t-il été sécrété par les reins, qui, dans ce cas, auraient rempli la fonction de la glande mammaire? Ou bien, ce qui me paraît plus plausible, par une déviation de fonctions, les reins auraient-ils, par absorption, laissé passer les éléments du lait que leur présentait le sang à l'extrémité des vaisseaux capillaires?

5° Présence, dans l'urine, de produits de formation morbide, qui ne font point naturellement partie de notre organisation. Muco-pus, Kyestéine.

A. *Muco-pus et pus.*

Comme ces deux substances ne diffèrent pas beaucoup entre elles par les caractères intrinsèques, et qu'elles ont la même signification pathologique, sauf les variations du plus au moins, je les étudierai simultanément.

La présence du *pus* dans l'urine est un signe très-grave, qui annonce la *suppuration des reins*, une *violente inflammation de la membrane muqueuse des voies urinaires,* ou un *abcès* formé *dans les vésicules séminales, dans la glande prostate ou le voisinage des conduits excréteurs de l'urine et de la vessie.*

Au moment de l'émission, une urine purulente est trouble, blanchâtre ou lactescente. Recueillie dans un vase transparent et abandonnée à elle-même, elle se sépare bientôt en deux couches : l'une, supérieure, transparente ou légèrement trouble, ayant la teinte du petit-lait ou de l'urine peu foncée en couleur; l'autre, inférieure, formée par un dépôt opaque, ordinairement d'une couleur blanche mate, laiteuse ou légèrement jaunâtre, qui est le pus. Cette urine *peut être acide*, et n'est pas nécessairement alcaline par son mélange avec le pus. Mais la réaction change bientôt, si, au moment de l'émission, elle était acide. Le plus souvent les conditions morbides dans lesquelles le pus prend naissance altèrent la composition de l'urine, et celle-ci est fréquemment *alcaline* au moment de son émission.

La *partie supérieure* de l'urine contient une petite quantité d'albumine, due à la présence du pus.

Le *dépôt* blanc mat, d'aspect laiteux, traité par l'éther, donne une grande quantité de matière grasse.

Mis en contact avec l'ammoniaque, il se transforme en une *masse filante, glaireuse*, semblable aux produits de la sécrétion urinaire dans les cas de *catarrhe aigu ou chronique de la vessie*. Dans cette maladie, en effet, non-seulement il se produit du pus; mais l'urée de l'urine se transformant, *dans la vessie*, sous l'influence de la chaleur naturelle, des matières animales et quelquefois de la rétention d'urine, en carbonate d'ammoniaque et ammoniaque libre, cet alcali agit sur le pus comme dans une éprouvette, et le transforme en cette matière visqueuse, filante, et d'une fétidité insupportable, que rendent les personnes atteintes de cette maladie.

Après avoir recueilli ce dépôt sur un filtre et l'avoir desséché, si on l'expose à la chaleur d'une lampe à alcool, il brûlera avec une flamme assez vive.

Sous le champ du microscope il laissera apercevoir des *globules grenus, blanchâtres, irréguliers*, plus gros que les globules du sang, ayant environ un centième de millimètre de diamètre.

On distingue l'*urine purulente* de l'*urine laiteuse* par le moyen suivant : comme l'urine laiteuse, l'urine purulente contient une matière grasse; elle se coagule par la chaleur et l'acide nitrique; mais elle ne présente pas, comme celle-là, de grumeaux coagulés par l'acide acétique, ce qui suffit pour les distinguer l'une de l'autre.

B. *Kyestéine.*

On a découvert, dans ces dernières années, dans l'urine des femmes enceintes, une nouvelle substance qui ne s'y rencontre jamais dans d'autres circonstances: c'est la *kyestéine* (de κύησις, grossesse, produit de la grossesse). Cette substance se rencontre constamment dans l'urine des femmes enceintes, en bonne santé, depuis le second mois de la conception jusqu'à l'accouchement. Aussitôt après l'accouchement, l'urine n'en contient plus. On n'en trouve *jamais* de trace dans l'urine d'une femme, également en bonne santé, hors l'état de grossesse.

Il peut arriver que l'on commette des erreurs, quand on n'a pas une habitude spéciale de rechercher cette substance dans les urines : ainsi quelques médecins ont cru reconnaître de la kyestéine dans les urines contenant du mucus, du pus, de l'albumine, ou des matières grasses, quand en réalité cette substance n'existait pas. D'autres fois, certaines maladies, les fièvres, les chagrins, empêchent ou rendent très-difficile la manifestation de l'existence de la kyestéine, en introduisant dans l'urine des matières hétérogènes, et en augmentant la proportion de certaines substances que ce liquide contient naturellement. Il faut aussi, pour éviter toute chance d'erreur, faire les recherches sur de l'urine recueillie le matin, comme étant l'époque la plus éloignée des repas, et représentant mieux, ainsi que j'ai déjà eu l'occasion de le dire, la dépuration du sang. Il peut, en effet, arriver que l'urine du matin accuse d'une manière positive la présence de la kyestéine, tandis que l'urine renduc peu de temps après les repas, ou urine de la boisson, n'en contienne pas de traces.

Cette substance paraît provenir de l'absorption du liquide de l'amnios, dans lequel on rencontre, en effet, tous les éléments de la kyestéine. Cette origine donnerait l'explication de ce fait, que cette substance, qui se rencontre *constamment* chez les femmes enceintes, ne se voit *jamais* chez celles qui ne le sont pas, ne s'observe qu'à partir du deuxième mois de la grossesse, puisque la membrane de l'amnios ne fonctionne guère complétement qu'à partir de cette époque, et, enfin, qu'on cesse de l'observer aussitôt après l'accouchement.

Voici les caractères de l'*urine kyestéique* :

1° A la sortie, elle est un peu louche, laiteuse, d'une odeur fade.

2° Abandonnée à elle-même, au contact de l'air, il s'y développe, pendant les premières heures, des flocons blancs qui se précipitent, et forment un dépôt blanc, épais, *caséiforme.*

3° Du premier au troisième jour, l'aspect laiteux qui lui est propre devient plus prononcé. Une pellicule pseudo-membraneuse, blanche, mate, unie, se montre à sa surface, se détruit spontanément au bout de 24, 36, 48 heures, et ses débris gagnent le fond du vase, où ils forment un nouveau sédiment également caséiforme. Cette première pellicule est remplacée, à proportion qu'elle disparaît, par une seconde moins blanche, granulée, parsemée de points brillants.

Ces dépôts sont de la kyestéine.

Cette substance est de nature organique; elle offre beaucoup d'analogies, dans ses propriétés physiques et chimiques, avec la matière caséiforme que l'eau de l'amnios contient en si grande quantité.

Elle n'a aucune des propriétés du mucus, du pus, du caséum, de l'albumine et de la graisse.

Examinée au microscope, elle paraît uniquement formée de petits globules sphéroïdes, transparents, d'un éclat cristallin, qui, immobiles et réunis en couche, acquièrent, par l'effet de la décomposition, un mouvement manifeste.

On peut faciliter et hâter sa séparation par l'addition de l'eau, de l'alcool, de l'éther, et par l'ébullition.

Je donne ici quelques observations dans lesquelles on peut reconnaître toute l'utilité pratique de la découverte de la kyestéine :

1re observation.

Madame d'H....., vingt-huit ans, deux enfants, le dernier âgé de deux ans. Suppression subite de règles par suite d'émotions vives, il y a quatre mois. Elles n'ont pas reparu depuis. Nuls des symptômes éprouvés dans les autres grossesses : est-ce une aménorrhée par spasme, ou une grossesse? L'examen de l'urine a montré la présence de la kyestéine, et le diagnostic de la grossesse fut confirmé plus tard.

2e observation.

Madame L..... Règles supprimées depuis trois mois ; des raisons assez concluantes éloignaient l'idée de la grossesse. L'urine examinée confirma l'existence de la grossesse. L'accouchement eut lieu à terme.

3e observation.

Madame de N....., quarante ans, éprouvait divers symptômes qui lui faisaient croire qu'elle était enceinte ; les résultats négatifs que j'obtins sur son urine lui ôtèrent cet espoir, à son grand regret; peu de temps après, tout rentra dans l'ordre, et cette dame n'est pas devenue enceinte depuis.

4ᵉ observation.

Madame V..... Constitution faible, règles irrégulières, gastrite chronique, teinte jaune de la face; suite d'une jaunisse, aménorrhée depuis deux mois : l'urine est un peu louche, acide; le troisième jour, il se fait une légère pellicule à la surface de l'urine. J'annonçai une grossesse de deux mois à deux mois et demi : le diagnostic s'est confirmé.

5ᵉ observation.

Madame C....., vingt ans, primipare, était réglée tous les quinze ou vingt jours; à la suite de chagrins, ses règles cessèrent de venir pendant un mois et demi, ce qui équivalait pour elle à deux époques. Des circonstances particulières, comme il s'en rencontre souvent dans la pratique, lui faisaient désirer ardemment la connaissance de sa position. L'urine recueillie donna de légères traces de kyestéine. J'annonçai une grossesse, et les mouvements de l'enfant se firent sentir deux mois après.

6ᵉ observation.

Madame F..... était accouchée, depuis trois mois, d'un enfant mort. Les règles étaient venues une fois; mais elle avait éprouvé, peu de jours après leur cessation, des vomissements, envies bizarres, maux de reins et autres symptômes qu'elle prit pour des signes de grossesse. L'absence des règles, à l'époque où elles auraient dû paraître, la confirma dans cette opinion. Mais cet espoir fut démenti par l'examen de son urine; l'écoulement des règles se fit, en effet, naturellement quelques jours plus tard.

D'après un travail. récent sur la kyestéine, l'existence de ce corps dans l'urine des femmes enceintes devrait être rapportée à l'action oxygénante de l'air sur une matière azotée existant normalement dans l'urine, mais dont la proportion est accrue par le fait de la grossesse. Cette couche blanchâtre qui forme la kyestéine, vue au microscope, ne consisterait que dans une quantité innombrable de *vibrions* associés à des cristaux de phosphate ammoniaco-magnésien. Quelle que soit la valeur de cette interprétation, le fait d'une modification appréciable dans l'urine des femmes enceintes n'en est pas moins précieux, dans les cas incertains, pour le diagnostic de la grossesse.

6° Substances qui, administrées intérieurement, se retrouvent dans l'urine.

Toutes les fois qu'un corps étranger a été introduit dans l'économie par voie d'absorption, soit que cette absorption ait eu lieu à la surface cutanée ou sur la membrane muqueuse digestive, il arrive que, si les éléments qui composent ce corps ne sont pas propres à l'assimilation, il sera expulsé, après un certain temps de séjour, du milieu de nos organes. C'est ce que nous voyons chaque jour se reproduire dans l'application thérapeutique des médicaments, dont il ne reste souvent aucune trace, un certain temps après leur administration.

Les voies par lesquelles se fait cette élimination sont variées, nombreuses, mais n'ont pas toutes le même degré d'importance; ce sont :

1° La surface cutanée ;

2° Les voies respiratoires ;

3° Les voies digestives ;

4° Les sécrétions, parmi lesquelles l'urine tient le premier rang.

Dans le nombre des principes vénéneux ou médicamenteux qui peuvent être introduits dans le corps humain, il en est :

a. Une certaine quantité qu'on ne peut retrouver dans les urines ;

b. D'autres qui n'y passent qu'après avoir subi un certain degré d'altération ;

c. D'autres, enfin, que la chimie permet de retrouver.

a. Les substances qui ne passent pas dans les urines sont : les *acides minéraux*, qui n'en augmentent pas l'acidité : tels sont les acides sulfurique, nitrique, hydrochlorique ; les préparations de *bismuth*, de *plomb*, l'*alcool*, l'*éther*, le *camphre*, le *musc*, le *tournesol*, le *carmin*, l'*orcanette*.

b. Les *acétates* de potasse, de soude, de magnésie, et les *citrates* et *tartrates* de ces mêmes bases, n'arrivent dans les urines qu'à l'état de sous-carbonate. L'acide *oxalique* et les *oxalates* sont retrouvés dans ce liquide à l'état d'*oxalate de chaux* cristallisé. Quand on mange de l'*oseille* (*rumex acetosa*) ou de la *tomate*, fruit du *solanum lycopersicum*, on retrouve peu de temps après, dans l'urine, des cristaux d'oxalate de chaux ; et, à l'article *Gravelle*, on verra combien la connaissance de ce fait est importante, puisqu'il permet aux personnes qui ont une prédisposition aux *calculs rénaux* d'éviter ou du moins de retarder beaucoup le développement de cette affection.

c. Parmi les substances qui passent dans les urines, et que la chimie permet de retrouver, nous citerons les suivantes comme les plus importantes, par les applications journalières qu'on en peut faire dans la pratique :

Iodure de potassium. On fait un mélange de chlorate de potasse et d'amidon, qu'on délaye dans l'urine supposée contenir ce sel : l'addition d'une goutte d'acide sulfurique fait prendre une teinte bleue d'iodure d'amidon à la préparation.

Sulfate de quinine. Le réactif qui sert à démasquer sa présence dans les urines est l'iodure ioduré de potassium. La combinaison de ces deux sels forme un précipité jaune rougeâtre, dont l'abondance est en rapport avec la quantité de sel quinique.

Les *carbonates alcalins* passent dans l'urine avec la plus grande facilité, et donnent même, en très-peu de temps, à l'urine une réaction alcaline. C'est sur cette propriété des carbonates alcalins qu'est basé le traitement de certaines *gravelles* et *diathèses calculeuses, goutteuses,* par les *eaux de Vichy* et le *bicarbonate de soude.*

Le *nitrate de potasse* se retrouve très-vite dans l'urine.

Il en est de même du *cyanure jaune de potassium et de fer.*

Le *mercure,* l'*arsenic,* le *fer* et l'*antimoine* se retrouvent aussi dans l'urine des personnes qui ont fait usage de ces substances minérales.

Le lecteur peut juger, par les amples détails dans lesquels je viens d'entrer, de quelle haute importance il est, pour le praticien, de connaître les nombreux changements que les maladies apportent dans la sécrétion urinaire, puisque, sans cette connaissance, il lui est, dans beaucoup de cas, *impossible de reconnaître la cause de la maladie,* et que, dans d'autres, l'analyse de la composition de ce liquide peut lui *fournir les plus précieuses indications* pour le traitement et la cure de diverses affections, surtout de celles qui dépendent de l'appareil urinaire et des organes de la génération, soit chez l'homme, soit chez la femme. Aussi ne saurais-je trop recommander aux médecins, aux jeunes surtout, qui doivent être avides de progrès, de se familiariser avec l'analyse des urines. Qu'ils ne soient pas arrêtés par ce que cette étude peut, au premier abord, présenter de répugnant : la science qu'ils acquerront leur rendra bientôt ce travail attrayant, et la satisfaction qu'ils retireront du soulagement de leurs malades les récompensera largement de la peine qu'ils auront prise.

FONCTION DE L'APPAREIL DE LA GÉNÉRATION.

En faisant la description des divers organes qui, chez l'homme et chez la femme, constituent l'appareil de la génération et concourent au grand acte de la reproduction dans l'espèce humaine, j'ai indiqué d'une manière sommaire l'usage de chaque partie. Je n'aurai donc pas besoin d'entrer ici dans de grands détails sur l'acte de la reproduction considéré en lui-même; mais j'étudierai spécialement les éléments fournis par l'homme et par la femme, et à ce propos je traiterai de l'*éruption des règles* ou *menstruation;* ensuite je décrirai comment s'opère la *fécondation.* Enfin, je parlerai sommairement de l'*œuf fécondé,* de son séjour, de son développement dans la matrice, et de son expulsion au dehors, c'est-à-dire de la *gestation* ou *grossesse,* et de l'*accouchement.*

Sans me laisser entraîner, à propos de ces importantes questions, dans les généralités banales auxquelles se sont livrés les philosophes et quelques naturalistes, je traiterai surtout chaque sujet au point de vue pratique, et j'indiquerai, en passant, des causes de *stérilité* et d'*impuissance* qui seront développées plus tard dans des chapitres spéciaux. (Voir *Stérilité, Impuissance.*)

La *Génération* est la fonction par laquelle les corps organisés et vivants se reproduisent, donnent naissance à des individus nouveaux, semblables à eux, et par lesquels ils perpétuent à jamais leur espèce.

Dans l'espèce humaine, la génération se fait à l'aide de deux sexes constitués par des organes différents. Ces deux sexes sont séparés et portés par un individu distinct, l'*homme* et la *femme*. Il est évident dès lors que, pour qu'il y ait *génération*, il doit y avoir d'abord rapprochement des sexes; cet acte se nomme *coït* ou *copulation*.

Le rôle de ces deux sexes n'est pas également important dans la génération.

L'HOMME n'a qu'à fournir le fluide destiné à effectuer la fécondation, et à porter ce fluide dans les organes intérieurs de la femme; il ne concourt qu'à la *copulation* et à la *fécondation;* aussi son appareil génital ne se compose que de deux sortes d'organes :

1º Ceux qui sécrètent, conservent le fluide fécondant;

2º Ceux qui servent au rapprochement ou à la copulation.

Les premiers sont :

a. Les *testicules,* qui sécrètent le *sperme* (voir *Anatomie,* p. 63);

b. Les conduits excréteurs de cette glande, appelés *canaux déférents* (page 67);

c. Les *vésicules séminales,* qui sont les réservoirs où le sperme est mis en dépôt (page 69);

d. Les *conduits éjaculateurs,* destinés à porter le sperme des vésicules séminales dans le canal de l'urètre, d'où il sera ensuite projeté au dehors (page 70).

Les seconds sont constitués par :

La *verge* ou *pénis* (p. 78), organe formé par un tissu érectile susceptible de se gonfler par l'afflux du sang, et d'acquérir une très-grande roideur. Sa fonction est de darder, par éjaculation, le sperme dans la cavité du col de la matrice.

La FEMME fournit le *germe* ou *ovule*, et c'est dans son sein que doivent s'en opérer la fécondation et le développement. A ce double titre, elle prend part aussi à la *copulation* et à la *conception;* mais, *de plus,* elle fournit asile au fœtus, le nourrit de la plus pure substance de son sang et le porte neuf mois dans la matrice, subit l'*accouchement* ou expulsion de l'enfant au dehors, et l'*allaite* après sa naissance.

Pour remplir ces diverses fonctions, l'appareil génital de la femme est formé par :

a. Les *ovaires* (voir *Anatomie,* p. 90), qui sont l'analogue des testicules dans le sexe mâle, et qui fournissent les *ovules* ou *germes;*

b. Les *trompes de Fallope* (page 93), conduits membraneux qui établissent la communication entre l'ovaire et la cavité de la matrice : c'est par ces conduits que l'ovule est porté de l'ovaire dans la matrice;

c. La *matrice* ou *utérus* (page 94), dans laquelle s'opère la fécondation de l'ovule, le développement de l'embryon, et qui est la cause la plus efficace de l'expulsion du fœtus au moment de l'accouchement;

d. Le *vagin* (p. 101), conduit membraneux qui, pendant la copulation, reçoit l'organe excitateur mâle, ou la verge, et, pendant l'accouchement, donne passage à l'enfant;

e. Enfin, les *mamelles,* qui sécrètent le lait, nourriture essentielle du nouveau-né.

Le rapprochement des sexes, ou la copulation, est le seul acte génital qui soit laissé à la volonté. Tous les actes qui suivent s'effectuent involontairement, irrésistiblement, et sans qu'on en ait conscience.

Conception ou fécondation.

L'histoire de la fécondation est celle de la génération tout entière; et, pour l'approfondir, il faut rechercher successivement :

1° Quelles sont les matières fournies par l'un et l'autre sexe;

2° Comment ces matières sont mises en contact;

Et 3° comment, de leur contact, résulte l'individu nouveau.

1° *Substances fournies par l'un et l'autre sexe.*

Les matières essentielles de la fécondation sont

a. Pour l'homme, le *sperme;*

b. Pour la femme, les *ovules* ou *œufs.*

a. *Sperme.*

Le sperme est un liquide complexe, formé des sécrétions réunies du testicule, du canal déférent, des vésicules séminales, de la glande prostate, des glandes de Cowper, et même des lacunes et follicules muqueux de l'urètre.

Au sortir du canal de l'urètre, la semence prolifique se présente sous la forme d'un liquide formé de deux parties bien distinctes : l'une, plus fluide, lactescente; l'autre, grumeleuse, transparente, plus visqueuse, et fort analogue à du blanc d'œuf. Ces deux éléments du sperme sont fort distincts au moment de l'éjaculation; mais quand ce liquide est abandonné à lui-même au contact de l'air, ils deviennent tous deux plus fluides et se mélangent intimement.

Le sperme répand une *odeur* pénétrante, fade, *sui ge-*

neris, analogue à celle de l'*eau de javelle*, de la *limaille d'os*, ou de la *fleur de marronnier*.

Ce liquide est *alcalin ;* son *analyse chimique* nous le montre composé d'eau, de mucus, de matière albumineuse, de soude, de phosphate de chaux, d'un peu de phosphore, et d'une matière animale propre, la *spermatine*.

L'*examen microscopique* fait découvrir dans le sperme des particules animées, auxquelles on a donné le nom d'*animalcules, vers, filaments spermatiques, zoospermes, spermatozoaires, spermatozoïdes* et *corpuscules mouvants*. Ces animalcules existent dans la liqueur fécondante de tous les animaux, et ils présentent des caractères tellement tranchés lorsqu'ils sont arrivés à leur complet développement, qu'ils ne peuvent laisser aucun doute sur la nature du liquide dans lequel on les rencontre.

Les animalcules spermatiques ne naissent pas de suite avec l'aspect qu'ils ont dans les figures 49 et 50, page 166 : on voit d'abord se former une ampoule ou vésicule (fig. 45) qui renferme un nombre plus ou moins considérable de globules, depuis 2 jusqu'à 20. Chacun de ces globules,

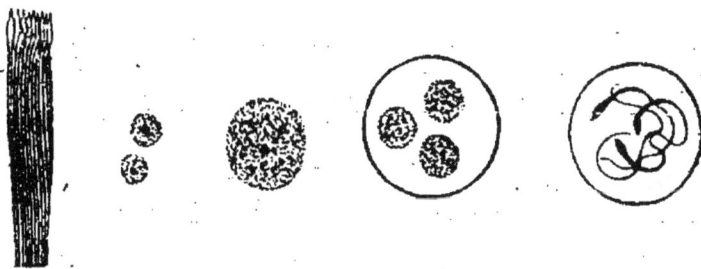

FIGURES

44   45   46   47   48.

Représentant les diverses phases du développement des animalcules spermatiques.

d'abord très-petit (fig. 44), et dans lequel on ne distingue rien, s'accroît, et présente (fig. 46 et 47) un ou plusieurs points isolés qui sont les rudiments des animalcules spermatiques. Plus tard, les spermatozoïdes, plus ou moins roulés sur eux-mêmes (fig. 48), sont encore enveloppés dans l'ampoule primitive, qui se rompt à son tour, et dont les vestiges disparaissent sans laisser de résidu. Alors les animalcules se redressent, s'arrangent en faisceau (fig. 44) très-régulièrement, toutes les têtes tournées du même côté; et c'est ainsi qu'ils sortent du testicule (V, fig. 14, p. 65), pour gagner la tête de l'épididyme (H, *ibid.*), et, de là, le canal déférent (O, *ibid.*). A mesure qu'ils s'avancent dans ce conduit pour se rendre dans les vésicules séminales (SS, fig. 15, p. 69, et fig. 16, p. 71), les faisceaux se dissocient, et il ne reste plus qu'une masse de spermatozoïdes serrés, entrelacés, confondus les uns dans les autres, et n'ayant que des mouvements peu étendus ou insensibles, à cause de la viscosité du liquide trop peu abondant qui les baigne.

Au sortir de l'éjaculation, au contraire, quand la liqueur des vésicules séminales a été mêlée au produit des sécrétions de la glande prostate, des glandes de Cowper et des lacunes ou follicules muqueux du canal de l'urètre, les animalcules spermatiques, beaucoup plus isolés, peuvent être examinés facilement.

Leur forme, dans l'espèce humaine, a été comparée à celle du têtard de la grenouille : ils se composent, en effet, d'une partie renflée ovoïde, un peu aplatie; c'est la *tête*, et d'un prolongement filiforme qui va en s'amincissant, et qu'on appelle la *queue*. Leur petitesse et telle, que 50,000 réunis ne peuvent égaler la grosseur d'un grain de sable. En effet, leur longueur totale est de $\frac{1}{20}$ de millimètre, et le grand diamètre de la tête n'excède pas $\frac{1}{300}$ à $\frac{1}{200}$ de millimètre. Ils sont plus grands dans d'autres es-

pèces animales, et leur forme, bien qu'analogue, offre de
notables différences (voir fig. 50).

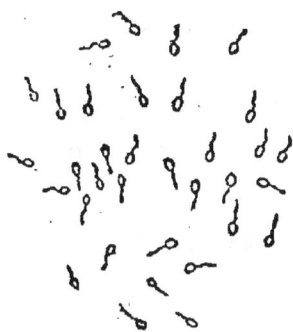

FIGURE 49.

Représentant les animalcules
spermatiques de l'homme, vus
à un microscope grossissant
500 fois en diamètre.

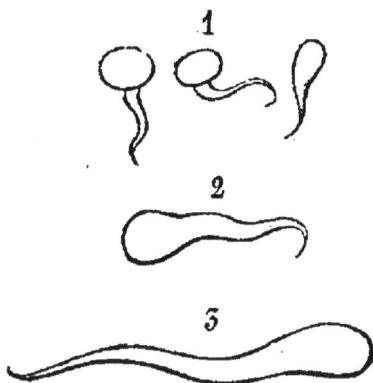

FIGURE 50.

Grosseur comparée d'animalcu-
les spermatiques.
1° Spermatozoaires de l'homme;
2°   id.   du cheval;
3°   id.   du taureau.

Si l'on examine au foyer du microscope, avec un grossissement de 4 ou 500 fois, une goutte de sperme au moment de son émission, on voit les animalcules se mouvoir
avec une rapidité extrême ; ils s'agitent en tous sens, nagent dans le liquide à la manière des anguilles, en faisant
onduler leur queue ; surmontant les obstacles que leur
présente le courant du liquide : on distingue un point
blanc très-brillant à l'union de la tête avec la queue. Peu
à peu leurs mouvements se ralentissent, et la vie les abandonne. La durée de la vie des zoospermes, après qu'ils
sont sortis des vésicules séminales, dépend de la vigueur
de l'individu d'où ils sortent et des organes dans lesquels
ils sont déposés. S'ils sont exposés à l'air libre, leurs mouvements se prolongent peu de temps, quatre, six, huit et

même douze heures. Mais s'ils ont pénétré dans la matrice, dans les trompes de Fallope et sur les ovaires, leur vie, c'est-à-dire leurs mouvements, peuvent persister pendant huit et dix jours. Leur nombre est aussi en rapport avec le pouvoir fécondant du sperme; et enfin, comme j'aurai occasion de l'indiquer tout à l'heure, la nature du liquide avec lequel ils sont en contact hors des vésicules peut prolonger ou abréger leur existence. Quand le sperme ne contient pas d'animalcules spermatiques, ou que ceux-ci sont morts ou malades, il perd sa propriété fécondante (voir *Stérilité*).

b. *Ovules* ou *œufs*.

Les ovaires (LL, fig. 27, p. 90) sont, dans le sexe femelle, les analogues des testicules dans le sexe mâle, d'où le nom de *testes muliebres* que leur donnaient les anciens. Leur ablation, ou leur destruction par la maladie, rend les femmes stériles; de même, pour les hommes, l'ablation des testicules.

Si petits, avant la puberté, que leur poids égale à peine 50 centigrammes, ils prennent tout à coup, à cette époque, un tel accroissement, qu'ils pèsent 8 et 10 grammes. A leur surface apparaissent de petites vésicules, qu'on n'y voyait pas auparavant; ils se flétrissent à l'âge critique, et disparaissent presque. Quand arrive la puberté ou l'époque des règles, voici les transformations qui s'effectuent dans l'ovaire. Ainsi que je l'ai dit dans l'article *Anatomie* (fig. 27), l'ovaire est formé par une agglomération de vésicules. Or, *chaque époque menstruelle n'est que le résultat de la fluxion sanguine qui s'opère autour d'un ovule arrivé à maturité.* Chaque vésicule est une petite coque fibreuse (A, F, F', P', fig. 51) qui, à l'approche des règles, *se gon-*

fle, rougit; se ramollit, s'amincit, se rompt, et donne pas-
sage à l'ovule ou œuf (A, *ibid.*), qui est saisi par le pavillon de la trompe de Fallope (T, fig. 27), et porté par ce
conduit (T', *ibid.*) dans la matrice (UUU, *ibid.*), d'où il est
expulsé au dehors avec le sang des règles. Après la sortie
de l'ovule (I, fig. 51), la plaie de la vésicule se cicatrise

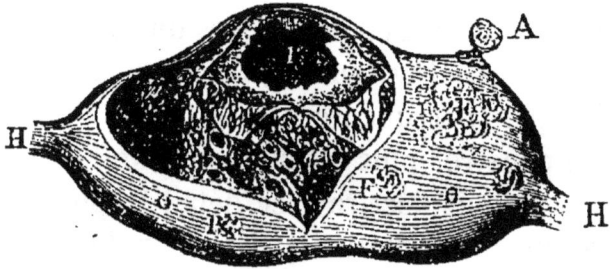

FIGURE 51.

Représentant l'ovaire incisé pour montrer des vésicules de Graaf,
et des œufs à différents degrés de développement. (voir aussi
figure 27).

HH, attaches de l'ovaire dans le ligament large (voir fig. 27).
OO, enveloppe extérieure de l'ovaire.
F, F', P', bosselures qui font saillie sur la surface de l'ovaire, et indiquent
divers degrés de développement des œufs.
A, rupture d'un œuf et sortie de l'ovule (voir figure 52).
I, vésicule de Graaf, ouverte au moment de son plus grand degré de
maturation. On peut voir les différentes enveloppes ou feuillets qui
le constituent. Le centre noir, ou intérieur de la vésicule, est rempli
par un liquide au milieu duquel est l'œuf (figure 52). La surface
incisée fait voir les cicatricules résultant de pontes antérieures.

et présente une tache jaunâtre, connue sous le nom de
corps jaune. Autrefois, qu'on ne connaissait pas aussi
bien la physiologie des organes génitaux, on prétendait
que ce corps jaune indiquait une fécondation antérieure ;
mais on a constaté la présence de ce corps jaune, ou cicatrice, sur des vierges.

Chaque mois donc, *indépendamment de tout rappro-*

chement sexuel, une des vésicules arrive à maturité, et suit le trajet que je viens d'indiquer. *De sorte que chaque époque menstruelle est un véritable accouchement ou ponte spontanée d'un œuf ou ovule qui n'a pas été fécondé.* Les phénomènes matériels qu'on a pu constater sur les ovaires de la femme et sur ceux des femelles d'animaux, prouvent l'identité parfaite de l'*évolution ovarienne* et de la *menstruation* avec les phénomènes du *rut* chez les animaux. Seulement, chez ceux-ci, la périodicité du retour du rut n'est pas si fréquente.

Avant de pénétrer plus intimement dans l'étude de la fécondation, je dois décrire avec détail le phénomène le plus apparent de la maturation de l'ovule, c'est-à-dire l'*éruption des règles.*

Menstruation, ou éruption des règles.

On désigne sous le nom de *menstrues, règles, mois, ordinaires, flueurs, purgations, lunes, affaires, époques,* l'évacuation de sang qui a lieu, tous les mois, par la matrice.

Cette excrétion mensuelle existe chez toutes les femmes, à quelque race qu'elles appartiennent. Son apparition indique la nubilité des jeunes filles, et, sauf le cas où les femmes sont enceintes ou nourrices, cette fonction s'exécute périodiquement, dans l'état de santé, tant que persiste l'aptitude à la fécondation.

Époque de la première apparition des règles. Cette époque n'est pas la même dans les différents climats, ni pour toutes les femmes dans le même pays. Les différences de température, l'alimentation, les occupations de la ville, sont, en général, les causes des nombreuses variétés qu'on remarque à cet égard. Les femmes des pays chauds, tels que l'Éthiopie, l'Égypte, l'Inde et les pays les plus méridionaux de l'Europe, sont réglées dès l'âge de dix ans et même plus tôt, comme le prouvent plusieurs exemples remarquables. Ainsi Mahomet épousa Cadisja à cinq ans, et l'admit dans son lit à huit. Dans les climats du Nord, tels que la Suède, le Danemark, la Norwége, une grande partie de la Russie, la menstruation n'a lieu qu'à un âge beaucoup plus reculé. En France, c'est le plus communément vers la quatorzième année que les jeunes filles sont réglées pour la première fois. En général, la menstruation est moins précoce dans les campagnes que dans les villes; chez les jeunes filles fortes, vigoureuses, assujetties à des travaux fatigants, que chez celles d'un tempérament sanguin et lymphatique, vivant dans l'indolence et la paresse. La lecture des romans, la vue répétée des spectacles, la danse, les plaisirs du monde, l'abondance de la nourriture, la succulence des mets, l'habitude de l'onanisme, hâtent aussi la première apparition des règles.

Certains *symptômes généraux* précèdent et annoncent l'éruption de la première époque menstruelle. Avant l'établissement de cette fonction, qui doit amener une si grande perturbation dans toute l'économie de la jeune fille, sa conformation générale paraît à peine ébauchée. Les membres sont grêles et allongés, la poitrine n'a point de développement, la taille manque de souplesse, le bassin est étroit, les hanches peu développées. Quand les règles sont pour apparaître, le corps prend à l'instant même un accroissement considérable; les formes extérieures sont plus arrondies, plus gracieuses; la peau se colore d'une teinte plus animée; la poitrine s'élargit, et les seins se développent; le bassin augmente de dimension dans tous les sens; les hanches sont mieux accusées. La voix prend un timbre plus doux. Il s'opère aussi de notables changements dans le moral de la jeune fille : ses regards sont plus timides, elle devient plus réservée ; habituellement pensive, elle rougit et soupire facilement.

Les *symptômes locaux* précurseurs consistent dans un sentiment de pesanteur, de gonflement, de chaleur au bas-ventre, aux reins ; une légère démangeaison aux parties sexuelles, des lassitudes générales. Il survient un écoulement muqueux, blanchâtre, plus ou moins promptement suivi de l'écoulement du sang, dont l'apparition fait cesser tous les malaises. Cette première évacuation sanguine, ordinairement peu abondante, dure deux, trois ou quatre jours, puis cesse, pour reparaître après un temps plus ou moins long ; et, après quelques intervalles inégaux, elle prend la périodicité régulière qu'elle doit conserver jusqu'à l'époque où elle cessera naturellement d'avoir lieu. Il est des femmes chez lesquelles chaque retour des règles est, pendant toute la durée de la menstruation, marqué par des malaises généraux, la migraine, des douleurs de reins, de bas-ventre, et une extrême irritabilité nerveuse.

Assez souvent la menstruation s'effectue sans avoir été précédée d'aucune souffrance. C'est pendant le jeu, la danse ou le sommeil qu'apparaît la première éruption sanguine. Certaines jeunes filles, qui n'ont pas été prévenues du futur développement de cette fonction en elles, sont parfois très-effrayées de l'écoulement du sang par les parties sexuelles ; aussi recommandé-je toujours formellement aux mères de les avertir et de les rassurer d'avance.

La *durée de l'écoulement sanguin* à chaque période menstruelle est, en général, invariable chez une femme bien portante ; mais elle diffère d'individu à individu. Elle est le plus ordinairement de quatre à cinq jours ; elle peut varier de trois à huit.

La *quantité* de sang est toujours à peu près égale chez la même femme, mais varie beaucoup selon les différents individus. Certaines femmes voient à peine quelques taches pendant quelques heures ou une journée ; elles *marquent* à peine, comme on dit ; d'autres ont de véritables pertes pendant huit à dix jours. On a essayé d'évaluer approximativement la quantité de sang que perdent les femmes à chaque évacuation menstruelle. Hippocrate l'estimait être de deux cotyles, ce qui, d'après Galien, équivaudrait à 550 grammes (18 onces). Cette estimation pouvait être vraie pour le climat de la Grèce, mais elle est beaucoup trop élevée pour le nôtre. Il est admis que la généralité des femmes perdent, en moyenne, 100 à 150 grammes de sang à chaque époque. Très-peu perdent 200 à 250 grammes de sang : au delà de ce chiffre, il est à peu près certain qu'il y a maladie de matrice.

En général, les femmes du Midi ont des règles moins abondantes que celles du Nord. Les femmes déjà un peu avancées en âge, et qui ont eu plusieurs grossesses, perdent moins de sang que celles qui sont plus jeunes, et qui n'ont pas encore eu d'enfants.

Le mariage cependant et la grossesse amènent souvent une crise favorable ; et telle jeune fille, d'ailleurs bien portante, chez qui la menstruation avait été jusqu'alors irrégulière et très-douloureuse, acquiert en se mariant, ou après une première grossesse, la faculté d'être parfaitement réglée par la suite.

Les femmes qui ont beaucoup d'embonpoint sont en général peu réglées : celles, au contraire, qui sont douées d'un tempérament sec et nerveux le sont davantage. Les femmes des campagnes sont moins abondamment menstruées que celles des villes. Celles qui mènent une vie active, qui se nourrissent d'aliments communs, dont l'imagination est peu vive et les sens grossiers, ont, en général, des règles moins abondantes que les femmes qui usent d'aliments succulents, qui mènent la vie tourmentée des salons, et dont les sens sont dans un état continuel d'excitation.

Du reste, une foule de circonstances influent pendant la durée de cet écoulement sur sa quantité. La moindre émotion morale, chez certaines femmes, l'arrête et le supprime; parfois, après le repas, le sang s'arrête pendant quelques heures.

L'action du froid, à l'extérieur ou en boissons, exerce une influence analogue. Combien de jeunes filles ou de femmes ont mis leur vie en danger en arrêtant les règles par un bain de pieds froid, pour pouvoir figurer à un bal, à une soirée? Je connais cependant quelques dames dont les règles ne coulent abondamment qu'autant qu'elles ont les pieds humides. Habituellement l'exercice à pied active l'excrétion menstruelle. Le repos au lit, qui arrête l'écoulement sanguin chez quelques personnes, l'excite beaucoup chez d'autres.

Certaines femmes rendent, à l'époque des règles, une espèce de sac membraneux dont la forme semble moulée sur la cavité de la matrice : c'est une portion de la membrane muqueuse utérine qui s'est détachée. Mais cette exfoliation partielle n'a lieu que chez les femmes dont les règles sont difficiles, très-abondantes, accompagnées de coliques violentes, ou encore chez celles qui ont éprouvé un retard. Ce phénomène ne se montre habituellement que chez les femmes qui abusent du coït ou se livrent à l'onanisme.

Quelle que soit la quantité de sang que les femmes perdent à chaque période menstruelle, cette quantité n'est pas également répartie entre les jours pendant lesquels l'écoulement a lieu. Le plus ordinairemeut, le flux est peu abondant le premier jour; il l'est davantage pendant les deux jours suivants; il va ensuite en diminuant. Chez quelques femmes, après un ou deux jours de durée, il est interrompu pendant le même espace de temps pour reparaître ensuite. Le flux sanguin est souvent précédé et suivi d'un léger écoulement de mucosités blanchâtres, plus ou moins glaireuses.

On a eu, à diverses époques, des idées différentes *sur la nature et les qualités* du sang menstruel. Hippocrate et Aristote disent que le sang menstruel est semblable à celui d'un animal récemment tué. Malgré de si graves autorités, on vit s'établir le préjugé populaire que ce sang est fétide, vénéneux, et que ses exhalaisons même produisent les effets les plus délétères. On a trouvé au sang des règles plus de viscosité qu'au même liquide sortant de ses vaisseaux. Ce fait s'explique très-bien par la présence du mucus, qui s'y trouve en plus ou moins grande quantité.

La couleur foncée de ce sang, et le peu d'affaiblissement qui résulte d'un écoulement, même considérable, des règles, font généralement penser que c'est du sang veineux, et non du sang artériel.

Le nom de *mois* donné aux règles indique assez qu'elles reviennent tous les mois; mais les uns prétendent que la durée de la période menstruelle est celle du mois lunaire, les autres que c'est le mois solaire qu'elle suit (on sait que le mois lunaire est de deux à trois jours plus court que l'autre). Beaucoup de dames pointent avec une épingle sur l'almanach chaque apparition de leurs règles, et ces retours coïncident avec les mêmes quantièmes des mois solaires. Chez bon nombre de personnes, ces époques anticipent de deux ou trois jours sur le terme du mois solaire, ce qui revient à peu près à la période lunaire. D'autres femmes ont leurs règles tous les vingt-quatre, vingt, quinze jours même, et, dans ce dernier cas, peuvent être abondamment menstruées pendant huit jours chaque fois. Quand il en est ainsi, les femmes sont habituellement maigres, et douées d'un système nerveux très-irritable.

Une fois la menstruation établie, elle continue de se produire régulièrement, sans autre interruption que celle qui a lieu pendant la grossesse, l'allaitement et les maladies, jusqu'à l'âge de quarante-cinq à cinquante ans, De même que pour la quantité de sang perdue, la durée des règles, leur périodicité et leur époque, la *cessation des menstrues* varie suivant les différentes femmes. Ainsi, sauf les cas extraordinaires de femmes qui *perdent* à vingt-trois, à trente ans, il n'est pas rare de rencontrer des personnes dont les règles cessent à trente-huit et surtout quarante ans. Par contre, la menstruation peut se prolonger jusqu'à cinquante-cinq, soixante ans et plus. La faculté d'engendrer se conserve en même temps. En général, les femmes qui sont réglées de bonne heure sont aussi celles qui cessent plus tôt de l'être. Cependant on rencontre des personnes douées d'une grande puissance de reproduction, chez lesquelles les menstrues apparaissent vers neuf à dix ans, et se prolongent jusqu'à cinquante et cinquante-cinq ans. J'ai eu quelquefois occasion de constater ce fait, ainsi que les diverses particularités que j'ai mentionnées dans ce chapitre.

La *cessation des règles* ou *ménopause* a lieu quelquefois brusquement, ou bien il arrive qu'après une suppression accidentelle, les menstrues ne reparaissent plus, et les femmes n'en sont pas autrement incommodées. Malheureusement il est loin d'en être toujours ainsi, et le grand nombre d'accidents qui peuvent se manifester à cette occasion a depuis longtemps fait donner à cette période de la vie des femmes le nom de *temps, d'âge critique*. La disparition des règles est ordinairement annoncée, plusieurs années à l'avance, par des dérangements plus ou moins remarquables. Souvent il y a une diminution progressive dans la quantité de sang évacuée à chaque menstruation et le temps pendant lequel il coule ; d'autres fois, au contraire, cette quantité devient de plus en plus abondante, et les époques se prolongent tellement qu'elles semblent se confondre, et ne sont différenciées que par l'augmentation du flux sanguin. Parfois le retour des règles s'éloigne de plus en plus, et elles ne reparaissent plus qu'à des intervalles très-irréguliers et fort longs. Souvent un écoulement de flueurs blanches, continu ou périodique, s'établit avant la cessation complète de la menstruation, et persiste quelque temps après.

Un malaise général, des engourdissements dans tous les membres, des douleurs dans les reins, des bouffées de chaleur montant de la poitrine au visage, des douleurs de tête, des migraines, un agacement général du système nerveux, sont le cortége habituel des symptômes qui surviennent aux femmes à cette époque. Souvent des maladies, jusque-là restées latentes, se manifestent subitement ; d'autres affections, particulièrement celles de la matrice et des seins, jusque-là stationnaires, prennent tout à coup une marche rapide. Aussi j'insiste toujours, près des dames atteintes de ce genre de maladies, pour qu'elles se fassent traiter et guérir avant ce moment périlleux de leur existence.

Les femmes sont presque toujours dans une grande appréhension pour cette période de leur vie ; elles s'alarment parfois de phénomènes tout naturels. Par opposition, quelques autres vivent dans une sécurité trompeuse, et rattachent volontiers à la cessation des menstrues des symptômes fort inquiétants. Je ne saurais assez prémunir les femmes contre ces frayeurs et cette confiance exagérées. L'une et l'autre de ces situations sont, du reste, le plus fréquemment entretenues par l'entourage de femmes trop souvent incompétentes dans ces questions. Dans cette circonstance, le mieux est de réclamer les soins éclairés du médecin.

Certaines femmes qui, pendant tout le temps de la menstruation, avaient été sujettes à des souffrances continues, voient, leurs règles passées, une nouvelle ère s'ouvrir pour leur santé. Elles acquièrent alors un fonds inépuisable de vie; le temps des périls est passé. Un embonpoint remarquable et un vif coloris du visage succèdent à la maigreur et à l'altération continuelle des traits. Le changement du système nerveux, qui en est la conséquence, est aussi facilement remarqué par les personnes qui avaient eu à souffrir de l'inégalité d'humeur de la malade.

Le *siége* et surtout la *cause* des règles avaient été à peu près méconnus jusqu'à ces dernières années. La solution de ces deux questions est maintenant, grâce aux belles recherches de M. Coste, hors de toute contestation. Le sang des règles provient de la cavité de la matrice; il suinte manifestement à travers les gerçures microscopiques que présente la membrane muqueuse utérine. Ce fait a été mis hors de doute par les nombreuses autopsies de femmes mortes accidentellement pendant leurs règles.

Quant à la cause de la menstruation, elle doit être rapportée au développement, à la maturation, à l'évolution d'un œuf dans l'ovaire. En effet, il est bien constaté que l'absence d'ovaire entraîne nécessairement l'absence de menstruation, et qu'il existe une analogie complète entre les phénomènes du rut chez les femelles d'animaux et les symptômes qui accompagnent la menstruation chez les femmes. Chez les femmes mortes pendant ou après l'époque des règles, l'autopsie a toujours permis de constater dans l'ovaire les modifications suivantes :

A l'époque de la puberté, l'ovaire, qui jusque-là était resté très-petit, prend un accroissement notable; une vie nouvelle s'y développe. Une des nombreuses vésicules dont cet organe est composé (voir *Ovaire* et fig. 51, p. 168) prend tout à coup un volume tellement considérable, qu'elle soulève l'enveloppe de l'ovaire, qui bientôt, par trop distendue, se déchire et laisse échapper l'ovule, qui est saisi par le pavillon de la trompe, et porté dans la cavité de la matrice, d'où il est expulsé au dehors avec le sang menstruel. C'est là ce qui constitue la *ponte spontanée.* La congestion sanguine dont l'ovaire est le siége à cette époque s'étend à la matrice, et c'est là ce qui cause l'hémorrhagie menstruelle ou les règles. A chaque fois qu'un ovule arrive à maturité, les mêmes phénomènes se reproduisent, et voilà pourquoi certaines femmes sont réglées plus tôt, plus fréquemment ou plus tard que d'autres. Quand la série des ovules qui devaient se développer est épuisée, l'ovaire s'atrophie, les règles se suppriment, et la femme n'est plus apte à la fécondation.

Il reste à savoir pourquoi, dans l'espèce humaine, l'évolution d'un ovule a lieu chaque mois. C'est là un des mystères impénétrables de la nature, que nous ignorerons probablement toujours, de même que nous ne savons pas pourquoi tel animal est apte à la fécondation tous les deux ou trois mois, tandis que tel autre n'entre en rut qu'une fois par an. Savons-nous par quelle raison certaines plantes produisent chaque mois des fleurs nouvelles, tandis que d'autres végétaux ne fleurissent que chaque année?

2° Où et comment le sperme et l'ovule sont-ils mis en contact?

Avant de dire *où et comment* le sperme est mis en contact avec l'ovule, qu'on me permette de citer les exemples de fécondations artificielles auxquelles se sont livrés Spallanzani et MM. Prevost et Dumas sur les grenouilles.

Spallanzani examine comparativement, dans de l'eau très-limpide, et hors de l'eau, des grenouilles pendant qu'elles sont accouplées. Il voit qu'au moment où la femelle pond ses œufs, le mâle lance sur eux une liqueur transparente, qui les arrose et les féconde. Pour avoir la certitude que c'est bien la liqueur projetée par le mâle sur les œufs qui a effectué la fécondation, il habille le mâle avec une culotte de taffetas ciré, et il observe 1° que les œufs ne sont plus fécondés; 2° que la culotte est remplie d'assez de sperme pour qu'il en puisse recueillir. Il imprégne un pinceau de ce sperme, et tous les œufs qu'il touche avec ce pinceau sont fécondés.

MM. Prevost et Dumas ont répété et modifié la même expérience, toujours avec le même succès : quand il y a des animalcules spermatiques dans le sperme et que ces animalcules sont vivants, la fécondation a lieu, *pourvu qu'il y ait contact*, ce qui détruit l'hypothèse de l'*aura seminalis*.

En effet, ces illustres physiologistes ont prouvé, de la manière suivante, que le *contact matériel* était nécessaire : 1° On a pris deux verres de montre susceptibles de s'adapter l'un à l'autre, dans l'inférieur on a mis cinquante centigrammes de semence, dans l'autre une vingtaine d'œufs. Après quelques heures, la semence s'était évaporée; la vapeur avait imprégné les œufs, et cependant ils n'étaient pas fécondés; ils le furent, au contraire, dès qu'on les eut

touchés avec le résidu de la semence ; 2° on a distillé, à la
chaleur des rayons solaires, de la semence dont on a fait
passer la vapeur sur les œufs : la fécondation n'a pas eu
lieu, quoique les œufs aient été bien imbibés de la vapeur ; et ces mêmes œufs se sont développés dès qu'on les
eut plongés dans la liqueur restée dans la cornue ; 3° enfin
ils ont filtré du sperme de grenouille, et lavé à plusieurs
reprises, avec de l'eau pure, les animalcules restés sur
le filtre ; puis, avec un pinceau imprégné du liquide qui
avait passé à travers le papier et se trouvait, par conséquent, dépourvu de zoospermes, ils ont touché des œufs
qui n'ont pas été fécondés, tandis que ceux qui ont été
mis en rapport avec les spermatozoïdes restés sur le filtre
se sont parfaitement développés.

De plus, il est constaté, dans toute l'échelle animale,
que les métis, dont le sperme ne contient pas d'animalcules, sont inaptes à la fécondation.

Si, par une cause quelconque, les zoospermes *sont
morts*, la fécondation n'a pas lieu. Elle ne s'effectue pas
non plus *s'ils sont malades*. C'est une observation importante, dont il faut tenir un grand compte dans l'étude des
causes si diverses de la stérilité *dépendant de l'homme*.

Où et comment le sperme est-il mis en contact avec l'o-
vule ? D'après ce que je viens de dire, il est facile de conclure que, comme il faut un contact direct, ce contact ne
peut avoir lieu que dans la matrice, les trompes, ou sur
les ovaires.

Les anciens expliquaient ainsi la fécondation : Le sperme
est dardé à l'entrée de la matrice, et l'*aura seminalis*, pénétrant dans la cavité de cet organe, remonte le long de
la trompe jusqu'à l'ovaire, où il va féconder un ovule. Cet
ovule fécondé descend par la trompe dans la matrice, où
se fait son développement. Cette explication était fort in-

génieuse; il ne lui manquait que d'être vraie. Or, il n'y a point d'*aura seminalis*, et il faut un contact direct. Il faut donc chercher une autre explication concordant avec les faits.

Chez certaines femelles d'animaux, les chiennes, les lapines, par exemple, le contact et la fécondation consécutive n'ont lieu que dans l'ovaire. Certains physiologistes pensent qu'il en est de même chez la femme; mais le plus grand nombre admettent que l'ovule, même détaché de l'ovaire, peut être fécondé dans les différentes parties de son trajet et jusqu'au col de la matrice, c'est-à-dire à sa sortie de l'ovaire, dans la cavité des trompes de Fallope et dans celle de la matrice.

Donc, la fécondation s'opère à la suite des rapports sexuels, quand il se rencontre, avec le sperme, dans la ca-

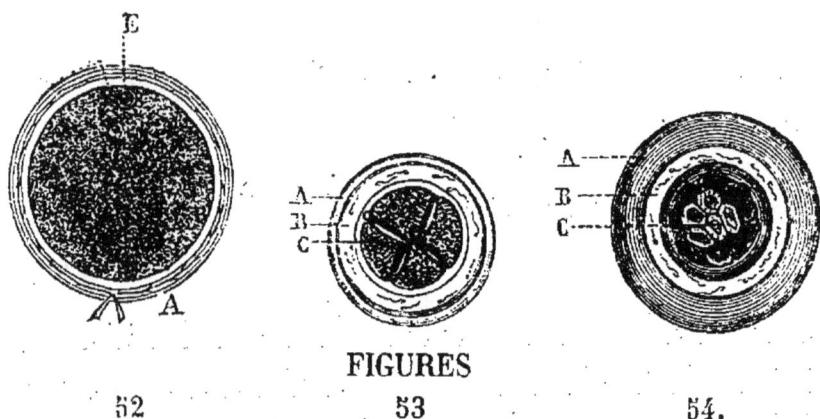

FIGURES

52   53   54.

Représentant les premières modifications de l'œuf lunaire fécondé.

La figure 52 représente la coupe d'une verticale de Graaf grossie, au moment de la sortie de l'ovaire (voir aussi figure 51).

A, feuillet externe.

B, feuillet interne.

1, cavité intérieure, pleine d'un liquide transparent, de nature albumineuse, analogue au jaune de l'œuf des oiseaux.

Les figures 53 et 54 représentent les premières segmentations du jaune.

A, couche d'albumen, dont l'épaisseur augmente à mesure que l'o-
vule se développe.

B, espace dans lequel se meuvent les animalcules spermatiques en
contact avec l'ovule.

C, segmentation du jaune, dont le fractionnement augmente (voir
figures 55 et 56) à mesure que l'œuf grossit.

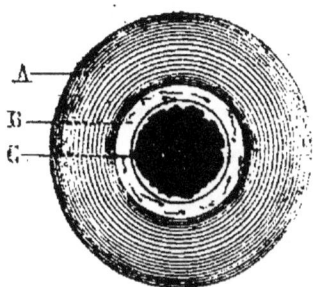 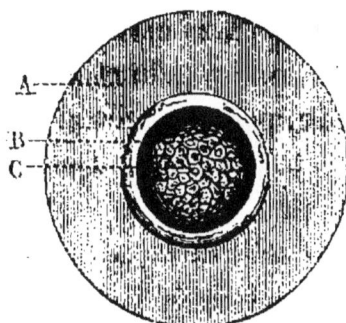

FIGURES

55   56.

Représentant un degré plus avancé de développement de l'œuf.

Mêmes explications que pour les figures 53 et 54.

vité de la matrice, des trompes, ou sur l'ovaire, un ovule
arrivé à maturité : or, comme j'ai dit que la sortie naturelle de cet ovule avait toujours lieu en même temps que
la menstruation, il en résulte (ce que les observateurs
avaient constaté de tout temps) que c'est à l'approche des
règles qu'ont lieu le plus souvent les rapports fécondants.
En effet, quand les trompes sont oblitérées, il y a stérilité;
quand le col utérin est bouché par une membrane ou par
un mucus tellement alcalin qu'il tue les zoospermes, ou
tellement compacte qu'il les empêche de pénétrer; quand
ce même col est dévié et qu'il y a antéversion, comme
dans tous ces cas, le sperme ne pourra pas arriver dans
la matrice, il n'y aura pas contact, et, par conséquent,

pas de fécondation possible, tant qu'on n'aura pas levé ces obstacles.

Ainsi, il est bien établi que, du rapprochement immédiat du sperme et de l'ovule dans la cavité utérine, dans celle des trompes ou sur l'ovaire, résulte un nouvel individu.

3° *Comment, du contact du sperme et de l'ovule, résulte l'individu nouveau.*

Maintenant, quelle est la part d'action afférente à chacune de ces deux substances dans l'acte de la fécondation ?

On a imaginé, à cet égard, une foule d'hypothèses, dont voici les principales :

Relativement au *sperme*, on l'a dit tour à tour : un fluide composé des éléments de chacune des parties du corps humain, et destiné conséquemment à former chacune de ces parties ; le véhicule d'animalcules devenant, à la suite de plusieurs métamorphoses, l'individu nouveau, ou en constituant l'élément principal, le système nerveux ; enfin, un fluide d'avivement destiné à imprimer au germe le mouvement de vie et de développement.

Relativement à la matière fournie par l'*ovaire*, mêmes dissidences : c'est une vésicule pleine d'un sperme formé, comme celui du mâle, des éléments de chacune des parties du corps ; c'est une vésicule destinée à servir de nid à l'animalcule spermatique, ou à lui fournir de la matière nutritive ; c'est une substance amorphe, mais ayant cette nature gélatineuse qui la rend apte à recevoir la cause de la vie, le mouvement vital ; c'est un germe, un œuf préexistant dans la femelle, et ayant l'aptitude à former, sous l'influence fécondante du sperme, un individu semblable à celui qui l'a fourni.

Telles sont les opinions qui se sont successivement produites sur le rôle du liquide spermatique et de l'ovule. Deux systèmes, sur l'action mutuelle et relative de ces deux éléments, ont pendant longtemps joui d'une immense faveur, grâce à l'autorité de leurs auteurs. Je ne les consigne ici qu'à titre de souvenir historique.

Hippocrate *supposa* que les deux sexes possèdent chacun deux semences, l'une forte, l'autre faible, dont ils tirent la source de toutes les parties de leur corps, et surtout des centres nerveux; que le mélange de ces liqueurs dans la matrice, à la suite du coït, sous l'influence de la chaleur propre à cet organe, donne naissance à l'embryon; enfin, que, de ces deux semences, la plus forte engendre les mâles, et la plus faible les femelles.

Aristote se faisait de la génération une idée toute différente : d'après *son hypothèse*, le fluide séminal, dont il ne reconnaît l'existence que chez le mâle, renferme quelque chose d'éthéré et d'immatériel, l'*aura seminalis*, qui contient surtout l'élément des autres parties, et fournit la forme de l'embryon, avec le principe de son mouvement; chez la femme il n'y a pas de semence, mais le sang des règles en tient lieu; ce sang est épaissi par le principe éthéré de la semence de l'homme, et enfin l'embryon naît de cette coagulation. En un mot, d'après les expressions d'Aristote lui-même, *le sang menstruel est le marbre, le sperme le sculpteur, le fœtus la statue.*

De même que, quand les rapports sexuels sont complets, l'homme ou la femme ne peuvent pas faire, selon leur caprice, qu'il y ait ou qu'il n'y ait pas fécondation, de même la volonté ne peut rien sur les produits, *sur le sexe de l'enfant,* par exemple, ni sur ses qualités physiques et morales futures. A la vérité, quelques philosophes et médecins anciens, Anaxagore, Aristote et Hippocrate, avaient cru que *le testicule et l'ovaire droits* fournissaient les rudiments des *garçons*, et que ces parties du *côté gauche* fournissaient ceux des *filles*. Mais d'abord, en supposant vrai le fait sur lequel repose ce système, il faudrait pouvoir influencer ou faire agir de préférence tel ovaire ou tel testicule; et on ne voir pas comment, sérieusement, on pourrait y parvenir. Ensuite il est faux que de l'ovaire ou testicule droit proviennent les garçons, et de l'ovaire et du testicule gauche les filles : des hommes privés de l'un des testicules ont engendré à la fois filles et garçons; il en a été de même des femmes qui avaient un des ovaires détruit par la maladie. Dans des expériences, on a extirpé l'un des ovaires à des lapines, et ces femelles, couvertes ensuite, ont mis bas des animaux de l'un et de l'autre sexe. Enfin, ayant ouvert une lapine pleine, j'ai trouvé dans la même corne de la matrice des fœtus mâles et des fœtus femelles, bien que tous provinssent de l'ovaire correspondant.

Il en est de même du *nombre des produits de la conception*. Bien que l'espèce humaine soit le plus souvent unipare, on observe quelquefois des grossesses doubles, triples ou même quadruples. Personne n'admet plus maintenant la *superfétation*. Quand la matrice est remplie par le produit de la conception, la femme ne peut plus être fécondée, à moins que la cavité utérine ne soit divisée par le milieu, au moyen d'une cloison charnue, en deux parties distinctes; mais une semblable disposition est excessivement rare. Une grossesse double, triple, quadruple, ne peut avoir lieu que lorsque deux, trois ou quatre œufs sont fécondés dans le même coït, ou dans deux, trois ou quatre rapprochements qui auraient lieu dans la même journée. Au delà de ce temps, la matrice s'organise pour le développement de l'embryon, et les ouvertures s'oblitèrent.

Enfin, on ne peut rien non plus sur les *qualités morales et physiques* futures de l'enfant. C'est irrésistiblement qu'il a tel tempérament, telle constitution, qu'il est bien fait ou difforme, etc. Cependant ici nous avons plus de pouvoir que sur le *sexe* et le *nombre*. Si nous ne pouvons exercer une influence instantanée, au moins nous pouvons déterminer à la longue quelques modifications. D'abord, il est possible que l'*état moral* des deux individus au moment du rapprochement, que le degré d'activité avec lequel ils accomplissent cette fonction, aient une influence sur son résultat, et par conséquent sur les qualités de l'individu nouveau. Sans admettre, avec Aristote, que la plus grande fréquence des difformités de l'espèce humaine tient à l'*insouciance* avec laquelle cette espèce accomplit la génération, il n'est pas déraisonnable de croire que l'individu nouveau sera plus ou moins vivace, selon que la création originelle aura été effectuée avec plus ou moins d'*énergie* ou de *faiblesse*. En second lieu, en abandonnant comme non suffisamment démontrée cette première influence, il en est une autre incontestable, dépendante des *qualités des père et mère*. Ces père et mère, en effet, transmettent souvent, à leurs enfants, *leur constitution, leurs qualités morales, leurs maladies*, et jusqu'à leurs *formes extérieures*, puisqu'on voit souvent entre eux les plus *fortes ressemblances*. Or, n'est-il pas possible d'influer par là sur les qualités des enfants, en réglant les *conditions du rapprochement*, en présidant au *choix des individus* qui s'associent?

Aussi, bien que nous ayons relégué parmi les chimères l'*art de procréer des sexes à volonté*, nous jugerons moins sévèrement celui de la *mégalanthropogénésie*, c'est-à-dire d'avoir des enfants beaux et des enfants d'esprit. Étant admise la possibilité d'une influence exercée par l'état moral des époux au moment du coït, et surtout celle d'une *transmission héréditaire* des parents aux enfants, on conçoit qu'on peut régir un peu tout ce qui a trait à ces deux choses. Peut-on douter que l'*abus des plaisirs de l'amour* n'imprime aux fœtus engendrés une *faiblesse originelle*, et qu'au contraire un *exercice modéré* de la génération ne fasse procréer des *enfants robustes*? Pour perpétuer nos animaux domestiques et en améliorer constamment les espèces, nous faisons un choix des mâles et des femelles que nous accouplons; nous les prenons dans l'âge de la force, et nous en croisons diversement les races, selon le genre de qualités que nous voulons imprimer aux produits. Qui oserait dire que tout ceci, théoriquement du moins, ne soit applicable à l'homme? Loin de moi, sans doute, la pensée de méconnaître ce que la haute dignité de notre espèce réclame de liberté pour les individus mis en état social! Mais la législation n'enfreint-elle pas les lois les plus élémentaires de la physiologie, et par conséquent de la nature, quand elle permet, par exemple, des mariages entre des personnes d'un âge extrêmement disproportionné, ou entre des personnes saines et d'autres affectées de maladies héréditaires? Pour n'en citer qu'un exemple, personne n'ignore qu'il est admis maintenant par tous les médecins que les *scrofules*, qui font de si cruels ravages sur les enfants et sont cause de tant de difformités incurables, sont le résultat de la *syphilis dégénérée et héréditaire*. Avouons que, loin de chercher à *améliorer*, on ne travaille pas même à *prévenir* les détériorations et la dégénérescence croissante de l'espèce humaine!

Comme complément indispensable de ce chapitre, voir celui qui traite de la *Stérilité ou impuissance*.

DÉVELOPPEMENT, DANS LA MATRICE, DU PRODUIT DE LA CONCEPTION, OU DE LA GROSSESSE.

On ne doit pas s'attendre à trouver dans ce chapitre, ni dans le suivant, où il est question de la parturition, un cours complet d'accouchements, mais seulement des notions sommaires et exactes sur les phénomènes principaux de la reproduction de l'espèce humaine. J'ai pensé qu'il était utile de vulgariser ces connaissances pour rassurer les jeunes femmes, qui s'alarment souvent à tort de leur position ; les détourner de suivre certaines pratiques vicieuses qui pourraient nuire à leur santé et à celle de leur enfant ; et enfin leur indiquer les écueils à éviter pour ne pas devenir la proie et trop souvent la victime de *maladies des seins, de matrice* ou d'*affections nerveuses,* que les malades elles-mêmes rattachent si justement à une grossesse antérieure.

La *grossesse* ou *gestation* est l'état de la femme qui a conçu, et qui porte dans son sein le produit de la conception.

Cet état commence dès le moment de la fécondation, et se termine à l'accouchement. Il dure deux cent soixante-dix-jours ou neuf mois solaires. (Voir *Accouchement.*)

Aussitôt que la fécondation, ou imprégnation de l'œuf humain par le sperme, est effectuée, il se passe, du côté de la mère et dans l'ovule, des modifications qui doivent être séparément étudiées.

A. Changements qui surviennent du côté de la mère.

Sans suivre, jour par jour, les changements qui surviennent dans la matrice et les organes environnants, les troubles de la digestion, de la circulation, des sécrétions et du système nerveux, j'indiquerai les altérations particulières qu'entraîne la grossesse confirmée dans chaque système organique, et, autant que faire se pourra, je donnerai la raison de chaque signe.

Signes de la grossesse.

a. Mettant de côté cette sensation particulière par laquelle certaines femmes, déjà mères, savent distinguer le coït fécondant des autres, je dirai que le principal symptôme qui fait soupçonner la grossesse est *la suppression des règles.* Ce fait est tellement général, que quand il survient à une femme en bonne santé, habituellement bien réglée, sans cause connue et sans être suivi d'aucun symptôme morbide, il est avec raison regardé comme un signe certain de grossesse.

Cependant il y a des exceptions : ainsi 1° certaines femmes peuvent voir leurs règles supprimées sans être enceintes ; 2° d'autres femmes enceintes sont menstruées pendant les premiers temps de la grossesse ; et enfin, exception très-rare, il existe dans l'histoire de la médecine le fait très-curieux de femmes qui, n'étant jamais réglées, n'ont vu leurs menstrues que pendant le temps de la gestation, et cela à chaque grossesse.

1° Il n'est pas rare, surtout chez les jeunes femmes nouvellement mariées, de voir les règles se supprimer tout à coup, et sans autre motif que le trouble produit par les premières relations sexuelles. Dans ce cas, on peut voir aussi le ventre se gonfler, et quelques malaises généraux venir confirmer les désirs ou les espérances du jeune ménage. Cependant il n'y a pas gestation, et deux, trois ou quatre mois ensuite, les règles reprennent leurs cours régulier. Mais lorsque, ensuite, chez ces mêmes personnes, les menstrues cessent, il est à peu près certain qu'il y a grossesse.

2° Par opposition, quelques femmes ont leurs règles pendant les premiers mois de la grossesse ; mais, le plus souvent, si l'on veut bien faire attention, on verra que les règles n'ont pas la périodicité habituelle, qu'elles avancent ou retardent, et que la quantité de sang évacué est moins grande ou beaucoup plus considérable qu'à l'ordinaire. La qualité du sang est aussi modifiée : au lieu d'avoir sa couleur rouge vif, c'est une eau rougeâtre, qui tache à peine le linge. Cette apparition extra-normale du sang pendant la grossesse ne dure que les deux ou trois premiers mois au plus, et jusqu'à la fin de la gestation le sang ne reparaît plus.

Cela est dû probablement à ce que, dans les premiers temps, l'enfant n'absorbe pas tout le sang qui lui est destiné, tandis que plus tard cette même quantité n'est plus surabondante.

b. Gonflement du ventre. Ce signe, qui est capital chez un grand nombre de femmes, peut souvent induire en erreur au début de la grossesse.

Ainsi, certaines personnes sont enceintes depuis trois mois, et ne voient pas le volume du ventre augmenter d'une manière appréciable : cela tient à ce que la matrice n'est encore développée que dans le petit bassin; mais, à mesure que son augmentation de volume la force à s'élever dans le ventre, on voit celui-ci se gonfler, et devenir dur dans la partie inférieure et sur le milieu. Progressivement cette tuméfaction s'élève, gagne le nombril ou ombilic, le dépasse. Cet accroissement en hauteur a lieu jusque vers le milieu du huitième mois; à cette époque, le ventre *tombe,* comme on dit, et les femmes paraissent beaucoup moins grosses au moment d'accoucher qu'elles ne l'étaient vers le huitième mois.

D'autres femmes, dès les premiers temps de la grossesse, ont un très-gros ventre; un mois et même deux mois plus tard, cet organe est moins volumineux, ce qui souvent leur fait abandonner l'idée qu'elles sont enceintes. Quelques-unes, tous les soirs, ont le ventre très-développé, tandis que le matin il est plat. Ces variations sont causées par un gonflement nerveux des intestins, et ces irrégularités mêmes sont un signe de grossesse.

c. Le *nombril* ou *ombilic,* qui est plus enfoncé dans les premiers mois de la grossesse, paraît, au quatrième mois, moins creux qu'avant la conception, et, à partir de cette époque, il fait même saillie au-dessus du ventre, comme on le voit en T', fig. 58.

d. Chez les femmes qui n'ont pas encore eu d'enfants, la première grossesse fait apparaître sur le milieu du ventre, *depuis le nombril jusqu'au pubis, une ligne brune plus ou moins foncée.* Chez les femmes qui sont déjà mères, ou dont la peau est très-brune, ce signe a moins d'importance.

e. A mesure que la peau du ventre se distend, elle s'éraille, et il se fait des *vergetures* ou déchirures d'une couleur brune ou bleuâtre, qui forment des lignes courbes parallèles, dont la convexité regarde les aines et le bas-ventre. Ces vergetures, très-nombreuses chez certaines femmes, existent à peine chez d'autres; et j'ai vu des femmes qui avaient eu jusqu'à douze enfants et qui n'en avaient pas de trace. Après l'accouchement, ces éraillures pâlissent, mais ne disparaissent pas.

f. Envies fréquentes d'uriner. Ce symptôme est un des plus importants. Il est vrai qu'il peut être déterminé par d'autres causes ; mais dès qu'une femme devient enceinte, c'est un des premiers signes. Il persiste pendant trois à quatre mois. Comme ces besoins sont causés par la pression qu'exerce la matrice sur la vessie (H, fig. 58), ils sont moins fréquents à mesure que la matrice s'élève dans le ventre ; mais ils deviennent de nouveau très-incommodes pendant le neuvième mois, quand la tumeur formée par la matrice s'abaisse, comme je l'ai dit plus haut.

g. Présence dans l'urine, de la kyestéine. L'apparition de ce nouveau corps dans l'urine des femmes enceintes est d'une très-grande importance à constater dans les cas douteux. Voir, à cet égard (page 153), ce que j'ai dit de la valeur de ce signe et des moyens de le reconnaître par l'analyse de l'urine.

h. Les *seins*, qui sont une dépendance des organes générateurs, subissent pendant la grossesse des modifications qui les préparent à la fonction de l'allaitement, et qu'il est très-nécessaire de connaître à-fond.

Dès le début de la grossesse, les seins se tendent, se gonflent. C'est un signe tellement constant pour quelques femmes, que, dès qu'il existe, elles n'hésitent pas à se croire enceintes. A mesure que la glande mammaire se tuméfie, il se passe dans le mamelon (fig. 57) des changements qui sont surtout caractéristiques chez les femmes qui n'ont pas encore été mères.

Ainsi, vers la fin du second mois le mamelon se gonfle, devient plus saillant, et sa couleur est beaucoup plus foncée. L'aréole qui l'entoure, habituellement rosée, prend une teinte d'abord jaunâtre, puis brune, plus foncée par places, qui s'étend quelquefois à une surface plus ou moins considérable du sein, et forme ce que l'on désigne sous le nom de *masque.*

Sur l'aréole on voit apparaître, au nombre de dix à quinze, de petites glandules qui font une saillie de deux

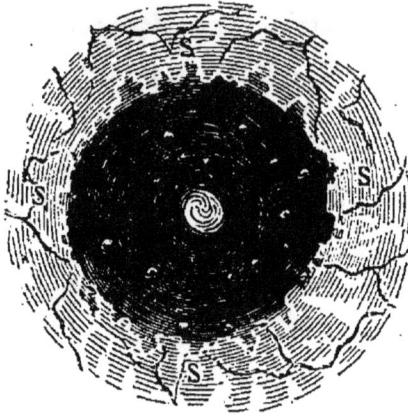

FIGURE 57.

Représentant le bout du sein d'une femme primipare.

SSSS, la peau du sein, sur laquelle se voient des traînées bleuâtres qui sont les sillons des vaisseaux sanguins hypertrophiés.

OO, l'aréole du sein, beaucoup plus foncée qu'avant la grossesse, et sur laquelle se voient des *granulations* caractéristiques, en nombre variable.

A, le bout du sein ou mamelon, beaucoup plus saillant.

à trois millimètres, comme si l'on avait glissé plusieurs grains d'orge sous la peau.

La glande mammaire elle-même se tuméfie, les vaisseaux sanguins y sont bien plus apparents, et on les voit ramper (SSSS, fig. 57), en convergeant vers l'aréole. Les conduits galactophores, gorgés de lait, sont souvent douloureusement distendus, et il n'est pas rare, quelque temps avant l'accouchement, de voir la sécrétion lactée s'accomplir.

Une observation très-importante à noter, c'est que les femmes chez lesquelles les seins, après s'être légèrement gonflés au début de la grossesse, s'affaissent pour rester flasques et mous jusqu'après l'accouchement, seront de très-mauvaises nourrices, tant à cause de la mauvaise qualité du lait que de son peu d'abondance.

i. Les femmes, pendant tout le temps de la grossesse, sont habituellement constipées. Outre la tendance ordinaire à la *constipation*, ce symptôme est augmenté mécaniquement par l'obstacle que la matrice, distendue par le produit de la conception, apporte à la circulation des aliments dans l'intestin, surtout dans sa partie inférieure. Cependant, par une exception singulière, on voit chez quelques femmes l'évacuation alvine s'opérer régulièrement pendant la grossesse, quand, hors de cette position, la constipation est l'état naturel.

j. *Flueurs blanches*. Le système circulatoire de la matrice et du vagin se développe considérablement par le fait de la grossesse, autant pour l'alimentation de l'enfant que pour fournir à l'ampliation de la matrice. Il en résulte que les parties voisines, et le vagin en particulier, sont très-congestionnés; aussi, à partir du troisième mois, voit-on apparaître quelques flueurs blanches, qui chez certaines femmes sont très-abondantes, et contribuent, avec d'autres causes que j'indiquerai plus loin, à les épuiser. Une croyance généralement répandue, et contre laquelle je ne saurais trop prémunir les femmes, est que ces *flueurs blanches sont du lait*. C'est une grave erreur, qui a pour conséquence de laisser les femmes s'affaiblir par un écoulement qu'on peut au moins modérer, sinon tarir complétement. Ces flueurs blanches, ont, du reste, l'avantage de lubrifier les parties extérieures, de les ramollir, et de les préparer ainsi peu à peu à l'énorme distension qu'elles doivent subir au moment de la parturition.

l. Une autre conséquence du développement prodigieux du système circulatoire chez la femme grosse, consiste dans les *varices aux jambes*, les *hémorroïdes à l'anus*, le *gonflement veineux des grandes lèvres* (*thrombus*), et l'*enflure des jambes*. Chez certaines femmes, ces symptômes sont peu développés; mais chez d'autres ils sont portés au plus haut degré, au point de les empêcher de marcher, et de les forcer de rester au lit ou sur une chaise longue pendant six semaines, deux et même trois mois avant le terme.

Après l'accouchement, ces symptômes disparaissent le plus souvent; mais quelquefois aussi, à partir de ce moment, les hémorroïdes à l'anus et les varices font souffrir la femme de temps à autre.

m. Vomissement. Troubles de la digestion. Quelques femmes habituellement souffrantes ont l'heureux privilège de n'être bien portantes que pendant le temps de la grossesse; mais pour le plus grand nombre il est loin d'en être ainsi, et c'est surtout sur les voies digestives que se manifeste sympathiquement l'influence de la grossesse. Outre la constipation dont j'ai parlé plus haut, il survient des vomissements, des dérangements dans l'appétit, des dégoûts, des désirs bizarres qui sont pour les femmes un indice à peu près certain de grossesse. Ces troubles de la digestion commencent assez souvent dès les premiers jours, durent quinze jours à un mois environ. Certaines personnes ont des vomissements opiniâtres qui ne permettent la digestion d'aucun aliment ou boisson, persistent tout le temps de la grossesse, et mettent leur vie en danger. D'autres souffrent d'aigreurs, de rapports acides, de crampes d'estomac.

Il y a, du reste, de grandes variations dans la manière dont ces vomissements se présentent. Ainsi quelques femmes vomissent seulement le matin, en s'éveillant ou en sortant du lit. Le reste de la journée, elles sont tranquilles de ce côté. D'autres vomissent après avoir mangé, tantôt après un des repas, quelquefois à chaque aliment qu'elles prennent. Quelques femmes, étant à table, sont prises d'envies de vomir, satisfont ce besoin, et reviennent prendre de nouveaux aliments qu'elles gardent cette fois. Les unes vomissent avec la plus grande facilité ; ce n'est qu'avec les plus grands efforts que d'autres rendent à peine quelques mucosités glaireuses, teintes de bile ou de filets de sang.

Le *traitement* le plus convenable à opposer à cet accident est très-variable ; quelquefois, en effet, il est calmé par une infusion légère de thé, tilleul, feuilles d'oranger, de camomille, de menthe poivrée ; de l'eau de Seltz, de Vichy, ou d'autres boissons gazeuses ; d'autres fois il est très-rebelle et résiste aux médications les plus énergiques. Le plus souvent, cependant, l'éther, la glace, ou l'eau glacée, les boissons froides et gazeuses prises par petites gorgées, quelques cuillerées de kirschwasser, d'eau-de-vie, de vin d'Espagne, d'eau de mélisse des carmes, étendues d'eau sucrée après chaque repas, le sous-nitrate de bismuth mêlé au potage à la dose d'un demi-gramme, triomphent de ces vomissements. J'ai été souvent dans la nécessité d'opposer à ces vomissements de grands bains prolongés, des cataplasmes laudanisés, ou des quarts de lavements contenant cinq à six gouttes de laudanum de Sydenham ; de poser sur le creux de l'estomac des vésicatoires volants, sur lesquels on appliquait ensuite de la poudre de morphine. Le sulfate de quinine, associé à l'opium en pilules, m'a parfaitement réussi dans un cas très-grave qui avait mis en danger, par son intensité, les jours de la mère.

n. Éblouissements. Syncopes. Défaillances. Les femmes nerveuses, délicates, sont exposées à tomber en syncope pour la plus légère cause, lorsqu'elles sont enceintes ; une affection morale vive, la joie, la colère, les mouvements de l'enfant, peuvent produire ces évanouissements. Les calmants les plus convenables à employer pour faire reprendre ses sens à la femme sont : l'eau froide, l'éther, le vinaigre sur le front, les tempes, les narines.

La signification de ces symptômes varie selon le moment de la grossesse où ils se produisent.

Si c'est au début, c'est une action sympathique du fait de la conception sur le système nerveux central. Vers le cinquième ou sixième mois, c'est le plus souvent un indice de congestion sanguine vers le cerveau ou d'appauvrissement du sang; il existe en même temps de la pesanteur dans les membres, une grande difficulté dans la marche. La saignée enlève souvent ces symptômes comme par enchantement, et bon nombre de femmes sont dans l'habitude de la réclamer à une époque qui varie du quatrième au septième mois. Mais, dans plusieurs circonstances, c'est précisément l'opposé qu'il faut conseiller aux femmes; car la saignée les affaiblit beaucoup, aggrave leur position et les dispose très-mal pour l'accouchement. Un régime tonique, au contraire, des viandes rôties de bœuf, de mouton, des pilules ou des boissons ferrugineuses, du vin de Bordeaux, font disparaître ces accidents, et les femmes ont des suites de couches très-heureuses.

Tels sont les principaux indices auxquels une femme reconnaît qu'elle est enceinte, et les changements qu'apporte la grossesse dans toute son organisation. Dans les cas ordinaires, une jeune femme, aidée des conseils de sa mère ou de parentes expérimentées, peut très-bien parer aux accidents les plus simples; mais je ne saurais trop recommander, dans les cas opiniâtres, de ne se confier qu'aux soins expérimentés du praticien qui devra l'assister dans son accouchement; car, en admettant même que des remèdes vulgaires ne fassent pas de mal, ils font au moins perdre un temps précieux. La femme, ainsi que je viens de le dire, reconnaît ou soupçonne une grossesse aux symptômes ci-dessus mentionnés; mais ces indices sont loin d'avoir une signification univoque, et les praticiens, bien qu'attachant à ces renseignements une notable importance, surtout quand ils sont tous réunis sur la même femme, ne les admettent cependant qu'à titre de *signes rationnels*. Il n'est pas, en effet, un seul de ces indices qui, isolément ou même au nombre de deux ou trois, ne se retrouve dans des cas où la grossesse n'existe pas.

Le praticien expérimenté n'est certain de la réalité de la grossesse que quand il a constaté les *signes* dits *sensibles*, et qui sont les suivants :

1° *La palpation et la percussion abdominales;*

2° *Le toucher par le vagin;*

3° *L'auscultation du cœur du fœtus;*

1° Pour que la *palpation* puisse être pratiquée, il faut que la femme soit couchée sur le dos, la tête légèrement soulevée par un oreiller, et les genoux relevés. Dans cette position, suivant l'époque de la grossesse à laquelle la femme est parvenue, les mains, appliquées sur les parois du ventre, rencontrent une tumeur dure, située sur le milieu de l'abdomen, et qui va remontant depuis le pubis jusqu'au dessus de l'ombilic. Cette tumeur peut commencer à être perçue au deuxième mois de la grossesse. A la percussion, elle rend un son mat. Il est bien entendu qu'on ne la confondra pas avec la vessie distendue par l'urine, qui est une tumeur fluctuante que le cathétérisme fait disparaître, ni avec une tumeur étrangère à la matrice. Du reste, le *toucher*, pratiqué simultanément avec la palpation ou isolément, lève les doutes.

2° Le *toucher* se pratique à l'aide du doigt indicateur de la main droite ou gauche introduit dans le vagin. La femme, pendant cette opération, doit, selon l'occurrence, se tenir debout ou être couchée. Le praticien constate, par ce moyen, l'état du corps et surtout du col de la matrice, et, suivant la mollesse, la longueur ou l'évasement de ce dernier, peut indiquer la période de la grossesse et la position de l'enfant dans la matrice. On peut aussi par ce moyen sentir les *mouvements de l'enfant* ou ceux qu'on lui communique.

3° A partir du quatrième et surtout du cinquième mois de la grossesse, *l'oreille appliquée sur le ventre* perçoit deux bruits parfaitement distincts : l'un de ces bruits, analogue pour l'intensité au tic-tac d'une montre, est produit par les *battements du cœur de l'enfant*, et se renouvelle de 130, 140 à 150 fois par minute; le second, dit *bruit de soufflet*, est dû à la compression, par la matrice, des gros vaisseaux situés dans cette région.

Ce n'est que la constatation de ces signes sensibles, joints à l'existence des signes rationnels, qui peut, dans des cas obscurs, comme il s'en rencontre parfois dans la pratique, permettre au médecin d'affirmer l'existence de la grossesse.

B. **Du fœtus, ou enfant dans la matrice.**

Le produit de la conception porte le nom d'*embryon* tant qu'il n'est pas parvenu à un certain degré de développement, c'est-à-dire environ jusqu'au quatrième mois de la grossesse : à partir de cette époque jusqu'à la naissance, on l'appelle *fœtus*. Il est aussi désigné sous le nom d'*œuf humain*. Depuis le moment de la fécondation, en effet, jusqu'à l'accouchement, il y a la plus grande analogie dans sa structure et son développement avec les œufs des animaux, et en particulier du poulet.

Dans les premiers jours qui suivent la fécondation, on voit se développer dans l'œuf deux vésicules, *allantoïde* et *ombilicale*, qui servent aux premiers développements de l'embryon. Plus tard il est enveloppé en entier par une membrane sans ouverture, l'*amnios*, qui forme ce que l'on désigne sous le nom de *poche des eaux*, au moment de l'accouchement. Alors l'enfant communique avec la mère par le *cordon ombilical* et le *placenta, délivre* ou *arrière-faix*.

Vers la *troisième semaine*, l'embryon commence à être bien distinct, et a la forme d'un petit ver blanc grisâtre, demi-opaque, sans consistance, gélatineux, long de cinq à six millimètres, et du poids de dix à quinze centigrammes.

A *cinq semaines*, on distingue la *tête*, qui est proportionnellement beaucoup plus grosse que le reste du corps; les *yeux* sont indiqués par deux points noirs situés de chaque côté de la tête : les *bras* et les *jambes* n'existent pas; on ne distingue leur place future que par quatre petits mamelons, situés deux au-dessous de la tête, et les deux autres à l'extrémité du tronc. La longueur totale de l'embryon est alors de quinze millimètres; son poids, d'un gramme.

A *deux mois*, on peut distinguer les bras et les jambes, les pieds et les mains; les organes intérieurs, le cœur, les poumons, les intestins, la colonne vertébrale, deviennent très-apparents : la tête est toujours bien plus grosse que le reste du corps. Le sexe n'est pas encore bien accusé. La longueur de l'embryon est de trois à quatre centimètres; son poids, de quinze à vingt grammes.

Au commencement du *quatrième mois*, le poids du fœtus est de cent à cent vingt-cinq grammes; sa longueur, de quinze centimètres environ. Les yeux, le front, le nez, les lèvres, le cou, sont bien distincts. Les ongles se montrent aux pieds et aux mains. Le sexe est distinct. La peau commence à se recouvrir de duvet qui plus tard, à six mois, forme les cheveux. A cinq mois, il a vingt à vingt-six centimètres de longueur, et pèse deux cent trente à deux cent soixante grammes.

A *six mois*, la longueur est de trente à trente-trois centimètres, son poids est d'environ cinq cents grammes ou une livre. Toutes les parties extérieures et intérieures sont assez développées pour que le fœtus puisse vivre hors du sein de la mère; mais il est rare que la vie persiste au delà de quelques heures ou d'un jour ou deux. Ce n'est que dans des cas très-heureux, avec des soins extrêmes et de toutes les secondes, que la vie a pu persister.

Une particularité fort remarquable, c'est que, dans ces circonstances, l'enfant ne prend aucun accroissement, et que le volume de son corps reste stationnaire jusqu'à ce qu'il ait atteint le terme de neuf mois. Il subit, au contraire, à partir de cette époque, un développement très-remarquable. Cette observation est aussi applicable aux enfants qui viennent au monde à sept ou huit mois.

Enfin, *à terme*, l'enfant a cinquante à soixante centimètres de longueur environ, et pèse, en moyenne, de trois kilogrammes à trois mille cinq cents grammes (six à sept livres).

L'enfant, ainsi que je l'ai dit plus haut, tire, dans les premiers jours de sa formation, sa *nourriture* principale des deux vésicules allantoïde et ombilicale. Les rapports avec la mère au moyen du *cordon ombilical* et du *placenta*, en lui fournissant une alimentation plus abondante et substantielle, permettent plus tard un développement beaucoup plus rapide.

Le *cordon ombilical* ou *cordon* (II', fig. 58) est une tige

formée de trois vaisseaux, contournés les uns sur les autres, comme les brins d'osier qui forment l'anse d'un pa-

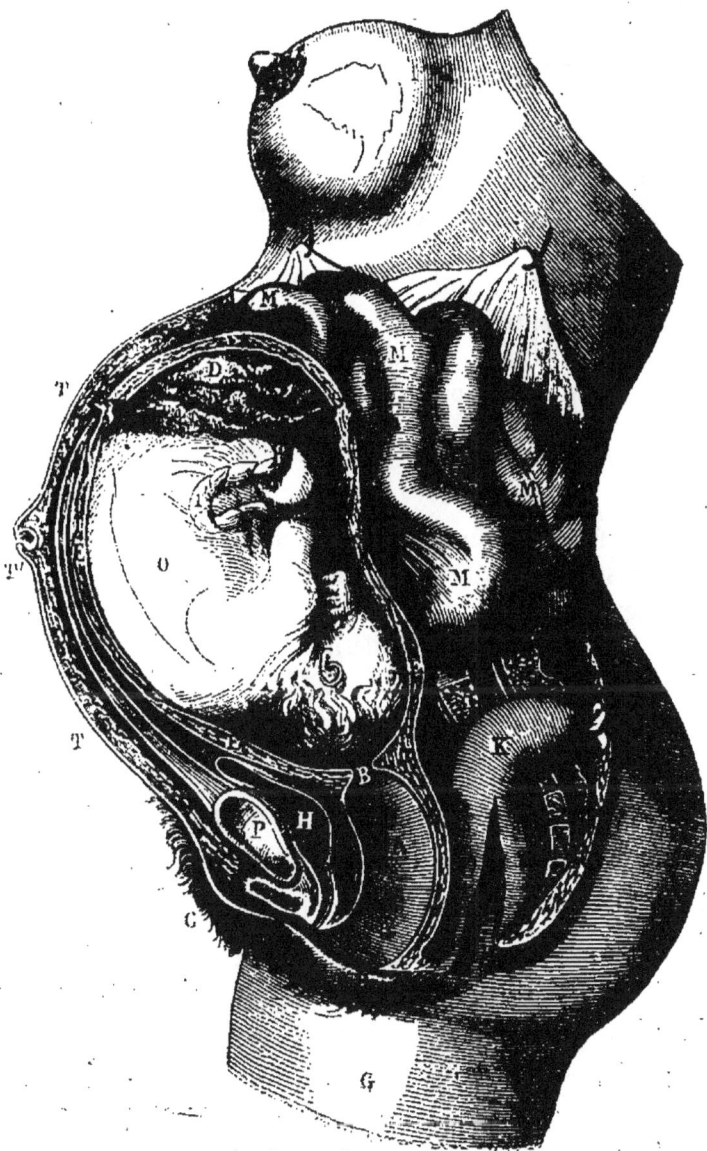

FIGURE 58

Représentant la position la plus habituelle de l'enfant à terme dans
la matrice.

O, le fœtus.

EEEE, les parois de la matrice, considérablement amplifiées; on remarquera sur ces parois les déchirures de la membrane amnios, qui forme une enveloppe totale à l'enfant, et qu'on a été obligé d'enlever en partie, pour laisser voir le fœtus.

D, le placenta, délivre, ou arrière-faix.

II', le cordon ombilical, contourné sur lui-même, venant en I de la face interne du placenta, et allant s'insérer à l'ombilic ou nombril du fœtus.

B, le col de la matrice, ouverture que devra franchir le fœtus pendant l'accouchement.

AA, le vagin, conduit par lequel l'enfant sera expulsé au dehors.

F, la grande lèvre du côté droit.

G, face interne de la cuisse droite.

H, la vessie comprimée et aplatie par la tête de l'enfant.

P, l'os pubis.

C, le pénil ou mont de Vénus.

TT', les parois du ventre.

T, le nombril, faisant saillie sur les parois du ventre.

MMMM, la masse des intestins, refoulée en arrière et en haut par la matrice développée.

K, le rectum, ouvert à sa partie inférieure; c'est la terminaison de l'intestin.

SSS, l'os sacrum, qui, avec l'os pubis P, forme l'enceinte ou cavité osseuse que devra franchir l'enfant pour arriver au dehors.

nier. Ces vaisseaux, enveloppés par la membrane amnios, sont unis entre eux par une substance gélatineuse dite *gélatine de Warton*, dont la quantité plus ou moins considérable fait les *cordons gras* ou *maigres*. De ces trois vaisseaux, l'un, *veine ombilicale*, apporte le sang de la mère au fœtus; par les deux autres, *artères ombilicales*, le cœur de l'enfant renvoie à la mère le sang dont il s'est servi, et qui est dès lors impropre à sa nutrition.

La *longueur du cordon* est très-variable, ordinairement de cinquante à soixante centimètres (juste la longueur de l'enfant). On a vu des cordons n'avoir que seize centimètres, d'autres s'allonger jusqu'à un mètre cinquante centimètres : dans ces cas, il s'enroule souvent autour du cou, et peut contribuer, dans les accouchements difficiles, à asphyxier l'enfant en l'étranglant.

Des deux extrémités du cordon, l'une s'insère à l'ombilic de l'enfant ; l'autre est fixée au placenta, avec les ramifications vasculaires duquel il se continue.

Le *placenta, délivre, arrière-faix* (D, fig. 58), est une masse molle, spongieuse, qui établit les rapports les plus essentiels entre la mère et l'enfant. C'est un corps aplati, circulaire, ayant de seize à vingt centimètres de diamètre, et d'une épaisseur de quinze à vingt millimètres. Il présente deux faces : l'une, interne ou fœtale, correspond à l'enfant ; elle est lisse, recouverte par l'amnios, et présente à considérer, dans sa partie moyenne, l'insertion du cordon ombilical ; l'autre face, externe ou utérine, est adhérente à une portion de la cavité de la matrice (E, fig. 58). Quand elle est séparée du corps, on la voit partagée en un nombre variable de *lobes* ou *cotylédons*, irrégulièrement arrondis, et réunis entre eux par un tissu très-mou, facile à déchirer.

Cette masse spongieuse n'est formée que par un immense lacis de vaisseaux entre-croisés, appartenant à la mère et à l'enfant, et venant les uns et les autres s'aboucher dans le tissu de la matrice, où se fait, par le moyen d'un double courant en sens opposé, l'échange du sang qui, ayant servi à la nutrition de l'enfant, retourne à la mère, tandis que le nouveau liquide vivifiant va de la mère au fœtus.

S'il y a deux, trois ou un plus grand nombre d'enfants dans la matrice, chacun a son cordon et son placenta distincts : les placentas sont seulement accolés, mais n'ont ensemble aucune communication. Quand le fœtus est arrivé au terme de son développement complet, il affecte dans le sein de la mère la position qui est représentée figure 58, page 202.

Je vais maintenant indiquer sommairement de quelle manière l'enfant ou fœtus à terme se sépare de sa mère, pour vivre d'une vie personnelle et plus indépendante.

De l'accouchement ou parturition.

On désigne sous le nom d'*accouchement*, d'*enfantement*, de *parturition*, l'expulsion spontanée ou artificielle d'un *fœtus viable* (O, fig. 58) *et de ses dépendances* (D, *ibid.*) à travers les parties naturelles de la génération (EEEE, B, AA et F, *ibid.*).

L'accouchement *naturel* a lieu habituellement au *deux-cent-soixante-dixième jour* à partir de la conception. Cette date correspond à la fin du neuvième mois solaire. Dans ce cas, l'accouchement est dit *à terme, légitime* ou *tempestif*. S'il opère huit jours avant ou huit jours après la fin du neuvième mois, l'accouchement reste encore dans les limites normales. Mais il peut s'accomplir à partir du septième mois; il est dit alors *prématuré* ou *précoce*. S'il arrive plus tard, à neuf mois et demi, dix mois, ou au trois-centième jour, comme il en existe quelques exemples dans la science, il porte le nom d'accouchement *tardif* où *retardé*. Je dois dire que l'accouchement *avant le terme naturel* est beaucoup plus commun que les *naissances tardives*.

Cette question des naissances tardives ou précoces a soulevé, dans le siècle dernier, de bien vives discussions, tant en Angleterre qu'en France; et, pour trancher les contestations que certains cas peuvent produire, la loi française ne regarde comme *légitimes* que les enfants nés après le cent-quatre-vingtième jour (sixième mois), ou avant le trois-centième jour (dixième mois) du mariage. Le texte légal ajoute que la légitimité de l'enfant né *trois cents jours* (dix mois) après la dissolution du mariage *pourra être contestée.*

La parturition est dite *naturelle, spontanée,* quand elle s'opère sous l'influence des seuls efforts de la nature ; et *artificielle* ou *laborieuse,* quand l'art est obligé d'intervenir.

Des causes de l'accouchement à terme. Pendant très-longtemps on a fait jouer à l'enfant un rôle actif dans la cause de l'accouchement. On le supposait doué d'une sorte de besoin instinctif de vivre au dehors de sa vie propre, et, semblable au poulet qui brise sa coquille à coups de bec, l'enfant déchirait l'enveloppe membraneuse qui l'environne, et, par ses efforts répétés, dilatait peu à peu les ouvertures et le canal qui doivent lui donner passage.

Il est généralement admis maintenant que la cause prochaine de l'accouchement réside dans les conditions particulières que présente la matrice vers la fin du neuvième mois. C'est, en effet, seulement à cette époque que s'opère la dilatation de l'orifice interne du col de la matrice (B, fig. 58). Par suite de cet évasement, la tête de l'enfant est mise en contact presque immédiat avec les fibres les plus sensibles du col, et remplit alors, par rapport à la matrice, un rôle analogue à celui de l'urine sur le col de la vessie, ou des matières fécales accumulées à la partie inférieure de l'intestin rectum.

L'expulsion de l'enfant hors de la matrice est due aux contractions de cet organe, aidées de l'action des muscles abdominaux et du diaphragme. Les fibres musculaires, qui sont peu apparentes dans la matrice à l'état de vacuité, le deviennent très-manifestement pendant la grossesse ; et la matrice, au moment de la parturition, peut être assimilée à un muscle concentrique d'une très-grande énergie. Comme toute contraction musculaire, celle de la matrice s'épuiserait bientôt par un *exercice continu;* aussi se prolonge-t-elle rarement au delà de trente secondes à une minute : il survient un intervalle de repos, puis une contraction nouvelle suivie d'un nouveau repos ; et on remarque qu'à mesure qu'on se rapproche de la terminaison de l'accouchement, les contractions sont plus longues et plus énergiques, et les intervalles de repos plus courts.

Chaque *contraction* de la matrice est accompagnée d'une *douleur* dont l'intensité est en rapport avec la force de la contraction. Aussi, dans la pratique des accouchements, emploie-t-on indifféremment le mot *douleur* ou *contraction.* Au début de l'accouchement, les contractions utérines sont légères, et ne se reproduisent qu'après un assez long repos. Les douleurs alors portent le nom de *mouches* ou de *douleurs préparantes.* Quand les contractions deviennent plus violentes et plus rapprochées, elles sont annoncées par un frémissement général, et portent le nom de *douleurs expulsives* ou *expultrices;* enfin, à la terminaison de l'accouchement, lorsque la tête du fœtus franchit l'orifice de la vulve, les douleurs, portées à leur plus haut degré de violence, portent le nom de *douleurs conquassantes.*

La réunion des phénomènes qui se passent pendant la parturition porte le nom de *travail,* et, pour les étudier convenablement, on a divisé le *travail de l'accouchement* en trois périodes :

1° *Période de préparation ou de dilatation ;*

2° *Période d'expulsion ;*

3° *Période de délivrance.*

1° *Période de préparation ou de dilatation.* L'œuvre considérable qui va s'accomplir dans le sein de la mère ne s'établit pas brusquement; elle est annoncée plusieurs jours, chez quelques femmes plusieurs semaines, auparavant, par des malaises généraux, une plus grande difficulté dans la station et dans la marche; la sécrétion plus abondante de flueurs blanches, qui lubrifient, ramollissent et préparent à l'énorme distension qu'ils doivent subir, le col de la matrice, le vagin et les parties externes de la génération. Enfin le travail commence, et les *mouches* ou *douleurs préparantes* dilatent et effacent le col de la matrice (B, fig. 58); de sorte que la matrice (EEEE, *ibid.*) et le vagin (AA, *ibid.*) ne forment plus qu'une seule cavité, sans aucune trace de séparation.

Pendant ce temps, le visage de la femme se colore, la chaleur augmente, la langue se dessèche; souvent il y a des nausées, des vomissements. Dans l'intervalle des douleurs, elle est calme; mais la reprise des contractions la désespère. Elle devient très-irritable.

2° *Période d'expulsion.* Quand la dilatation du col est complète, le résultat des contractions utérines ou des *douleurs* est l'expulsion du fœtus et du placenta.

L'enfant, ainsi que j'ai eu occasion de le dire à l'article *Grossesse* (page 188), peut être comparé, dans la matrice, à l'œuf des oiseaux; il est, en effet, complétément enveloppé par une membrane sans ouverture, qu'on nomme l'*amnios*, et nage au milieu d'un liquide que contient cette sorte de vessie. Pendant les contractions utérines, cette membrane et ce liquide forment hernie à travers l'ouverture du col de la matrice; c'est ce que l'on désigne sous le nom de *poche des eaux.* Mais les efforts continus et progressivement plus intenses de la matrice distendent outre mesure cette membrane, et finissent par amener sa déchirure. Aussitôt un flot de liquide inonde les parties de la femme et s'écoule au dehors; c'est le phénomène connu sous le nom de *rupture de la poche des eaux.* En général, à partir de ce moment, l'accouchement marche vite à la terminaison.

En supposant l'enfant dans la position qu'il occupe figure 58 (position la plus favorable et heureusement la plus habituelle), le sommet de la tête s'engage alors dans l'orifice dilaté (B, *ibid.*), puis dans la partie supérieure du vagin (AA, *ibid.*), dont les rides transversales s'effacent alors complétement. Il continue, sous l'influence des contractions de la matrice, des muscles des parois du ventre et du diaphragme, à descendre le long de l'excavation du sacrum (SSS, *ibid.*), en comprimant l'intestin rectum K (*ibid.*), qui, dans cet instant, est complétement vidé, ainsi que la vessie (H, *ibid.*), et bientôt le sommet de la tête apparaît à travers l'ouverture de la vulve. Les *douleurs conquassantes,* atroces à ce moment, lui font franchir cet orifice, la nuque dirigée en avant et la face en arrière, comme on le voit dans la figure 59; c'est la *position* la plus habituelle : cependant elle est loin d'être constante, et les accoucheurs ont admis un grand nombre d'autres *positions accidentelles* ou de *présentations,* non-seulement suivant la partie du corps, mais aussi suivant la partie de la tête qui répond à l'orifice de la matrice. Une présentation de la tête assez fréquente est celle que présente la figure 60; elle est l'inverse de la position de la figure 59 : dans ce cas, c'est la face qui apparaît la première en avant sous l'arcade du pubis (L, fig. 60), tandis que l'occiput ou partie postérieure de la tête correspond à l'excavation de l'os sacrum, S. Suivent aussitôt les épaules et le reste du corps, et l'enfant ne tient plus à la mère que par le cordon ombilical (II', *ibid.*), qu'on coupe avec des ciseaux, à six ou huit centimètres de son insertion au nombril de l'enfant. Il faut avoir soin, jusqu'à ce qu'il soit lié à peu près vers la moitié de sa longueur, au moyen d'un fil double ou de cordonnet de soie, de pincer avec les doigts

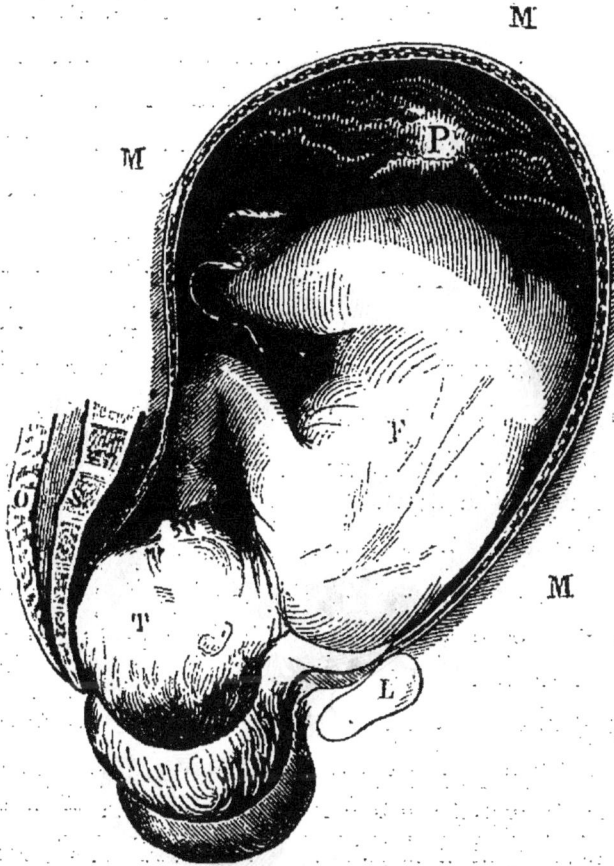

FIGURE 59.

Représentant la sortie de la tête de l'enfant dans la position la plus habituelle (occiput en avant).

F, l'enfant contenu dans la matrice, dont le col est complétement effacé.

T, sa tête, à trois degrés différents de progression hors des parties naturelles de la mère; la *nuque, occiput* ou partie postérieure de la tête, est dirigée *en avant* sous l'arcade de l'os pubis; P, tandis que la face correspond en arrière à l'excavation de l'os sacrum, OS.

P, le *placenta* ou délivre, adhérant au fond de la matrice, et dont le cordon vient s'insérer à l'ombilic ou nombril de l'enfant.

OS, l'os sacrum, correspondant au dos de la mère.

L, l'os pubis, correspondant à la partie antérieure du corps.

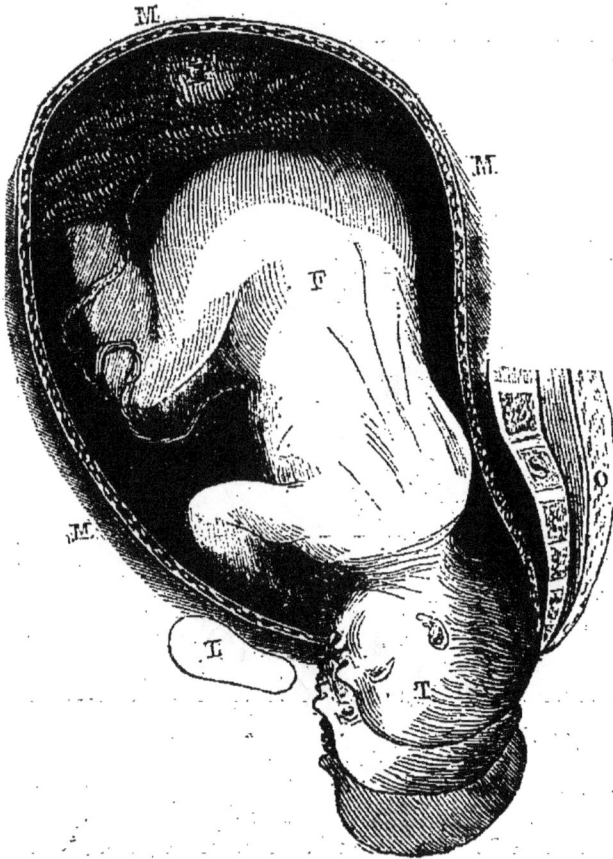

FIGURE 60.

Représentant la sortie de la tête de l'enfant dans une présentation assez fréquente (face en avant).

F, le corps de l'enfant.

T, sa tête, à trois degrés divers d'expulsion hors des parties génitales : la face dirigée en avant, sous l'arcade de l'os pubis, L ; la nuque ou occiput correspondant à l'excavation de l'os sacrum, SO.

P, le placenta ou délivre.

MMM, les bords de la matrice, dont on a enlevé le paroi latérale pour laisser voir l'enfant et le délivre.

ML, paroi antérieure du corps correspondant au ventre.

MSO, paroi postérieure, correspondant au dos de la mère.

le bout qu'on vient de couper. Quelques personnes lient aussi le bout qui tient à la mère jusqu'à ce que la *délivrance* soit effectuée ; mais c'est une précaution inutile.

Le fœtus, au moment de son expulsion, est quelquefois enveloppé par une portion de la membrane amnios : on dit alors qu'il est *né coiffé*.

3° *Période de la délivrance.* L'expulsion du placenta, délivre ou arrière-faix (D, fig. 58, et P, fig. 59 et 60), suit de près la sortie de l'enfant. Au bout de dix minutes, un quart d'heure, une demi-heure au plus, cet organe, détaché, vient à l'orifice de la matrice, qui, se contractant légèrement, le pousse dans le vagin, d'où on le tire par l'intermédiaire du cordon. En même temps que le délivre, il sort habituellement une assez grande quantité de sang, mais qui s'arrête de suite, sans quoi l'hémorrhagie est à redouter. Dès que l'accouchement est terminé, on doit s'occuper immédiatement des *soins à donner à la mère et à l'enfant.*

Soins à donner à la mère. Après avoir examiné si le délivre est entier, on laisse quelques instants encore la femme sur le *lit de misère,* et pendant ce temps on s'occupe de l'enfant (voir plus loin). La femme, pendant ce temps de repos, doit rester couchée, les cuisses rapprochées et allongées, peu couverte, dans le silence et le repos le plus absolu du corps et de l'esprit. Elle est prise alors d'un tremblement général, avec claquement de dents, qui est de très-bon augure ; car, en indiquant le retrait de la matrice sur elle-même, il éloigne les craintes d'hémorrhagie. Après un quart d'heure, une demi-heure au plus de repos, on lave doucement les organes extérieurs et la partie interne des cuisses, avec de l'eau tiède légèrement teinte de vin, pour raffermir les chairs. On essuie avec des linges secs et chauffés. On débarrasse l'accouchée de tous ses vêtements, et on les remplace par d'autres bien secs et chauds, qui seront lâchement attachés. La poitrine et les bras doivent être particulièrement bien recouverts. On entoure le ventre d'une serviette médiocrement serrée ; on garnit de linges également secs et chauds les parties génitales, et on porte l'accouchée avec beaucoup de précaution sur le lit où elle doit rester pendant ses couches : ce lit doit être au préalable convenablement garni vers le siége, pour n'avoir pas à le changer en entier avant trois jours révolus.

Quelques femmes, aussitôt l'accouchement terminé, prennent un bouillon léger, d'autres une infusion de tilleul et de feuilles d'oranger. En tout cas, il est imprudent de charger l'estomac par une alimentation trop substantielle.

Soins à donner à l'enfant. La première indication à remplir est de couper le cordon ombilical et d'y appliquer une ligature (voir plus haut.) On examine ensuite si l'enfant ne présente aucune difformité, et si les ouvertures naturelles ne sont pas oblitérées; on le place alors sur les genoux de la garde, qui doit le veiller; on détache de son corps, au moyen de linges enduits de beurre ou d'huile, les matières grasses quelquefois très-abondantes qui le couvrent. On l'essuie avec des linges secs, et on l'habille, en commençant par vêtir les bras et la poitrine. La portion libre du cordon lié est entourée d'un linge fin, sec et propre, et placée sur le côté gauche du ventre. On entoure ensuite le ventre d'une bande médiocrement serrée et cousue de fil. Il faut autant que possible éviter l'emploi des épingles autour des enfants nouveau-nés.

Pendant un jour ou deux, jusqu'à ce qu'il tette, la nourriture de l'enfant ne doit être constituée que par quelques gouttes d'eau sucrée. On doit veiller avec soin à ce que l'expulsion des urines et du méconium se fasse régulièrement. Si les évacuations naturelles n'avaient pas lieu, on les sollicite par l'administration de sirops de fleurs de pêcher, de violettes ou de chicorée composé, associé par parties égales à l'huile d'amandes douces.

Si, au sortir de la matrice, l'enfant ne respirait pas, ou qu'il présentât quelque phénomène d'asphyxie, comme la teinte bleuâtre de tout le buste ou de la tête, il faut faire des frictions douces sur le corps, les membres, avec de l'eau froide, légèrement aiguisée de vinaigre ou d'eau-de-vie. Quand des mucosités remplissent la bouche, il ne faut pas craindre d'introduire le petit doigt jusqu'au fond de la gorge et de les détacher ; à mesure qu'elles apparaissent entre les lèvres, on les attire avec un linge sec et on les essuie.

Je ne donne ici que les indications les plus habituelles : le cadre de cet ouvrage et le but que je me suis proposé ne comportent nullement les instructions pour les cas difficiles. Dans ces circonstances, la seule chose à faire consiste à ne pas perdre de temps, et à réclamer au plus tôt les soins d'un praticien expérimenté.

DEUXIÈME PARTIE.

MALADIES DES VOIES URINAIRES

ET DES ORGANES DE LA GÉNÉRATION.

Dans les maladies des voies urinaires et des organes générateurs, bon nombre d'affections sont communes à
l'homme et à la femme : tels sont les *rétrécissements du
canal de l'urètre*, les *maladies vénériennes*, les *affections
de vessie (catarrhe, paralysie)*, la *rétention d'urine*, la
gravelle, la *pierre*, etc. Je les étudierai simultanément, me bornant à indiquer les particularités relatives à
chaque sexe.

Quelques maladies, bien que distinctes, veulent être
traitées à la fois dans les deux sexes, parce que de leur
rapprochement jaillissent certaines comparaisons importantes à connaître : tels sont l'*onanisme*, la *stérilité*, l'*impuissance*.

Enfin je tracerai séparément l'historique des affections
propres à l'homme, *névralgies au col de la vessie*, *engorgement de la glande prostate*, *pertes séminales*, *maladies des
testicules*, etc., et de celles qui sont particulières à la
femme, *maladies de matrice*, *flueurs blanches*, *ulcérations*,
cancer, *déplacements*, etc.

RÉTRÉCISSEMENTS

DU CANAL DE L'URÈTRE.

Je commence l'étude des *maladies des voies urinaires et des organes de la génération* par celle des *rétrécissements de l'urètre*, non parce que cette marche est la plus logique, mais parce que cette affection par elle-même, et surtout par les conséquences inévitables qu'elle entraîne, est une des plus importantes à connaître d'abord. Il eût semblé plus rationnel de commencer par l'histoire de la *blennorrhagie* et des *écoulements chroniques* ; le lecteur verra que l'examen préalable des altérations consécutives à ces maladies est d'une grande utilité pour leur traitement.

Depuis plus de soixante ans, les esprits les plus distingués qui se sont occupés *d'urologie* ont surtout fixé leur attention sur les altérations organiques de l'urètre et les moyens de rétablir le cours de l'urine.

On conçoit, en effet, qu'une maladie *très-fréquente* qui amène à sa suite, après un temps quelquefois très-court, *la rétention d'urine, les abcès, les fistules urinaires, l'engorgement de la prostate et des testicules, l'impuissance, la stérilité, le catarrhe de la vessie, l'incontinence d'urine, la pierre, l'inflammation des reins*, etc., mérite toute la sagacité des plus habiles observateurs. Aussi les travaux de *Hunter,* de *Chopart,* de *Ducamp,* de *Dupuytren,* de *Civiale,* de *Lallemand,* et des différents praticiens qui ont marché sur leurs traces, ont-ils avancé considérablement le traitement de cette affection, qui est maintenant une de celles dont le *praticien spécial* triomphe toujours.

Pour que le lecteur puisse se reconnaître facilement dans une question aussi complexe, je vais indiquer l'ordre que je me propose de suivre. Je serai méthodique et très-concis. De cette manière il sera facile à chaque personne de porter son attention sur telle phase de la maladie qu'il lui plaira.

1º Définition des rétrécissements.

2º Causes.

3º Division en
{ spasmodiques,
inflammatoires,
organiques.

4º Nombre.

5º Siége.

6º Symptômes.

7º Complications.

8º Diagnostic.

9º Marche.

10º Pronostic.

11º Traitement.

12º Observations.

Le lecteur fera bien, pour se remémorer les détails anatomiques, de se reporter à la page 72 et aux figures 8, 17, 18, 19 et 20.

CHAPITRE PREMIER.

DÉFINITION.

Je désigne sous le nom de *Rétrécissements, Angusties, Coarctations, Strictures* du canal de l'urètre, une diminution du calibre de ce conduit, résultant d'un état morbide des tissus qui constituent ses parois.

D'après cette définition, on voit que, 1° les maladies de la glande prostate, 2° des graviers engagés dans l'urètre, 3° un abcès, 4° une tumeur des corps caverneux comprimant le canal de dehors en dedans, peuvent bien être des obstacles à l'excrétion de l'urine, mais ne rentrent pas dans la maladie dont je m'occupe actuellement.

CHAPITRE II.

CAUSES DES RÉTRÉCISSEMENTS.

Les causes des rétrécissements de l'urètre sont multiples, et se partagent bien inégalement le nombre des coarctations. Ainsi, sans crainte d'être contredit, on peut affirmer que les trois quarts des angusties urétrales reconnaissent la blennorrhagie pour principe; et il est certain que toutes les autres causes réunies fournissent à peine le quart des rétrécissements qui se présentent à l'observation du praticien.

Comme presque toutes les personnes qui viennent me consulter pour un rétrécissement me demandent l'origine de leur mal, et que je sais par expérience à combien d'interprétations fausses peuvent donner lieu les explications du médecin, il est important, pour éviter toute confusion, d'étudier une à une les différentes causes assignées aux coarctations et d'en examiner la valeur.

Je viens de dire que la blennorrhagie était la cause la plus commune; je m'explique :

A. La *blennorrhagie aiguë non virulente* est une véritable inflammation catarrhale de la muqueuse urétrale. Cette inflammation, comme je le ferai voir à l'article *Blennorrhagie*, peut arriver à différents degrés d'inten-

анти

sité ; et quand elle est traitée méthodiquement, il n'en reste pas la moindre trace dans l'espace de quinze jours, trois semaines, un mois au plus. Étant prise tout à fait au début, elle peut même disparaître en quelques jours. Dans ce cas, la membrane muqueuse reprend, dans toute son étendue, sa souplesse et son élasticité naturelle, et l'écoulement, comme cause d'angustie, est comme non avenu.

Mais malheureusement il est loin d'en être toujours ainsi : les malades, au début, veulent eux-mêmes se traiter : ils n'osent pas confier cette maladie à leur médecin habituel ; ensuite ils se livrent à des charlatans qui exploitent leur crédulité et leur font subir des traitements incendiaires, dont le résultat est 1° de ne pas guérir l'écoulemant, et 2° de causer l'inflammation des intestins, de la vessie, des reins, etc. Ce n'est qu'après ces vicissitudes qu'ils vont consulter le praticien spécial, dont la fonction est de réparer tous les désordres.

Quand un semblable écoulement a duré deux, trois, six mois, un an et plus, il est rare que le canal ne porte pas le germe d'un rétrécissement, et qu'une inflammation sourde, latente, ne soit pas fixée dans un point du con-

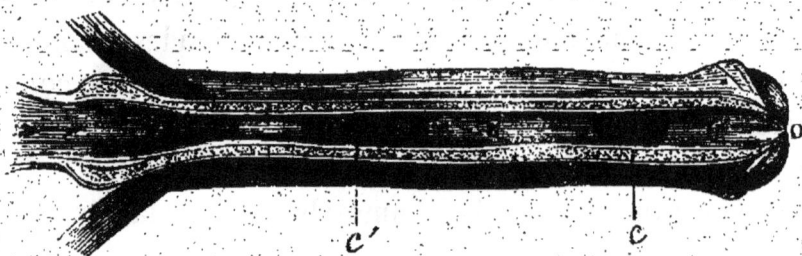

FIGURE 61.

Représentant sur deux points de la membrane muqueuse du canal de l'urètre, une inflammation chronique qui sera plus tard le germe de deux rétrécissements.

(La flèche indique la direction du cours de l'urine.)

UU, l'intérieur du canal de l'urètre.

O, le méat urinaire.

C, C', deux points de la muqueuse urétrale, sur lesquels se sont concentrés les désordres de l'irritation blennorrhagique.

duit. Cette phlegmasie chronique qui se propage au tissu cellulaire sous-jacent, faisant affluer, dans la partie malade plus de sang que dans les parties voisines, celle-ci prend plus de nourriture, s'hypertrophie, et forme un gonflement qui, en diminuant la lumière du canal, gêne la libre sortie de l'urine.

Ce mode de formation des rétrécissements du canal de l'urètre est, sans contredit, le plus commun et le plus généralement admis. Mais d'après les expériences et les recherches de M. Reybard, lorsqu'une inflammation blennorrhagique s'est concentrée pendant quelque temps sur un point de la membrane muqueuse du canal de l'urètre, il en résulte dans la partie malade une transformation de tissu, l'absorption du tissu ancien, et son remplacement par une *membrane fibroïde,* jouissant d'une grande élasticité et d'une propriété incessante de rétraction qui explique le froncement continu et invincible de l'obstacle, et dont le résultat serait l'oblitération totale du canal de l'urètre, si l'art ne venait au secours du malade.

B. Dans la *blennorrhagie virulente,* outre la phlogose de la membrane muqueuse, il existe des *ulcérations spécifiques* ou *chancres* dans l'intérieur du canal. Ces ulcérations dans le cas le plus favorable, guérissent, et laissent à leur place une cicatrice qui jouit de toutes les propriétés du *tissu inodulaire ou cicatriciel.* La principale propriété de ce tissu est une *tendance continuelle et fatale à la rétraction.* C'est encore, on le voit, un principe de rétrécissement, mais par un mécanisme différent du précédent. On a des exemples palpables de ce qui arrive au canal de l'urètre dans le cas qui nous occupe, en considérant la position vicieuse que prend la tête des personnes qui ont éprouvé une brûlure au cou. Le tissu de cicatrice par une rétraction lente, mais incessante, incline la tête de son côté. Les brûlures ou les plaies de la paume des mains et des doigts offrent, à chaque instant, des exemples analogues.

C. On accuse très-souvent les *injections* de causer des rétrécissements. C'est surtout dans une question aussi controversée qu'il est nécessaire de porter le flambeau de l'analyse. Il faut considérer :

1° La nature de l'écoulement auquel on a affaire ;

2° Sa date récente ou ancienne ;

3° La composition du liquide injecté ;

4° La matière dont sont faites les injections.

1° Quand il s'agit d'une *blennorrhagie virulente*, il est bien clair que, la maladie comportant toujours, par suite de l'ulcération, le germe de rétrécissements, les injections, si défectueuses d'opportunité et de composition qu'elles soient, ne pourront pas être accusées d'avoir causé la coarctation. Elles seront seulement passibles de l'avoir aggravée.

Dans le cas de *blennorrhagie non virulente*, il faut avoir égard aux considérations subséquentes.

2° Quand un écoulement est *récent*, commence à poindre pour ainsi dire, il m'est arrivé très-souvent, avec une injection convenable, d'arrêter le mal à son début, de le juguler, de le faire avorter. La membrane muqueuse, dans cette circonstance, ne conserve aucune trace de cette commotion.

Si l'inflammation catarrhale est *développée*, une injection astringente légère est d'effet nul ; une injection au nitrate d'argent, *concentrée, caustique*, comme on l'a dénommée, peut, en raison de l'état de friabilité de la mu-

queuse enflammée, déterminer, outre les autres accidents, des déchirures, des érosions, dont la cicatrice sera
fatalement plus tard le germe de coarctations.

Lorsque l'écoulement est passé à l'*état chronique*, s'il y
a relâchement, atonie de la muqueuse, des injections
comme celles dont je donne la formule à l'article *Blen-*
norrhagie ne peuvent que fortifier les tissus, leur donner
du ton, et sont incapables d'amener plus tard des rétrécissements. Les injections caustiques, au contraire, agissent sur certains points plus ramollis que d'autres, déterminent souvent leur ulcération, par conséquent des cicatrices et leurs suites.

3° D'après les différentes catégories que je viens d'établir, on voit que je ne suis pas partisan des injections dans
la composition desquelles entrent à forte dose des substances énergiques, et que je n'admets l'emploi de ces mo-
dificateurs que dans des circonstances assez restreintes.
Cette pratique tient à ce que, dans le traitement d'une
blennorrhagie, j'ai toujours en vue, non-seulement la
guérison immédiate, mais aussi la perspective de rétrécissements ultérieurs.

4° Quand le médecin peut faire lui-même les injections, il n'y a d'autre inconvénient que celui qui résulte
de la composition du liquide; mais le plus souvent on
confie au malade le soin de les pratiquer, et son inexpérience ou son excès de zèle amène fréquemment des déchirures du canal, dont le lecteur comprend maintenant
toute la gravité (voir, pour la manière dont on doit faire
les injections urétrales, *Traitement de la blennorrhagie*).

D. Je trouve dans mes notes plusieurs observations de
rétrécissements urétraux causés par des manœuvres qui
déterminent parfois des blennorrhagies très-graves. L'un
des malades, âgé de trente ans, avait eu, six ans aupara-

vant, une chaude-pisse cordée (voir *Blennorrhagie*). Pour soulager les douleurs atroces qu'il éprouvait, un de ses amis, ancien militaire, l'engage à *rompre la corde*. A cet

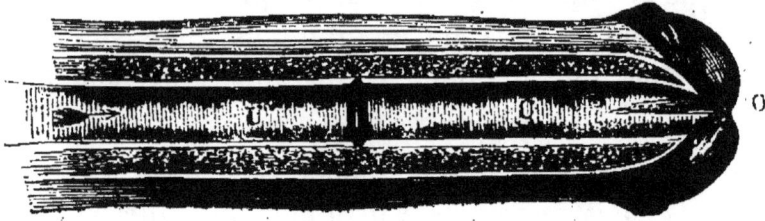

FIGURE 62.

Représentant la plaie récente, résultant de la rupture de la corde, dans le cas de blennorrhagie cordée.

(La flèche indique la direction du cours de l'urine.

UU', le canal de l'urètre, sur le milieu duquel on voit une déchirure ovale, suite de la rupture de la corde.

O, le méat urinaire.

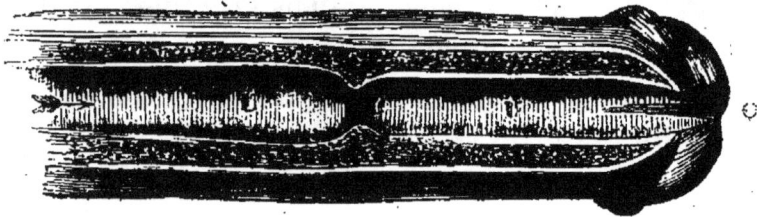

FIGURE 63.

Représentant le rétrécissement fibreux, suite de la plaie ci-dessus mentionnée.

O, le méat urinaire.

UU', le canal de l'urètre.

C, rétrécissement fibreux se prolongeant jusque dans le tissu cellulaire sous-muqueux.

effet, le malade place sa verge sur une table, et presse avec effort sur l'arc qu'elle forme. Il se fait une sorte de déchirement, la verge se redresse, le sang coule en abon-

dance. Le malade se trouve momentanément soulagé ;
mais la déchirure du canal (fig. 62) ne s'était refermée que
par une cicatrice transversale (C, fig. 63), c'est-à-dire perpendiculaire à l'axe du canal (voir le paragraphe E) qui,
insensiblement, avait rétréci l'urètre, à ce point que, la
première fois que je vis ce malade, j'introduisis avec peine
une bougie d'un millimètre de diamètre. Dans ces cas, on
peut souvent constater, par la pression de la face inférieure
de la verge, un *durillon* correspondant au rétrécissement.

L'autre malade, âgé de vingt-cinq ans, avait agi de
même ; mais les conséquences furent plus promptes. Deux
ans après l'accident dont je parle, à la suite d'excès de
toute sorte, il fut pris d'une rétention d'urine complète,
pour laquelle je fus appelé à lui donner des soins.

E. Les *chutes sur le périnée*, quand les cuisses sont écartées, les *contusions violentes* sur cette même région, peuvent former une plaie au canal de l'urètre, ce dont on
s'aperçoit au pissement immédiat de sang. Cette plaie,
suivant la direction qu'elle affecte, sera ou non la cause
ultérieure d'un rétrécissement. Si la plaie est *longitudinale*, c'est-à-dire dans le sens de la longueur du canal, il
n'en résultera plus tard aucun accident ; si (ce qui est,
au contraire, le plus fréquent) la plaie est *transversale* (fig. 62), la cicatrice semi-lunaire ou circulaire qui
en sera la conséquence déterminera un rétrécissement
dans un temps le plus souvent très-court, parce qu'une
des propriétés du tissu de cicatrice (voir paragraphe B)
est une tendance fatale et incessante à la rétraction.

F. La *dilatation variqueuse* des vaisseaux sanguins qui
entrent dans la structure de l'urètre est aussi une cause de
rétrécissement. On conçoit facilement que ces vaisseaux
dilatés et gorgés de sang, faisant saillie sur un ou plusieurs
points du conduit, et surtout au *col de la vessie*, gênent la

sortie de l'urine, et opposent parfois une barrière insurmontable à son écoulement. Je donne des soins à une per-

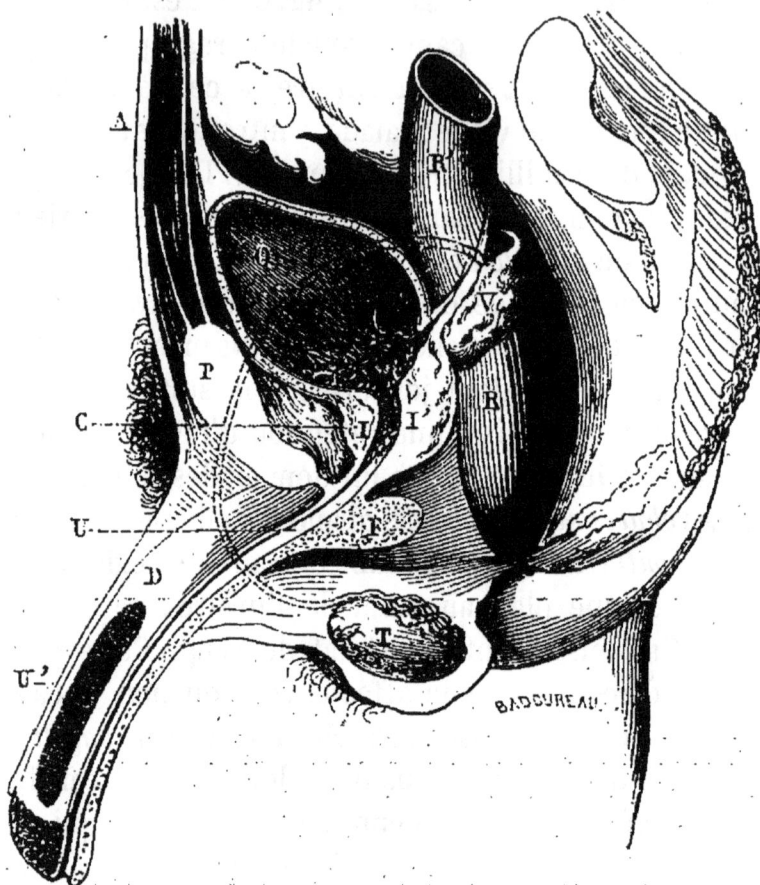

FIGURE 64.

Représentant la dilatation variqueuse des veines du col de la vessie,
ou varices de la vessie.

(COUPE D'AVANT EN ARRIÈRE SUR LA LIGNE MÉDIANE.)

A, Paroi antérieure du ventre.

P, l'os du pubis.

T, le testicule.

RR′, terminaison de l'intestin rectum,

V, vésicules séminales, aboutissant du canal déférent qui part du testicule, T.

13.

D, la verge.

F, le corps spongieux de la verge.

UU', le canal de l'urètre.

II', la glande prostate, qui embrasse le col de la vessie.

O, la cavité de la vessie, sur le bas-fond de laquelle on voit naître des veines dilatées, qui convergent vers le col de l'organe, qu'elles obstruent parfois au point de former une barrière complète, et de provoquer ainsi la rétention d'urine.

sonne qui, tous les six mois environ, est atteinte d'une rétention d'urine due à cette cause. Le cathétérisme avec une sonde de gomme élastique, en procurant le dégorgement de ces vaisseaux variqueux, amène toujours la fin de la rétention, et procure un soulagement instantané.

G. L'*infiltration de tubercules* dans la membrane muqueuse et le tissu cellulaire sous-jacent est aussi une cause de rétrécissement, heureusement fort rare, car le mal est au-dessus des ressources de la médecine. Mais ce n'est, dans ce cas, qu'un épisode de l'affection tuberculeuse, et les testicules, la prostate, les poumons, les glandes du cou, farcis de tubercules à divers degrés de ramollissement, ne tardent pas à faire périr le malade.

H. Les *excès vénériens*, la *masturbation*, sont aussi des causes de rétrécissement de l'urètre. L'éréthisme continuel des organes génitaux entretient l'afflux du sang, qui, se localisant sur un point de la muqueuse urétrale, amène son hypertrophie, et, par suite, l'angustie du canal.

I. Presque tous les praticiens sont d'accord pour admettre que certaines coarctations ont pour origine un *principe rhumatismal*, ou la *répercussion d'un vice dartreux, herpétique.*

J. Dans beaucoup de cas, il est impossible de remonter à la cause, même éloignée, des rétrécissements. On est forcé d'admettre une *prédisposition native* ou *héréditaire*. Ainsi, très-souvent, il arrive que des malades, n'ayant aucun intérêt à dissimuler leurs antécédents, affirment n'avoir jamais eu d'écoulement ni aucun symptôme d'affection vénérienne, ne s'être jamais adonnés à la masturbation ni aux excès des plaisirs de l'amour. D'un autre côté, j'ai eu à traiter de coarctations des enfants de huit, onze et treize ans, assurément purs de tout rapport sexuel. Enfin, j'ai donné autrefois des soins, pour un rétrécissement de l'urètre, à une personne de quarante ans, dont j'ai aussi guéri les deux frères, et dont le père est mort, à soixante-huit ans, des suites d'une rétention d'urine.

CHAPITRE III.

DIVISION DES RÉTRÉCISSEMENTS.

Les différentes causes de coarctations que je viens d'énumérer peuvent déjà permettre d'entrevoir les principales divisions établies dans les rétrécissements. J'admets l'existence de :

A. Rétrécissements *spasmodiques* ou *non permanents,*

B. Rétrécissements *permanents* ou *organiques;*

C. Rétrécissements *mixtes.*

A. En traitant de l'anatomie de l'urètre, j'ai pris soin de faire remarquer que, bien que ce canal ne fût pas pourvu de muscles propres, on observait souvent des phénomènes dus à la contraction musculaire. Ainsi, sans parler d'une sorte de corrugation que tous les praticiens sont à même de sentir en introduisant des bougies de cire chez certains malades irritables, corrugation due à l'afflux et au retrait du sang dans le tissu spongieux qui double la première partie de l'urètre, il est constant que la portion membraneuse de ce conduit refuse d'admettre dans sa cavité des instruments qu'elle laissait passer la veille ou demi-heure auparavant, et qui, le lendemain, entreront sans difficulté. Il m'arrive souvent, quand j'ai affaire à des urètres ainsi disposés, de laisser buter, sans forcer, la bougie ou la sonde contre l'obstacle pendant quelques minutes, parce que l'expérience m'a montré qu'après de courts instants le spasme cesse, et que les instruments pénètrent sans résistance.

A quoi tient ce phénomène? Les faisceaux musculaires du transverse du périnée et du releveur de l'anus (voir CC, DD, fig. 40) qui entourent la portion membraneuse de l'urètre à sa partie inférieure, et que l'on désigne sous le nom de *muscle de Wilson*, relèvent, en se contractant, la partie du canal avec laquelle ils sont en rapport, et oblitèrent ainsi la lumière de l'urètre : mais comme toutes les actions musculaires offrent des alternatives de contraction et de relâchement, le bec de l'instrument, appuyé contre l'obstacle, épie le moment de détente pour franchir la coarctation.

Ce genre de rétrécissement s'observe chez les sujets nerveux, irritables, adonnés à la masturbation ou aux excès vénériens. J'ai eu occasion de le constater chez des personnes affectées d'hémorroïdes ou d'inflammation chronique de la glande prostate.

B. Les rétrécissements *permanents* ou *organiques* sont, à proprement parler, les *vraies coarctations*. On les divise en :

1° *Inflammatoires,*
2° *Membraneux,*
3° *Fongueux* ou *carnosiformes,*
4° *Fibreux* ou *cartilagineux* (voir fig. 63),
5° *Variqueux* (voir fig. 64).

1° Les *coarctations inflammatoires* forment l'espèce de rétrécissement dont on est affecté quand on a une blennorrhagie aiguë; la membrane muqueuse œdémateuse, boursouflée dans presque toute son étendue, fait saillie dans l'intérieur du canal, diminue son calibre, et gêne ainsi la sortie de l'urine, qui ne s'effectue plus que par un filet mince. J'ai eu occasion, en énumérant les causes des strictures urétrales, d'indiquer que le traitement méthodique de la blennorhagie faisait à lui seul disparaître ce rétrécissement.

2° Les *rétrécissements membraneux* sont constitués par un adossement de la membrane muqueuse à elle-même. Cette duplicature de la muqueuse, selon la forme qu'elle affecte, donne lieu à des *brides*, à des *valvules*. Ces brides ou ces valvules ne siégent jamais que sur un point fort circonscrit de l'urètre, les brides occupant une portion plus ou moins grande de la circonférence, et les valvules affectant la totalité.

Quand on retire du canal des bougies de cire molle qui ont été en contact avec ce genre de coarctations, on aperçoit sur un point une rainure circulaire qu'on croirait produite par la constriction d'un fil.

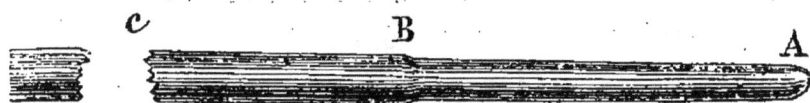

FIGURE 65.

Représentant la forme d'une bougie de cire sortant d'un canal affecté d'une bride ou valvule.

AC, bougie de cire.

B, bourrelet formé par la constriction de la bride sur la cire; la portion AB a seule, comme à travers une filière, passé dans l'obstacle.

3° Les *strictures fongueuses* ou *carnosiformes* résultent du boursouflement d'une surface plus ou moins étendue de la membrane muqueuse. L'inflammation chronique fixée sur un point a augmenté la vascularité des tissus, qui deviennent mous, saignant au moindre contact (voir *Blennorrhagie chronique*). Il s'est épanché de la lymphe plastique dans la membrane muqueuse et dans le tissu cellulaire sous-jacent. J'ai observé de ces angusties qui avaient jusqu'à deux et trois centimètres de longueur.

4° Les *rétrécissements fibreux* ou *cartilagineux* sont formés par du tissu de cicatrice (voir fig. 63). Ce tissu provient de la guérison de plaies, d'ulcères, ou du traitement antérieur de rétrécissements membraneux ou carnosiformes par la cautérisation *pratiquée selon la méthode de Ducamp* (voir plus loin), par la formation du tissu spécial fibroïde dont j'ai parlé plus haut, et qui se substitue, dans le cas d'inflammation chronique du canal, à une portion plus ou moins étendue de la membrane muqueuse; ou enfin par l'incision, ainsi que je le démontrerai en parlant des divers procédés curatifs des coarctations urétrales.

5° Les *rétrécissements variqueux* proviennent de la dilatation des vaisseaux veineux qui entrent dans la structure de l'urètre, et principalement dans celle du col de la vessie.

C. *Rétrécissements mixtes*. Ces coarctations sont celles dans lesquelles l'*élément spasmodique* vient compliquer momentanément une *lésion organique*. Ainsi, il est très-fréquent de voir l'irritation produite par le passage d'une bougie à travers un rétrécissement amener une occlusion totale du conduit. Certaines cautérisations, des injections caustiques, l'équitation, la marche forcée, des excès de table ou de coït, amènent le même résultat.

Le lecteur verra, à l'article *Traitement*, l'importance grande de ces divisions; car c'est en se basant sur elles que je fonde les diverses méthodes de traitement.

Quelques auteurs, négligeant ces particularités, n'admettent que deux catégories : les strictures *dilatables* et les strictures non *dilatables;* ou, ce qui revient au même, *celles qui peuvent guérir* et *celles qui sont incurables.* Dans la première section rentreraient tous les rétrécissements dont je viens de parler, excepté les rétrécissements cartilagineux, qui, à eux seuls, formeraient la seconde division.

CHAPITRE IV.

NOMBRE DES RÉTRÉCISSEMENTS.

Le plus souvent il n'existe qu'*un* rétrécissement (fig. 66 et 67); assez souvent on en rencontre *deux* et *trois* sur le même urètre (fig. 68, 69, 70 et 71).

L'intervalle qui sépare les strictures est habituellement de six à huit millimètres (trois à quatre lignes). Les auteurs

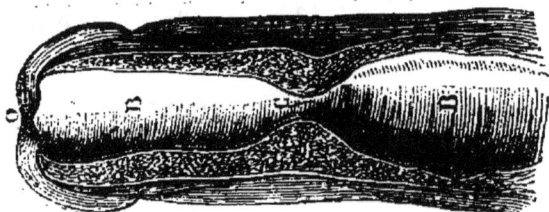

FIGURE 66.

Représentant un rétrécissement simple de la portion spongieuse du canal de l'urètre.

O, extrémité libre de la verge, ou gland.
BCB, le canal de l'urètre.
C, portion rétrécie du canal.
AA, épaississement de la membrane muqueuse qui cause l'obstruction.

On remarquera que la portion du canal interposée entre la vessie et
l'obstacle est plus dilatée que la partie opposée correspondant à l'extrémité libre ou portion antérieure de la verge. Je donne plus loin, à
l'article *Symptômes*, la raison de cette particularité.

citent l'exemple de personnes sur lesquelles on a trouvé
cinq, six, huit et jusqu'à onze rétrécissements. Il y a dix

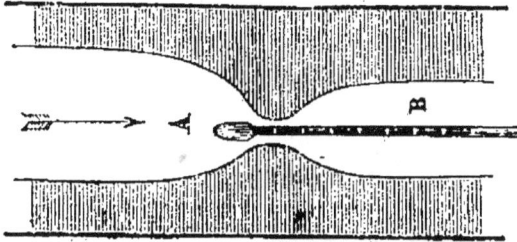

FIGURE 67.

Représentant un rétrécissement simple.

Le cours de l'urine, de A en B, est indiqué comme dans les figures suivantes, par la direction de la flèche.

ans, j'ai eu occasion de traiter un malade affecté de sept
rétrécissements. Dans ce cas, deux ou trois rétrécissements en plus ou en moins ne sont pas ce qui cause la
gravité de la maladie. L'altération profonde de la mem-

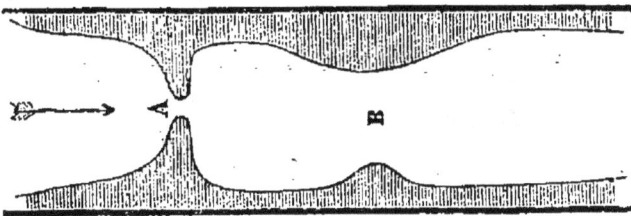

FIGURE 68.

Représentant deux rétrécissements : le premier, B (c'est-à-dire le
plus rapproché du méat urinaire), *plus large, et le second,* A, *plus
étroit.*

brane muqueuse est surtout ce qui doit attirer l'attention
du praticien.

Quand il y a deux ou un plus grand nombre de rétré-cissements, les moins étroits sont, en général, placés en avant.

CHAPITRE V.

SIÉGE DES RÉTRÉCISSEMENTS.

La situation des strictures urétrales doit être envisagée,

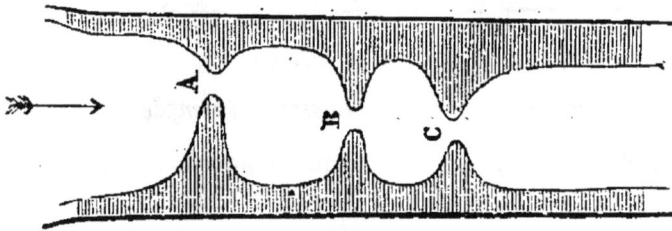

FIGURE 69.

Représentant trois rétrécissements, affectant d'une manière différente toute la circonférence de l'urètre.

(La direction de la flèche indique le cours de l'urine.) Le deuxième ré-trécissement, B, occupant toute la circonférence, offre une ouverture centrale. La première stricture, C, plus développée sur une paroi, a son ouverture placée latéralement; tandis que la troisième, A, pré-sente son canalicule sur le côté opposé.

A. Par rapport aux parois du canal;

B. Par rapport aux régions.

A. Certains rétrécissements occupent toute la circonfé-rence du canal, et forment ainsi une bride circulaire, une valvule, un diaphragme traversé par l'ouverture urétrale.

Chaque partie de la circonférence urétrale peut être isolément affectée de rétrécissement (fig. 70); mais c'est

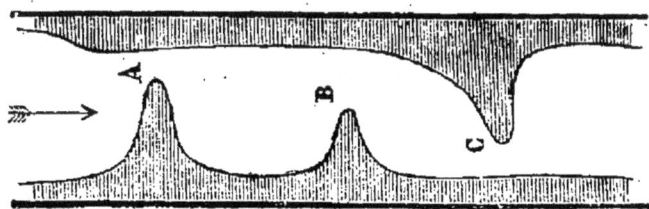

FIGURE 70.

Représentant trois rétrécissements, situés chacun sur une partie
différente des parois du canal.

Les parois qui regardent le bord libre des rétrécissements C, B, A,
sont à l'état normal.

surtout la paroi inférieure qui est le plus souvent atteinte.
(Fig. 71.)

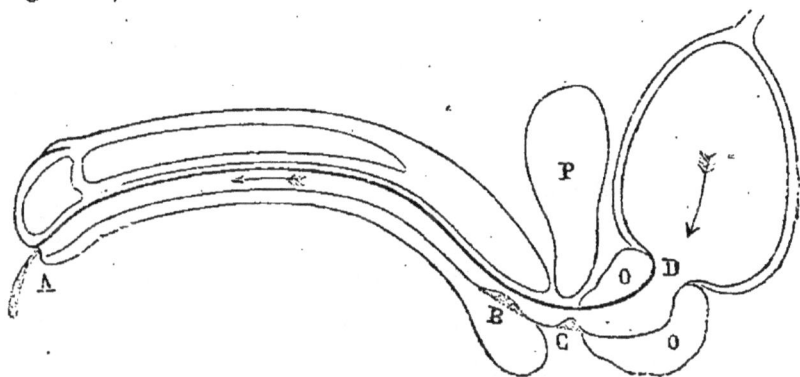

FIGURE 71.

Représentant deux rétrécissements, B et C, dans les régions où ils
existent le plus habituellement.

AB, région spongieuse de l'urètre.

BC, portion membraneuse, où siégent les rétrécissements spasmodiques.

CD, portion prostatique, sur laquelle il ne se forme point de rétrécissements.

OO, la glande prostate, qui enveloppe le col de la vessie D.

D, le col de la vessie, surmonté d'une flèche, qui indique le cours de
l'urine.

P, l'os pubis.

En B et en C sont situés, *sur la paroi inférieure*, deux rétrécissements, dont le premier, B, repose sur une base plus large que le
second, C,

B. Les *rétrécissements spasmodiques purs* ont nécessairement leur siége à la région membraneuse, de D en A
(fig. 17) et BC (fig. 71), que doublent le muscle de Wilson
et quelques autres faisceaux musculaires provenant du
muscle releveur de l'anus. (HH, fig. 40, p. 113.)

Les rétrécissements organiques sont situés, dans les dix-
neuf vingtièmes des cas, à l'union de la portion spongieuse
et de la portion membraneuse du canal de l'urètre, au niveau de la courbure sous-pubienne, à seize ou dix-huit
centimètres de profondeur (cinq à six pouces).

Après cette région, que j'appelle le *lieu d'élection* des
strictures, les parties du canal qui sont le siége d'angusties sont le *méat urinaire* (A, fig. 71), la *terminaison de la
fosse naviculaire* (E, fig. 17), la partie de la *portion spongieuse* située à neuf ou dix centimètres du méat urinaire.

*La portion prostatique n'est jamais le siége de rétrécis-
sements.* La glande prostate peut être tuméfiée, engorgée
dans un ou plusieurs de ses lobes, et gêner plus ou moins
gravement la sortie de l'urine, au point de provoquer des
rétentions d'urine; mais on ne rencontre pas, sur la membrane muqueuse qui tapisse cette région, les altérations
qui, dans les autres parties du canal de l'urètre, constituent les coarctations.

CHAPITRE VI.

SYMPTOMES DES RÉTRÉCISSEMENTS.

Pour ne pas fatiguer l'attention du lecteur, j'examinerai les symptômes un à un, et j'en discuterai la valeur à mesure.

A. *Suintement urétral.*

B. *Changement dans le jet de l'urine.*

C. *Fréquence des besoins d'uriner.*

D. *Efforts pour uriner.*

E. *Douleur en urinant.*

F. *Douleur pendant le coït.*

G. *Incontinence d'urine.*

H. *Rétention d'urine.*

I. *Modifications du liquide urinaire.*

A. *Suintement urétral.*

A la suite d'écoulements, il n'est pas rare de voir persister un suintement qui n'est pas appréciable pendant le jour, mais qui, se collectionnant la nuit, apparaît le matin à l'entrée du méat urinaire, sous la forme d'une *goutte-lette opaque, d'un blanc jaunâtre, de consistance variable, tachant le linge en jaune sale,* et qui est connue vulgairement sous le nom de *goutte militaire.* Ce suintement, *qui n'est pas de nature à se transmettre par le coït,* annonce un commencement de rétrécissement. Pendant des années entières il en est, parfois, le seul indice. L'observation d'un régime sévère le fait quelquefois disparaître ; des écarts de régime, la marche, le coït, les pollutions nocturnes, lé font reparaître ou l'augmentent à tel point, que ie suis

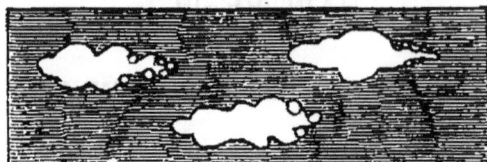

FIGURE 72.

Représentant les gouttelettes de pus concret qui apparaissent le matin au méat urinaire par la pression de l'extrémité antérieure de la verge, dans le cas d'écoulement chronique rebelle (goutte militaire).

souvent consulté par des malades de cette catégorie, qui croient avoir contracté une nouvelle gonorrhée. Puis, soit

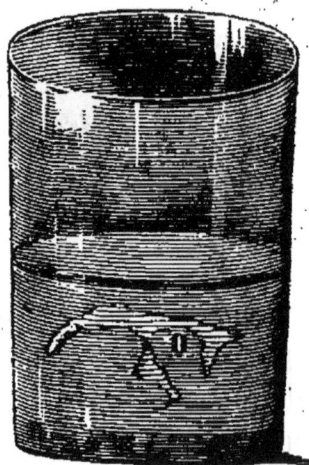

FIGURE 73.

Représentant, en O, le filament blanc grisâtre sécrété par la membrane muqueuse malade, et balayé du canal par le premier jet d'urine.

à la suite d'injections astringentes, soit spontanément, cet écoulement cesse. Mais le malade n'est pas guéri;

s'il veut observer avec soin la manière dont se **fait la**
première émission de l'urine à son réveil, voici ce qu'il
remarque : *les premières gouttes de liquide chassent de-*
vant elles une sorte de petit ver blanc de 1/2 *à* 2 *centi-*
mètres de longueur, de grosseur variable.

. Ce petit ver blanc, *bouchon de mucus concret,* de même
que la *goutte militaire* (fig. 72), est le produit de la sécrétion du rétrécissement, et de la partie du canal de l'urètre
qui est immédiatement en arrière. Souvent j'ai pu constater que ce bouchon de mucus, sorte d'empreinte de la
stricture, représentait exactement et sa longueur et son
diamètre.   .

B. *Changement dans le jet d'urine.*

Les modifications de la *miction* sont relatives :
1° A la grosseur du jet ;
2° A sa rapidité ;
3° A sa forme.

1° *Grosseur du jet.*

La première chose dont s'aperçoit un malade affecté.
de rétrécissement, c'est. la *diminution de grosseur du jet*
urinaire. Au lieu d'avoir le *volume d'une plume d'oie,* qui
représente assez bien le volume normal de la veine fluide,
le jet diminue *insensiblement* et *progressivement,* jusqu'à
n'avoir plus que le *volume d'une plume de corbeau;* parvenu à ce degré, si le malade est sobre, mène une vie
régulière, le jet peut rester stationnaire pendant des années; il finit par s'y accoutumer. Malheureusement, ces
exemples favorables sont exceptionnels; le plus ordinairement, le volume du jet va sans cesse et fatalement en
diminuant de grosseur, et, passant par toutes les nuances
intermédiaires, il arrive assez promptement (quelquefois

deux à trois ans) à n'avoir plus que la *grosseur d'un fil* et à *s'écouler goutte à goutte.*

2° *Rapidité du jet.*

La rapidité du jet diminue en même temps que son volume, et la *lenteur de la miction* suit les phases de la grosseur du jet. Ainsi, tandis qu'un homme bien portant lance facilement l'urine à la *distance d'un mètre*, que *le jet de l'urine est recourbé en arcade*, et que *la durée de l'émission est d'un quart de minute au plus*, le malade atteint de coarctation voit se rapprocher de lui de plus en plus le

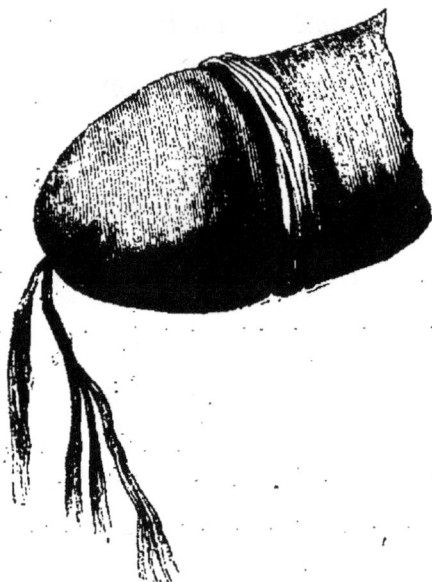

FIGURE 74.

Représentant la sortie de l'urine d'un urètre affecté de stricture.

point de la surface du sol où tombe son urine; *la courbe de la colonne urinaire s'efface peu à peu*, la chute de l'urine devient *perpendiculaire*. Il est facile de comprendre, d'après la direction du jet, que le liquide, à moins de grandes précautions, salira la partie inférieure des vêtements, à ce point que le malade, selon l'expression vulgaire et consacrée, *pisse sur ses souliers;* enfin, la durée de la miction est de *une à cinq minutes.* Le temps semble si long à quelques personnes, que plusieurs m'ont affirmé rester un quart d'heure et plus pour expulser l'urine.

Quand la maladie est parvenue à ce degré, les patients deviennent sombres, moroses, taciturnes, vont seuls à la promenade et dans les lieux écartés, pour éviter les railleries des personnes qui seraient témoins de leur infirmité.

Dans l'état normal, vers la fin de l'émission, les muscles du périnée, par une contraction brusque deux ou trois fois répétée, terminent l'exonération de la vessie;

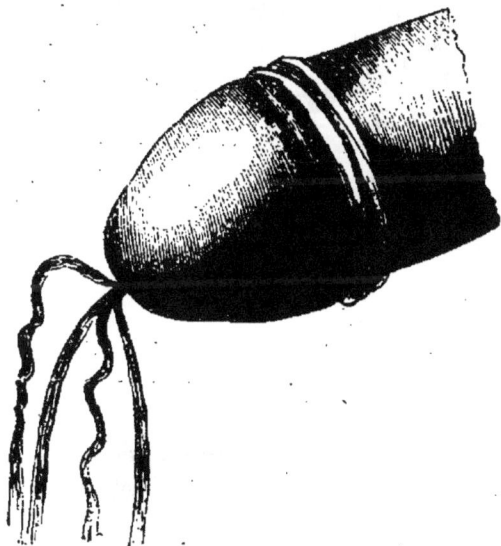

FIGURE 75.

On peut distinguer, dans cette figure, que le jet de l'urine est divisé en deux (en prenant de haut en bas la *deuxième* et la *quatrième* branche); de chacune de ces deux sections s'échappe une colonne rebelle et onduleuse qui remonte (*première* et *troisième* branche).

c'est ce que l'on désigne sous le nom de *coups de piston*.
Quand l'urètre est rétréci, il faut cinq à six, ou même
un plus grand nombre de ces contractions, pour expulser
les dernières gouttes d'urine.

3° *Forme du jet.*

Le jet d'urine se déforme : il commence par devenir
aplati, puis se divise en deux ou plusieurs jets qui s'en-
roulent les uns autour des autres.

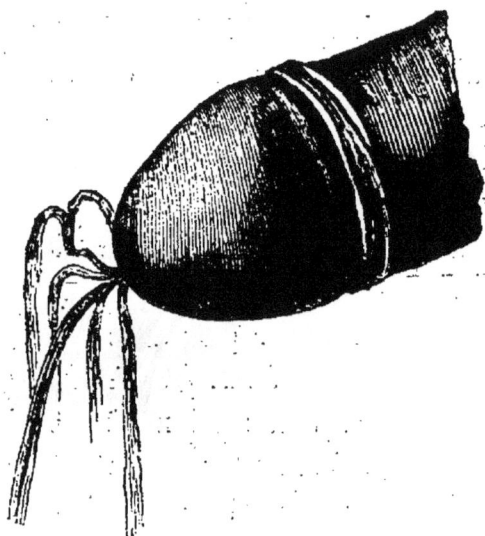

FIGURE 76.

Quelquefois la branche en jet d'eau, en crosse, s'élève beaucoup plus haut
que celle qui est représentée par cette figure.

Tandis qu'une des divisions suit la direction ordinaire,
l'autre s'échappe directement en bas ou sur un des côtés,
ou même en haut.

D'autres fois, au sortir du canal, les deux jets vont
chacun par un côté opposé, et semblent se fuir. Fréquemment le jet est *tortillé, en vrille, en jet d'eau,* et *forme la*

crosse. Parfois, au sortir du méat, il *s'éparpille en arro-soir.* Les malades comparent aussi la miction à la manière dont sort l'eau d'un *sabot de rémouleur.*

Enfin il arrive que l'urine ne s'écoule plus que *goutte à goutte,* et encore très-lentement.

C. *Fréquence des besoins d'uriner.*

Dans les premiers temps d'une coarctation, le malade ne s'aperçoit pas qu'il urine plus fréquemment. Ainsi, au lieu de vider sa vessie quatre à cinq fois par jour, il urine sept à huit fois sans y prêter d'attention. Mais il n'en est pas de même quand les envies d'uriner le forcent à se réveiller la nuit pour satisfaire ce besoin. Il n'est pas rare, en effet, quand l'affection a fait des progrès, de voir le sommeil interrompu plusieurs fois pendant la nuit. En consultant *mes observations,* le lecteur verra certains malades ne pas pouvoir reposer plus d'une demi-heure sans éprouver un *besoin impérieux, irrésistible,* d'évacuer la vessie. Il semble que les distractions des affaires permettent d'éluder plus facilement, pendant la journée, cette pressante nécessité. Quand le rétrécissement est très-étroit, le malade urine dix, quinze, vingt, quarante, soixante, quatre-vingts fois en vingt-quatre heures. Voici la raison de cette fréquence :

La vessie est un organe creux, dont la membrane muqueuse est doublée extérieurement de plans musculaires entre-croisés (voir fig. 10). C'est le seul agent d'expulsion de l'urine dans les cas ordinaires : la contraction de ces faisceaux musculaires peut aller jusqu'à effacer complétement sa cavité; mais il ne faut pas qu'il y ait d'obstacles. Quand, par suite de rétrécissements, le jet de l'urine éprouve de la résistance, la contraction musculaire

s'épuise avant la complète évacuation du réservoir urinaire, et le malade croit avoir fini d'uriner, bien qu'il y
ait encore du liquide dans la vessie. Il en résulte que le
temps qui s'écoule entre une miction et la suivante est
beaucoup plus rapproché. Aussi conçoit-on aisément
que, quand l'urine ne coule plus que goutte à goutte, la
vessie étant toujours distendue, les besoins d'uriner soient
presque incessants.

D. *Efforts pour uriner.*

Dans l'état ordinaire, l'effort qu'on est obligé de faire
pour évacuer la vessie est tellement léger, qu'on n'en a,
pour ainsi dire, pas conscience. Il est loin d'en être ainsi
dès qu'il existe un rétrécissement. Le malade est obligé
de se livrer à des efforts d'autant plus grands que le rétrécissement est plus étroit. Dans les premiers temps, il
s'aide d'abord plus énergiquement de la contraction des
muscles du ventre et du périnée ; ensuite, pour donner
plus de fixité au tronc, il appuie fortement les mains sur
ses genoux ou sur les objets environnants, table, chaise
ou lit, et, pendant les efforts qu'il fait, le visage et le cou
sont congestionnés par le sang, les larmes coulent des
yeux, et des gaz s'échappent par l'anus ; enfin, à un degré plus avancé, le malade *ne peut uriner que dans la position qu'on prend pour aller à la garde-robe.* Quand cet
état dure quelque temps, il est rare que les malades ne
soient pas affectés de *hernies* et de *chute de rectum.* Aussi,
quand ils prennent la position que je viens d'indiquer,
quelques malades ont-ils la précaution de se tamponner
l'anus pour prévenir la sortie des matières fécales.

Le résultat de la pression de la veine fluide pour franchir un rétrécissement entraîne, comme conséquence iné-

vitable, *une particularité constante*, et qu'il est bon de consigner ici : c'est *la dilatation du canal de l'urètre en*

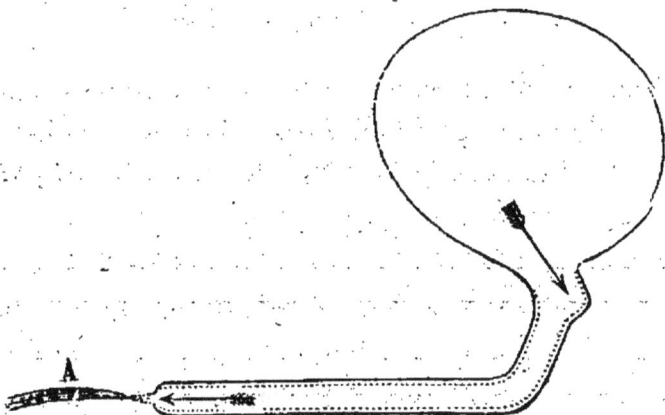

FIGURE 77.

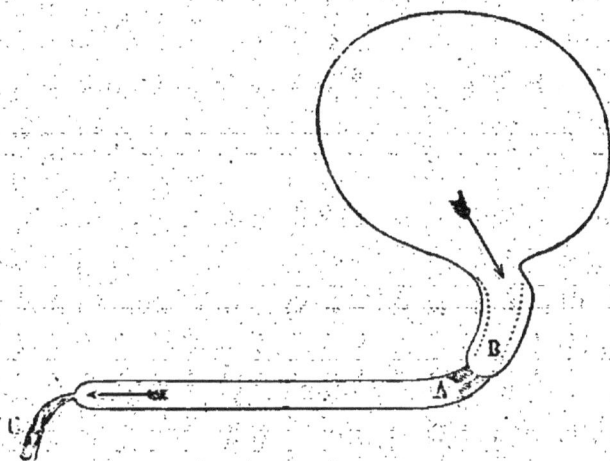

FIGURE 78.

Représentant la figure 77, *la sortie du jet d'urine* A, *à l'état nor-mal ;* la figure 78, *le jet du liquide* C *à travers le rétrécissement* AB; la ligne ponctuée, entre le col de la vessie et la stricture, indique l'état du canal avant l'existence de l'obstacle AB.

arrière du rétrécissement (A, fig. 67). Quand il y a plu-sieurs rétrécissements, cette distension des parois n'existe qu'en arrière de l'obstacle le plus profondément situé (A, fig. 69).

E. *Douleur en urinant. Dysurie.*

La douleur est un signe qui manque rarement dans les strictures de l'urètre. Elle présente de très-grandes variations, selon l'impressionnabilité des malades et l'état de l'angustie. Tantôt c'est un *picotement*, une *cuisson*, un *chatouillement*, une *démangeaison;* d'autres fois, une *douleur vive*, une *chaleur*, une sensation de *brûlure* par un fer rouge, à tel point que les malades redoutent de satisfaire ce besoin, et même s'interrompent dans la miction.

Si l'on veut se reporter par la pensée à la principale cause que j'ai assignée aux rétrécissements, l'*inflammation chronique d'un point du canal*, on s'expliquera facilement que le passage d'un liquide âcre comme l'urine détermine les sensations que nous venons d'énumérer. De plus, dans la partie dilatée en arrière de l'obstacle (A, fig. 67, et B, fig. 78), le séjour continu de l'urine et la pression résultant des efforts sont la cause d'*inflammations*, *d'ulcérations*, *d'érosions*, de *fissures*, de *crevasses*, qui rendent aussi parfaitement compte de l'intensité de la douleur.

Cette *dysurie* n'a lieu d'abord qu'au moment de l'émission de l'urine; ensuite, elle persiste quelque temps après la miction; enfin, elle devient continue avec exacerbation quand le malade urine.

Les malades accusent le siége de la douleur assez habituellement dans le point rétréci, c'est-à-dire au niveau des bourses et du périnée : il n'est pas rare cependant de rencontrer des malades dont toute la douleur est concentrée dans le gland, bien que cette partie soit tout à fait exempte de stricture.

Dans ce cas, c'est une *douleur sympathique* ou de *retentissement nerveux.* Sans pouvoir s'expliquer cette singularité du déplacement de la sensation, c'est un fait si fréquent dans les diverses affections des voies urinaires, qu'il est bon de rassurer les malades, dont la tendance est de vouloir localiser quelquefois obstinément le siége du mal dans le point douloureux.

F. *Douleur pendant le coït. Dyspermasie* ou *dyspermatisme.*

Il existe des personnes affectées de rétrécissements qui n'éprouvent aucune douleur en accomplissant l'acte vénérien ; chez quelques-unes, cette douleur est supportable ; d'autres ressentent, par suite de l'éjaculation du sperme, une souffrance tellement intolérable, qu'elles redoutent le coït, et s'en abstiennent le plus possible.

Cette douleur, au dire des malades, diffère de la *dysurie* en ce sens qu'elle est beaucoup *plus aiguë, plus déchirante :* ce qui se comprend du reste à merveille, puisqu'on est maître de retenir, de modérer l'émission de l'urine, et qu'on ne laisse échapper, pour ainsi dire, du col de la vessie que la quantité de liquide qui peut, sans le forcer, passer à travers le rétrécissement ; tandis que, dans l'éjaculation, un flot de sperme et de liquide prostatique se trouve brusquement lancé contre la stricture, par la contraction spasmodique et convulsive des muscles du périnée. De là, distension instantanée de l'urètre en arrière de la coarctation (A, fig. 67, et B, fig. 78) et douleur suraiguë.

Je dois ajouter cependant une remarque qui est commune à la *dysurie* et à la *dyspermatose.* C'est que l'*état enflammé ou non* du rétrécissement et de la partie de l'urètre qui est immédiatement en arrière n'est pas indifférent dans la sensation que l'urine ou le sperme font éprouver aux malades. Ainsi quand l'élément inflammatoire qui accompagne et complique si souvent les rétrécissements est éliminé (voir *Traitement médical des rétrécissements*), il n'est pas rare de voir des malades, pour lesquels le passage de l'urine et du sperme était très-douloureux, supporter très-facilement la miction et l'éjaculation.

Dans l'état normal, le sperme est dardé avec une certaine force et par jets saccadés hors du canal de l'urètre. Quand il y a stricture, l'éjaculation se fait dans l'espèce de dilatation située en arrière du rétrécissement, et le sperme s'écoule plus ou moins lentement et d'une manière continue en dehors de l'urètre. Quand la dilatation dont je parle s'étend jusqu'au col de la vessie (fig. 78), il n'est pas rare de voir le sperme refluer dans le réservoir urinaire, et sortir avec ce liquide pendant la miction (voir *Modification du liquide urinaire*, page 251).

G. *Incontinence d'urine.*

Cette incontinence est *fausse* ou *vraie*.

1° L'*incontinence fausse* consiste en ce que toutes les fois que le malade a fini d'uriner, il s'écoule involontairement, par gouttes, une petite portion d'urine qui mouille, salit les vêtements, et, malgré les plus grands soins de propreté, finit par leur communiquer une odeur forte, très-désagréable.

Cette incontinence provient de ce que, la miction terminée, il reste, dans la portion dilatée de l'urètre en arrière du rétrécissement, une petite quantité d'urine qui, soustraite à l'action contractile de la vessie, s'écoule, par son propre poids, à travers le rétrécissement, hors de l'urètre.

2° *L'incontinence vraie* est beaucoup plus grave, et tient à ce que la dilatation dont je viens de parler a élargi jusqu'au col de la vessie (fig. 78), qui se trouve ainsi dans l'impossibilité de contenir l'urine dans son réservoir. La seule barrière à la libre sortie de l'urine se trouve être le rétrécissement lui-même (AB, *ibid.*). Aussi l'urine coule-t-elle involontairement et continuellement, tandis que les plus grands efforts du malade pour uriner volontairement se bornent à faire que les gouttes de liquide sortent un peu plus rapprochées les unes des autres.

Les malades atteints de cette infirmité sont obligés de porter continuellement un urinal: cette situation, si grave qu'elle soit, n'est pas au-dessus des ressources de l'art, comme on pourra s'en convaincre en lisant la dixième observation de guérison des rétrécissements.

H. *Rétention d'urine.*

Ce symptôme est le plus redoutable de tous ceux que nous avons examinés jusqu'ici, non-seulement à cause de l'angoisse qui l'accompagne, mais encore parce qu'il met immédiatement en péril les jours du malade.

Dans un chapitre spécial (*Rétention d'urine*) je dirai comment, par suite de la barrière que la stricture peut opposer au libre écoulement de l'urine, toutes les fractions de l'appareil, à partir du rétrécissement jusqu'aux reins, se trouvent successivement distendues par ce liquide. Je veux seulement indiquer brièvement les *causes*, le *mécanisme* et les *conséquences* de cet accident.

1° Il semble qu'à partir du moment où il existe une coarctation, tout concourt à l'occlusion totale de l'urètre. Une *bronchite*, un *rhumatisme*, une *gastrite*, *peuvent*, par les *seuls* efforts de la nature, *guérir* sans l'intervention de l'art. Un rétrécissement, loin de pouvoir jamais guérir seul, *a une tendance incessante et fatale à l'oblitération de ce conduit.* La vie la plus sobre et la plus régulière ne peut que retarder cette marche, et non faire rétrograder le rétrécissement. Le moindre écart de régime, au contraire, accélère les progrès du mal. Aussi, en présence d'un si formidable accident, je ne saurais comprendre la sécurité des malades qui, prévenus de sa possibilité, ne se hâtent pas de se confier aux mains expérimentées du spécialiste qui peut les guérir.

2° Il arrive donc, sous l'influence croissante des progrès du mal, que la moindre cause détermine la rétention : tantôt c'est un gravier, du sable ou des mucosités glaireuses, sortis de la vessie, qui viennent s'appliquer sur l'ouverture du rétrécissement, et faire l'office d'obturateur (fig. 79) ; d'autres fois c'est l'inflammation du rétrécissement compliquée de spasme (*Rétrécissement mixte*), qui, par suite d'écarts de régime, d'excès vénériens, de marche forcée, de rétention volontaire trop longtemps prolongée, bouche l'orifice du *canalicule du rétrécissement*, et complète l'occlusion totale de l'urètre.

3° Alors, quand le malade veut uriner, il fait de vains efforts... Après cinq, dix minutes de tentatives inutiles, le besoin cesse, mais pour reprendre bientôt plus pressant, plus impérieux ; le malade essaye encore, appelle à son aide toutes les forces de son organisation, prend toutes les positions qu'il croit favorables : tantôt courbé en deux, prenant appui de ses mains à tout ce qui l'environne, tantôt couché sur l'un ou l'autre côté ; d'autres fois à genoux, ou bien dans la position d'aller à la garde-robe : quelquefois, à cette période, les efforts de la nature ou les soins intelligents de l'art arrachent le malade à ces cruelles souffrances ; sinon, en proie à une exaltation morale des plus effrayantes, la figure en feu, les yeux brillants, dans une agitation continuelle, le malade pousse des cris inarticulés,

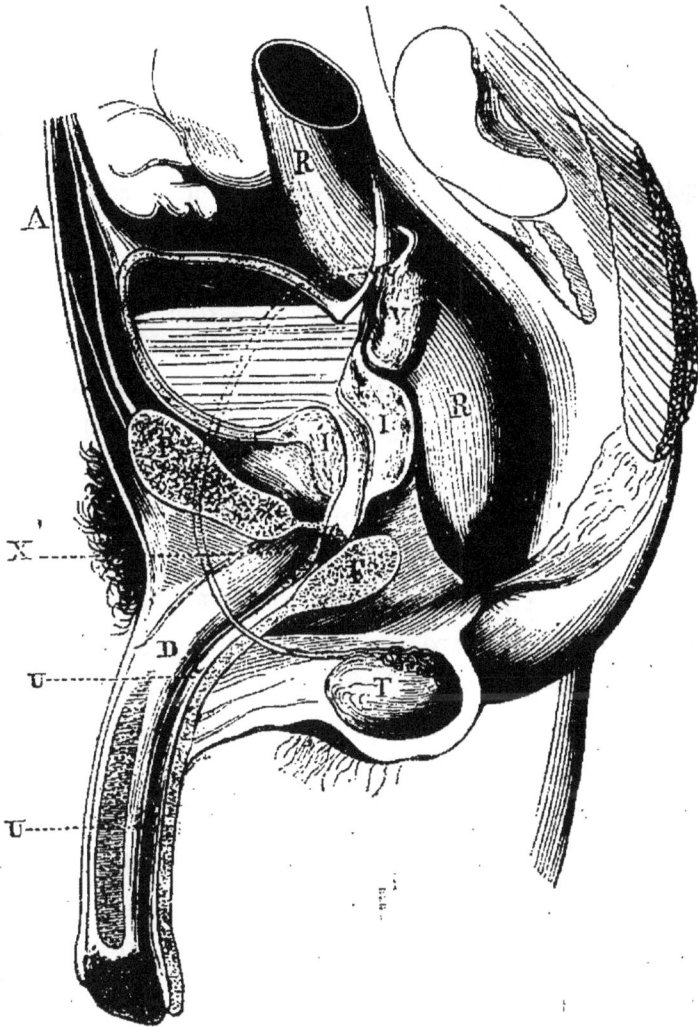

FIGURE 79.

Représentant une rétention d'urine causée par la présence d'un bouchon de gravier à l'entrée vésicale du canalicule d'un rétrécissement.

(COUPE D'AVANT EN ARRIÈRE SUR LA LIGNE MÉDIANE.

A, paroi antérieure du ventre.

RR, intestin rectum.

P, os pubis.

T, testicule.

D, la verge.

F, corps spongieux de l'urètre.

I, I, la glande prostate.

V, vésicule séminale.

UU, le canal de l'urètre.

X, bouchon de graviers, oblitérant l'entrée d'un rétrécissement, et provoquant la rétention d'urine.

appelle à son secours, essaye lui-même, avec tout ce qui lui tombe sous la main, de franchir l'obstacle. Dans ce délire de la douleur, on a vu des patients attenter à leurs jours, d'autres réussir à se soulager momentanément par des moyens ingénieux ou extravagants.

Si la nature ou le praticien ne vient pas en aide au malade pour exonérer le réservoir urinaire, il se fait à la vessie ou à l'urètre une crevasse par laquelle le liquide s'échappe dans le ventre ou les bourses (voir *Complications des rétrécissements, fistules urinaires*); ou bien une portion de l'urine, pompée par les vaisseaux absorbants, est portée dans le torrent de la circulation, et détermine les accidents de la fièvre urineuse (p. 260).

J'entrerai, à l'article *Rétention d'urine*, dans les plus grands détails sur les indications qui se présentent à remplir aux différentes périodes de cette douloureuse position.

I. *Modification du liquide urinaire.*

1° *Quantité.* La quantité d'urine évacuée en vingt-quatre heures par un malade affecté de rétrécissement est sensiblement la même qu'à l'état normal. La petite quantité d'urine rendue à chaque émission est compensée par la fréquence des besoins d'uriner. Cependant il arrive parfois que cette quantité est diminuée ou accrue, par la raison que voici :

a. Certains malades, redoutant la douleur qu'ils éprouvent en urinant, cherchent à diminuer le nombre des émissions, et, dans ce désir, ils s'abstiennent autant qu'ils peuvent de boissons ou d'aliments liquides. Mais le but du malade est manqué, car le résultat de cette abstinence est bien de diminuer la quantité d'urine, *mais non les besoins d'uriner, au contraire.* En effet, cette urine rare très-chargée de principes salins, *très-échauffée,* est irritante pour toutes les parties qu'elle baigne, et en particulier pour le rétrécissement. Les besoins d'uriner sont plus rapprochés, plus douloureux, et le malade ne rend que quelques gouttes d'urine à la fois : c'est la *strangurie.*

b. D'autres malades (et c'est le plus grand nombre), mieux éclairés par l'expérience ou des conseils intelligents, prennent beaucoup de boissons émollientes, et recherchent les aliments liquides. Cette pratique a une double conséquence : c'est que la quantité d'urine est plus abondante qu'à l'état normal, et que, le liquide étant moins âcre, les besoins d'uriner sont moins fréquents, et la quantité d'urine rendue à chaque émission plus considérable.

2° *Qualité.* Tant qu'il n'existe pas de complications du côté de la vessie, de la prostate, ou des vésicules séminales, les changements dans l'urine se bornent à peu près à ceux que j'ai signalés. La première urine rendue le matin contient la gouttelette de *muco-pus* sécrétée par la surface du rétrécissement, ou le bouchon de mucus concret signalé dans le même paragraphe (fig. 72 et 73). Si le malade a pris la précaution d'uriner *directement* dans un vase de verre blanc, et qu'il laisse déposer cette urine pendant six heures au moins, voici ce qu'il observe : l'urine est séparée en deux couches : 1° la supérieure, à peu près claire ; 2° l'inférieure, formant un dépôt nuageux, d'un blanc grisâtre, dans lequel on distingue quelques parties plus compactes, qui sont les débris du bouchon de mucus, ou ce bouchon de mucus entier, allongé ou pelotonné sur lui-même. Quand je traiterai du catarrhe de la vessie, de l'engorgement de la prostate, des maladies des conduits séminifères, j'indiquerai avec détail l'état de l'urine dans ces maladies, qui compliquent si fréquemment les rétrécissements anciens.

Les différents symptômes que je viens d'indiquer ne se rencontrent pas tous et au même degré de gravité sur chaque malade affecté de rétrécissement. Il est certaines personnes privilégiées qui, grâce à une vie sobre, voient leurs rétrécissements rester stationnaires ; d'autres, par suite d'écarts de régime ou malgré les habitudes les plus régulières, sont successivement la proie de tous les symptômes que je viens d'énumérer et de ceux dont je vais m'occuper dans le chapitre suivant.

CHAPITRE VII.

COMPLICATIONS DES RÉTRÉCISSEMENTS.

Une ou plusieurs coarctations ne peuvent pas exister à un certain degré dans le canal de l'urètre sans entraîner, après un temps plus ou moins long, un trouble parfois très-grave dans les différents appareils de l'économie, et en particulier dans le système génito-urinaire.

Je vais passer en revue ces complications, indiquer seulement celles qui seront plus loin l'objet d'un examen spécial, et discuter en détail les accidents sur lesquels je n'aurai plus occasion de revenir.

1° *Système urinaire.*

Les complications qui peuvent survenir du côté des voies urinaires, par suite de rétrécissement sont :

a. *Un écoulement* ou *suintement urétral* (voir *Écoulement chronique*) ;

b. *Le catarrhe aigu* ou *chronique de la vessie ;*

c. *L'incontinence d'urine ;*

d. *La rétention d'urine ;*

e. *L'hypertrophie de la vessie ;*

f. *L'inflammation et la suppuration des reins* (voir *Rétention d'urine*);

g. *Le pissement de sang* ou *hématurie ;*

h. *Les dépôts urineux ;*

i. *Les abcès id.* (voir *Rétention d'urine*) ;

j. *Les fistules urinaires ;*

k. *Les fausses routes*

l. *La gravelle ;*

m. *La pierre.*

e. *Hypertrophie de la vessie.*

Il faut une ignorance bien grande de ce qui est, ou un oubli complet des lois de la physiologie, pour prétendre, comme le font certains auteurs, que les strictures urétrales entraînent à la longue la *faiblesse de la vessie ;* car c'est précisément le contraire qui est la vérité. Tous les médecins qui ont pratiqué l'autopsie de personnes ayant succombé par suite de coarctation urétrale compliquée, savent que les parois de la vessie, quoique distendues, sont encore plus épaisses qu'à l'état ordinaire, et que les fibres musculaires, au lieu d'être pâles comme d'habitude, offrent au contraire une couleur rougeâtre qui les fait ressembler aux muscles de la vie de relation. Cet état est surtout très-manifeste au niveau du col de la vessie.

L'analogie aurait dû empêcher de commettre une erreur aussi palpable. Ne sait-on pas que, dans les différents conduits de l'économie affectés de rétrécissements, les portions de ces canaux qui luttent contre l'obstacle sont constamment hypertrophiées? Ne voit-on pas, *dans les rétrécissements de l'œsophage et les cancers de l'estomac*, se développer de chaque côté de l'œsophage, à sa partie supérieure, deux bandes musculaires rougeâtres qui n'existent pas ou ne sont point apparentes à l'état normal? *Dans les rétrécissements du rectum*, la partie de cet intestin située au-dessus de la stricture n'est-elle pas épaissie, bien que dilatée, et les fibres musculaires ne sont-elles pas plus visibles qu'à l'état normal?

La physiologie ne nous enseigne-t-elle donc pas que plus un organe est exercé, plus il se développe? et la vessie, obligée de se contracter vingt et trente fois par jour au lieu de quatre ou cinq, n'est-elle pas dans les conditions les plus favorables à l'hypertrophie? Singulière manière d'interpréter les faits, que de dire : *L'urine tombe perpendiculairement au sortir de la verge, donc la vessie est affaiblie!* Comment se fait-il alors que ce même malade, dont l'urine sort goutte à goutte, va, dans la même séance, lancer ce liquide par jet et en arcade, aussitôt que j'aurai dilaté le canalicule du rétrécissement?

3° *Organes génitaux.*

Les organes génitaux, dont les connexions avec ceux de

la sécrétion urinaire sont si intimes, subissent gravement l'influence des coarctations urétrales. On voit survenir :

a. L'*engorgement de la glande prostate*;

b. L'*engorgement des testicules et des conduits déférents*;

c. Les *pertes séminales*;

d. L'*impuissance*;

e. L'*hydrocèle*;

f. Le *varicocèle*;

g. La *névralgie du col de la vessie*.

b. *Engorgement des testicules.*

Il y a dix ans, j'eus une occasion bien remarquable de mettre en pratique l'observation que souvent j'ai faite de l'influence des strictures sur le développement et la guérison de certaines affections des organes génitaux.

Une personne, âgée de quarante-cinq ans, porteur d'une énorme tumeur au testicule gauche, vint réclamer mon avis sur l'opportunité d'une opération que lui avaient conseillée plusieurs chirurgiens d'un très-grand mérite. Cette grosseur, qui depuis quatre ans s'était successivement accrue, commençait à devenir le siége d'une pesanteur insupportable et d'élancements très-douloureux. L'opinion de plusieurs médecins et chirurgiens de province, isolés ou réunis en consultation, était, vu l'insuccès des divers traitements jusque-là suivis, que l'opération fût pratiquée le plus tôt possible.

Le malade, dont la santé générale était, du reste, fort bonne, ne voulut pas se décider à l'amputation avant d'avoir pris l'avis des princes de la science. Deux ou trois consultations faites à Paris concordaient parfaitement. C'était un sarcocèle peut-être cancéreux, peut-être vénérien : dans le premier cas, le malade devait subir la castration; dans le second, un traitement antisyphilitique serait la pierre de touche de la nature du mal. Bien que le malade niât énergiquement tout antécédent vénérien, il fut d'abord soumis au mercure et à l'iodure de potassium, qui n'apportèrent aucun changement favorable; l'opération fut alors décidée.

Avant de se la laisser pratiquer, le malade, qui avait parcouru mon ouvrage, me vint trouver et me demanda mon opinion, sans me faire part des diverses circonstances ci-dessus indiquées, circonstances que je ne connus que plus tard. Je trouvai le testicule gauche transformé en une tumeur pesante, dure, irrégulièrement arrondie, non transparente; et comme la grosseur était parfois le siége de douleurs lancinantes, je me laissai aller à l'idée d'un *cancer* ou *sarcocèle :* cependant, avant de me prononcer définitivement, je voulus explorer le canal de l'urètre.

Le résultat de cet examen fut la constatation d'un rétrécissement assez développé, situé à quatorze centimètres de profondeur. Le malade et les médecins avaient attribué les envies fréquentes d'uriner, la lenteur de la miction et le peu de projection du jet, au tiraillement continuel exercé par la tumeur sur le canal de l'urètre et la vessie. La constatation du rétrécissement me permit de donner au malade l'espérance d'échapper à l'opération.

En effet, par suite de l'effacement de l'obstacle et d'un traitement fondant approprié, la tumeur se ramollit et diminua de volume d'une manière assez notable dans l'espace de quinze jours. Le malade, que ses affaires appelaient impérieusement à son usine, partit; il revint, un mois après, me montrer le progrès continu du traitement. La tumeur, réduite au quart de son état primitif, était molle et sans aucun élancement. Les urines avaient repris leur cours régulier ; trois mois plus tard, M. ....., radicalement guéri, alla rendre visite aux chirurgiens qui voulaient pratiquer sur lui la castration.

Un homme, âgé de trente ans, vint me consulter, il y a huit mois, pour un engorgement double des deux conduits déférents : ces deux conduits, à peine perceptibles à l'état ordinaire dans le canal inguinal, offraient chacun le volume du petit doigt et la dureté du bois : c'étaient deux baguettes dures s'étendant des testicules jusque dans l'abdomen. Inutilement traité par des chirurgiens qui, outre toutes les applications topiques imaginables, lui avaient fait prendre, à diverses reprises, l'iodure de potassium à haute dose, il vint me trouver d'après la recommandation d'un de ses amis que j'avais guéri d'une affection très-grave et très-invétérée. J'étais fort préoccupé de la façon dont j'aborderais la cure, lorsque l'idée me vint d'explorer le canal de 'urètre dont cependant, au dire du malade, les fonctions étaient intactes. Je trouvai dans la partie profonde du canal un rétrécissement, dont la disparition par l'emploi des bougies fut suivie de la guérison de l'induration des conduits déférents.

3° *Appareil de la digestion*

Les effets des strictures sur l'appareil digestif sont :

Mécaniques : { a. *Hernies;* { b. *Chute du rectum;*

Ou *sympathiques :* c. *Troubles de la digestion.*

a. *Hernies.* Les efforts violents et presque continus auxquels se livrent les malades atteints de strictures pour expulser l'urine, chassent aussi les intestins hors des anneaux inguinaux ou cruraux d'un ou des deux côtés à la fois. L'amaigrissement et l'affaiblissement général qu'en-

traîne une souffrance incessante prédisposent à cette complication, en dilatant et relâchant ces ouvertures naturelles. Quelques malades qui ne sont pas encore affectés
de hernies portent instinctivement leurs mains vers le pli
de l'aine pendant les efforts de la miction, pour s'opposer
à la sortie des intestins.

b. *Chute du rectum.* Cet accident est, pour les malades,
une des plus pénibles complications; il ne survient que
quand l'angustie dure déjà depuis longtemps. Les efforts
d'expulsion, qui aboutissent à grand'peine à la sortie de
l'urine, agissent aussi sur le rectum. Il arrive un moment où le malade ne peut plus uriner sans rendre des
gaz et des matières fécales; la membrane muqueuse se
relâche peu à peu, et fait saillie hors de l'anus pendant
les efforts d'excrétion. Pour obvier à cet accident, les
malades prennent la précaution de se tamponner l'anus.

c. *Troubles de la digestion.* Les malades affectés de rétrécissement du canal de l'urètre éprouvent souvent, dans
l'abdomen, des douleurs sourdes, dont le siége le plus habituel est le bas-ventre, mais qui peuvent être fixées au
creux de l'estomac, et simuler une gastrite. Ainsi il y a
quatre ans, un jeune homme de vingt-deux ans vint à ma
consultation réclamer mes soins pour une prétendue gastrite dont trois médecins différents l'avaient déjà traité,
sans pouvoir apporter de soulagement à ses souffrances.
Le seul symptôme, du reste, de cette maladie, était une
douleur très-vive au creux de l'estomac et dans les reins.
En interrogeant toutes les fonctions, j'acquis la certitude
qu'il existait dans l'urètre un rétrécissement valvulaire,
dont il fut complétement guéri dans l'espace de trois semaines. Depuis ce temps, j'ai eu occasion de le voir plusieurs fois, et de constater qu'il ne s'était plus ressenti de
ses maux d'estomac.

Outre ces *douleurs nerveuses sympathiques*, il arrive très-fréquemment un dérangement notable des fonctions de l'estomac. L'appétit diminue, se perd; les digestions sont lentes, laborieuses; les aliments ne profitent plus au malade, qui maigrit de jour en jour ; la nourriture stimulante, qui réveillerait son appétit, le patient l'évite, de peur d'échauffer les urines et d'augmenter la douleur de l'excrétion. Il en est de même pour les boissons : l'eau rougie, quelquefois l'eau pure, est le seul liquide qu'il se permet. On comprend facilement qu'un semblable régime, longtemps continué, doit appauvrir le sang; aussi le teint de la peau devient-il jaune, les membres grêles, les chairs molles, et les malades ne tardent pas à tomber dans le dernier degré du marasme, si l'art ne vient à leur secours.

4° *Fièvre urineuse.*

Très-souvent les malades affectés de strictures sont pris d'une *fièvre vague, irrégulière*, ou seulement de *frissons erratiques*. Cet état fébrile apparaît à des périodes qui n'ont rien de fixe, tous les huit ou quinze jours, tantôt le matin, d'autres fois le soir. On voit assez fréquemment se développer une *véritable fièvre intermittente*, avec *frisson, chaleur* et *sueur*, à *type quotidien, tierce* ou *quarte ;* ordinairement la sueur terminale, qui est toujours très-abondante, a l'odeur infecte de l'urine en putréfaction, sans que pour cela il y ait rétention d'urine. Le sulfate de quinine, qui jouit, comme antipériodique, de propriétés si remarquables, modère à peine, ou même est impuissant contre cette *fièvre urineuse*, tandis que la dilatation du rétrécissement, en rendant un libre cours à l'urine, fait cesser, comme par enchantement, cette fièvre rebelle à tout autre traitement.

Quelle est la cause de cette fièvre? Je pense que cette cause est complexe. Les frissons, la fièvre éphémère, doivent être attribués à la réaction, sur le système nerveux, de la gêne apportée par le rétrécissement à l'excrétion urinaire. Il est, en effet, peu d'appareils qui réagissent sur les centres nerveux à l'égal du système génito-urinaire. Quel est le médecin qui n'a pas eu occasion de voir tomber en syncope un malade auquel il venait de cautériser un chancre ou d'exciser des végétations sur le gland? Il est rare que ces mêmes malades n'éprouvent pas un accès de fièvre la nuit suivante. Le même fait se présente chez certaines personnes impressionnables, auxquelles on a passé une bougie de cire molle, bien qu'on n'ait pas éprouvé de résistance, ni causé la moindre douleur. Eh bien ! je ne crains pas d'affirmer que les mêmes opérations, sur toute autre région du corps, n'auraient pas déterminé de semblables sympathies sur le système nerveux. On est donc forcé, pour l'explication de ces fièvres irrégulières, d'admettre l'influence sympathique dont je parle.

Quant aux accès de *fièvre urineuse* à type intermittent, ils reconnaissent évidemment d'autres causes. On ne les voit survenir que dans des rétrécissements anciens, *compliqués de catarrhe de vessie ou de suppuration de la glande prostate.* Cette inflammation subaiguë ou chronique de la vessie, et l'exhalation mucoso-purulente qui en est la suite, la suppuration de la glande prostate, rendent parfaitement compte de cet état fébrile, et sont pour moi l'analogue de ces suppurations internes qui entraînent avec elles la *fièvre hectique.* Un autre motif de cette fièvre est l'*absorption* et le *passage dans le sang d'une certaine quantité d'urine*, qui est éliminée à la surface de la peau, au moyen de cette sueur abondante dont l'odeur est si caractéristique.

5° *Influence des rétrécissements sur le moral des malades.*

Il n'y a pas de maladies qui exercent sur le moral des malades une influence aussi fâcheuse que les affections des voies génito-urinaires, et les strictures urétrales en particulier. Il est malheureusement peu d'hommes qui n'aient pu constater sur eux-mêmes la prostration morale qu'amène la *découverte d'un écoulement.* Les malades affectés de *varicocèle* sont presque tous enclins au suicide; il en est de même des personnes qui portent un *engorgement des testicules.* Les vieillards qui souffrent d'un *catarrhe à la vessie* ou d'un *engorgement de la glande prostate* sont d'humeur chagrine, acariâtre, et fuient la société; les malades atteints de coarctations, très-souvent compliquées des maladies dont je viens de parler, sont loin de faire exception à cette règle. Si le lecteur veut bien passer en revue les principaux symptômes de cette maladie et leurs *conséquences forcées*, il conviendra de la vérité de ma proposition.

La nécessité d'uriner très-fréquemment interdit au malade la distraction des réunions de société, des concerts, des spectacles, des voyages. Son sommeil, fréquemment interrompu, ne répare ses forces que d'une manière insuffisante. S'il va se promener, il évite d'être accompagné, et recherche la solitude pour se soustraire aux réflexions désobligeantes qu'attirerait la lenteur de la miction. Il refuse toute invitation à dîner, parce qu'il ne boit que de l'eau rougie à peine, qu'il est obligé de choisir ses aliments, et de quitter deux ou trois fois la table pendant le repas, pour satisfaire le besoin d'uriner.

La douleur pendant le coït, et l'impuissance presque

absolue qu'entraîne à la longue un rétrécissement, lui enlèvent jusqu'au sentiment de la *virilité*. L'odeur repoussante qu'exhalent certains malades, dont le rétrécissement est compliqué d'incontinence, les force à vivre isolés, même dans leur intérieur.

Le délabrement de la constitution, l'affaiblissement du corps, l'imminence incessante de rétention d'urine, finissent par affaiblir les facultés morales, et exaltent à un singulier degré l'impressionnabilité nerveuse. Tout est pour le patient sujet de gronderie; rien ne le satisfait. Inquiet, soupçonneux, ennuyeux à lui-même, insupportable aux autres, son caractère morose ne sait plus trouver de distraction dans les plaisirs ou les jeux qui, autrefois, faisaient son amusement. Vieillard avant l'âge, il tombe insensiblement dans le dernier degré de marasme; et l'on arrive à comprendre comment quelques-uns de ces malheureux, doutant de la puissance de l'art, cherchent dans le suicide un terme à *leur Golgotha*.

CHAPITRE VIII.

DIAGNOSTIC DES RÉTRÉCISSEMENTS.

Le *diagnostic* a pour but de faire connaître :
a. *L'existence des rétrécissements,*
b. *Leur nombre,*
c. *Leur siége,*
d. *Leur longueur et leur forme,*
e. *Leur nature.*
On arrive au diagnostic :
1° *Par les signes anamnestiques ou commémoratifs;*

2º *Par l'induction tirée des symptômes;*

3º *Par l'exploration de l'urètre ou cathétérisme.*

1º Quand un malade a eu un ou plusieurs écoulements qui ont duré plus ou moins longtemps;

Que ces mêmes écoulements ont été traités par les injections caustiques ou la cautérisation avec le nitrate d'argent (*pierre infernale*);

Si, pendant une blennorrhagie cordée, le malade a rompu la corde;

Si le canal de l'urètre a été le siége de chancres ou ulcères syphilitiques;

Si, à la suite d'une chute à califourchon sur un corps dur, ou d'une violente contusion sur le périnée, il y a eu hémorrhagie par le canal;

Si le malade a abusé des plaisirs de l'amour, ou que, dans sa famille, une ou plusieurs personnes aient été atteintes de rétrécissements.

2º Avec ces antécédents, s'il se plaint :

D'un suintement habituel, ou que ses urines présentent le matin une sorte de long ver blanc (bouchon de mucus urétral) (fig: 72 et 73);

D'une diminution dans la grosseur du jet;

De la fréquence du besoin d'uriner;

De la lenteur des émissions;

De la chute perpendiculaire de l'urine au sortir de la verge (fig. 74);

De la disposition tortillée d'un ou de plusieurs jets en vrille, en arrosoir, en sabot de rémouleur (fig. 75 et 76);

D'être obligé de faire de grands efforts pour chasser l'urine de la vessie;

D'une douleur fixe dans un point du canal pendant et après l'émission de l'urine, et au moment de l'éjaculation du sperme pendant le coït;

De la sortie de l'urine qui mouille ses vêtements, après qu'il a fini d'uriner;

D'avoir éprouvé déjà une ou plusieurs rétentions d'urine;

De n'avoir que des demi-érections et presque pas de désirs vénériens;

De rendre de l'urine trouble, blanchâtre, semblable à du petit-lait, dans laquelle nagent quelques grumeaux ou des glaires visqueuses, filantes, très-adhérentes au vase; urine qui se putréfie avec la plus grande facilité :

Tous ces antécédents et ces symptômes réunis donnent au médecin la plus forte présomption qu'il existe un rétrécissement; mais, comme tous ces signes sont rarement réunis sur un même malade; que la plupart, loin d'être *univoques*, peuvent aussi se présenter dans d'autres maladies de l'appareil génito-urinaire, il faut, de toute nécessité, pour se faire une conviction absolue, avoir recours à l'exploration de l'urètre, qui, outre l'existence des coarctations, fournit aussi des renseignements indispensables à la guérison, et qui ne pourraient être obtenus par aucun autre moyen.

3° *Exploration de l'urètre* ou *cathétérisme*. Pour apprécier convenablement les données fournies par l'examen direct du canal de l'urètre dans le cas de rétrécissement, il est nécessaire de commencer par poser les règles du cathétérisme de ce conduit à l'état normal.

A. *Règles du cathétérisme du canal de l'urètre, supnos libre de tout obstacle contre nature.*

Le cathétérisme s'opère avec des instruments,

1° *Inflexibles* ou *métalliques,*

2° *Flexibles* ou *mous.*

1° Les instruments métalliques sont *droits* ou *courbes,* *creux* ou *pleins;* ils sont en *argent*, en *vermeil,* en *plomb,* en *étain,* en *maillechort* ou en *acier;*

2° Les instruments flexibles portent le nom de *sondes* ou de *bougies,* selon qu'ils sont *creux* ou *pleins.* Leur composition varie à l'infini ; ceux dont on se sert le plus habituellement sont les *sondes* dites en *gomme élastique* ou *caoutchouc,* formées par une trame en soie recouverte d'un plus ou moins grand nombre de couches d'huile de lin lithargirée. Les *bougies* se font avec un tissu de soie ou de lin roulé sur lui-même et enduit, soit d'une dissolution de gomme élastique, de gutta-percha, d'huile de lin épaissie par la litharge, de cire jaune ou blanche, de préparations médicamenteuses ou emplastiques dont la préparation peut varier à l'infini, selon l'indication qu'on se propose de remplir. On fait aussi des bougies de corde à boyau, de parchemin roulé, de baleine, et d'ivoire ramolli par l'acide chlorhydrique dilué.

1° *Cathétérisme avec la sonde d'argent courbe.*

Pour bien comprendre les préceptes que je vais établir, le lecteur doit avoir présentes à l'esprit les principales dispositions anatomiques du canal de l'urètre. Formé de trois parties, *spongieuse, membraneuse* et *prostatique,* l'urètre est, sous le rapport pratique, divisé en deux portions : la première antérieure, mobile, longue de 14 à 16 centimètres (5 pouces environ), logée à la partie inférieure de la verge et s'étendant jusqu'aux branches ascendantes du pubis ; la seconde, résultant de l'union des portions membraneuse et prostatique, est fixe, longue de 4 à 5 centimètres (un pouce et demi à deux pouces), s'étendant jusqu'au col de la vessie, formant avec la pre mière portion un angle ouvert en devant. C'est à l'union de ces deux parties, c'est-à-dire au *bulbe* (B, fig. 71 et 83), et à 14 à 15 centimètres (5 pouces environ) de profondeur, que sont concentrées toutes les difficultés du cathétérisme : changement de direction, diamètre normalement plus étroit au commencement de la portion membraneuse, et dilatation du bulbe.

Il faut aussi se rappeler que, tandis que la paroi supérieure du canal est libre de toute entrave, tous les obstacles sont disposés sur la paroi inférieure ; ainsi, c'est sur cette paroi que se trouvent, d'avant en arrière, la fosse naviculaire, le rétrécissement naturel qui la termine, l'excavation du bulbe, le commencement de la portion membraneuse, la saillie du vérumontanum, l'excavation prostatique et la saillie du col de la vessie.

Le malade est, selon les circonstances, *couché, assis* ou *debout.*

Si le malade repose sur un lit ou sur un divan, l'opérateur le fera coucher sur le dos, sur le bord gauche du lit, et viendra se placer à sa gauche ; les cuisses seront écartées, et les jambes légèrement fléchies sur les cuisses.

S'il est assis, un siége dur, non rembourré, vaudra mieux qu'un siége élastique ; le chirurgien lui recommandera de s'asseoir sur le bord, de manière à ce que les tubérosités des ischions reposent sur la traverse du siége : les genoux seront écartés, et le médecin se placera, assis ou un genou en terre, entre les cuisses du malade.

Enfin, *si le malade est debout,* il convient de lui faire appuyer le dos contre un mur, les cuisses légèrement écartées ; le chirurgien se place encore devant le malade, soit assis, soit le genou droit en terre, de manière à faire prendre pour point d'appui au coude gauche le genou du même côté. Ces dispositions prises, la sonde, préalablement chauffée entre les mains pour élever sa température au niveau de celle du canal, sera enduite d'un *corps gras*, d'*huile d'olives* ou d'*amandes douces, cérat* ou *beurre frais*, de *mucilage épais de graine de lin*, de *coings*, de *racine de guimauve*, ou de *semences de psyllium*.

Au lieu d'enduire simplement la sonde d'un corps gras ou mucilagineux, quelques praticiens conseillent, dans les cas difficiles, de faire, préalablement à l'introduction de la sonde, une injection urétrale avec l'huile d'olive ou une décoction mucilagineuse de semence de lin ou de racine de guimauve.

De la main gauche, l'opérateur saisit la verge, le pouce et l'index à l'extrémité du gland, tandis que le médius et l'annulaire soutiennent le corps de l'organe; la *main droite*, armée de la sonde, tenue comme une plume à écrire, fait pénétrer l'instrument dans le canal sans la moindre résistance, jusqu'à 15 centimètres (5 pouces environ); si

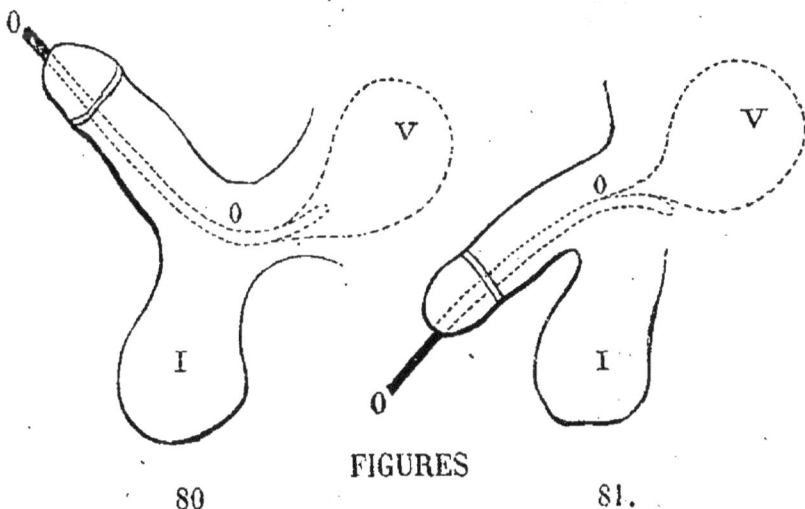

FIGURES
80   81.

Représentant l'introduction d'une sonde à courbure fixe.

OO, la sonde.
V, la vessie.

I, le scrotum ou les bourses.

La figure 80 fait voir la direction à donner à la courbure de la sonde (le bec en haut) pour la faire pénétrer dans la vessie.

La figure 81 montre l'impossibilité de pénétrer dans la vessie, quand le bec de l'instrument est dirigé en bas.

le chirurgien a pris la précaution de diriger l'excavation de la sonde dans le sens de la courbure du canal, il lui suffira, quand, arrivé à cette profondeur, il éprouvera de la résistance, d'allonger la verge avec la main gauche, de manière à effacer tous les plis du canal, et d'abaisser avec la main droite le pavillon de la sonde (A, fig. 82) en pressant légèrement dessus. On continue ce mouvement

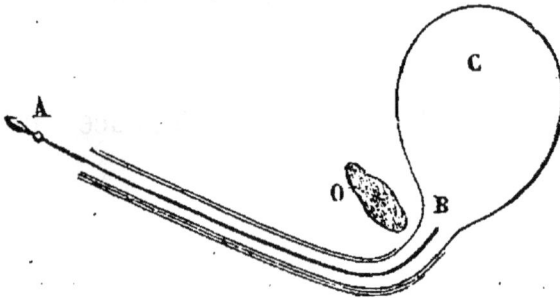

FIGURE 82.

Représentant une sonde courbe régulièrement introduite dans la vessie.

AB, la sonde ou cathéter.

A, le pavillon de la sonde.

B, son bec ou pointe.

C, la vessie.

O, l'os pubis, qu'embrasse le canal de l'urètre par une courbure fixe à concavité dirigée en haut; c'est dans cette portion du conduit urinaire que gisent toutes les difficultés du cathétérisme.

combiné d'abaissement et de pression en avant jusqu'à ce

que l'on ne sente plus de résistance, et au même moment on voit l'urine sortir de la sonde.

Remarque. C'est dans ce dernier mouvement que gît toute la difficulté du cathétérisme : c'est à ce temps de l'opération qu'on juge l'habileté, la légèreté de main du chirurgien : s'il commence trop tôt ce mouvement d'abaissement, il aura beau presser, le bec de la sonde (B, fig. 83) viendra buter sous l'arcade du pubis (*ibid.*), et restera là sans avancer, malgré tous ses efforts. Une fois la sonde engagée dans la portion membraneuse pour exécuter le mouvement dont je parle, il suffit du doigt index, placé sur l'ex

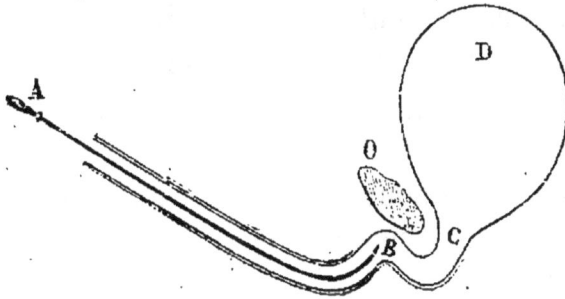

FIGURE 83.

Représentant un des plus fréquents écueils du cathétérisme ; mouvementsd'abaissement du pavillon de la sonde, trop tôt effectué.

AB, la sonde ou cathéter.
A, le pavillon de la sonde.
B, son bec ou sa pointe, butant contre l'arcade pubienne.
C, le col de la vessie.
D, la vessie.
O, l'os pubis.

trémité du pavillon (A, *ibid.*). C'est en effet dans la pulpe de ce doigt que réside ce que j'appellerai le *sens du cathétérisme.* Par l'intermédiaire de l'index, l'œil suit tous les mouvements de la sonde dans la profondeur du canal, aussi facilement que si l'on agissait à la surface du corps. Malheureusement beaucoup de chirurgiens sont privés de ce sens et ne marchent qu'à tâtons; ou bien quand ils éprouvent de la résistance, ils ne voient pas d'autre moyen d'en triompher que de presser avec force, et de lutter, pour ainsi dire, avec l'obstacle. Mais c'est là une très-mauvaise méthode, qui ne produit que des accidents et ne surmonte jamais une difficulté. Aussi ne saurais-je trop répéter ce précepte, qui me sert de règle constante dans ma pratique : *il ne faut jamais employer la force pour pénétrer dans la vessie.* Dans le cas où l'on rencontre un obstacle, il faut tâcher de s'en rendre compte et tourner la difficulté au lieu de lutter aveuglément ; car le résultat de cette défectueuse manière d'agir est, outre les accidents sérieux de fausse route, d'hémorrhagie, de faire éprouver au malade une douleur plus ou moins vive qui lui cause la plus grande appréhension pour les opérations suivantes.

Quand donc on sent une résistance, on retire le bec de la sonde (B, fig. 83) de quelques centimètres, et on la fait cheminer de nouveau en lui donnant une direction différente ; et si, malgré cette précaution, l'obstacle persiste, au lieu d'insister, il faut changer d'instrument, et tenter de nouveau le cathétérisme avec une sonde de courbure différente. Chez les vieillards en particulier, où la glande prostate est très-développée, il est besoin d'opérer avec des sondes d'une courbure assez brusque (fig. 95, page 276).

2° *Cathétérisme avec une sonde d'argent droite.*

Pour faire pénétrer une sonde droite dans la vessie, il faut tendre fortement la verge et la diriger en bas, de manière à effacer autant que possible l'angle dont j'ai parlé précédemment, angle qui est toute la difficulté dans le cas qui m'occupe. Cela fait, on pousse légèrement la sonde, qui pénètre avec facilité jusqu'au bulbe ; arrivé là, il faut déprimer le pavillon de la sonde, pour engager le bec de l'instrument dans la portion membraneuse. Afin de suivre facilement la marche du cathéter, la main gauche abandonne la verge, et le doigt indicateur est introduit dans le rectum pour guider l'intrument et faciliter sa progression, en repoussant avec douceur son bec contre la paroi supérieure, tandis que la main droite exécute le mouvement combiné d'abaissement et de pression, jusqu'à ce que la sonde ait franchi le col de la vessie, ce dont on est averti, 1° par le défaut de résistance, 2° par la sortie de l'urine.

Remarque. Il existe entre le cathétérisme par une sonde courbe ou droite la grande différence que voici : dans l'opération avec une sonde courbe, le bec de l'instrument est toujours en rapport avec la paroi supérieure de l'urètre (fig. 80, p. 268), dont il suit les sinuosités ; avec la sonde droite, au contraire, en raison de la concavité antérieure de l'urètre, le bec de l'instrument tend à effacer cette courbure par la pression sur la paroi inférieure, et le doigt introduit dans le rectum n'a d'autre but que de repousser ce bec contre la paroi supérieure. Il en résulte qu'il existe une double difficulté dans le cathétérisme rectiligne : 1° parce qu'il faut effacer la courbure d'un conduit qui est solidement fixé dans sa position par le ligament suspenseur de la verge ; 2° parce que le bec de l'instrument bute toujours contre la paroi inférieure, sur laquelle sont tous les obstacles naturels.

3° *Cathétérisme avec des sondes en gomme élastique ou des bougies molles.*

Quand on opère avec une sonde en gomme élastique à

laquelle on a donné de la rigidité par l'introduction dans son conduit d'une tige recourbée de fer ou de laiton, qu'on désigne sous le nom de *mandrin*, les règles à suivre sont presque les mêmes que lorsqu'on agit avec un instrument métallique.

Le cathétérisme avec la sonde en gomme élastique sans mandrin, ou les bougies molles de caoutchouc ou de cire, est des plus faciles; il suffit de tirer la verge en avant et un peu en bas, et de pousser l'instrument dans le canal. Quand on éprouve un obstacle, si léger qu'il soit, on retire la bougie de quelques millimètres; on tend de nouveau la verge, et on fait pénétrer l'instrument jusqu'à ce que, arrivé à la profondeur de 18 à 20 centimètres (7 à 8 pouces), on n'éprouve plus de résistance.

La principale raison de la difficulté qu'éprouvent certains malades, en pratiquant sur eux-mêmes le cathétérisme, existe dans la fausse direction qu'ils donnent à la verge et à la bougie pendant cette opération. Ainsi la première position qu'ils prennent, quand ils sont encore inexpérimentés, les fait tenir recourbés sur eux-mêmes, la tête baissée, et la verge relevée. S'ils veulent bien, par la pensée, se représenter la direction du canal de l'urètre, ils comprendront qu'une position tout opposée doit beaucoup faciliter l'intromission de l'instrument. Je ne saurais trop le répéter, la position que doit prendre un malade qui se sonde, et la direction à donner à la verge et à l'instrument, sont les suivantes :

Si le malade est sur un lit, il se placera sur le dos, la tête légèrement relevée par un oreiller, les genoux en haut, les talons près du siége; s'il est assis sur un fauteuil ou sur une chaise, il aura le corps renversé et les fesses posant à peine sur la traverse du siége. Après avoir enduit l'instrument comme j'ai dit plus haut, il l'introduira de quelques centimètres dans le canal, puis de la main gauche tirera fortement la verge en bas et en avant, tandis que de la main droite il poussera, d'une manière continue et non par saccades, la bougie en haut et en arrière.

C'est dans ce double mouvement opposé et simultané des deux mains, que repose toute l'habileté du malade qui se sonde lui-même.

B. *Exploration du canal de l'urètre affecté d'un ou de plusieurs rétrécissements.*

On reconnaît les rétrécissements :
1° *Par la sonde d'argent ;*
2° *Par la sonde exploratrice de Ducamp ;*

3° *Par les bougies*
en caoutchouc
en gutta-percha
en cire

cylindriques,
coniques,
coniques à boule,
à boule,
à ventre,
en crochet,
tortillées,
blanche,
jaune.

1° La sonde d'argent est un mauvais moyen d'exploration du canal, dans le cas de rétrécissement. Elle sert bien, en effet, à constater l'*existence* et le *siége* d'un rétrécissement ; mais elle ne peut pas, d'une manière suffisante, donner de renseignements sur le *nombre* de coarctations, sur *leur longueur,* ni surtout sur *leur nature,* ce qui est d'une si grande importance pour la thérapeutique.

2° Voici comment Ducamp fait la description de sa bougie exploratrice et de son usage :

« J'ai des sondes ouvertes des deux bouts, sur les-

« quelles la division du pied est tracée ; l'ouverture anté-
« rieure doit être de moitié moins grande que l'autre. Je
« prends un morceau de soie plate à tapisserie, j'y fais
« plusieurs nœuds que je trempe dans de la cire fondue,
« et j'arrondis cette cire. Je passe, au moyen d'un cor-
« donnet, cette soie dans la sonde, en la faisant entrer
« par l'ouverture la plus large ; arrivé à l'autre ouverture,
« le bourrelet formé par les nœuds chargés de cire est
« retenu, tandis que la soie passe, et forme à l'extrémité
« de la sonde un pinceau de duvet très-fin et très-fort.
« Ou encore je passe le morceau de soie plate à travers
« quatre petits trous placés près de l'extrémité de la
« sonde, je les réunis en les nouant ensemble, et je les
« éparpille ensuite en forme de pinceau. Je trempe ce
« pinceau dans une matière emplastique faite avec par-
« ties égales de cire jaune, de diachylum, de poix de cor-
« donnier et de résine ; j'en mets une quantité suffisante
« pour que, étant arrondie, elle égale le volume de la
« sonde ; je laisse refroidir cette *cire à mouler*, je la ma-
« laxe entre les doigts, puis je la roule sur un corps poli.
« Je coupe cette espèce de bougie, ajoutée à la canule de
« gomme élastique, à deux lignes de l'extrémité de cette
« dernière, et j'arrondis la cire comme le bout d'une
« sonde. D'après ces dispositions, la cire à mouler, mêlée
« aux filaments de soie, fait corps avec eux et ne peut
« s'en détacher. Je porte dans l'urètre une de ces sondes ;
« arrivé sur le rétrécissement, je laisse l'instrument en
« place pendant quelques instants, afin que la cire ait le
« temps de se réchauffer et de se ramollir ; après quoi je
« pousse la sonde. La cire, se trouvant alors *pressée* entre
« la sonde et le rétrécissement, remplit toutes les anfrac-
« tuosités de ce dernier, pénètre dans son ouverture, et
« se moule, en un mot, sur les formes qu'il présente. Je

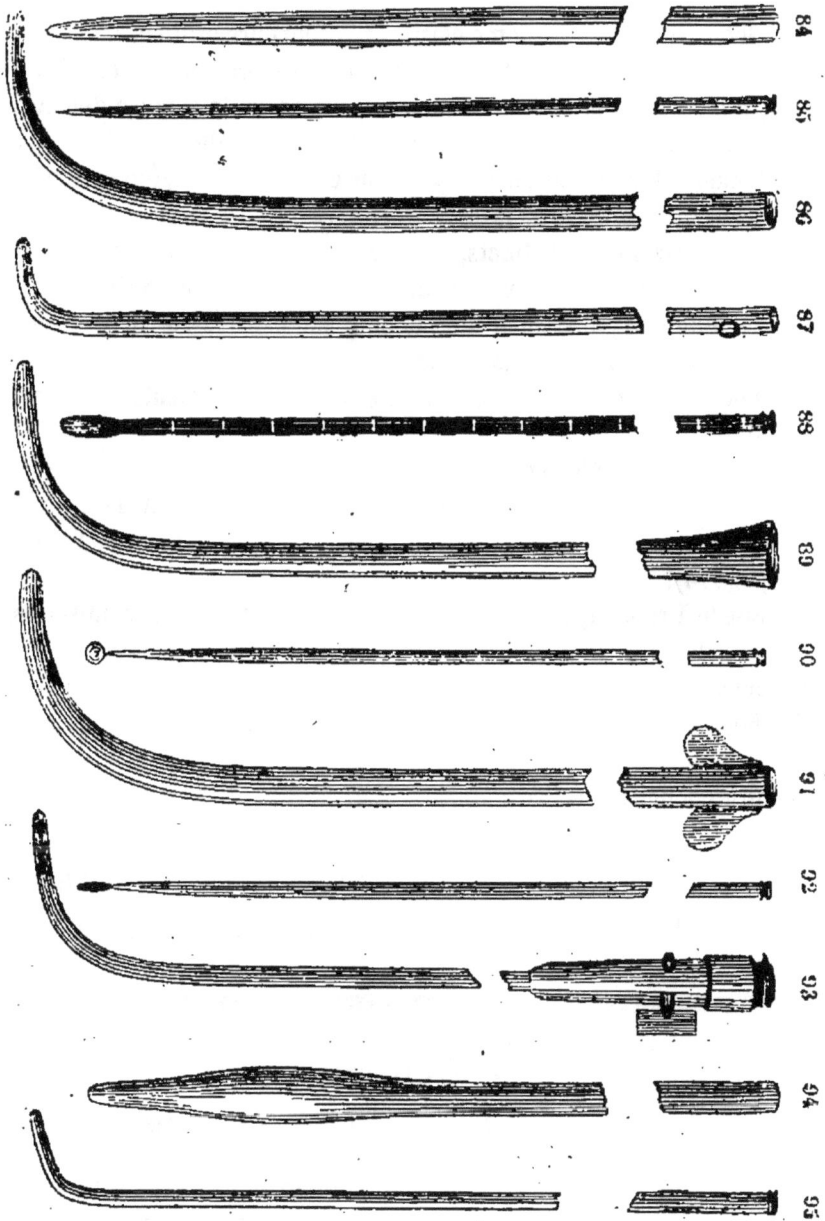

12 FIGURES

Représentant diverses espèces de sondes et bougies.

84, Bougie de cire.
85, Bougie conique.

86, Sonde conique en gomme élastique, à courbure ordinaire.

87, Sonde à crochet, c'est-à-dire à courbure brusque et courte; le pavillon est muni de deux anneaux, pour fixer la sonde à demeure.

88, Bougie exploratrice de Ducamp, avec sa graduation.

89, Sonde à double courant; la cavité de cet instrument, qui est destiné à faire des injections intra-vésicales, est divisée, par une cloison, en deux conduits distincts, ayant chacun un orifice au bec de l'instrument, comme ils en ont un à son pavillon. De cette manière un liquide, poussé par un conduit, ne peut ressortir par l'autre qu'après avoir baigné la vessie.

90, Bougie à boule, pour reconnaître les rétrécissements (voir plus loin).

91, Sonde ou cathéter en étain.

92, Bougie conique à boule; le renflement olivaire qui la termine s'oppose à ce qu'elle pénètre dans les lacunes du canal (voir page 74).

93, Sonde à robinet, pour explorer la vessie et y faire des injections au besoin.

94, Bougie à ventre.

95, Bougie en crochet, à courbure brusque, et plus ou moins à angle droit.

(Pour les bougies tortillées, voir fig. 124, 125, 126, 127, 128.)

« retire la sonde avec précaution, et je trouve à son ex-
« trémité la forme du rétrécissement. Si la tige de cire

FIGURE 96.

Représentant la bougie exploratrice graduée.

« qui est entrée dans le rétrécissement est au centre du
« bloc de la même matière qui termine la sonde (fig. 99,
« 100, 101), je sais que les parties saillantes qui forment
« l'obstacle sont également réparties autour de l'ouver-
« ture, et qu'il faut cautériser toute la circonférence de
« cette dernière. Si cette tige est à la partie supérieure
« (fig. 98), je sais que le bourrelet qu'il faut détruire est

« à la partie inférieure ; si la tige est, au contraire, à la
« partie inférieure (fig. 97), je sais qu'il faut diriger le

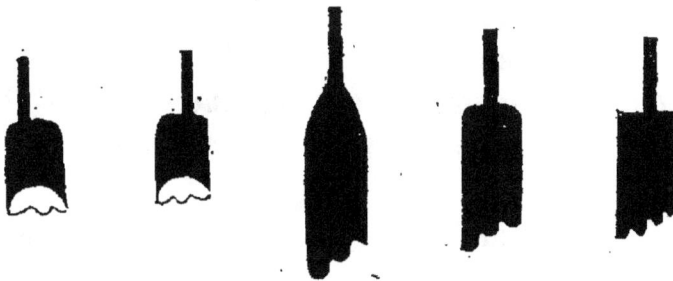

FIGURES

97   98   99   100   101.

Représentant diverses empreintes de la bougie exploratrice.

« caustique sur la partie supérieure ; et de même sur
« les côtés. Par ce moyen, je puis toujours me procurer
« la forme de l'obstacle, reconnaître tous les change-
« ments qu'il subit dans le cours du traitement ; en un
« mot, apprécier aussi clairement ce qui se passe sur le
« rétrécissement et dans la profondeur du canal, que si
« j'avais ce rétrécissement sous les yeux. »

Ce procédé est très-ingénieux, et m'a fourni souvent de
très-utiles renseignements ; mais il est loin d'avoir, dans
tous les cas, la rigueur, en apparence mathématique, qu'on
serait tenté de lui supposer.

a. Ainsi, quand le rétrécissement est très-étroit, la cire
à mouler ne pénètre pas dans le rétrécissement ; et quand
on retire la sonde exploratrice, au lieu de l'empreinte de
la coarctation, on ne trouve qu'une boule irrégulière que
l'on a comparée à une massue.

b. La petite tige qui porte l'empreinte du diamètre du
rétrécissement ne donne aucune indication sur sa longueur.

c. Enfin, ce moyen d'exploration, qu'on a surtout vanté

comme faisant connaître d'une manière précise la situation du rétrécissement par rapport aux parois du canal, donne des renseignements faux quand on l'applique aux coarctations siégeant à l'union de la portion spongieuse et de la portion membraneuse, à l'*angle urétral* (B, C, fig. 71), où se rencontrent les dix-neuf vingtièmes des rétrécissements.

En effet, j'ai parlé, dans les considérations anatomiques, de la dilatation du bulbe. Or, cette dilatation a lieu surtout aux dépens de la paroi inférieure, et si le rétrécissement a son siége à l'entrée de la portion membraneuse, l'empreinte que rapportera la cire à mouler pourra faire supposer que l'orifice de la coarctation est situé près de la paroi supérieure du canal, tandis que c'est le contraire qui sera la vérité.

d. Si le rétrécissement a son siége, soit dans la portion spongieuse, soit dans la portion membraneuse, les indications fournies par la bougie exploratrice sont généralement exactes, quant au *diamètre* et au *siége* de la stricture *par rapport aux parois du canal.*

e. Les cas de *fausses routes* sont surtout les circonstances où cet instrument m'a rendu de très-grands services, en me fournissant des données positives qui favorisent singulièrement la guérison de ces graves complications des rétrécissements.

3° *Au moyen des bougies, convenablement employées,* j'obtiens toujours, sur les strictures urétrales, tous les renseignements qui peuvent m'être nécessaires pour la thérapeutique. Ainsi les notions d'*existence, de nombre, de siége, de longueur, de forme, de nature,* sont très-facilement acquises, comme le lecteur va voir, par l'emploi des différentes espèces de bougies de gomme élastique ou de cire (fig. 84, 85, 90, 92).

A. *Existence du rétrécissement.*

Quand le rétrécissement est très-étroit, il n'y a pas de possibilité qu'il reste inaperçu : il suffit d'introduire une bougie de gomme élastique ou de cire d'un certain volume, pour qu'elle vienne buter contre l'obstacle et ne puisse en franchir le *canalicule*. Toutefois, dans le cas de rétrécissement commençant, il se pourrait que l'instrument passât librement à travers la partie rétrécie (B, fig. 68), et le médecin serait induit en erreur. Pour éviter cette méprise, quand, malgré le passage facile d'une bougie ordinaire, le chirurgien se croit fondé, par l'examen des symptômes et des antécédents, à soupçonner la présence d'une stricture, il devra recourir à l'emploi de la *bougie à boule.*

Cette forme de bougie (fig. 88) est constituée par une tige de gomme élastique assez mince, terminée par un renflement olivaire de grosseur variable. Sur la tige est établie, à partir de la boule, une division en centimètres, qui sert à indiquer la longueur à laquelle l'instrument a pénétré. Cette forme de bougie a de nombreux avantages : la souplese de la tige lui permet de se prêter à toutes les inflexions du canal ; la forme obtuse de la boule terminale fait qu'elle n'est pas arrêtée par les lacunes de Morgagni, ni par les plicatures de la membrane muqueuse, qu'elle efface en tendant toutes les parois du conduit. Enfin, en choisissant une bougie surmontée d'une boule suffisamment grosse, il est impossible qu'une coarctation passe inaperçue, quand même on aurait affaire à la singulière disposition mentionnée par la *Gazette médicale* (deuxième série, tome VII, p. 202) :

« L'individu qui fait le sujet de cette observation est un

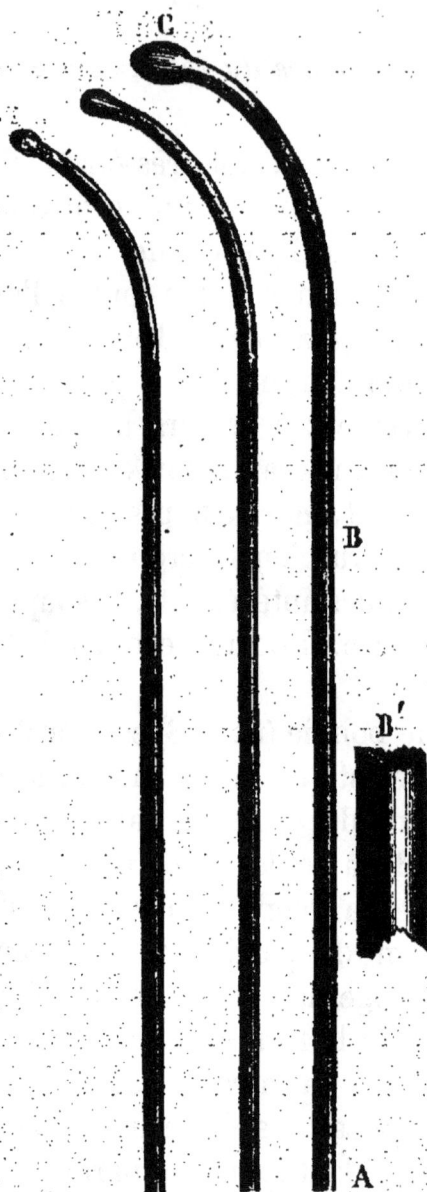

FIGURES
102   103   104   105.

Représentant des bougies exploratrices en gomme élastique à courbure fixe, et à boules terminales de grosseur variable.

ABC, bougie courbe présentant en C le renflement olivaire.
B', grosseur réelle de la tige AB.

16.

« marin âgé de seize ans, amené à l'hôpital dans un état
« complet d'insensibilité. Il mourut peu de jours après son
« admission. A l'ouverture du corps, les reins parurent
« considérablement dilatés; ils ne formaient plus qu'une
« grande poche capable de contenir une pinte de liquide.
« Les uretères offraient le diamètre d'un pouce d'homme
« adulte, et reprenaient leur calibre ordinaire dans le point
« où ils s'abouchent à la vessie. La disposition valvulaire
« était si bien conservée à cette embouchure, qu'il était
« impossible de faire refluer l'urine de la vessie dans les
« uretères, par une pression exercée sur la première.
« Celle-ci était *considérablement dilatée*, et renfermait
« une grande quantité d'urine. Ses fibres musculaires,
« *extraordinairement développées*, formaient une couche
« aussi épaisse que celle du ventricule gauche du cœur
« chez le même sujet. Il existait dans l'urètre, *fixé à sa*
« *partie supérieure, une sorte de repli membraneux ou de*
« *valvule*, analogue aux valvules des veines ou aux val-
« vules semi-lunaires du cœur, immédiatement derrière
« le bulbe de l'urètre. Ce repli devait, pendant la vie,
« empêcher l'urine de sortir de la vessie, sans mettre
« obstacle à l'introduction d'un cathéter; au-devant de
« la valvule, le canal était tout à fait sain. »

On comprend en effet qu'avec une disposition pareille,
le passage d'une sonde ordinaire appliquait la valvule
contre les parois de l'urètre, et ne faisait pas reconnaître
la cause de la rétention d'urine; tandis que si on avait eu
recours à la bougie à boule, elle aurait bien, en entrant
dans le canal, agi comme la sonde; mais, *en sortant*, la
boule terminale aurait produit le même effet que l'urine,
c'est-à-dire aurait abaissé la valvule et signalé une résistance caractéristique, qui eût mis sur la voie du traitement.

B. *Nombre des rétrécissements.*

Si, quand il existe plusieurs rétrécissements, ceux qui sont le plus près du méat urinaire étaient toujours d'un diamètre plus large que les strictures plus profondément situées (fig. 68), il serait toujours très-facile de connaître le nombre des coarctations existant dans un urètre. C'est, du reste, ce qui se présente ordinairement : dans ce cas, on introduit une bougie à boule qui puisse pénétrer jusque dans la vessie, et, en la retirant avec beaucoup de précautions, le nombre de *secousses* ou de *temps d'arrêt* que ressentent les doigts dans la marche rétrograde de la bougie, indique le nombre des rétrécissements.

La distance qui sépare chaque rétrécissement est marquée par la portion de tige de la bougie qui circule librement entre deux obstacles. La profondeur à laquelle sont situés le premier et le dernier rétrécissement est indiquée, pour chacun d'eux, par la longueur de la tige ca-

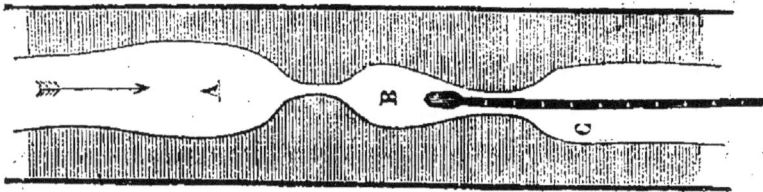

FIGURE 106.

Représentant l'exploration, par une bougie à boule, d'un urètre sur lequel existent deux rétrécissements.

La direction de la flèche indique le cours de l'urine.

CB, bougie à boule, graduée, engagée à travers le premier obstacle, qui est moins étroit que le second.

A, portion de l'urètre, dilatée en arrière du second obstacle.

chée dans le canal, moins la longueur de la boule qui est arrêtée par le rétrécissement.

Mais il peut arriver que le premier rétrécissement soit le plus étroit. Dans ce cas, il est impossible de rien préjuger sur le nombre des rétrécissements. Il faut d'abord opérer la dilatation de cette première stricture, ensuite on agira comme je viens de le dire.

Quelques personnes ont prétendu qu'en voyant uriner un malade, on pouvait, à l'inspection seule du jet d'urine, dire le nombre des coarctations. L'examen du malade, pendant sa miction (fig. 74, 75, 76), peut fournir quelques données utiles au chirurgien, mais ne permet jamais de savoir le nombre des rétrécissements; ce qui du reste n'avancerait pas beaucoup, puisqu'il resterait à connaître leur siége, leur forme et leur nature.

C. *Siége des rétrécissements. Situation par rapport aux régions.*

Pour connaître la profondeur à laquelle siége un rétrécissement, et par conséquent la région du canal de l'urètre qu'il occupe, on a pour se guider approximativement la sensation de *douleur en urinant* éprouvée par le malade, douleur qui vient du rétrécissement lui-même, ou de la partie du canal sise immédiatement en arrière (voir aux *Symptômes,* pag. 245); mais, outre que cette douleur n'est pas constante, elle peut quelquefois induire en erreur. Un moyen beaucoup plus certain consiste à introduire dans l'urètre, jusqu'à ce qu'elle vienne buter contre le rétrécissement, une bougie à boule graduée (fig. 89, 96) : le nombre de centimètres dont la bougie est entrée, comparé à la longueur connue des différentes portions de l'urètre, permet de dire à quelle région appartient le rétrécissement ; mais il est très-difficile de bien faire cette exploration si simple en apparence, à cause de la longueur si variable de la verge. Il faut donc qu'elle soit dans le relâchement complet, et de plus éviter d'exercer sur elle la plus légère traction. Autrement, prise à quelques minutes de distance, on serait exposé à voir cette appréciation varier de plusieurs centimètres. *C'est l'exploration antérograde.*

On évite à peu près certainement toute chance d'erreur en faisant l'examen de la manière suivante : On prend une bougie graduée, dont la boule terminale soit assez petite pour dépasser le canalicule du rétrécissement ; et, quand l'olive a franchi l'obstacle, on retire l'instrument avec douceur, jusqu'à ce que le renflement porte contre la stricture (voir fig. 67, page 282). On examine alors la profondeur à laquelle pénètre l'instrument, et cette distance indique le siége précis du rétrécissement. *C'est l'exploration rétrograde.*

On peut avoir aussi des notions précises sur le siége du rétrécissement par l'inspection directe ou le toucher anal. Ainsi, quand le rétrécissement existe au méat urinaire, il est très-facile d'en constater l'existence. S'il est placé dans la continuité de la verge, et que la coarctation, comme j'en ai rencontré d'assez nombreux exemples, soit causée par un épaississement du tissu cellulaire sous-muqueux, le passage de la pulpe du doigt indicateur à la face inférieure de la verge fait reconnaître la situation exacte de l'induration. Quand l'obstacle existe à la portion membraneuse, si l'on introduit une bougie à boule jusque contre le rétrécissement, le doigt indicateur placé dans l'intestin rectum constate encore avec précision le siége de la stricture.

Situation par rapport aux parois.

Pour avoir des notions exactes sur la position du rétrécissement par rapport aux parois du canal, il faut avoir
recours à la sonde exploratrice de Ducamp, en tenant
compte toutefois des réserves que j'ai faites (voir p. 278).
Si la stricture est trop étroite, il faudra commencer par
la dilater avec de fines bougies de gomme élastique ; et
si elle est placée à l'union du bulbe et de la portion membraneuse, il faudra se tenir en garde contre l'empreinte
de la *cire à mouler*. Sauf ces deux exceptions, l'instrument de Ducamp fournit des renseignements précieux
pour la thérapeutique des rétrécissements.

La bougie de cire molle donne aussi des indications
très-justes sur le siége du rétrécissement, par suite du
même mode d'action que la sonde exploratrice.

D. *Longueur et forme des rétrécissements.*

Il y a des rétrécissements qui sont très-minces (fig. 69,
70) : ce sont les brides ou valvules formées par une lamelle muqueuse adossée à elle-même par un tissu cellulaire qui n'est point ou est à peine engorgé. Le passage
d'une bougie de gomme élastique ou de cire à travers un
semblable rétrécissement donne au chirurgien et au malade lui-même la sensation d'une secousse ou échappement
brusque. Si on laisse une bougie de cire pendant quelques
minutes dans le canal, on trouve, en la retirant, à l'endroit correspondant à la stricture, une rainure étroite
comme celle qui aurait été produite par la constriction
d'un fil. Il est facile de comprendre, par conséquent, que
la bougie de cire donne aussi des renseignements certains

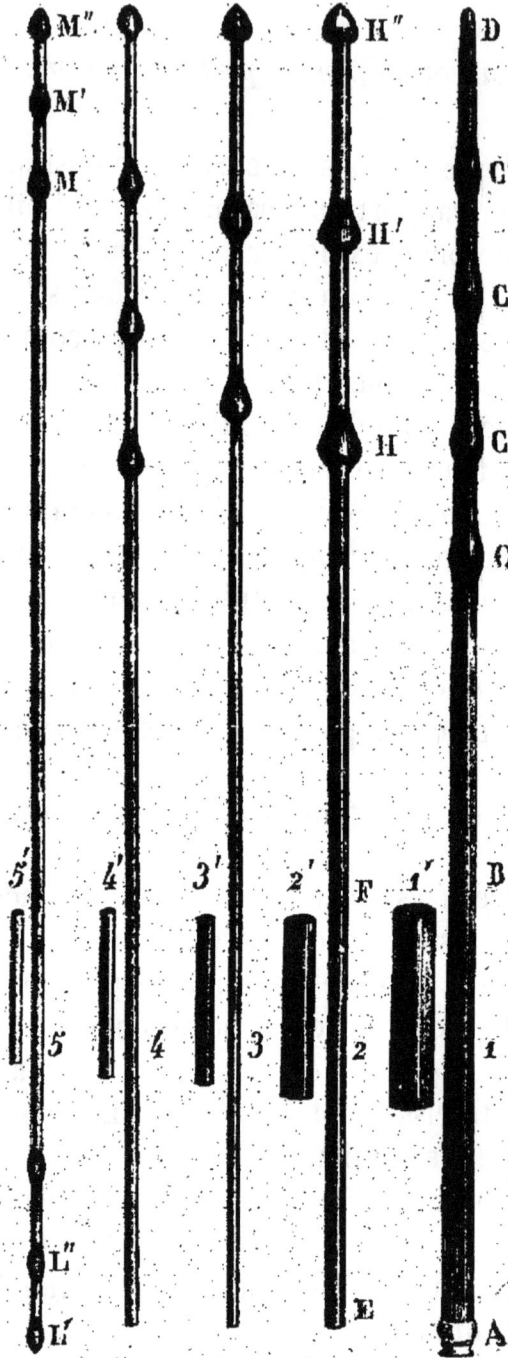

FIGURES
107 108 109 110 111 112 113 114 115 116.

Représentant des bougies en chapelet, offrant des renflements oli-

vaires variables en nombre, en grosseur, et inégalement distancés ; ces instruments sont destinés à la fois à constater l'existence des rétrécissements valvulaires, et à les effacer par un mouvement de va-et-vient..

La plus petite L'L″ MM'M‴, présente à ses deux extrémités des renflements destinés à franchir les plus petites strictures valvulaires.

Les deuxième, troisième et quatrième bougies, sont mises successivement en usage pour agrandir le canal.

La cinquième est conique du bout pour franchir plus facilement certaines coarctations.

Les figures 1', 2', 3', 4' et 5' indiquent la dimension réelle des instruments.

sur l'existence du rétrécissement, sa profondeur, sa situation par rapport aux parois, et sa forme. Elle est, à cause

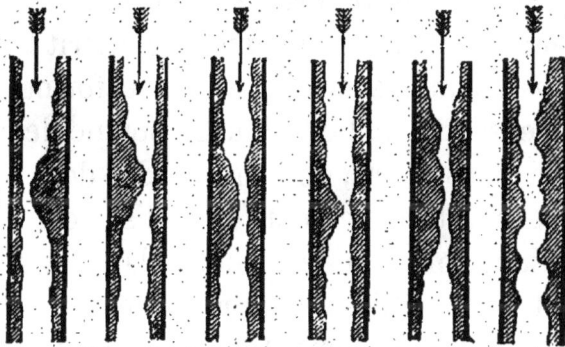

FIGURES

117   118   119   120   121   122.

Représentant des rétrécissements de formes et de longueurs variées.

La flèche indique la direction du cours de l'urine.

117, Rétrécissement prédominant sur la paroi supérieure.
118,   id.   id.   id.   inférieure.
119,   id.   assis sur une base plus large.
120,   id.   valvulaire.
121,   id.   très-long et anfractueux, inégalement répartï sur les deux parois.
122,   id.   encore plus long et plus anfractueux que le précédent.

de sa mollesse, très-bien supportée par les malades les plus timorés, qui se rendent parfaitement compte de son innocuité.

D'autres rétrécissements sont plus longs, et présentent jusqu'à un et deux centimètres d'étendue. On a même vu des coarctations de toute la longueur de la portion spongieuse, à partir de la fosse naviculaire jusqu'au bulbe. Ces strictures sont formées par des *végétations*, des *carnosités*, des *callosités*. Quand ces rétrécissements sont très-anciens, ou qu'ils ont été traités par la *cautérisation*, ou l'*excision*, ils passent à l'état *fibreux*, et sont très-souvent incurables (voir *Traitement par la cautérisation et les incisions*). Ce genre de stricture est rarement borné à une paroi; toute la circonférence du canal est habituellement envahie, et le canaliculé que circonscrit l'engorgement est plus ou moins étroit, et d'une forme presque toujours sinueuse (fig. 122 et 123). La bougie de cire peut presque seule, dans ce cas, donner une idée de la longueur et de la forme du rétrécissement; et tandis que la bougie de gomme élastique, plus rigide, pénètre dans les *fongosités* ou bute contre les saillies des rétrécissements, la bougie de cire se prête plus facilement à toutes les inflexions du canalicule; quand elle y a séjourné quelques minutes, elle s'est moulée sur la stricture et en rapporte presque tous les détails.

Quand le canalicule peut admettre une bougie à boule très-fine, cet instrument permet de mesurer rigoureusement la *longueur* de la coarctation. En effet, la verge étant dans le relâchement complet, on note la longueur de la tige à laquelle est arrêtée la bougie par l'entrée du rétrécissement; puis on fait cheminer la bougie à travers l'obstacle. Quand cet obstacle est dépassé, on retire la bougie jusqu'à ce qu'on sente la résistance causée par

17

la partie postérieure du rétrécissement. On note a cet instant la portion de la tige cachée par l'urètre, et la diffé-

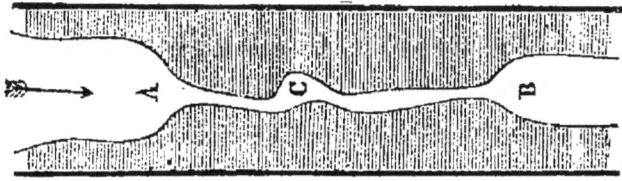

FIGURE 123.

Représentant un rétrécissement coudé.

AB, le rétrécissement.

C, changement brusque dans la direction du canalicule.

rence entre ces deux mesures, moins la hauteur de la boule, indique la longueur de la stricture.

Quand un rétrécissement affecte la forme que représente la fig. 123, ou même encore de plus brusques anfractuosités, la bougie peut bien, à la rigueur, pénétrer de B en C ; mais, à cause du coude qui existe en cet endroit, elle ne peut franchir C.

On est alors obligé d'avoir recours aux *bougies tortil-*

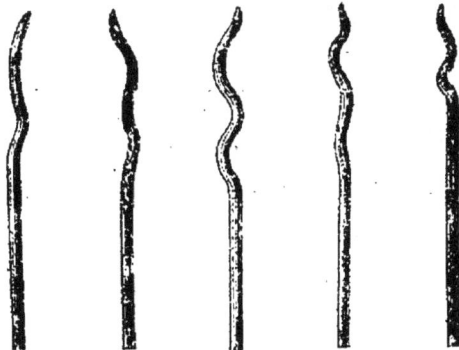

FIGURES
124   125   126   127   128.

Représentant diverses formes de bougies tortillées.

lées, dont les courbures variées rendent de très-notables services.

Dans le nombre des malades auxquels je donne simultanément des soins pour la récalibration du canal, il en existe toujours deux ou trois chez lesquels, dans les premiers temps du traitement, je suis obligé d'avoir recours à de semblables bougies ; tandis qu'à l'état régulier, et le plus fréquent, quand ces instruments présentent la plus légère irrégularité, il n'est pas convenable de s'en servir.

E. *Nature des rétrécissements.*

Par différentes considérations que j'ai eu occasion de mentionner, le médecin peut *à priori* établir la nature d'un rétrécissement.

Si la coarctation est venue à la suite d'une chute sur le périnée, les jambes étant écartées, ou après avoir rompu la corde pendant une blennorrhagie, on peut être assuré que la stricture est de *nature fibreuse*. La coarctation sera de même nature, si le malade a déjà subi un traitement par la *cautérisation* ou la *scarification*, ou les *dilatateurs métalliques* (voir plus loin ces différents traitements). Quand un rétrécissement est très-ancien, il y a tout lieu de supposer que, primitivement formé par des végétations, il a subi la transformation fibreuse. Le passage de la bougie de gomme élastique sur ce genre d'obstacle est rude, et donne la sensation d'un frottement dur, en général très-peu sensible.

Si le rétrécissement est récent, il y a lieu d'espérer qu'il est *valvulaire*, ou formé par un engorgement simple du tissu cellulaire sous-muqueux. La bougie, en traversant ce genre de coarctation, fait éprouver à la main du chirurgien une secousse dont le malade a conscience, parfois très-sensible.

Lorsqu'un rétrécissement est formé par des *végétations* ou *carnosités*, il sécrète habituellement une humeur opaque, d'un blanc jaunâtre, peu consistante. *C'est là la cause de ces écoulements éternels, contre lesquels les malades emploient inutilement les diverses drogues successivement en renom. Dès qu'on vient, au contraire, à s'adresser à la cause réelle, en effaçant l'obstacle, on fait cesser l'engorgement des parois urétrales, et l'écoulement s'arrête de lui-même, pour ne plus reparaître. Le malade est alors radicalement guéri.* Cette nature de rétrécissement, d'une sensibilité quelquefois obtuse, est le plus souvent douloureuse à l'exploration. Quand on introduit une bougie de gomme élastique qui ne suit pas le canalicule du rétrécissement, il semble, bien qu'on ne fasse que très-peu d'efforts de pression, que l'instrument pénètre dans de la terre glaise. Ce genre de stricture saigne plus ou moins abondamment dans les premières séances de dilatation, bien qu'on sonde avec la plus grande douceur, et qu'on ne fasse pas fausse route. Je ne puis mieux comparer l'état d'un rétrécissement fongueux qu'à la plaie d'un vésicatoire en suppuration, tant à cause de l'humeur qui en coule toujours, que par le sang qui s'en échappe si facilement.

Quand des *varices dilatées* sont la cause de l'obstacle au cours de l'urine, la bougie, peu douloureuse ordinairement, éprouve le genre de résistance dont je viens de parler; de plus, il sort une quantité de sang assez considérable, quelquefois par jet. Dans ce cas, il n'y a pas de suppuration, ni par conséquent d'écoulement.

La *stricture spasmodique* se reconnaît à l'inégalité des résultats dans des explorations successives. Ainsi, tel jour existe un obstacle infranchissable; quelques minutes plus tard, ou le lendemain, les mêmes instruments passeront sans difficulté. Cette nature de coarctation est habituellement très-douloureuse, et se rencontre principalement chez les personnes d'une grande susceptibilité nerveuse.

CHAPITRE IX.

MARCHE DES RÉTRÉCISSEMENTS

La marche des rétrécissements est très-irrégulière, et n'est subordonnée à aucune règle fixe. Une disposition naturelle, l'hygiène, diverses maladies, peuvent accélérer ou retarder leur développement.

J'ai noté, dans les causes des strictures urétrales, *une prédisposition native* qui faisait que, sans motif apparent, tous les membres d'une même famille étaient affectés de coarctation. Eh bien! ces personnes, quelque sévères que soient leur régime et leurs habitudes, ne peuvent éviter leur destinée, et tôt ou tard sont atteintes de stricture. J'ai eu l'occasion de traiter deux personnes dont le père avait succombé aux complications d'un rétrécissement, qui, redoutant cette maladie, avaient, dès leur adolescence, pratiqué la vie la plus régulière; ce qui ne les empêcha pas d'être affectées, l'une à l'âge de trente ans, l'autre à l'âge de quarante-deux, de rétrécissement, dont elles se firent soigner dès le début de la maladie, tant elles en redoutaient la souffrance et la funeste issue.

Certains malades, dès qu'ils se voient affectés de diminution dans le jet des urines, de fréquents besoins d'uriner, de douleur pendant la miction, s'observent beaucoup, et ne se livrent que très-rarement à des *écarts de régime*, dont ils voient la fâcheuse influence sur le développement de leur rétrécissement. Quelques personnes réussissent ainsi, par une hygiène rigoureuse de tous les instants, à voir leur stricture rester stationnaire pendant des années. D'autres malades, par suite de leur profession, de leurs relations sociales, ou par incurie, continuent à suivre un régime excitant qui hâte souvent d'une manière effrayante la marche des coarctations.

Les excès vénériens, en déterminant un afflux de sang presque continuel, et en exagérant le mouvement vital dans les organes déjà malades, contribuent fréquemment à déterminer l'occlusion complète du canal.

L'influence la plus remarquable sur le développement des rétrécissements vient des *blennorrhagies*. Avant le premier écoulement, les malades n'avaient rien d'anormal dans l'émission de l'urine. Cette maladie dure un, deux, trois, six mois ou plus, et à la suite on voit survenir tous les symptômes d'un rétrécissement commençant. A la deuxième blennorrhagie, la gêne de la miction augmente, et les malades qui contractent ainsi cinq ou six écoulements urétraux voient leur mal empirer à chaque récidive.

Quand il existe une coarctation dans l'urètre, cette maladie ne guérit jamais d'elle-même, et tend sans cesse à l'oblitération du canal et à la rétention d'urine.

C'est là une proposition éminemment vraie, et que tous les malades affectés de strictures devraient avoir incessamment présente à l'esprit; car plus on retarde de se faire traiter, plus la maladie s'aggrave, plus le rétrécissement tend à passer à l'état fibreux (voir p. 230), et plus les complications et les rechutes sont à redouter.

CHAPITRE X.

PRONOSTIC.

Le pronostic des rétrécissements varie selon la cause de la maladie, sa marche, le régime suivi par le malade, les traitements plus ou moins intempestifs auxquels il a été soumis, et les complications qui surviennent.

Quand une personne, atteinte autrefois d'une blennorrhagie qui a persisté plusieurs mois, vient à s'apercevoir d'un léger changement dans le cours de l'urine, si elle mène une vie calme et une hygiène très-régulière, la stricture pourra rester stationnaire pendant six, huit, dix ans et plus, et n'incommoder en aucune façon les fonctions générales de l'organisme.

Mais si ce même individu se livre à des excès de tout genre, de table et de coït surtout, si la coarctation provient de la cicatrisation d'un chancre du canal (voir plus loin), ou qu'elle ait été déjà traitée par la cautérisation, la scarification ou la dilatation mécanique, ce pronostic peut devenir très-grave. Une maladie, en effet, qui entraîne forcément à sa suite, au bout d'un temps plus ou moins long, les différentes complications dont j'ai parlé (voir *Complications des rétrécissements*, p. 253), est une des affections les plus redoutables qui puissent frapper un homme.

Il n'existe, dans ces circonstances, entre la phthisie pulmonaire, le cancer et la maladie dont je m'occupe, qu'une différence de gravité, mais qui est capitale. Ces trois affections sont également et fatalement mortelles; mais tandis que l'issue funeste est inévitable dans les deux premières maladies, la *guérison complète* peut toujours être obtenue par le malade atteint de rétrécissement, s'il n'attend pas trop longtemps pour réclamer les secours de l'art.

CHAPITRE XI.

TRAITEMENT DES RÉTRÉCISSEMENTS.

De tous les auteurs qui ont traité des rétrécissements du canal de l'urètre, il n'en est peut-être pas un qui se soit posé la question de savoir si on pouvait guérir cette maladie *par un traitement médical seul*, ou si, dans beaucoup de cas, le *traitement chirurgical* ne pouvait, ne devait pas être employé concurremment avec une médication interne appropriée. Et cependant, comme on va le voir, la solution de cette question fournit les données les plus satisfaisantes, puisque, dans certaines circonstances, le traitement médical employé seul suffit à guérir le malade, et que, dans les cas qui nécessitent l'emploi de procédés chirurgicaux, l'administration de médicaments convenables favorise singulièrement la guérison.

A quel motif doit-on rapporter un tel oubli des ressources de la thérapeutique médicale? Je crois pouvoir en donner plusieurs raisons. D'abord, la plupart des *chirurgiens uropathes* ignorent l'action spécifique de certains médicaments sur les voies urinaires, et, au lieu de voir dans la coarctation de l'urètre un engorgement de tissus qui peut, la nature aidant, entrer en résolution sous l'influence de fondants spéciaux, ils ne s'occupent que de l'obstacle mécanique, et pensent avoir guéri radicalement le malade, quand, par des procédés plus ou moins barbares, ils ont, par la violence, écarté momentanément les parois du canal ou divisé l'obstacle.

Quelques-uns ont inventé ou soi-disant perfectionné des instruments pour dilater, cautériser ou inciser les coarctations; et, quel que soit l'état du malade et du rétrécissement qu'il porte, ils font exclusivement usage de leur unique méthode, sorte de *panacée*, qui est l'alpha et l'oméga de leur savoir urologique.

Par une fâcheuse condescendance à la légitime impatience des malades, quelques chirurgiens se pressent beaucoup trop d'obtenir un *résultat factice;* et parce qu'ils ont distendu, lacéré ou brûlé la stricture, le malade, momentanément soulagé, se berce de l'illusion qu'il est pour toujours débarrassé, par une seule opération, d'un mal qui ne se développe que très-lentement, et souvent ne commence à causer une gêne appréciable qu'après plusieurs années d'existence.

Enfin, faut-il l'avouer? une *opération*, si minime et si futile qu'elle soit, exige des honoraires supérieurs à ceux de la *consultation la plus savante et la plus sensée;* et bien certainement je ne crains pas d'affirmer que certaines âmes cupides n'ont pas honte, dans leurs rapports avec les malades, de se laisser guider par des influences de cette nature.

Avant d'aborder l'histoire des différentes *méthodes chirurgicales* employées contre les strictures de l'urètre, je parlerai donc des bienfaits que l'on peut obtenir par un traitement médical approprié.

A. **Traitement médical.**

a. Dans les cas de *rétrécissement spasmodique,* l'influence du *traitement médical* est toute-puissante, puisqu'à lui seul ce traitement peut faire justice complète de la maladie.

b. S'il s'agit d'une *coarctation mixte*, c'est-à-dire que l'élément inflammatoire spasmodique vienne (ce qui arrive si fréquemment) compliquer une altération organique, le traitement médical *dédouble*, pour ainsi dire, la maladie, fait disparaître le spasme, et l'altération organique persiste seule.

c. Quand la stricture est *compliquée* de l'inflammation de la partie de l'urètre située, soit en arrière, soit en avant de l'obstacle, et que le cathétérisme est tellement douloureux que les instruments les plus inoffensifs causent des souffrances intolérables, une médication appropriée enlève cette excessive sensibilité, et permet d'employer un traitement convenable.

Il est souvent arrivé, dans ma pratique, que, pour préparer au traitement chirurgical certains malades très-méticuleux, ou chez lesquels la douleur en urinant était très-vive, je les soumettais préalablement à l'usage d'un traitement médical très-léger. Quelques jours après, je les voyais revenir tout joyeux, se croyant guéris, n'ayant plus de douleur en urinant. Le jet de l'urine avait *presque* repris son volume habituel, et ils se sentaient tellement soulagés, qu'ils préféraient s'en tenir là, et revenir me consulter si plus tard ils éprouvaient de nouveau de la gêne dans l'émission de l'urine. Il était arrivé, dans cette circonstance, ce que j'ai dit plus haut, c'est-à-dire le *dédoublement* de la maladie. Le spasme, l'inflammation, la turgescence de la stricture avaient cédé; mais l'altération organique avait persisté, et, après un espace de temps plus ou moins long, ces malades se décidaient enfin à suivre le traitement qui devait les guérir pour toujours.

Les moyens que je recommande sont *généraux* ou *locaux*.

Parmi les *moyens généraux*, l'observation d'un *régime sévère* et l'administration de *médicaments adoucissants* permettent à certains malades de garder quelquefois des années entières des rétrécissements, même assez considérables, sans en être sensiblement incommodés.

Ainsi, le malade doit éviter les aliments trop substantiels ou trop épicés; il trouve dans une alimentation végétale surtout les éléments d'une nourriture appropriée à sa position. Les repas seront peu copieux et parfaitement réglés; il mouillera beaucoup son vin, et s'abstiendra de vins généreux, de café noir, de boissons spiritueuses; il faut toujours entretenir avec soin la liberté du ventre, et ne jamais rester plus de deux jours sans aller à la garde-robe. Il faut éviter les courses trop longues, soit à pied, soit à cheval. La voiture même est très-fatigante pour quelques personnes. Les rapports sexuels doivent être rares; car, bien que certains malades éprouvent après le coït un soulagement momentané dans la miction, la congestion sanguine que cet acte, s'il se renouvelle trop souvent, ou s'il est trop prolongé, détermine dans l'appareil génito-urinaire, ne peut que hâter le développement de la stricture.

Il faut éviter avec soin tout ce qui peut favoriser la transpiration, parce qu'après une sueur abondante l'urine est plus âcre et la douleur de la miction bien plus intense. Voici, en effet, ce qui se passe dans cette occurrence :

L'urine est un liquide excrémentitiel chargé de transmettre au dehors les principes salins et organiques, dont le séjour dans le sang serait nuisible à l'économie tout entière. La perspiration naturelle ou transpiration de la peau, qui, exagérée, se transforme en sueur, a aussi pour résultat l'élimination de principes salins dissous dans un liquide. Dans l'état ordinaire, il y a une sorte d'antagonisme, d'équilibre entre ces deux émonctoires : quand on transpire abondamment, l'urine est rare ; et si, par un motif quelconque, la transpiration cutanée diminue, les reins se chargent de suppléer à cette excrétion. C'est une observation que chacun est à portée de faire sur soi-même, en hiver et en été. Mais dans le cas de coarctation urétrale, cette sorte de suppléance a un inconvénient très-grave ; car, pour une même quantité de liquide, il y a bien plus de principes salins dans l'urine que dans la sueur ; et, d'ailleurs, l'urine contient certaines substances organiques, l'urée entre autres, qui ne peuvent pas être éliminées par la peau. Il en résulte que, dans le cas de transpiration abondante, l'urine est plus concentrée, plus chargée de principes salins pour une même quantité de liquide, par conséquent plus âcre, plus irritante pour les parties déjà enflammées avec lesquelles elle se trouve en contact.

Cette remarque nous conduit directement à indiquer les substances qui peuvent adoucir les propriétés naturellement irritantes de l'urine.

L'eau est la substance délayante et adoucissante par excellence ; aussi doit-elle être le véhicule de tous les principes médicamenteux qui sont administrés pour combattre l'âcreté originelle de l'urine. Mais l'eau pure est souvent lourde à digérer ; il faut l'associer à des substances émollientes, qui, tout en la rendant d'une digestion plus facile, enveloppent les particules de l'urine, diminuent l'impression irritante de ce liquide sur les parois urétrales, et spécialement sur la partie qui est située en arrière du rétrécissement. Dans ce but, on a recours *aux racines de mauve, de réglisse, de chiendent, de fraisier,* d'asperges, à la graine de lin, à la pariétaire, à l'orge mondé, aux feuilles de raisin d'ours, aux queues de cerise, aux bourgeons de sapin du Nord, au petit-lait clarifié, à l'émulsion d'amandes douces, etc., etc. Une remarque essentielle, c'est que toutes ces tisanes doivent être *très-légères*, afin de ne pas fatiguer l'estomac. Pour certains malades qui, par un motif quelconque, ne peuvent pas se faire de tisane, je recommande la poudre suivante, qui est une véritable *tisane émolliente sèche* :

Prenez : Poudre de racine de guimauve,	20 grammes.
Poudre de racine de réglisse,	20 grammes.
Poudre de sucre de lait,	20 grammes.
Magnésie carbonatée,	5 grammes.
Gomme arabique pulvérisée,	5 grammes.
Nitrate de potasse pulvérisée,	1 gramme.

Mêlez très-exactement pour faire une poudre homogène que l'on conserve dans une boîte, ou mieux dans un flacon de verre bien bouché. Cette poudre s'emploie de la manière suivante : On en délaye une cuillerée à café d'abord dans deux ou trois cuillerées d'eau ; ensuite on remplit le verre, et on boit immédiatement. La dose est de trois à quatre cuillerées à café par jour.

Une tisane dont les malades se trouvent très-bien, c'est l'*eau de goudron*. Elle a beaucoup d'avantage sur les autres, en ce sens qu'elle se fait à froid, qu'elle est par conséquent toujours prête ; puis, qu'elle ne fatigue jamais l'estomac, et que certains malades qui en ont pris l'habitude s'en servent pendant des années entières sans éprouver la moindre répugnance.

Voici comment elle se prépare : On prend trente grammes de goudron liquide ordinaire, qui est mis dans un vase de terre vernie ou de faïence, de la capacité d'un litre ; ce vase est rempli d'*eau froide*, qu'on laisse séjourner sur le goudron pendant vingt-quatre heures ; après ce temps, on tire à clair ; puis de nouvelle eau froide est mise sur le goudron pour la tisane du lendemain. Quelques personnes, au lieu de séparer la tisane de toute la journée, trouvent plus commode de laisser toujours l'eau sur le goudron, et de remplacer, à mesure des besoins, le verre de boisson qu'elles prennent par un verre d'eau froide. Le même goudron peut ainsi servir pendant dix à quinze jours, jusqu'à ce que le malade s'aperçoive que l'eau n'a presque plus d'odeur : alors une nouvelle dose de trente grammes est ajoutée à la première.

Cette tisane se boit par verres, édulcorée avec du sucre ou du miel ; et même, après quelque temps, les malades préfèrent la boire pure, sans y rien ajouter. Quelques personnes qui, d'avance, ont une répugnance extrême pour cette boisson, sont tout étonnées, après quatre à cinq jours d'usage, de la facilité avec laquelle elles s'y habituent. J'ai dans mes relations un grand nombre de clients qui, bien que guéris, ne peuvent pas s'en passer, et continuent d'en boire un verre ou deux par jour.

Pour se faire à l'usage de cette tisane, quelques malades mêlent dans les premiers temps l'eau de goudron avec moitié ou trois quarts d'eau ordinaire, ou de tisane de chiendent, de graine de lin, de racine de guimauve ; puis, peu à peu, ils arrivent à la boire pure.

La dose est de trois à quatre verres par jour : le matin, à jeun ; dans la journée, à une certaine distance des repas, et le soir en se couchant, quand la digestion est terminée.

Dans les rétrécissements qui rendent très-douloureuse l'émission de l'urine, soit par la sensibilité naturelle du malade, soit par l'inflammation du rétrécissement lui-même, ou de la portion de l'urètre qui est immédiate-

ment en arrière de l'obstacle, je me trouve très-bien,
outre l'emploi des boissons dont je viens de parler, de
l'administration des pilules suivantes, prises à la dose de
six, huit ou dix par jour, en deux fois; trois, quatre ou
cinq, matin et soir.

> Prenez : **Térébenthine cuite de Venise,** 25 grammes.
> Divisez en cent pilules égales, qu'on roule dans la magnésie, ou qu'on
> enferme dans un flacon plein d'eau froide.

Les *moyens locaux* sont très-nombreux; ils consistent
dans des bains partiels ou des demi-bains, des injections
urétrales de diverse nature, des frictions sous la verge et
le périnée avec différentes pommades, des lavements de
composition variable, divers médicaments introduits par
l'anus; enfin, on a quelquefois recours aux émissions
sanguines locales.

Les douleurs que ressentent les malades pendant la miction sont souvent calmées par l'immersion de la verge et
des bourses dans l'eau tiède, l'eau de son, l'eau de guimauve et de pavot. L'irrigation d'un filet d'eau fraîche sur
la verge facilite la sortie de l'urine chez beaucoup de personnes atteintes de strictures urétrales. Enfin, les grands
bains ou les bains de siége d'eau de son, pris tous les
jours, ou de deux jours l'un, suffisent souvent à eux seuls
pour faire disparaître l'inflammation d'un rétrécissement
ou le spasme de l'urètre.

Les injections urétrales avec une petite seringue en
verre, ou portées directement sur la stricture au moyen
d'une sonde ouverte à son extrémité, se font avec de l'eau
de guimauve et de pavot, plus ou moins concentrée.

Je combats efficacement les rétrécissements spasmodiques avec une solution aqueuse d'extrait de belladone,
faite de la manière suivante :

Prenez : Décoction assez épaisse de graine de lin, de racine de guimauve ou de semences de psyllium, 100 grammes.

Extrait de belladone,   0,25 centigr.

Faites dissoudre l'extrait dans une petite quantité d'eau, et ajoutez à
la décoction.

On fait, par jour, deux ou trois injections avec ce mélange, et par la pression du pouce et de l'index sur l'extrémité de la verge on maintient le liquide pendant cinq
ou six minutes en contact avec les parois du canal. L'impression de l'huile d'olives ou d'amandes douces, *même
camphrée,* est en général plutôt irritante qu'adoucissante
pour le canal de l'urètre ; je conseille rarement cette sorte
d'injection, et je ne m'en sers que pour faciliter le passage des instruments.

Quand il existe une douleur fixe dans l'urètre, ou qu'on
sent un gonflement, une sorte de bourrelet sur le trajet
du canal, on peut tenter de dissoudre l'engorgement en
faisant plusieurs fois par jour des frictions avec des pommades calmantes ou fondantes. Voici quelques formules
de pommades que j'emploie habituellement :

Pommade calmante.

Prenez : Axonge purifiée,   20 grammes,

Extrait gommeux thébaïque, 0,50 centigr. à 1 gram.

Faites dissoudre l'extrait dans le moins d'eau possible, et ajoutez à
l'axonge ; on ajoute quelques gouttes d'huile d'amandes douces, s'il est
nécessaire, pour l'homogénéité.

Autre :

Prenez : Cérat de Galien,   20 grammes.

Extrait de belladone,   5 grammes.

Camphre purifié,   5 grammes.

Divisez le camphre au moyen de quelques gouttes d'éther sulfurique,
incorporez-le au cérat, puis ajoutez l'extrait de belladone, divisé préalablement dans très-peu d'eau.

On use gros comme une noisette de ces pommades à chaque friction.

Pommade fondante.

Prenez : Axonge purifiée, 30 grammes.
Iodure de potassium, 5 grammes.
Dissolvez le sel dans très-peu d'eau, et quand il n'y a plus de cristaux, incorporez la solution à l'axonge.

Autre :

Prenez : Axonge purifiée, 30 grammes.
Iodure de plomb (préparé par précipitation), 5 grammes
Mêlez très-exactement.

Autre :

Prenez : Cérat de Galien, 15 grammes.
Onguent napolitain double, 15 grammes.
Extrait de belladone, 5 grammes.
Mêlez et faites une pommade homogène.

Chacune de ces pommades s'emploie comme la première.

Pour faire cesser la fréquence des besoins d'uriner et calmer l'inflammation de l'urètre en arrière de l'obstacle, inflammation qui se propage quelquefois jusqu'au col de la vessie, j'emploie souvent avec succès, outre les demi-lavements d'eau de son, de graine de lin, de racine de guimauve, la préparation suivante :

Lavement anodin.

Prenez : Décoction légère de pariétaire, 350 grammes,
Gomme arabique pulvérisée, 6 grammes.
Camphre purifié, 0,20 centigr.
Extrait gommeux thébaïque ou de belladone, 0,025 millig.
Mêlez selon l'art.

Cette dose est pour un lavement : le malade tâche de

le garder le plus qu'il peut. Pour être sûr de le conserver plus longtemps, on fera bien de prendre d'abord un lavement ordinaire à l'eau de son.

Certains malades, pour arriver au même résultat, préfèrent se servir de *suppositoires.*

Voici une formule qui me réussit très-bien dans les cas de *ténesme vésical* (faux besoins d'uriner, incomplétement satisfaits par l'émission de quelques gouttes de liquide).

Suppositoire anodin.

Prenez : Beurre de cacao récent,   8 ou 10 grammes.
       Camphre purifié,   0,10 centigr.
       Extrait gommeux thébaïque ou de belladone,   0,025 millig.
Mêlez selon l'art pour un suppositoire conique.

On introduit ce suppositoire dans le fondement, après l'avoir graissé d'huile d'olive, de beurre frais ou de cérat. Si, après deux ou trois heures, le ténesme n'est pas beaucoup diminué, on peut, sans inconvénient, en introduire un second. Quelques malades, dont les besoins d'uriner la nuit sont très-fréquents, n'ont pas d'autre moyen de se procurer du repos, en attendant la guérison radicale, que de faire usage tous les soirs, en se couchant, d'un suppositoire comme celui dont je viens de donner la formule.

Enfin, dans les cas très-pressés, quand le spasme ou l'inflammation de la stricture est très-considérable, on est obligé d'avoir recours à une émission sanguine locale. L'application de six à douze sangsues à la région du périnée (fig. 38) dégorge la partie malade, et permet de recourir avec avantage aux différents moyens que je viens d'indiquer.

Je n'ai pas la ridicule prétention de guérir tous les rétrécissements avec le traitement médical dont je viens d'esquisser à grands traits les principaux éléments, mais je soutiens que :

1° Dans les *rétrécissements spasmodiques*, une sage combinaison de ces moyens suffit à faire disparaître le mal;

2° Dans les *rétrécissements mixtes*, c'est-à-dire, quand l'élément organique est compliqué d'inflammation ou de spasme, le traitement médical *dédouble* la maladie, et ne laisse persister que l'engorgement chronique ou épaississement induré des parois;

3° Enfin, dans beaucoup de cas de susceptibilité trop vive de l'urètre, d'ulcération du canal, il est impossible, sans exposer le malade à de graves accidents, de pouvoir aborder le *traitement chirurgical* avant de s'être débarrassé des *complications*.

B. Traitement chirurgical.

Je vais maintenant exposer les principes du *traitement chirurgical* : je dirai d'abord le mode de traitement qui m'est propre et que j'emploie d'ordinaire, puis les diverses méthodes actuellement en usage, et je comparerai entre eux les divers procédés.

Je diviserai, pour l'exposition des diverses méthodes, les rétrécissements en :

1° Rétrécissements laissant passer l'urine et pouvant admettre les instruments ;

Et 2° rétrécissements ne laissant point passer l'urine et refusant passage aux instruments.

Je n'admets point, comme quelques auteurs, une troisième catégorie de rétrécissements qui laisseraient passer l'urine et ne pourraient point être franchis par des instruments, parce que, dès l'instant que l'urine passe, qu'il n'y a pas rétention complète, on peut toujours, avec des instruments convenables, de la patience et une dextérité de main suffisante, faire pénétrer une bougie tortillée ou non (fig. 124, pag. 290) dans le canalicule du rétrécissement qui laisse filtrer l'urine (fig. 123, *ibid.*).

La seconde catégorie comprend les coarctations qui ont *actuellement* déterminé une rétention d'urine complète; il en sera naturellement question à l'article *Rétention d'urine*. Je ne parlerai donc ici que des rétrécissements de la première catégorie. Les diverses méthodes employées jusqu'ici peuvent se réduire aux trois suivantes :

1° *Dilatation*,
2° *Cautérisation*,
3° *Scarification*.

1° DILATATION.

Cette méthode est la plus ancienne et, de nos jours encore, la plus généralement employée. Le lecteur verra même que les traitements par la *cautérisation* et la *scarification* commencent souvent et finissent toujours par la *dilatation*.

Mais il y a, dans ce mode de traitement, un assez grand nombre de *procédés* dérivant soit des divers agents de dilatation, soit de la manière d'en faire usage. Ainsi il y a la dilatation avec les différentes espèces de bougies ou sondes *molles;* et, selon qu'on les emploie d'une manière continue ou intermittente, on a la *dilatation permanente* ou la *dilatation temporaire*.

On a eu recours aussi à la dilatation avec des instruments pleins ou creux *en métal*, sondes ou bougies, en étain, en plomb, en acier, en argent : c'est la *dilatation métallique*.

Enfin, on s'est servi d'instruments en acier (voir fig. 138), qui, une fois introduits dans le rétrécissement, reçoivent un degré d'expansion qui écarte plus au moins violemment les parois du rétrécissement : c'est ce que l'on a très-ingénieusement nommé la *dilatation mécanique*.

a. **Dilatation permanente.**

Exposé. On emploie le plus souvent des bougies ou des sondes de gomme élastique graissées de cérat, de beurre, de cold-cream, d'huile. Le malade étant convenablement placé, couché, assis ou debout (voir *Cathétérisme*, p. 267), on introduit l'instrument à travers le rétrécissement jusque dans la vessie, et on le fixe, *à demeure*, dans cette position, jusqu'à ce qu'il glisse facilement dans la stricture ; après quoi on lui en substitue un plus gros, qui entre à frottement, et qu'on laisse jusqu'à ce qu'il joue librement dans l'obstacle. Si l'on a recours aux bougies, ce qui est assez rare, on est obligé de les retirer à chaque fois que le malade a besoin d'uriner, pour les réintroduire immédiatement après la miction. Quand on emploie des sondes, on ferme l'extrémité de l'instrument avec un petit bouchon en bois ou en liége, et chaque fois que le malade veut vider la vessie, il n'a qu'à ôter le bouchon, pour le replacer dès qu'il a satisfait ce besoin. Tous les deux ou trois jours, quelquefois davantage, on enlève la sonde pour la remplacer par une plus grosse. Il faut avoir la précaution de mettre le moins d'intervalle possible entre le retrait d'une sonde et l'introduction de la suivante, pour éviter les spasmes qui se développent si facilement dans l'urètre. On continue ainsi, *quand il n'arrive pas d'accidents*, jusqu'à ce que le canal ait recouvré son calibre normal.

Appréciation. La dilatation permanente, applicable dans

certains cas exceptionnels, doit être absolument rejetée
comme méthode générale, à cause de ses inconvénients.
Ainsi la présence continuelle de la sonde dans le canal
force le malade *à garder le lit*, ou tout au moins la chambre, et l'empêche de vaquer à ses occupations pendant
tout le temps que dure le traitement, c'est-à-dire vingt-
cinq, trente ou quarante jours environ. Malgré les plus
grandes précautions, il est difficile que le bec de l'instrument ne pénètre pas, plus qu'il ne convient, dans l'intérieur de la vessie, d'où résultent l'*inflammation*, le *catarrhe de vessie*, quelquefois l'*ulcération*, la *perforation*
des parois de cet organe. On a vu cette inflammation de la
vessie se propager *par les uretères jusqu'aux reins*. Le
contact permanent de la sonde sur les parois du canal de
l'urètre détermine toujours l'*inflammation et la suppuration* de ce conduit, d'où résulte un écoulement de pus très-
épais, jaune verdâtre, qui force à suspendre le traitement.

On voit souvent apparaître, dans le pli de l'aine, des
engorgements de ganglions, symptomatiques de la phlogose urétro-vésicale. Cette irritation peut aussi se propager par les conduits éjaculateurs jusqu'aux testicules, et
amener leur gonflement ; ce qui est toujours une complication extrêmement douloureuse et qui force d'interrompre le traitement. Enfin, on a vu la pression continue de
la sonde sur un des points du canal, principalement à la
courbure sous-pubienne, amener la gangrène d'une portion plus ou moins étendue de ce conduit. Fréquemment
une fièvre violente se déclare, soit comme complication
d'un de ces accidents, ou par suite d'irritation sympathique.

Quand la sonde a séjourné quatre à cinq jours, il n'est
pas rare, en la retirant, de la trouver recouverte d'incrus-
tations salines, dites *calcaires*, et formées le plus souvent

de phosphate ammoniaco-magnésien. Ces dépôts existent fréquemment sur le bec de la sonde, de sorte que, dans sa sortie, elle éraille et déchire plus ou moins profondément la membrane muqueuse urétrale. Tous ces graves inconvénients ne peuvent être contre-balancés par le résultat. D'ailleurs la durée du traitement est singulièrement accrue par l'interruption que nécessite le développement d'une ou de plusieurs de ces complications. Cette méthode est cependant celle qui est employée dans presque tous les hôpitaux de Paris.

b. Dilatation temporaire.

Exposé. Dans cette méthode on a surtout recours aux bougies, et les sondes ne sont employés qu'exceptionnellement. Ce serait ici l'occasion de parler de l'application de toutes les formes et de toutes les natures de bougies que j'ai mentionnées à l'article *Cathétérisme* (page. 276 et 265). Je me bornerai à donner trois exemples, dans lesquels le lecteur pourra facilement classer toutes les variétés de bougies.

1° *Bougies coniques en gomme élastique.*

Le malade étant convenablement placé (pag. 267), la bougie enduite d'un corps gras, on l'introduit doucement dans le canal, jusqu'à ce que l'on soit arrêté par le rétrécissement. Si l'on éprouve de la résistance avant que la bougie soit parvenue à la profondeur connue de l'obstacle, il faut l'attribuer à ce que l'instrument bute contre un repli de la membrane muqueuse, ou que sa pointe a pénétré dans une de ces lacunes dont j'ai signalé la disposition à l'article *Anatomie* (EE, fig. 17, pag. 74). (*Ori-*

fice dirigé en avant, et situation sur la paroi inférieure de l'urètre.) Dans ces deux cas, il faut retirer la bougie de quelques centimètres et tendre la verge en avant. Quand la bougie est arrêtée par le rétrécissement, on cherche à l'engager dans le canalicule et à lui faire franchir l'obstacle. Si l'on ne peut y parvenir, on prend une bougie plus fine, et avec de la persévérance et une habileté de main suffisante, on est toujours certain de triompher de la coarctation. Souvent il arrive que la bougie, une fois engagée dans le rétrécissement, ne peut le franchir : cela tient aux sinuosités de la stricture (fig. 123, pag. 290). Pour parvenir à la dépasser, il est nécessaire de *tortiller* l'extrémité de la bougie (fig. 124, etc., *ibid.*) : et quand elle est introduite dans le canalicule, on lui imprime divers *mouvements de rotation* qui la font facilement glisser jusque dans la vessie.

Quand l'ouverture du rétrécissement est excentrique, ce n'est qu'avec peine souvent qu'on peut arriver à faire pénétrer une bougie dans l'angustie : dans ce cas encore, il faut avoir recours aux bougies tortillées, auxquelles on donne la forme d'un crochet, d'une spirale plus ou moins irrégulière ; et cet instrument, ainsi déformé, franchit souvent un obstacle que les procédés les plus méthodiques d'introduction n'avaient pu faire dépasser (fig. 124 à 128).

La bougie, une fois arrivée sur le rétrécissement, bute quelquefois contre l'obstacle, et, à la voir disparaître dans le canal, on serait tenter de penser qu'elle pénètre jusqu'à la vessie. Mais si l'on abandonne la bougie à elle même, la courbe qu'elle avait formée dans le canal, sous l'influence de la pression de la main, s'efface, et son élasticité naturelle la fait ressortir d'une certaine quantité hors de l'urètre. Il faut, dans ce cas, retirer l'instrument de quelques centimètres, tendre fortement la verge en avant avec la main gauche, et de la main droite enfoncer doucement l'instrument dans le canal, en changeant la direction précédemment imprimée. Si ce moyen ne réussit pas encore, il faut introduire une bougie plus petite.

Si le malade est très-irritable et que les premières tentatives du cathétérisme l'aient beaucoup fatigué, il est convenable de ne pas insister trop longtemps, et de recourir à un moyen emprunté à la pratique de Dupuytren. Ce procédé consiste à porter contre l'obstacle une bougie cylindrique assez grosse; on la laisse dans cette position pendant une demi-heure environ, et il est rare qu'après ce temps le rétrécissement ne puisse être franchi par une bougie très-fine et tortillée (fig. 124, page 290).

Je pense que la double raison suivante donne de ce fait une explication satisfaisante: Quand il y a du spasme, le contact prolongé du bec de la bougie finit par le faire cesser; en second lieu, l'extrémité assez grosse de cette bougie distend l'entrée du canalicule, et lui donne la forme d'un entonnoir, au fond duquel est l'ouverture de l'obstacle. Je ferai encore la même recommandation qu'au paragraphe précédent: il faut mettre le moins d'intervalle possible entre la sortie de l'une et l'introduction de l'autre, pour ne pas laisser au spasme le temps de resserrer les parties.

La bougie une fois introduite dans le canal, on la laisse dans cette position pendant un quart d'heure ou une demi-heure environ, selon la susceptibilité nerveuse du malade, en ayant soin de lui recommander de tenir l'extrémité de l'instrument entre le pouce et l'index, et de ne pas l'abandonner; car, par suite de l'inobservation de cette précaution, la bougie, qui au commencement de la séance était serrée par la stricture, circule librement au bout d'un quart d'heure dans le canalicule, et, par suite, tend ou à sortir du canal ou à pénétrer dans la vessie.

On s'est autrefois servi, pour diriger l'extrémité d'une bougie fine dans le canalicule du rétrécissement, d'un instrument nommé *conducteur*. Ce conducteur est une sonde en caoutchouc qui présente à son extrémité vésicale une ouverture étroite, disposée soit au centre, soit en haut, en bas, ou sur les côtés, pour correspondre à l'ouverture de l'obstacle. On sait, au moyen de la bougie à empreinte, quelle est la situation de l'orifice par rapport aux parois du canal : on introduit le conducteur de manière à ce que les deux ouvertures se correspondent, et on passe la bougie à travers le conducteur. Tout ingénieux que paraisse ce moyen au premier abord, il est tombé en désuétude, et généralement abandonné. Pour mon compte, je préfère mettre plus de lenteur dans mes explorations, me servir de bougies fines tortillées, ou recourir au procédé de Dupuytren (page 313).

Un moyen qui me réussit presque toujours quand l'obstacle est peu perméable, consiste à pousser dans le canal une injection d'huile d'amandes douces avec une petite seringue en verre. D'autres fois, je préfère introduire, contre l'obstacle, au moyen d'une bougie à boule, ou mieux d'une sonde en gomme élastique, ouverte à ses deux extrémités, du cérat opiacé, ou une pommade contenant une assez forte proportion d'extrait de belladone.

Il arrive souvent, surtout quand la coarctation est un peu longue, que, malgré la finesse de la bougie et la précaution de tortiller sa pointe, on ne puisse pas la faire avancer de plus de quelques millimètres dans le canalicule du rétrécissement. Il ne faut pas trop insister. On laisse la bougie dans cette position pendant le temps ordinaire, puis on cherche à en faire passer une plus grosse dans la même portion du rétrécissement. A la séance suivante, on fait progresser l'instrument à une plus grande profondeur dans l'angustie; et en deux ou trois reprises on finit par avoir franchi la totalité de la coarctation. La stricture se trouve ainsi dilatée par portion, et d'arrière en avant : dans ce cas, le malade n'éprouve d'amélioration sensible que quand on a dépassé la limite la plus profonde de l'obstacle.

Cette petite opération *peut se répéter* tous les jours, ou même deux fois par jour, en ayant le soin de ne pas vouloir dilater trop promptement. A chaque séance, il faut commencer par introduire le numéro de la bougie qui passait facilement la veille; on la laisse en place cinq ou dix minutes, puis on lui en substitue une autre plus forte. Le but de cette manœuvre est d'éteindre l'irritabilité du canal, si facile à se développer quand on ne prend pas toutes ces précautions.

La *durée* de chaque séance de dilatation tient beaucoup à la manière dont le malade supporte le traitement. Quelques personnes ne ressentent aucune fatigue de la présence de la bougie, et l'endurent facilement pendant une heure. D'autres, douloureusement impressionnées au début d'une séance, voient leur sensibilité diminuer et disparaître au bout d'un quart d'heure. Certains individus, très-irritables ressentent, de la présence de la bougie dans le canal, un malaise qui va toujours croissant et finirait par les faire tomber en syncope, si le praticien n'avait l'attention de retirer la cause du désordre dès qu'il en aperçoit les premiers indices. Après deux ou trois séances, chez les malades les plus impressionnables, la sensibilité est émoussée, et l'on peut marcher à grands pas à la *recalibration* du canal.

Il faut avoir soin de recommander au malade de faire,

dans l'intervalle des séances, quelques injections urétrales d'eau de guimauve et de pavot, de solution aqueuse d'extrait de belladone, quelques frictions le long du trajet du canal avec une pommade belladonée (voir page 304) ; de prendre des bains entiers ou des demi-bains d'eau de son et quelques lavements adoucissants. Avec ces quelques soins et des boissons appropriées, il ne m'arrive jamais d'accidents pendant la cure, comme cela est si fréquent par les autres méthodes. Ainsi, les malades de Paris peuvent vaquer à leurs affaires habituelles ; et les personnes de province, qui ont ordinairement tant de courses à faire, ne sont nullement incommodées, dans leurs occupations, par mon traitement.

Dans les premières séances de dilatation, la différence de diamètre d'une bougie à la précédente doit être très-minime, et cet accroissement ne doit pas dépasser un tiers de millimètre. C'est la division que j'ai adoptée pour la filière qui me sert habituellement (fig. 129). Quelques praticiens disent qu'ils se servent d'instruments qui ne diffèrent entre eux que par un sixième de millimètre. J'admets facilement qu'un mécanicien puisse, sur une plaque d'acier, dessiner des ouvertures qui ne différeront entre elles que d'un sixième de millimètre ; mais je défie un fabricant d'instruments de fournir un système de bougies qui soit aussi régulier que les divisions dont je viens de parler. Cette assertion est donc plutôt le résultat d'une vue de l'imagination, que l'énonciation d'un fait pratique. Ainsi, dans les premières introductions, on ne variera que d'un tiers de millimètre ; mais quand la stricture aura gagné trois à quatre millimètres de diamètre (nos 9 à 12), on pourra faire succéder l'une à l'autre des bougies qui différeront par un demi ou même un millimètre. Du reste, on sera toujours guidé, dans ces manœuvres, par la plus ou

moins grande dilatabilité du rétrécissement et la sensibilité du malade.

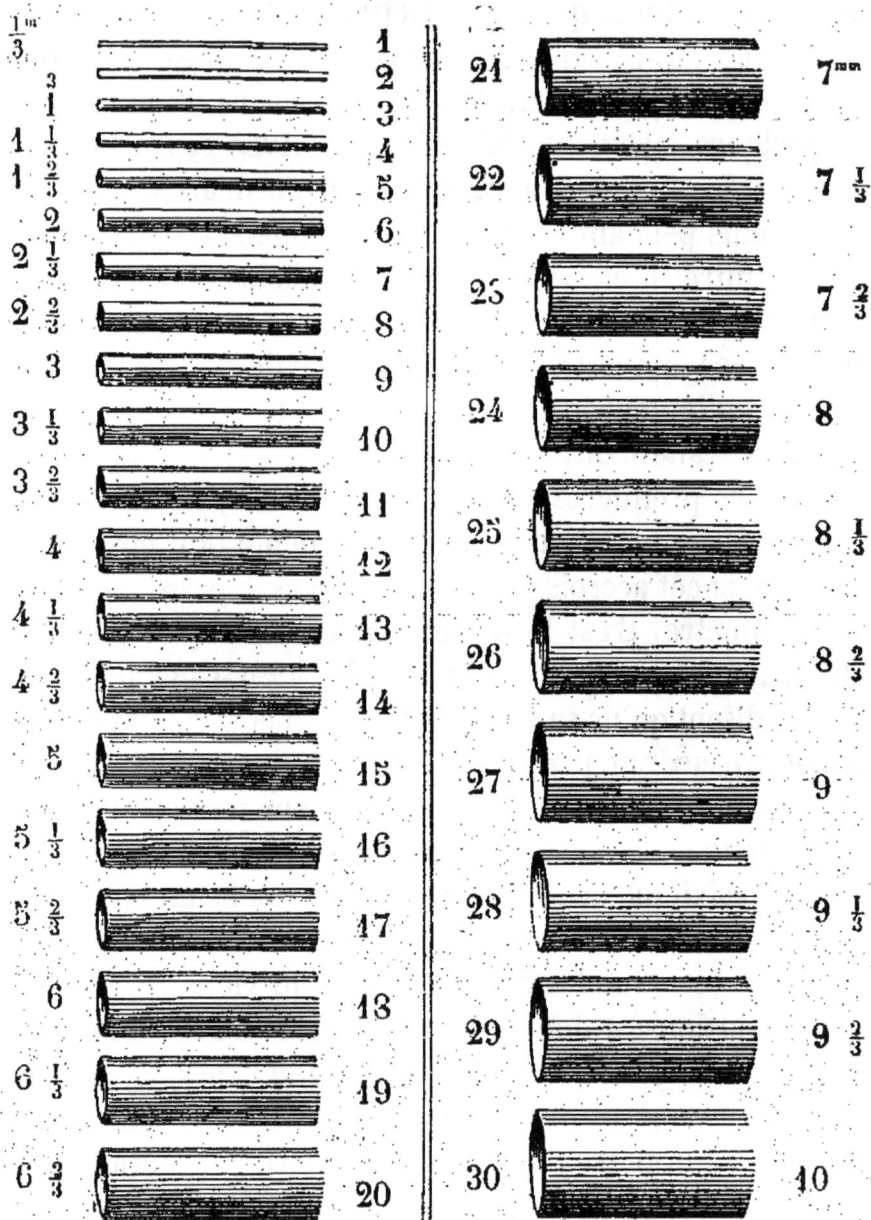

FIGURE 129.

Représentant trente calibres de sondes ou bougies, différant entre
elles d'un tiers de millimètre.

Il ne faut pas vouloir passer trop vite de grosses bougies à travers un rétrécissement, et le malade obtient beaucoup plus d'amélioration d'une bougie moyenne que d'une grosse. Je donnerai plus bas l'explication de ce fait (*Mécanisme de la guérison*, pag. 329).

Pour avoir voulu marcher trop rapidement, combien de chirurgiens n'ont-ils pas été obligés, par suite d'accidents ou de complications, de suspendre le traitement pendant plusieurs jours, au bout desquels le rétrécissement était revenu à son diamètre primitif; de sorte qu'au lieu d'avoir progressé, on avait reculé! Le praticien doit bien se pénétrer du *travail physiologique* qui s'effectue pour l'effacement complet du rétrécissement, et n'agir que d'après les données fournies par cette étude. C'est par suite d'une ignorance complète de ces notions que des charlatans, abusant de la crédulité des malades, se vantent de guérir radicalement des rétrécissements en deux ou trois jours, ou même, comme ils le disent, *soudainement, instantanément* (voir plus loin *Scarification*). Ils ont en même temps bien soin de mettre les malades en garde contre le prétendu *danger* des bougies, comme si une maladie qui a mis quelquefois dix ou quinze ans à son développement, et qui a changé plus ou moins profondément la structure du canal, pouvait disparaître en quelques jours, et à plus forte raison en *une seconde!* Ils se gardent bien d'ajouter que ce moyen merveilleux consiste tout simplement à fendre l'obstacle au moyen d'un scarificateur. (Voir page 359.)

S'il y a deux ou plusieurs rétrécissements, que le plus éloigné soit le plus étroit, on peut les guérir tous par le même traitement.

Si la disposition inverse a lieu, on est obligé de les dilater successivement, ou au moins d'attendre, pour commencer la dilatation du rétrécissement profond, que le premier ait acquis un diamètre supérieur au canalicule du second.

Durée du traitement.

Après quinze à vingt jours de traitement régulier et méthodique, le malade est ordinairement guéri et l'obstacle totalement effacé ; mais il ne doit pas abandonner aussi promptement l'usage des bougies. Le praticien devra lui apprendre à les introduire lui-même (page 273), et lui recommander d'en passer de temps à autre, tous les huit jours dans les premiers temps, tous les quinze jours ensuite, et enfin au moins tous les deux mois.

Vers la fin du traitement, j'ai l'habitude d'introduire dans le rétrécissement des *bougies fusiformes* ou *à ventre*, d'un diamètre plus considérable que la dimension natu-

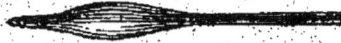

FIGURE 130.

Représentant une bougie fusiforme ou à ventre.

relle du canal, de manière à donner à la partie autrefois malade un degré de dilatation plus considérable qu'au reste du canal. De telle sorte que, si le siége du rétrécissement subit un certain degré de rétraction, le calibre normal de l'urètre ne s'en trouve pas affecté.

Il est aussi quelques circonstances dans lesquelles on est obligé d'avoir recours aux bougies fusiformes ou à ventre pour la dilatation d'un rétrécissement. C'est quand le méat urinaire est naturellement étroit, et que sa distension, même momentanée, par des bougies, est très-douloureuse. On peut aussi avoir recours au procédé indiqué page 321.

Après la guérison, je confie au malade quelques bougies très-souples, d'un diamètre plus petit que le calibre normal de l'urètre, pour qu'il n'éprouve jamais de résistance dans leur introduction. Comme j'ai eu l'occasion de constater un grand nombre de fois la négligence que les malades apportent à suivre les instructions données à la fin du traitement, je leur recommande de passer des bougies au moins une fois le mois, ou de venir me trouver s'ils aperçoivent la plus légère diminution dans le jet de l'urine.

Parmi les *récidives* qui surviennent dans les coarctations urétrales, il y a une distinction importante à établir. Quand les malades ont été traités d'abord par la cautérisation ou la scarification, non-seulement le traitement est plus long, mais la récidive est beaucoup plus à craindre : j'en dirai plus loin la raison ; tandis qu'il est extrêmement rare de voir des rechutes quand les malades n'ont pas encore été soumis à des médications qui portent fatalement en elles le germe de nouvelles strictures. Ainsi, j'ai fréquemment occasion de rencontrer des malades guéris depuis dix à douze ans par mon procédé, et dont la miction s'opère toujours d'une manière normale, bien qu'ils aient négligé de passer de temps à autre quelques bougies dans le canal.

Quelle est la limite à la dilatation? Quels diamètres de bougies doivent être introduits dans le canal pour l'effacement total de la stricture? Il n'y a pas à cet égard de réponse précise, par la raison que le calibre de l'urètre varie beaucoup selon les individus. Ainsi, j'ai passé facilement jusqu'au n° 27 de ma filière (9 millimètres de diamètre) (fig. 129, pag. 317) à une personne guérie d'un rétrécissement, qui admettait avec peine au début du traitement une bougie d'un millimètre (n° 3, *ibid.*), tandis qu'il n'est pas rare de sonder des malades qui n'ont point de stricture et dont l'urètre ne peut recevoir, sans être serré dans toute sa longueur, une sonde de 6 millimètres de diamètre (n° 18, *ibid.*). C'est donc le calibre naturel du canal qui servira de règle de conduite.

Très-souvent il arrive que l'obstacle à la dilatation complète vient du méat urinaire, dont l'étroitesse est assez commune. Comme la distension de cet orifice est extrêmement douloureuse, j'ai l'habitude, pour pouvoir pousser suffisamment loin la dilatation, de pratiquer, avec la pointe d'une lancette, une petite moucheture sur sa commissure inférieure.

2° *Bougies en cire* (fig. 84, pag. 276).

Tout ce que j'ai dit dans le paragraphe précédent est applicable aux bougies de cire : je veux seulement noter ici quelques particularités résultant de l'observation pratique. Ainsi, bon nombre de personnes supportent plus difficilement les bougies de cire que les mêmes instruments en gomme élastique. D'autres ne peuvent tolérer dans leur canal que des bougies de cire. Souvent ces bougies franchissent d'emblée un obstacle que ne peuvent dépasser des instruments de gomme élastique d'un diamètre plus petit.

En été, il faut éviter de les tenir quelque temps entre les doigts, parce que leur tissu se ramollit avec la plus grande facilité, et ne conserve plus assez de consistance pour cheminer à travers un obstacle. Pour s'en servir, il faut les enduire d'un corps gras, leur donner une légère courbure à concavité antérieure, puis les introduire dans le canal, et *les faire progresser jusque dans la vessie sans le moindre temps d'arrêt.* Si l'on néglige cette précaution importante, et qu'on soit arrêté par l'obstacle, la chaleur du conduit ramollit la bougie, qui se pelotonne en avant de la stricture : aussi le parti le plus convenable est-il de la retirer de suite, pour en introduire une autre plus petite.

C'est pour avoir négligé cette manière d'opérer que des auteurs racontent que la bougie de cire butant contre l'obstacle se recourbe souvent sur elle-même, et qu'on est tout étonné, croyant qu'elle a déjà pénétré dans la vessie, de voir sa pointe apparaître au méat urinaire. Quand on la retire du canal, elle est *littéralement* pliée en deux. Cet inconvénient, du reste, n'est pas très-grave, et n'a d'autre désagrément que de faire mettre en question l'habileté du chirurgien. Le moyen de l'éviter consiste à agir comme je viens de l'indiquer, et à interroger le malade, qui éprouve toujours une *sensation toute spéciale* au moment où la bougie franchit l'obstacle.

Quand elle n'a pas dépassé la stricture, et qu'en voulant la retirer on sent, par une légère résistance, qu'elle est engagée dans le canalicule, on la laisse quelques instants dans cette position avant d'en introduire une autre.

Ces instruments n'ayant pas, comme ceux de gomme élastique, un bourrelet de cire à cacheter à leur extrémité libre, ils ont une grande tendance à s'enfoncer entièrement dans le canal et à pénétrer dans la vessie ; il est donc indispensable de recommander au malade de tenir constamment l'extrémité de la bougie entre le pouce et l'index de la main droite, en même temps que la main gauche maintient le corps de la verge. Si le malade a un instant de négligence, que la bougie ne soit pas très-serrée et qu'il survienne une demi-érection, la verge se gonfle, s'allonge, recouvre la bougie, et, dans le mouvement de retrait de l'organe, celle-ci est entraînée dans le canal et disparaît. Cet accident effraye beaucoup les malades. Il s'est présenté plusieurs fois à ma consultation , et toujours par le moyen suivant j'ai réussi à en prévenir les suites.

Il faut d'abord recommander au malade d'être calme, parce que tous les mouvements de frayeur auxquels il est si enclin à se livrer ne peuvent que faire progresser la bougie. On saisit fortement, avec le pouce et l'index de la main droite, la portion de la verge correspondant à l'extrémité de la bougie, qui est habituellement arrêtée à la courbure sous-pubienne, et on exerce une traction de totalité de l'organe d'arrière en avant, dans la direction du conduit urinaire. On abandonne alors, et on refoule légèrement les tissus en sens inverse, avec la précaution de ne pas repousser la bougie. Si cette petite manœuvre a été habilement exécutée, l'instrument a dû se rapprocher un peu du méat urinaire. En la renouvelant un nombre suffisant de fois, on finit par attirer l'instrument au dehors. Il est rare qu'on ait ensuite besoin de recommander au malade de ne pas abandonner la bougie à elle-même.

Quelques praticiens recommandent d'introduire, dans une même séance, trois, quatre et même un plus grand nombre de bougies pour arriver plus vite à la guérison ; c'est ce qu'ils désignent sous le nom de *dilatation coup sur coup*. Cette méthode a d'assez grands inconvénients. D'abord les séances sont trop longues, le passage d'un si grand nombre d'instruments ne manque pas de fatiguer beaucoup le malade ; puis ce mode opératoire se rapproche de la dilatation mécanique, dont je parlerai plus loin (p. 343) ; et en voulant brusquer le travail physiologique, si toutefois on y a pensé, on arrive à un résultat directement contraire à celui qu'on doit se proposer, qui est d'accélérer le traitement et de rendre la *guérison durable.*

3° *Bougies à boule* (fig. 131, 132, p. 327 et 328; fig. 102
    à 105, p. 281, et fig. 107 à 116, p. 287).

Le chirurgien introduit l'instrument dans le canal jusqu'à l'obstacle. *Je suppose un rétrécissement valvulaire, une bride.* Il tend la verge de la main gauche, et presse doucement la bougie à une seule boule, ou en forme de chapelet (fig. 102 à 105 et 107 à 116) contre l'ouverture de la coarctation, de manière à lui faire dépasser la bride. Si la boule est trop grosse, il choisit une bougie à boule plus petite. Quand il a dépassé l'obstacle, il ramène à lui la boule, puis la repousse, et imprime à l'instrument plusieurs alternatives de va-et-vient, de manière à rompre cette bride, dont le malade se trouve souvent débarrassé en une seule séance et pour toujours. Quand la boule franchit facilement l'obstacle, qui tout à l'heure lui opposait de la résistance, on retire la bougie, et on en introduit une autre à boule plus grosse, qui efface les vestiges restants. Si le malade se trouve fatigué, l'effacement complet de la bride est remis à une autre séance. Il faut avoir soin, après cette petite opération, qui laisse écouler quelques gouttes de sang, de passer de temps à autre, pendant trente à quarante minutes, dans le canal, jusqu'à complète cicatrisation de la plaie, d'assez grosses bougies en gomme élastique ou en cire. L'influence favorable de ce mode opératoire est surtout appréciable dans les cas de valvules semi-lunaires, mentionnés à la page 282, puisque tout autre mode de traitement serait inefficace.

Effets de la dilatation.

Effets immédiats.

Le premier effet qui résulte de l'introduction d'un instrument, même très-souple, dans le canal de l'urètre, est une *sensation désagréable*, qui s'élève quelquefois jusqu'à la *douleur*, surtout quand la bougie se trouve en contact avec le rétrécissement. Cette sensation ou cette douleur se dissipe d'ordinaire promptement; mais elle persiste ou augmente parfois au point que le chirurgien est forcé de retirer la bougie après quelques instants de séjour. Cette sensation s'évanouit, du reste, assez vite, aussitôt le retrait de l'instrument; et, au bout de quelques séances, le canal finit par s'habituer à son contact, de manière à ce qu'un séjour d'une demi-heure ne fatigue plus le conduit.

D'autres fois, surtout chez les malades très-impressionnables, la douleur est assez vive pour causer une sorte de *défaillance*. Cet *état syncopal* s'observe aussi chez des personnes qui n'ont pas ressenti la plus légère douleur, et doit être attribué à une réaction sympathique sur le système nerveux. Ce phénomène n'a guère lieu qu'au premier cathétérisme; il est extrêmement rare de le voir apparaître dans le cours ultérieur du traitement.

Le praticien, prévenu de la possibilité de cette défaillance, doit retirer la bougie aussitôt qu'il en aperçoit les premiers symptômes, et faire avaler au malade quelques gorgées d'eau fraîche. Si le malade manifeste de l'appréhension pour le cathétérisme, le chirurgien devra le faire placer dans la position horizontale; c'est le meilleur moyen de prévenir une syncope.

Un effet beaucoup plus fréquent de la présence d'une bougie dans le canal, c'est la *sensation vive, impérieuse du besoin d'uriner*. Si l'instrument est d'un petit diamètre, l'urine coule entre les parois du canal et la bougie; s'il est assez fort, ou qu'il soit très-serré par la stricture, il ne sort pas d'urine, et peu à peu ce besoin se dissipe sans avoir été satisfait. Cette sensation est due à l'irritation du col de la vessie par l'instrument. C'est au col vésical que siége le sentiment du besoin d'uriner; de sorte que toutes les fois que cette partie est irritée, soit par l'accumulation de l'urine, par une tumeur de la prostate, ou par un corps étranger, ce besoin se fait sentir, même quand la vessie serait vide. Cette irritabilité, comme toutes les sensations de l'économie, finit par s'émousser au contact du corps étranger, et après une ou deux minutes il est rare que le malade s'en plaigne.

La première fois que le malade urine après qu'on a retiré la bougie, il éprouve une *douleur* ou *cuisson* quelquefois assez vive, mais le plus souvent passagère. Cette douleur va en diminuant, et disparaît à la deuxième ou troisième émission de l'urine. Pendant presque toute la durée du traitement, cette légère douleur se renouvelle à la première miction après le cathétérisme. J'attribue cette douleur à la cause suivante :

L'urine est un liquide âcre et irritant par lui-même; de même que toutes les cavités de l'économie destinées au passage des liquides excrémentitiels, les voies urinaires sont tapissées par une membrane muqueuse, incessamment lubrifiée par le *mucus*, sorte de *vernis protecteur*, qui s'oppose à l'impression douloureuse de l'urine sur la tunique vésico-urétrale. Or, le passage et le séjour d'une bougie dans le canal ramollissent et détachent le mucus, et laissent à nu la membrane muqueuse : de sorte que les papilles nerveuses ne sont plus défendues contre l'âcreté naturelle de l'urine. La sécrétion du mucus étant continue, il s'en forme bientôt une couche nouvelle, qui recouvre la membrane et la protége dans les émissions suivantes.

Le passage d'une bougie même très-souple, et introduite avec la plus grande douceur, sur certains rétrécissements vasculaires et fongueux, entraîne quelquefois la sortie de quelques gouttes de *sang;* souvent ce n'est pas au moment du retrait de l'instrument qu'on s'en aperçoit : mais seulement, quand le malade veut uriner, il remarque quelques taches sanguinolentes sur sa chemise. A la seconde et rarement à la troisième séance, le fait se renouvelle, puis disparaît ensuite à mesure que la dilatation s'opère. La présence de ce sang peut s'expliquer de deux manières : ou le rétrécissement est tellement mou et turgescent (fig. 131 et 132), que le contact le

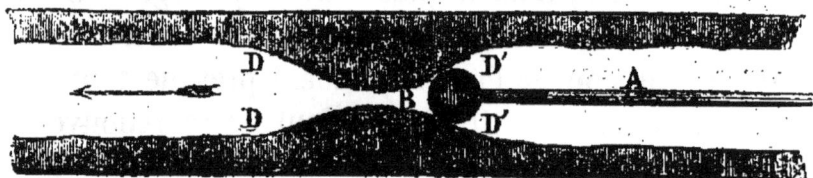

FIGURE 131.

Représentant un rétrécissement fongueux, au moment où il va être franchi par la bougie à boule (bougie d'exploration).

La pointe de la flèche est tournée vers le col de la vessie.

AB, bougie à boule.
CC, épaississement des parois du canal, constituant le rétrécissement.
DD', DD', surface fongueuse de la stricture.

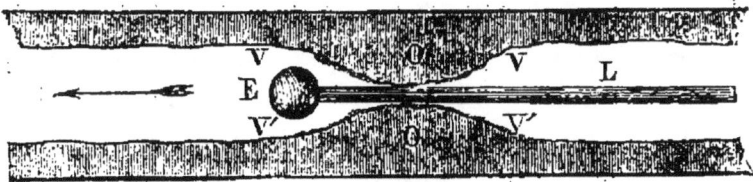

FIGURE 132.

*Représentant un rétrécissement fongueux, après qu'il a été franchi
par la boule de la bougie d'exploration.*

La pointe de la flèche est tournée vers le col de la vessie.

EL, bougie d'exploration. La boule E est située du côté vésical de
l'obstacle.

OO, épaississement des tissus formant la stricture.

VV, V'V', état tomenteux, bourgeonnant, de la partie rétrécie.

On comprend facilement que, dans des cas semblables, l'exploration
la plus habilement faite ne puisse avoir lieu sans qu'il y ait quelques vaisseaux éraillés, et par suite sortie d'un peu de sang.

plus léger suffit pour érailler quelques vaisseaux superficiels; ou bien la fluxion normale, qu'amène la présence
de la bougie, congestionne les vaisseaux de la coarctation
au point d'amener la rupture de quelques-uns d'entre eux.

Il est bien entendu que, dans l'énumération que je fais
ici des légers accidents qui *peuvent* être les effets immédiats du cathétérisme, je ne raisonne que dans l'hypothèse d'une médication comme celle que j'emploie, c'est-
à-dire, douce, rationnelle, exempte surtout de violences;
car autrement, comme on pourra le voir plus loin, les
accidents d'*hémorrhagie,* de *fièvre,* de *rétention d'urine,*
d'*inflammation aiguë* et de *paralysie de vessie,* d'*engorgement de la glande prostate et des testicules,* sont souvent
la conséquence de manœuvres qui ont pour but de dilater brusquement, de cautériser ou de scarifier les rétrécissements.

Je ne saurais donc trop recommander aux praticiens de bien se pénétrer du mécanisme par lequel l'engorgement des parois urétrales, qui forme la coarctation, peut disparaître, afin de favoriser les efforts de la nature, et de ne pas contrarier le travail physiologique qui fait dissoudre la stricture. Il est vrai qu'en suivant ces préceptes ils ne pourront pas dire aux malades : « M. un tel ne vous gué-« rirait qu'en trois semaines ; moi, je vous débarrasserai « dans trois séances, ou même en une seule. » Mais aussi les personnes qu'ils auront *guéries* ne seront pas forcées, six mois ou un an après leur traitement, d'aller de nouveau réclamer les soins de l'homme de l'art, portant alors le germe de rétrécissements incurables, par suite des altérations organiques et de la transformation fibreuse qu'un traitement inintelligent aura déterminées.

Effets sur le rétrécissement. Mécanisme de la guérison.

a. Quand un rétrécissement n'a pas encore été traité, ou bien si la stricture ne consiste que dans un engorgement, dans une induration chronique d'un point plus ou moins étendu de la membrane muqueuse urétrale et du tissu cellulaire sous-jacent, la partie malade peut reprendre sa structure normale, et le canal son calibre ordinaire : alors le rétrécissement est radicalement effacé ; il n'y a pas de raison pour qu'il reparaisse.

Voici comment le traitement que je viens d'esquisser agit pour déterminer ce résultat : la présence de la bougie dans le canal, et en particulier sur le rétrécissement, produit une irritation et par suite un afflux de sang qui accélère le mouvement vital dans la partie malade. Par suite de cette congestion, les sucs épaissis déposés entre les mailles des tissus sont ramollis et délayés, tandis que d'un autre côté la compression exercée par la bougie force le produit de cette dissolution à rentrer dans le torrent de la circulation. Ainsi, l'action de la bougie est double : action vitale, physiologique d'abord ; puis action mécanique, physique. A chaque introduction de l'instrument, ce dernier effet s'opère ; puis, dans l'intervalle des séances, le mouvement de fluxion et de dissolution se continue lentement. On le favorise par une combinaison bien entendue des moyens médicaux indiqués à l'article *Traitement médical* (page 297).

Quand cette réaction menace de devenir trop intense, il faut la modérer en éloignant les séances, et par des émollients locaux et généraux. Quand elle est trop lente, soit par défaut d'irritabilité, soit parce que l'engorgement est trop dur, on stimule les phénomènes de fluxion en portant sur la coarctation des *bougies médicamenteuses fondantes* appropriées à la nature du rétrécissement, telles que des bougies d'*emplâtre diachylum*, de *savon*, de *Vigo*, de *Nuremberg*, etc. On ne laisse ces *bougies emplastiques* que peu de temps, quinze à vingt minutes, de manière à éveiller la susceptibilité du canal. On les remplace dans la même séance par des bougies ordinaires, et on finit par obtenir ainsi la résolution des engorgements les plus anciens.

b. *Quand un rétrécissement a déjà été traité* par la cautérisation, la scarification ou une dilatation mécanique violente, les moyens dont je viens de parler produisent encore une amélioration très-notable, mais plus lentement. La guérison n'est jamais radicale, et le malade a toujours besoin de calibrer le canal de temps en temps par l'introduction de bougies. Cela tient au changement de nature qu'a subi la stricture, et à la transformation fibreuse que lui ont fait éprouver les opérations. Ainsi que je le montrerai plus loin, la cautérisation, la scarification et la dilatation mécanique substituent à l'engorgement chronique, *qui dans le principe constitue seul l'immense majorité des rétrécissements, un tissu inodulaire ou de cicatrice*, tissu fibreux très-compacte, et qui jouit des deux propriétés dont j'ai parlé déjà (voir p. 220), *l'élasticité* et la *rétractilité*. La propriété élastique elle-même n'existe pas au même degré dans tous les rétrécissements fibreux. De sorte que chez quelques malades, les plus favorisés, il peut y avoir pendant quelque temps guérison apparente par suite de la dilatation momentanée de l'obstacle, sous l'influence des bougies. Mais la rétractilité incessante montre la nécessité, pour maintenir la guérison, de recourir de temps à autre aux bougies; tandis que dans les cas anciens, ou traités déjà par la cautérisation ou la scarification (*guérison dite instantanée*), le tissu fibroïde est trop épais pour pouvoir même momentanément se prêter à la dilatation, sous l'influence des bougies. C'est dans quelques-uns de ces cas invétérés, qu'on est très-heureux d'employer la dilatation permanente malgré ses inconvénients, ou d'avoir recours au procédé du docteur Reybard (voir *Urétrotomie, Scarification*).

Effets sur les différents symptômes.

a. *Sur le cours des urines.*

Dès qu'une bougie capillaire a traversé un rétrécissement, et souvent même quand, sans l'avoir pu franchir, le bec de l'instrument a séjourné quinze à vingt minutes contre l'obstacle (procédé Dupuytren), la première fois que le malade urine, le liquide sort avec beaucoup plus de facilité, et le malade se sent bien plus soulagé après la miction. Ensuite, et à mesure que la dilatation s'opère, le jet de l'urine devient de plus en plus gros, et reprend le calibre qu'il avait avant le début du mal; il est lancé à la distance d'un à deux mètres; le temps de la miction, au lieu de trois à quatre minutes, dure à peine quelques secondes. Enfin, les dernières gouttes de liquide, au lieu de mouiller les vêtements, sont expulsées par saccades (*coups de piston*).

b. *Sur le suintement urétral.*

J'ai dit plus haut que ce suintement était fourni par la partie malade ; or, si le lecteur veut bien se rappeler le mécanisme par lequel j'explique la guérison des rétrécissements, il comprendra de suite comment le premier effet du passage de bougies détermine quelquefois l'*augmentation momentanée* de ce suintement. En effet, l'afflux des liquides vers la partie malade amène une sécrétion plus active de mucosités, et loin d'être un mal, cette sécrétion, quand on sait la contenir dans de justes limites, concourt au dégorgement de la coarctation. A mesure que la stricture s'efface, les derniers vestiges de ce suintement disparaissent. La cicatrisation des espèces d'ulcères superficiels situés en arrière de l'obstacle (résultat qu'on obtient par le seul fait de la dilatation du canal de l'urètre) contribue aussi pour une partie à la cessation de cet écoulement, *qui est souvent le seul symptôme dont les malades affectés de strictures viennent demander la guérison.*

c. *Sur la fréquence des besoins d'uriner.*

Dès les premières séances du traitement, les malades

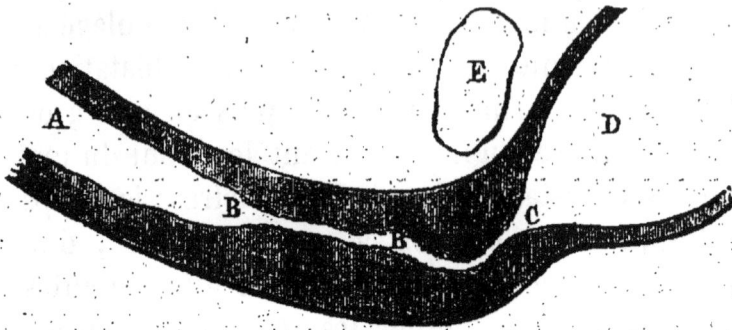

FIGURE 133.

Représentant l'état fongueux et les ulcérations superficielles d'un rétrécissement sinueux placé dans la partie profonde du canal.

A, le canal de l'urètre.

D, portion inférieure de la vessie.

C, col de la vessie.

E, os pubis.

BBC, rétrécissement sinueux, tapissé de fongosités et d'ulcérations superficielles qui fournissent la suppuration dans les prétendus écoulements chroniques, qui ne sont autres que des rétrécissements, et dont la cure n'est possible que par un traitement local qui rétablisse le calibre de l'urètre. Cet état rend parfaitement compte de l'inutilité des injections et médications intérieures seules pour triompher des écoulements anciens (voir plus loin, *Blennorrhagie chronique*).

remarquent sous ce rapport une très-grande différence : c'est la nuit d'abord qu'ils s'aperçoivent de cette modification et en apprécient tous les avantages. En effet, leur sommeil est beaucoup plus tranquille et plus réparateur. Au lieu d'être obligés de se lever six à huit fois pour uriner, il suffit d'une ou de deux évacuations pour exonérer la vessie ; et après quinze jours de traitement il est rare que les malades se lèvent la nuit pour satisfaire ce besoin.

19.

d. Sur les efforts pour uriner.

A partir du moment où le canal s'agrandit, il est facile
de comprendre que, l'obstacle dimiuant et disparaissant
tout à fait, le malade n'ait plus, pour uriner, d'autre
effort à faire que celui qui est nécessaire pour vaincre la
résistance naturelle du sphincter ou col de la vessie. Aussi
certaines personnes, habituées depuis longtemps à des efforts extrêmes de miction, sont-elles tout étonnées, après
quelques séances de traitement, de pouvoir uriner *comme
tout le monde.*

e. Sur la douleur en urinant.

En traitant des effets immédiats du cathétérisme (page
325), j'ai parlé de la douleur pendant la miction, et j'en
ai dit la cause. Cette douleur n'est plus la même que celle
que le malade éprouve par suite de son mal. Ainsi, la souffrance résultant du passage de l'urine sur le rétrécissement
et sur les ulcères superficiels qui existent en arrière de
l'obstacle, se dissipe graduellement avec la cicatrisation
des ulcères et l'agrandissement du canal. Du reste, comme
cette douleur tient souvent à l'inflammation du rétrécissement, je me trouve très-bien, dans la plupart des cas,
de me débarrasser de cette complication par un traitement approprié, avant de commencer le traitement chirurgical (voir page 298).

f. Sur la douleur pendant le coït.

Bien qu'en général, pendant le cours du traitement, je
recommande à mes malades l'abstinence de rapports
sexuels, il en est toujours quelques-uns qui, pour un motif

quelconque, trangressent l'ordonnance. S'ils n'ont pas été prévenus, ils sont tous surpris de ne plus ressentir, au moment de l'éjaculation, cette sensation douloureuse, *dyspermasie*, qui, avant de commencer le traitement, leur faisait redouter le coït.

g. *Sur l'incontinence d'urine.*

J'ai divisé cette incontinence en *fausse* ou *vraie*. L'*incontinence fausse* est celle qui fait qu'après chaque miction quelques gouttes d'urine, échappant à l'action expultrice de la vessie, viennent s'accumuler en arrière de l'obstacle, s'écoulent ensuite goutte à goutte à travers le rétrécissement, sous la seule influence des lois de la pesanteur, et mouillent les vêtements, auxquels elles communiquent une odeur infecte. Après deux ou trois séances de dilatation, au plus, cette incontinence disparaît avec les autres symptômes.

L'*incontinence vraie* est beaucoup plus grave, et ne se rencontre que dans les rétrécissements très-anciens et très-étroits. Dans ce cas, la seule barrière à la sortie des urines est la stricture elle-même (B, fig. 78, page 244); le col de la vessie, distendu par l'accumulation de l'urine, ne fonctionne plus, et le liquide s'écoule continuellement et involontairement à travers les sinuosités de la coarctation (AB, *ibid*.). Ces cas, quoique très-graves, sont loin d'être incurables, comme le lecteur pourra s'en assurer en lisant les observations du chapitre suivant. En effet, comme la distension permanente produite par l'urine empêche seule le col de la vessie de revenir sur lui-même, dès l'instant que l'élargissement du canalicule permet au réservoir urinaire de se vider, le sphincter recouvre peu à peu sa force contractile, et après un temps variable cette infirmité repoussante a cessé.

h. *Sur la rétention d'urine.*

Comme je dois, dans un chapitre distinct, traiter de ce
redoutable accident, je me borne à dire ici que la dilatation, aidée de moyens médicaux convenables, fait cesser
la rétention d'urine et en prévient à jamais le retour.

i. *Sur le liquide urinaire.*

Tant que la vessie, la glande prostate et les conduits
séminifères ne sont pas altérés par suite de coarctations,
les changements de l'urine se bornent à la présence de
muco-pus et d'un bouchon de mucus (O, fig. 72 et 73,
page 237), dans l'urine du matin surtout. A mesure que
la dilatation s'effectue, le malade peut s'apercevoir, de
jour en jour, de la diminution et de la disparition des
produits qui troublaient la transparence de l'urine. Mais
le résultat de la modification apportée, par le traitement,
sur la sécrétion urinaire est bien plus notable quand il y
a complication de catarrhe de vessie, d'engorgement de
la glande prostate, ou d'inflammation chronique, de relâchement des conduits éjaculateurs, et par suite de pertes
séminales. L'urine alors change complétement de caractère, et au lieu d'être trouble, d'odeur fétide et glaireuse,
elle devient claire, sans odeur et sans dépôt. L'examen
microscopique permet aussi de constater la disparition
des animalcules spermatiques dans le dépôt de l'urine.

Effets sur les complications.

a. Quand un *catarrhe de vessie* complique une stricture, les traitements les plus rationnels et les mieux suivis sont impuissants à le faire disparaître, tant qu'on n'a

pas préalablement dilaté le canal : si l'on débute, au contraire, par la cure du rétrécissement, le catarrhe de vessie guérit pour ainsi dire de lui-même.

b. Il en est de même de l'*inflammation* et de la *suppuration des reins*, dont la souffrance n'est le plus souvent entretenue que parce que ces organes sont incessamment baignés et macérés par de l'urine décomposée, qui ne s'écoule que difficilement au dehors.

c. Les *dépôts urineux*, les *abcès* et les *fistules urinaires* ne peuvent être efficacement traités que lorsqu'on s'est préalablement débarrassé de la cause qui leur a donné naissance. Dans ces circonstances mêmes, l'urine ayant repris son cours naturel par suite de la recalibration du canal, les trajets fistuleux s'oblitèrent, les dépôts et les abcès se détergent et se cicatrisent le plus souvent, sans le secours de l'art (voir plus loin, *Fistules urinaires*).

d. Si la *pierre* ou la *gravelle* compliquent une coarctation, il ne vient à l'idée de personne d'entreprendre de faire sortir ces corps étrangers avant d'avoir élargi la route qui doit leur livrer passage.

e. Les *maladies des organes de la génération*, telles que les *engorgements de la glande prostate*, l'*inflammation des testicules*, *des vésicules séminales*, les *hydrocèles* même, sont très-heureusement modifiées par suite de la guérison des rétrécissements qui les compliquent, et les médications qu'on dirige ensuite contre ces affections en triomphent avec beaucoup plus de facilité.

f. Dès l'instant que le malade n'est plus obligé de se livrer à de violents efforts pour expulser l'urine, les *hernies* sont contenues beaucoup plus facilement par les bandages, et la *chute du rectum* ne se reproduit plus. Quelques légers astringents font promptement justice du relâchement de la membrane muqueuse de l'anus.

g. Quand le malade voit de jour en jour diminuer la gêne qu'il éprouvait dans l'excrétion de l'urine, à mesure que son appréhension se dissipe, l'*appétit* renaît, les *digestions* se font plus facilement, les aliments réparent mieux les forces, les chairs deviennent plus fermes, l'embonpoint reparaît, et le coloris de la santé remplace la lividité de son teint.

h. Le changement total apporté dans tout son être par la guérison d'un rétrécissement réagit aussi sur le *moral* du malade, et l'influence bienfaisante de cette cure est surtout appréciable chez les personnes que diverses complications avaient réduites à l'isolement complet. La possibilité d'aller dans la société, à la promenade, au spectacle, de voyager, raniment la confiance, et rendent la gaieté au malheureux qui se croyait pour toujours forcé de vivre seul. Les plaisirs de la table, dont il avait été si longtemps privé, semblent un nouveau sens qui se développe en lui. Le bien-être qu'il ressent le rend doux, affable, poli, bienveillant, et les personnes qui ne l'ont pas vu depuis sa guérison ne savent à quel motif attribuer cette modification radicale dans tout son extérieur.

Appréciation.

D'après tout ce que je viens de dire du traitement des coarctations par la *dilatation temporaire au moyen de diverses sortes de bougies* appropriées à la nature du mal, le lecteur peut voir que ce mode de traitement, *convenablement employé,* guérit complétement les rétrécissements ordinaires, et procure une amélioration notable dans les cas de strictures déjà traitées par la cautérisation, la scarification, la dilatation mécanique, et qui ont récidivé. On ne peut jamais, pour les strictures de cette dernière catégorie, obtenir une guérison durable, parce que le tissu fibreux qui remplace le rétrécissement a une tendance incessante au resserrement; mais avec la précaution d'in-troduire, de temps à autre, dans le canal, un système de bougies convenables, le malade peut être assuré de n'avoir pas de rechutes.

A moins d'être mise en pratique par des mains bien malhabiles, cette médication est *exempte de toute espèce de dangers* ou d'accidents, et en particulier de ces fièvres violentes qui se développent si fréquemment dans le cours des autres traitements. L'innocuité de ce procédé permet aux malades, tout en se guérissant, de vaquer à leurs affaires habituelles sans être en rien dérangés. Presque toujours les malades sont désireux de connaître de la bouche du chirurgien les détails de son mode opératoire, et les explications de cette méthode n'ont rien d'effrayant pour l'imagination la plus timorée. Il est loin d'en être ainsi des autres procédés, et l'examen comparatif auquel je me livrerai après l'exposition des autres méthodes démontrera toute la justesse et la vérité de cette appréciation. Les chirurgiens qui parlent si haut du *danger* d'introduire des bougies dans le canal feront bien, pour montrer la bonne foi de leur assertion, d'expliquer aux crédules patients qui se laissent prendre à de si grossières amorces, que leur procédé de *guérison instantanée* consiste à scarifier le rétrécissement. Alors les malades apprécieront.

La *durée du traitement,* dans les cas simples, est de douze à quinze jours. Quand le rétrécissement est très-ancien ou compliqué, la cure peut durer jusqu'à un mois ou six semaines.

Mais une observation importante à noter, c'est que le plus souvent le malade obtient, dès les deux ou trois premières séances, toute l'amélioration qu'il peut désirer;

au point que, si l'on s'en rapportait à son dire, on le déclarerait guéri. J'ai quelquefois beaucoup de mal à persuader à certaines personnes que, si elles s'en tenaient à ces quelques séances, le soulagement ne serait que momentané ; qu'après cinq ou six mois il faudrait recommencer ; que, pour obtenir une cure radicale, il est indispensable que l'obstacle soit complétement effacé ; ce qui est physiologiquement impossible en deux ou trois jours, ainsi que je l'ai démontré en expliquant le mécanisme de la guérison (page 329).

c. Dilatation métallique.

Exposé.

On se sert, dans la dilatation des rétrécissements par ce procédé, d'instruments métalliques, pleins, droits ou courbes, de grosseur variable. Cependant, comme, s'ils étaient d'un très-petit diamètre, le chirurgien serait par trop exposé à faire de fausses routes, ou à voir son instrument se briser dans le canal, ainsi que cela est arrivé plus d'une fois, les plus petits numéros ont au moins un millimètre de diamètre (n° 3, fig. 129, page 317).

La composition de ces instruments varie beaucoup : les uns sont en étain, en plomb, en acier, en vermeil, en argent ; on en avait même, d'après certaines idées théoriques, fabriqué en alliage de plomb et de mercure ; mais comme cet amalgame est extrêmement fragile, on y a promptement renoncé, à cause des accidents qui n'ont pas tardé à se multiplier.

Il est bien entendu que je ne fais pas ici l'historique du *cathétérisme forcé.* Je ne pense pas qu'il vienne à l'idée d'aucun praticien de mettre en usage le procédé barbare

du chirurgien de Lausanne, dans les cas de rétrécisse
ments qui laissent passer l'urine et les bougies, seule catégorie de coarctations dont je m'occupe dans ce chapitre.
Quand je parlerai du traitement de la rétention d'urine
complète, l'occasion de mentionner le procédé de M. Mayor
et d'en dire mon opinion se présentera naturellement.

Si la stricture n'est pas assez grande pour admettre
d'emblée le passage des plus petites bougies métalliques,
*il faut commencer la dilatation par l'emploi des bougies
molles de cire ou de gomme élastique.* Quand, par ce
moyen, on a obtenu un degré d'ouverture suffisant, on se
sert d'instruments courbes le plus souvent, parce que les
bougies métalliques droites exposeraient à trop d'accidents. On les introduit dans le canal avec toutes les précautions indiquées en parlant des bougies de gomme élastique (page 273). On les laisse en place pendant deux à
trois minutes ; on leur en substitue une autre d'un diamètre un peu plus fort, qu'on laisse à peu près pendant le
même temps, et on la remplace ensuite par une autre.
Les prôneurs de cette méthode disent qu'ils passent ainsi,
dans une même séance, jusqu'à quatre, cinq, et même
six numéros. On continue de même les jours suivants,
jusqu'à ce qu'on soit arrivé aux plus gros numéros, environ neuf millimètres (quatre lignes) de diamètre, avec la
seule précaution de commencer chaque séance par la bougie la plus grosse de la séance précédente.

Appréciation.

Cette méthode ne compte que de rares adeptes, parce
qu'elle expose à de trop nombreux et de trop graves accidents. Un premier inconvénient, c'est que, dès qu'il s'agit
d'un rétrécissement très-étroit, on est obligé d'avoir recours à la dilatation par le procédé que je viens d'indiquer

précédemment, avant de pouvoir aborder l'emploi des
instruments métalliques. Ensuite, dans ce système, au
lieu que ce soit l'instrument qui, souple et flexible, se
prête aux sinuosités de la stricture, c'est l'angustie elle-
même qui est obligée de prendre tout d'un coup la direction de l'instrument rigide. Mais comme la seule force de
la volonté ne suffit pas pour qu'un rétrécissement sinueux
(fig. 123, page 290) devienne rectiligne, il arrive, dans ce
cas, ou que l'instrument bute contre l'obstacle (C, *ibid.*)
sans le pouvoir franchir, ou que la violence lui trace une
route à travers les tissus lacérés.

Mettant même de côté les accidents d'hémorragie, de
fausse route, de perforation de l'urètre, d'infiltration d'u-
rine, etc., et supposant le rare bonheur d'avoir franchi la
coarctation sans accident, il faut bien admettre qu'un instrument métallique n'est pas aussi facilement supporté
par le malade qu'une bougie molle de même dimension ;
et la complication de fièvre qui entrave si fréquemment
le traitement, prouve le fâcheux retentissement de cette
douleur sur tout l'organisme.

Je ne parle pas ici de ce paradoxal et stupide précepte
qui veut que l'instrument dont on se sert soit d'autant
plus gros que l'ouverture du canalicule est plus étroite.
C'est pourtant une recommandation du grand maître de
cette école. Mais il paraît que les revers éprouvés par le
moyen de cette méthode lui ont conquis peu de prosélytes,
car elle est généralement abandonnée.

Quelques praticiens ont cependant pris à ce procédé les
plus gros numéros des bougies d'étain (fig. 91). Ces instruments s'emploient pour déprimer la prostate dans les
cas d'engorgement du lobe moyen de cette glande, ou
servent à calibrer le canal quand le rétrécissement est à
peu près effacé.

Employées de cette manière, ces sortes de bougies métalliques sont moins dangereuses ; on n'a plus à craindre les fausses routes. Elles n'ont plus que l'inconvénient d'un corps dur, rigide et pesant, qui fatigue douloureusement le canal. Une bougie de gomme élastique ou de cire molle de calibre égal produirait le même effet, sans qu'on ait à redouter les accidents de fièvre et d'inflammation.

Il est facile de comprendre que ce procédé agit surtout mécaniquement, et qu'en en faisant usage, son inventeur n'a pensé qu'à désobstruer le canal momentanément, à tout prix, sans chercher à comprendre le mécanisme par lequel une coarctation pouvait disparaître radicalement, et sans se préoccuper de savoir si l'emploi de la force brutale n'était pas un obstacle à la guérison complète et une cause de récidive.

d, Dilatation mécanique.

Exposé.

La perfection, l'*idéal* de la dilatation des strictures par des instruments métalliques, est réalisée par les *dilatateurs mécaniques*. L'idée de cette méthode date du jour où il a pris fantaisie à des mécaniciens de faire de la médecine ; aussi est-elle très-ancienne, et de nombreux instruments, où il est facile de reconnaître le génie de la mécanique, mais nullement celui de la médecine, ont été fabriqués dans le but d'obtenir cette dilatation. Sans donner ici l'énumération fastidieuse de toutes ces inventions, qui ont été oubliées aussitôt que mises au jour, et qui n'ont guère été employées que par leurs inventeurs, je me contenterai d'indiquer le principe sur lequel repose cette méthode.

L'idée mère consiste à introduire à travers le rétrécissement un tube métallique creux, dilatable, dans lequel on pousse un mandrin qui écarte d'autant plus les parois du tube, qu'on l'introduit plus profondément (voir fig. 134 à 139). Pendant longtemps on n'a fabriqué que des instruments droits; mais comme l'immense majorité des rétrécissements ont leur siége à la courbure de l'urètre (B, C, fig. 71 et BB, fig. 133), à l'union des portions spongieuse et membraneuse, on ne pouvait pas s'en servir. La perfection, qui envahit tout, même les choses les plus mauvaises, a permis de faire des dilatateurs courbes.

Parmi ceux-ci, il en est deux surtout dont je parlerai, parce qu'ils sont les plus récents, et qu'ils ne sont pas encore tout à fait morts. Le plus ingénieux est formé de lames imbriquées, qui, introduites dans le rétrécissement, peuvent s'écarter comme les valves d'un spéculum. Le principal inconvénient de cet instrument est que, pour s'en servir, le chirurgien doit avoir *préalablement dilaté le canal*, afin que le dilatateur puisse franchir l'obstacle; puis, quand l'instrument a produit son *effet mécanique*, on est obligé d'introduire de grosses bougies de métal ou de gomme élastique pour compléter le traitement.

L'autre dilatateur, pour la production duquel son auteur a fait un gros livre, est formé de deux lames d'acier creuses à l'intérieur (fig. 138), soudées ensemble à une de leurs extrémités (F, *ibid.*). Entre ces deux lames est fixée une petite tige (EO, fig. 139) qui sert de conducteur à des mandrins de grosseur variable (fig. 135, 136, 137). Sauf la courbure, il existe d'anciens dilatateurs beaucoup mieux construits que celui-là.

Pour se servir de cet instrument, *après avoir au préa-*

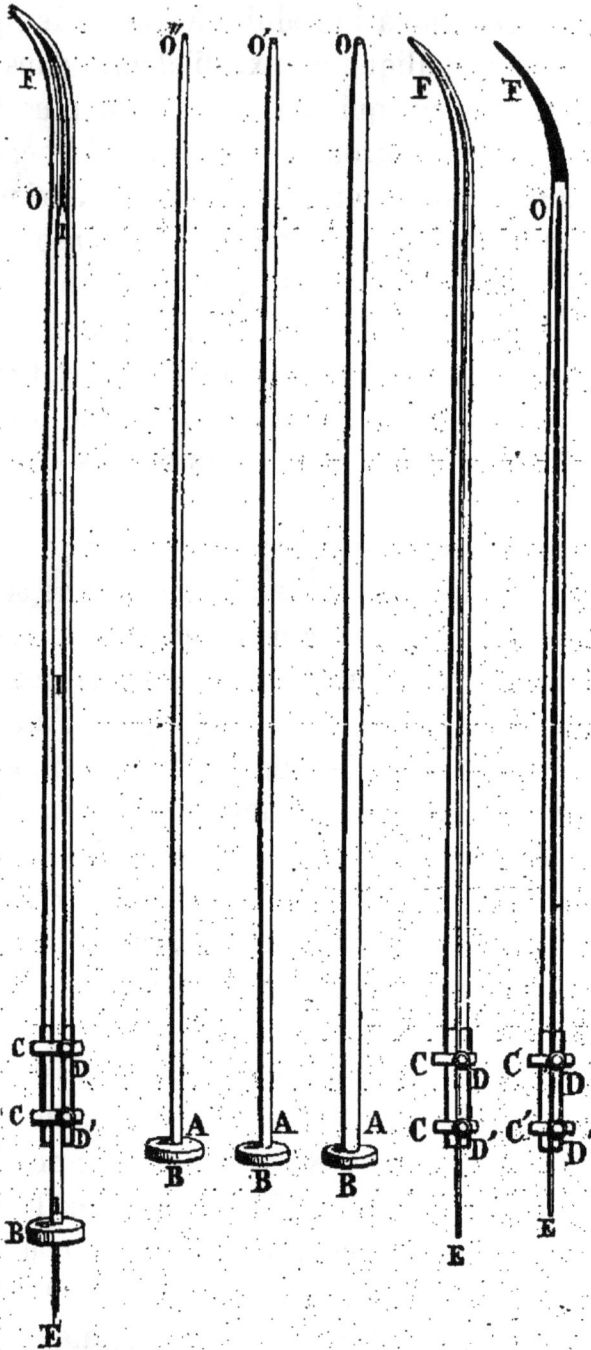

FIGURES

134   135   136   137   138   139.

Représentant les diverses parties d'un dilatateur métallique.

La figure 138 montre le dilatateur métallique fermé ;

La figure 139, le même instrument fermé, se terminant en OF par
l'extrémité effilée d'une bougie de gomme élastique ;

Les figures 135, 136 et 137, sont trois mandrins, ou cylindres creux,
de grosseurs différentes, destinés à être introduits entre les deux
valves du dilatateur pour en écarter les parois ;

La figure 134 montre le dilatateur 138, dont les valves sont ouvertes,
c'est-à-dire écartées par le mandrin BII.

lable dilaté le canal par des bougies, pour permettre
l'intromission du dilatateur, on fait une injection d'huile ;
et quand l'instrument a franchi l'obstacle, on introduit
des mandrins de différentes grosseurs (fig. 135, 136, 137).
Les branches du dilatateur s'écartent (fig. 134), et il faut
bien que les parois de la coarctation en fassent autant.
On maintient ensuite la dilatation obtenue au moyen de
grosses bougies d'étain.

Comme, d'après ce mode de fonctionner (voir *Appréciation de la dilatation mécanique*), les deux valves s'é-
carteraient en forme de cône et que la base de ce cône
serait en contact avec le méat urinaire qui est assez
étroit, l'auteur, pour prévenir en partie cet inconvénient,
a fait adapter à l'extrémité de l'instrument qui doit rester en dehors du canal, deux châssis (CD, C'D', fig. 139),
pour maintenir l'écartement des valves dans des limites
plus supportables pour le méat urinaire.

On le voit, c'est toujours le même mode opératoire :
dilatation par des bougies au début et à la fin du traitement, et quand l'instrument peut passer, on s'en sert pour
écarter plus ou moins brutalement les parois de l'obstacle. C'est de la mécanique pure. On ne semble pas se
douter qu'on opère sur un organe animé, et parfois très-
sensible.

Appréciation.

Analysons cependant le mode d'action de ce dilatateur, et voyons si d'abord il peut agir aussi efficacement que le suppose son auteur, et si, outre les inconvénients inhérents à la présence de corps durs, rigides et pesants dans le canal, l'emploi de cet instrument ne présente pas quelques dangers particuliers et très-graves.

Un inconvénient qui me semble devoir rendre ce dilatateur d'un usage impraticable, est le suivant. Comme les deux lames sont soudées ou fixées à une de leurs extrémités, il en résulte que l'introduction d'un mandrin dans leur intérieur a pour effet de transformer l'instrument en un cône dont le sommet est à la soudure des deux lames, et la base à la partie de l'instrument qui correspond au méat urinaire, de sorte que la partie la plus étroite du cône est seule en rapport avec la stricture, tandis que la partie la plus large, ou la base, distend inutilement et douloureusement la partie antérieure du canal et le méat urinaire, dont on doit ménager avec tant de précautions la grande susceptibilité. Les châssis (CD, C'D', fig. 139) ne répondent que fort incomplétement à mon objection.

Un autre inconvénient, dont l'auteur ne semble pas même s'être douté, consiste en ce que le dilatateur n'étant formé que de deux branches, l'effort de la distension, au lieu de porter sur toute la circonférence du rétrécissement, ne porte que sur deux points opposés. Je ne pense pas que ce soit là une chose indifférente.

Ensuite, la distension violente que produit le dilatateur ne peut érailler que le rétrécissement, quand celui-ci existe sur toute la circonférence du canal; mais quand l'obstacle, ce qui se présente fréquemment, n'a envahi qu'une portion de la circonférence, soit, par exemple, la paroi inférieure du canal, aux dépens de quelle partie se fera la déchirure? Laquelle cédera la première aux efforts du dilatateur? Sera-ce la partie saine ou la partie malade? Il est certain que, si le rétrécissement est fibreux, ce ne sera pas l'obstacle qui sera divisé d'abord, mais bien la partie saine. Les points du canal sur lesquels pèsent les deux branches du dilatateur seront-ils soutenus par le contact du métal, ou, au contraire, plus facilement déchirés? Je ne parle que pour mémoire du cas où, pendant sa distension, l'instrument viendrait à se rompre dans l'urètre; je suppose qu'on n'emploie que des instruments assez volumineux, éprouvés à l'avance, et dans l'acier desquels il ne se rencontre point de *pailles*. Et puis, sait-on sur quelle partie portera la déchirure? En admettant même un rétrécissement circulaire, s'il existe une portion fibreuse et une portion vasculaire, il serait désirable que la division portât sur l'élément fibreux; et cependant c'est précisément la portion vasculaire qui cédera comme moins résistante. La preuve de cette déchirure se manifestera par un écoulement de sang quelquefois très-abondant (demi-verre à un verre), qui ne manque jamais d'apparaître après chaque application du dilatateur, tandis que la présence de quelques taches de sang est chose rare par la méthode que j'ai indiquée précédemment.

La douleur causée par une première application de cet instrument est tellement intolérable pour certaines personnes, qu'elles refusent de s'y soumettre une seconde fois.

Une fièvre quelquefois très-violente est aussi la conséquence de la manœuvre de cet appareil. Cette fièvre doit être attribuée à l'ébranlement nerveux que cet instrument imprime à toute l'économie. D'autres fois, elle provient de l'inflammation générale des voies urinaires et de la rétention d'urine causée par l'introduction du dilatateur.

Tels sont les principaux inconvénients de l'emploi de cet appareil. On voit que, même entre des mains exercées, il agit violemment et d'une manière inintelligente, lacérant les parties *saines*, épargnant les parties malades, plus résistantes; écartant d'une petite quantité le point rétréci, tandis que les parties qui sont en avant de l'obstacle, et surtout le méat urinaire, sont inutilement et douloureusement distendues d'une quantité bien plus considérable, puisqu'elles se trouvent en rapport avec la base du cône dont le sommet est dans l'obstacle. L'hémorragie est quelquefois inquiétante. De plus, on est toujours obligé de recourir à la dilatation, souvent au début, et toujours après l'opération. Enfin, comme résultat physiologique, cette méthode, au lieu de procurer la dissolution de l'engorgement et l'effacement de l'obstacle, se borne à l'écarter *mécaniquement* et *par déchirure*, d'où résulte une *cicatrice* dont j'ai déjà signalé l'influence fâcheuse pour la récidive des rétrécissements.

2° CAUTÉRISATION.

Exposé.

Le but de cette méthode est de brûler la partie malade par le moyen d'un caustique, d'opérer ainsi une perte de substance aux dépens du rétrécissement.

L'origine en est très-ancienne. On conçoit qu'elle a dû tout d'abord venir à l'idée des chirurgiens qui se sont occupés de guérir les coarctations urétrales. Aussi voit-on *Ambroise Paré, Thierry de Hery, Loyseau, André, Daran*, se servir de bougies escarrotiques pour détruire les

strictures. Mais c'est surtout vers la fin du dernier siècle
que cette méthode se généralisa, par suite des travaux
de Hunter. On reconnut bien vite les graves inconvénients de la *bougie armée* dont se servait le praticien anglais, et Ducamp, par ses ingénieuses inventions, perfec-
tionna tellement l'emploi du *nitrate d'argent* contre les
rétrécissements, que l'usage en devint général; si bien
que, de 1820 à 1830, ce fut à peu près le seul traitement
auquel on eut recours pour la cure de ces maladies. Cet
engouement, cette fureur de cautérisation ne dura pas
longtemps sans qu'il s'opérât contre elle une réaction,
basée sur les nombreuses récidives qui s'observèrent
alors, et dont on fit remonter la cause, non sans de bonnes raisons, au mode d'action du nitrate d'argent.

Voici comment s'emploie généralement cette méthode
par les quelques praticiens qui y ont quelque confiance :
On commence par s'assurer de l'existence du rétrécissement, de son siége dans la profondeur et sur les parois
du canal, de sa longueur. Ces divers renseignements s'obtiennent au moyen de la sonde exploratrice de Ducamp
ou des bougies de cire (voir *Diagnostic des rétrécissements*, page 275). Ces notions acquises, on détruit le rétrécissement au moyen de *porte-caustiques* (fig. 140). Ce
sont des instruments formés d'une canule en gomme élastique, en platine, en or, en argent, dans l'intérieur de laquelle se trouve une tige ou mandrin creusé latéralement
à son extrémité interne d'une cuvette en platine (A, *ibid.*),
contenant du nitrate d'argent fondu. Des repères ou curseurs (C et B, *ibid.*) existent sur la canule et sur le mandrin. Les porte-caustiques sont droits ou courbes, selon
que la stricture est située dans la partie rectiligne ou
recourbée de l'urètre. Quand le rétrécissement est trop
étroit, *on doit commencer par le dilater avec des bougies;*

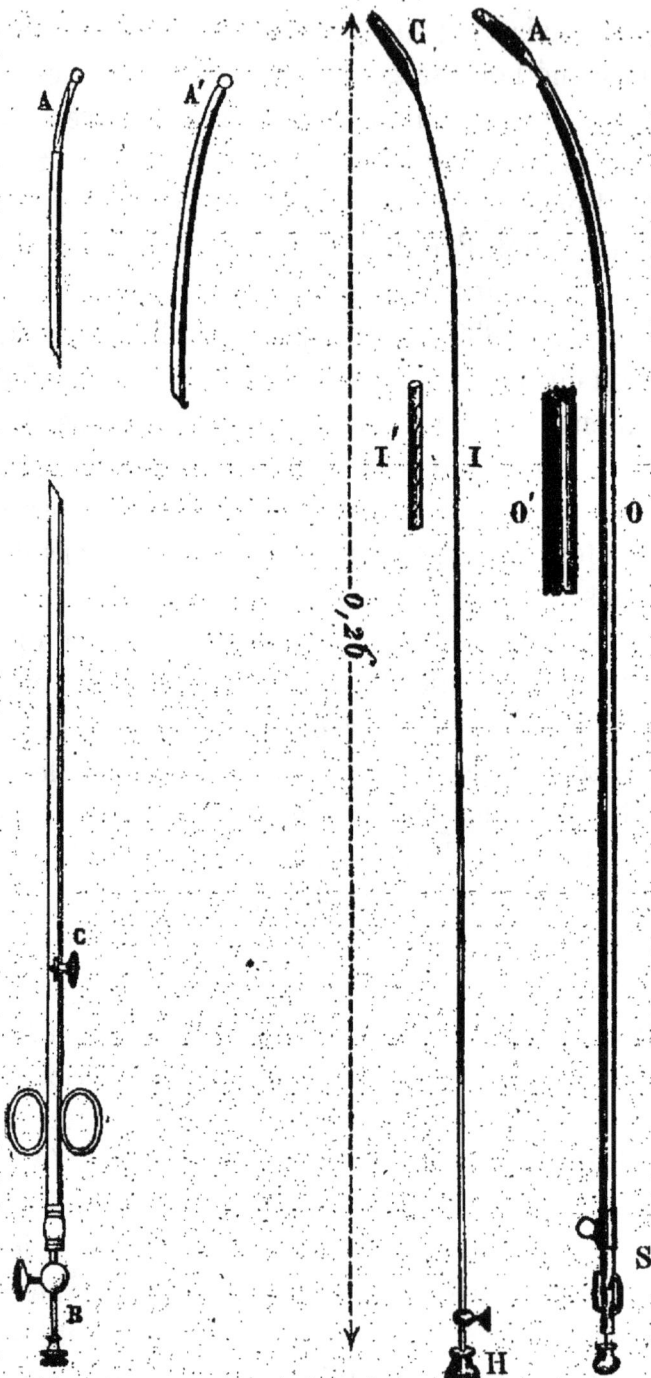

FIGURES

140   141   142 143   144 145.

La figure 140 représente un porte-caustique ouvert, et la figure 141 un porte-caustique fermé.

A′, l'instrument fermé, tel qu'on l'introduit dans le canal de l'urètre.

BA, tige ou mandrin circulant à travers la canule.

C, curseur fixé sur la canule, et qui limite la profondeur à laquelle doit pénétrer l'instrument.

B, curseur fixé sur la tige intérieure, et qui limite la portion de la tige BA, qui doit faire saillie hors de la canule.

A, cuvette creusée à l'extrémité interne du mandrin BA, et destinée à contenir le *caustique.*

Les figures 142, 143, 144 et 145 représentent un porte-caustique courbe, destiné à cautériser les rétrécissements circulaires, c'est-à-dire occupant toute la circonférence de l'urètre.

SOA, porte-cautique complet.

O′, volume ordinaire de l'instrument.

HIC, porte-caustique séparé de sa canule O.

I′, disposition de la tige du porte-caustique, qui permet de faire tourner la cuvette A dans la canule courbe O, comme si elle était droite.

Par ce moyen, le caustique est présenté successivement à tous les points de la circonférence du canal.

La longueur totale de l'instrument est de 0,26 centimètres.

de façon à ce qu'il puisse admettre le porte-caustique. Alors l'instrument étant chargé de nitrate d'argent, fermé (comme en A′, fig. 141) et enduit d'un corps gras, on l'introduit dans le canal contre le rétrécissement, et on pousse la tige BA dans la cavité de la stricture ou canalicule ABC, fig. 123, page 290, et AB, fig. 67, page 232. Ensuite, et d'après les connaissances acquises par les explorations antérieures, on dirige la cavité de la cupule (A, fig. 140) en haut, en bas, sur les côtés ou circulairement, selon la disposition de la stricture. On laisse le caustique *pendant une demi-minute à une minute* en contact avec le rétrécissement, suivant qu'on veut détruire une plus ou moins grande épaisseur de tissus; puis on ferme l'instrument et on le retire. Le lendemain et le surlendemain, on passe des bougies de cire pour dilater le canal, et faciliter la sortie de l'escarre, qui se détache habituellement le troisième ou le quatrième jour. On explore le canal avec la sonde de Ducamp, pour savoir ce que l'on a gagné, et sur quelle partie on doit diriger la nouvelle application de caustique. Tous les trois ou quatre jours on renouvelle ces cautérisations, jusqu'à disparition de l'obstacle ; et *on termine le traitement par la dilatation au moyen des bougies*, jusqu'à cicatrisation complète de la plaie formée par les scarifications successives.

Quand un rétrécissement est trop long, on ne le cautérise pas en entier dans une seule séance. S'il y en a plusieurs (fig. 106, page 283), on ne les détruit que les uns après les autres. Cette manière d'employer le caustique est désignée sous le nom de *cautérisation latérale.*

La *cautérisation antérograde* est celle qu'employait *Hunter.* Elle consiste à fixer à l'extrémité d'une bougie de cire un fragment de nitrate d'argent fondu, avec lequel on détruit l'obstacle d'avant en arrière. Les accidents épouvantables qui peuvent résulter de cette pratique l'ont fait abandonner depuis longtemps ; car, sans parler de la cautérisation inévitable de toute la portion du canal antérieure au rétrécissement, de la possibilité de voir la pierre infernale se détacher de la bougie et tomber dans le canal, le praticien n'est jamais sûr que ce soit bien l'obstacle et non une partie saine du canal que détruit le caustique. .

Dans la cautérisation dite rétrograde, on introduit à travers le rétrécissement une canule métallique, terminée par un renflement olivaire, et percé sur le côté d'une ouverture plus ou moins grande. En retirant l'instrument, on est arrêté par l'obstacle ; alors, au moyen d'une petite tige, on dirige vers l'ouverture de la canule une cuvette chargée de caustique qui détruit l'obstacle ; on retire ensuite la cuvette, puis on dégage la canule aussitôt que cesse le spasme produit par la cautérisation. A part un nom et un instrument nouveaux, je ne vois pas nettement les avantages de ce mode opératoire.

Le *nitrate d'argent fondu*, ou *pierre infernale*, est la substance la plus généralement employée ; quelques praticiens se sont servis de la *potasse caustique*, du *caustique de Vienne :* on a même employé le feu produit par un courant de gaz hydrogène sur du platine en éponge ; mais les essais n'ont pas répondu aux espérances que la théorie avait fait naître.

Appréciation.

Il est difficile de se faire une idée de l'enthousiasme qui accueillit cette méthode, quand l'ingénieux Ducamp l'eut perfectionnée. Aussitôt après sa mort, chaque praticien uropathe voulut se l'approprier par des modifications dans l'appareil instrumental, et l'on n'entendit plus parler que de cautérisations. Cette ardeur fut bientôt calmée par l'apparition d'accidents graves, de récidives nombreuses et presque incurables, à cause de la transformation fibreuse de l'obstacle. En effet, la précision presque mathématique des procédés descriptifs disparaît dans l'application, et le résultat qu'on obtient est tout différent de celui qu'on avait en vue. D'abord, il est impossible de préciser au juste la profondeur à laquelle on doit porter le caustique, par la raison que la grande mobilité de la verge apporte des différences de plusieurs centimètres dans des explorations immédiatement successives. Or, pour fixer sur la canule du porte-caustique le curseur (C, fig.

140, page 354) qui indique qu'on est arrivé sur le rétrécissement, on commence par introduire une *bougie graduée* (fig. 96, page 277) contre l'obstacle; on note la profondeur à laquelle elle est arrêtée, on place le curseur à la même longueur sur la canule, et l'on juge que l'on atteint la stricture quand le porte-caustique est entré jusqu'au curseur. Or, par suite de l'extrême mobilité de la verge dont je viens de parler il peut arriver ou qu'on ait dépassé l'obstacle, ou qu'on en soit à une certaine distance en avant; et si l'on fait manœuvrer l'appareil dans l'une ou dans l'autre de ces positions, on cautérise à faux.

Je veux bien admettre qu'un praticien très-expérimenté commette rarement cette bévue; mais il lui est impossible de se soustraire à l'inconvénient que voici. Dans tous les ouvrages où l'on parle de la cautérisation, on recommande de prendre l'empreinte avec la *sonde exploratrice*, qui indique si l'obstacle est en haut, en bas, à droite, à gauche, ou circulaire, et de diriger en conséquence la *cuvette porte-nitrate* (A, fig. 140). Or, j'ai fait voir, à l'article *Diagnostic* (page 270), que la grande majorité des rétrécissements avait son siége un peu en arrière du bulbe, à l'union des portions spongieuse et membraneuse, et que la sonde exploratrice, dans ce cas, rapportait la tige du canalicule (fig. 97, 98, page 270) à la partie la plus élevée de l'empreinte, bien que la stricture existât sur la paroi supérieure du canal. En se fiant à ce renseignement, on portera donc le caustique sur la paroi inférieure, tandis que c'est en haut qu'existe l'obstacle.

Mais ce n'est pas tout. La stricture est en haut ou sur le côté; on connaît bien sa situation; on cautérise en conséquence. Le chirurgien aurait-il la naïveté de croire que le caustique borne son action à l'endroit où il porte la cuvette ? Ignore-t-il ce précepte : *Corpora non agunt, nisi soluta?* Ne se doute-t-il pas que l'humidité naturelle du canal, augmentée par la présence d'un corps irritant, dissout le nitrate d'argent, et que cette solution caustique, suivant les lois de la pesanteur, gagne d'abord la paroi inférieure du conduit, puis se répand en avant et en arrière sur les parties saines, qu'elle détruit et corrode ? A-t-il, au juste, calculé la quantité d'argent chimique qui se dissout pendant une demi-minute à une minute ? Je crois que la réponse à ces questions fournirait l'explication de ces inflammations violentes, de ces hémorragies inquiétantes qu'on voit survenir à la suite de cautérisations bien faites en apparence.

Enfin, dans les cas les plus heureux, le caustique a borné son action au point précis qui sépare la partie malade de la partie saine; l'escarre se détache sans hémorragie, à la place de l'obstacle il existe une *plaie* qui, évidemment, ne peut se fermer que par un *tissu spécial, tissu inodulaire ou de cicatrice*. Ce tissu, parce qu'il est placé dans un point du canal de l'urètre, n'a pas abandonné la propriété remarquable dont il jouit partout ailleurs, et qui consiste dans une rétractilité lente mais continue, dont le résultat fatal, inévitable, est la reproduction du rétrécissement.

Cette *récidive* est beaucoup plus grave que la maladie primitive, parce que ce tissu de cicatrice ne se ramollit et ne se distend sous l'influence de la dilatation qu'avec une extrême difficulté, et que, pour éviter les rechutes ultérieures, le malade est obligé de se passer lui-même fréquemment des bougies dans le canal. Malgré cette précaution, l'obstacle se reproduit, et le praticien expérimenté n'arrive qu'avec peine à rétablir le cours des urines.

Cette méthode n'est qu'un accessoire inutile et dangereux de la dilatation, puisque nous avons vu que très-souvent, dans les cas d'étroite angustie, on est obligé de commencer par dilater le canalicule, et qu'après la cautérisation les bougies sont *indispensables* pour donner, *au moins momentanément*, au canal son calibre ordinaire.

En définitive, *employé comme caustique*, comme escarrotique, le nitrate d'argent est un très-mauvais médicament. Cependant c'est un *modificateur* très-énergique, dont j'ai souvent retiré de très-bons effets dans les engorgements chroniques rebelles des parois urétrales : *mais, au lieu de le rendre agent destructeur des tissus, je le laisse à peine une seconde en contact avec les surfaces malades.* Une seule application suffit le plus souvent. Il se comporte alors comme stimulant ou modificateur de surface; il est *résolutif*, et non *caustique*. Il agit dans l'urètre au même titre que sur les ulcères superficiels de la bouche, de la gorge, des yeux et de la peau. Je n'ai recours au nitrate d'argent, employé de cette manière, que dans les cas très-rares où le rétrécissement ne cède pas à *mes bougies emplastiques résolutives*. (Voir aussi *Pertes séminales*.)

Il est, du reste, des cas où le nitrate d'argent est formellement contre-indiqué : c'est lorsque la maladie a son siége dans la portion spongieuse de l'urètre. En effet, soit disposition spéciale de structure, soit à cause de la vascularité plus grande, tous les observateurs ont noté que l'emploi des caustiques sur cette portion du canal était très-rapidement suivi de rétrécissements fibreux, presque toujours incurables.

3° SCARIFICATION.

Exposé.

La scarification ou incision consiste à diviser la coarctation plus ou moins profondément dans un ou plusieurs points, au moyen d'instruments tranchants. Ces instruments ont reçu différents noms, selon les inventeurs. Ainsi il existe des *scarificateurs*, des *sarcotomes*, des *coupe-brides*, des *entomes* et des *urétrotomes*.

Le plus usité de ces scarificateurs est représenté figure 146 et 147. Il est formé d'une canule, dans laquelle glisse une tige portant une lame tranchante à son extrémité. Pour se servir de ces instruments et des autres analogues, il faut dilater la stricture *au moyen de bougies*, de manière à ce que la gaîne A et la tige du scarificateur puissent franchir l'obstacle ; ensuite l'instrument étant fermé et graissé, on introduit l'extrémité du tube dans la stricture, dont on a préalablement, par les moyens ordinaires, mesuré la profondeur et le siége. Quand la gaîne A a franchi l'obstacle, on retire l'instrument jusqu'à ce qu'on soit arrêté par la stricture ; alors avec le pouce de la main gauche on presse sur le ressort S, et de la main droite, *la canule restant en place*, on tire à soi la tige DC : l'effet de ce mouvement est de faire sortir la lame L de sa gaîne A′, fig. 147. Plus on abaisse la tige, plus la saillie de la lame est prononcée. A cet instant, par un mouvement de totalité, on tire à soi l'instrument jusqu'à ce qu'on ait divisé l'obstacle dans toute sa longueur. On presse ensuite sur le ressort S, pour qu'en repoussant la tige DC dans la canule, la lame tranchante L rentre dans la gaîne A′, et on retire l'instrument. Si la stricture n'est formée que par une bride en croissant, une seule incision peut suffire. Si elle est circulaire, on pratique plusieurs mouchetures sur la circonférence.

Au moyen de l'instrument que je viens de décrire, on pratique des *scarifications rétrogrades*, c'est-à-dire que les incisions se font d'*arrière en avant*. Au moyen de l'appa-

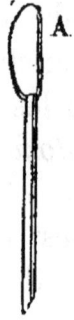

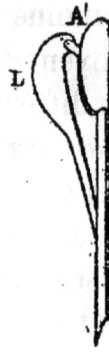

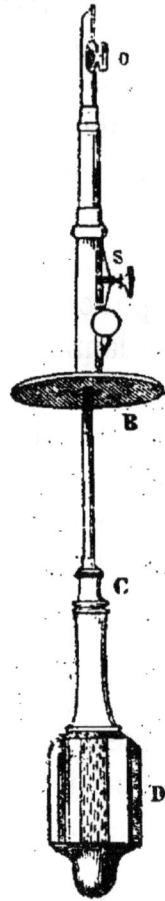

FIGURES

146   147.

*Représentant un scarificateur fermé en A (fig. 146) et ouvert en A'L
(fig. 147).*

DA, scarificateur fermé.

DC, le mandrin, terminé en L, par une lame tranchante.

BSOA, canule dans laquelle circule le mandrin.

B, disque sur lequel le pouce de la main droite prend son point d'appui.

S, ressort sur lequel on appuie pour que la lame tranchante L puisse sortir de sa gaine A'.

O, curseur fixé sur la canule, pour limiter la portion de l'instrument qui doit pénétrer dans le canal.

reil décrit aux figures 148, 149, 150 et 151, on peut faire des *scarifications antérogrades*, c'est-à-dire que les incisions ont lieu d'*avant en arrière*.

Cet instrument fonctionne, dans la figure 150, comme le scarificateur de la figure 146 et 147; mais, au moyen des figures 148 et 149, il permet d'atteindre des résultats *instantanés* que l'on ne peut obtenir avec les instruments qui, agissant d'arrière en avant, exigent, avant leur introduction, que la dilatation préalable au moyen de bougies en gomme élastique ait assez agrandi le canalicule de l'obstacle pour leur permettre de franchir la coarctation.

Pour obtenir des *guérisons immédiates* et *radicales* de rétrécissements très-étroits, on introduit d'abord la bougie conductrice AA à travers le canalicule du rétrécissement; quand elle l'a franchi, on visse son ajutage A *inférieur* de la figure 148 sur le pas de vis B, figure 151, et on pousse doucement l'instrument AAC; dès qu'on est arrivé dans la profondeur du canal, au niveau de l'obstacle, on pousse la lame D hors de sa gaîne, figure 149, et l'on fait avancer le scarificateur à travers l'obstacle, qui est, de cette façon, divisé dans toute sa longueur, ce qui permet au malade d'avoir *instantanément* beaucoup plus de facilité d'uriner.

Comme les bords des incisions ont la plus grande tendance à se souder ensemble, il faut, pour que la scarifi-

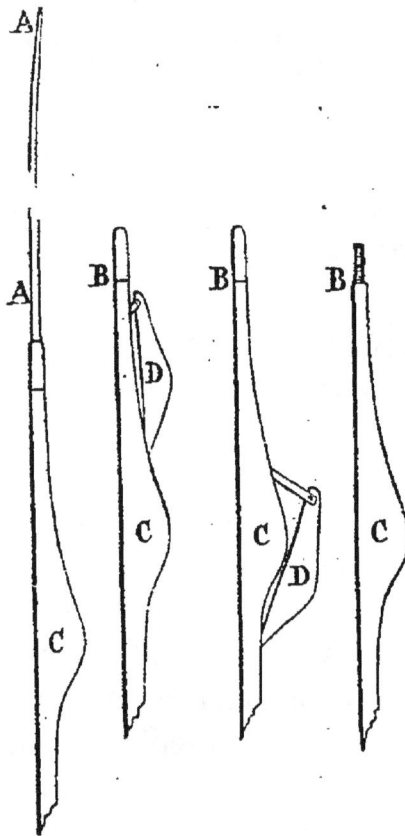

FIGURES

148   149   150   151.

Représentant un scarificateur, qui permet de faire à la fois des
scarifications antérogrades et rétrogrades.

(Il n'y a que la partie supérieure de l'instrument, la partie inférieure est
semblable à DCBSO de la figure 146.)

La figure 151 fait voir en C la lame cachée dans sa gaîne. B est un pas
de vis sur lequel s'adapte soit un embout mousse en métal, comme B
des figures 149 ou 150, soit une bougie conique très-fine, et longue
de 6 à 8 centimètres, comme AA de la figure 148.

La figure 149 montre la lame tranchante D sortie de sa gaîne C pour
une incision d'avant en arrière (*antérograde*).

La figure 150 représente la lame tranchante D, abaissée au-dessous de sa gaîne C, pour une incision d'arrière en avant (*rétrograde*), comme dans A'L, figure 147.

La figure 148 fonctionne comme les figures 149 et 150 ; en plus, on adapte à son extrémité une bougie en gomme élastique, qui s'insinue dans le canalicule des rétrécissements, que le volume ordinaire de l'instrument ne lui permettrait pas de franchir.

cation soit efficace, introduire des bougies jusqu'à complète cicatrisation. S'il est nécessaire, on recommence ainsi plusieurs fois cette opération, jusqu'à ce que l'obstacle soit totalement effacé.

Un procédé de scarification qui, dans ces derniers temps, a eu beaucoup de retentissement, consiste à faire dans le canal de l'urètre de profondes entailles, de 4 centimètres au moins de longueur, incision dont les bords, se cicatrisant isolément, agrandiraient le diamètre du canal de l'urètre. L'auteur, pour différencier sa méthode de la scarification, qui consiste simplement à diviser les brides ou coarctations, l'appelle *urétrotomie*, parce que ce sont les parois mêmes du canal de l'urètre qui sont attaquées par les incisions.

Ainsi, la division doit comprendre toute l'épaisseur des parois de l'urètre. La profondeur de cette incision peut être évaluée approximativement à 5 ou 6 millimètres : la longueur doit être d'environ 6 centimètres, et comprendre le rétrécissement dans sa partie moyenne. Pour obtenir la cicatrisation isolée des surfaces de la plaie, l'auteur se borne à écarter ces surfaces (sans les distendre ou les comprimer douloureusement) par l'introduction d'un dilatateur métallique ou d'un dilatateur à mercure, introduit chaque jour pendant quelques minutes. Cette opération doit être répétée pendant vingt-cinq à trente jours, temps nécessaire à la cicatrisation de la plaie. Quand l'opération a réussi, les bords de la division se

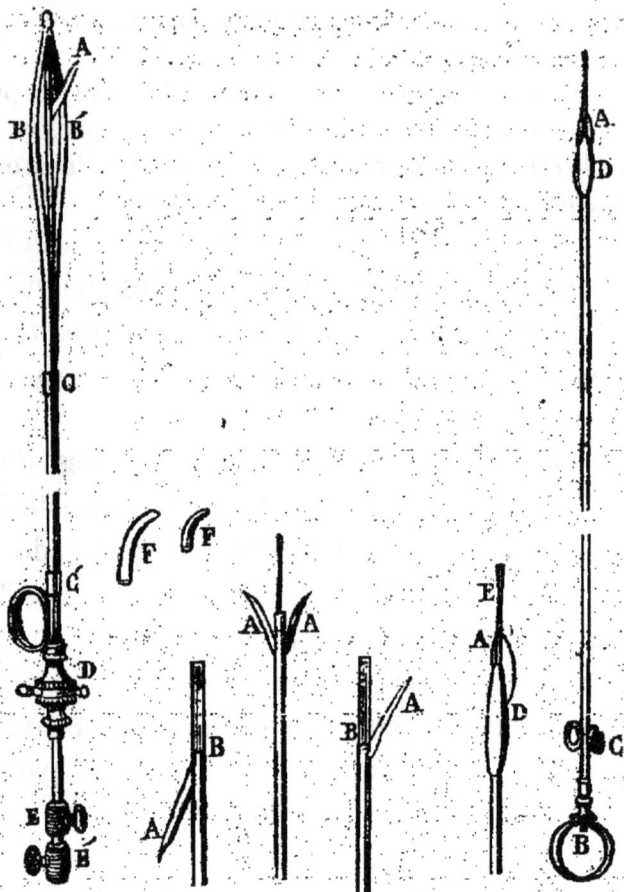

FIGURES

152   153   154   155   156   157.

Représentant les scarificateurs servant à l'URÉTROTOMIE.

La figure 152 représente l'urétrotome dilatateur de M. Reybard. F, F, sont deux embouts de courbure et de longueur diverses, destinés à être adaptés, selon le besoin, à l'extrémité de l'instrument.

B, B', branches ou valves dilatatrices, qui peuvent être plus ou moins écartées par l'écrou D.

C, C', coulants qui maintiennent les valves sur la tige centrale de l'u-rétrotome.

A, lame tranchante, disposée pour faire une incision d'arrière en avant.

E, E', curseurs qui, par leur rapprochement, font sortir la lame de sa gaîne; leur écartement la fait rentrer.

Les figures 153 et 155 font voir la lame disposée pour l'urétrotomie *antérograde* (fig. 153) et *rétrograde* (fig. 155). On remarquera que leur lame est ondulée sur le tranchant. L'auteur pense que cette disposition facilite les incisions.

La figure 154 montre un scarificateur à deux lames, coupant d'arrière en avant : l'extrémité terminale de l'instrument est munie d'un embout en gomme élastique, pour pouvoir faire pénétrer plus facilement le scarificateur à travers le canalicule de l'obstacle.

Les figures 156 et 157 font voir un scarificateur à lame convexe, tranchant sur les deux côtés. La figure 156 est disposée pour que la lame puisse faire plus de saillie à droite qu'à gauche. La lame A des figures 156 et 157 peut être, par l'abaissement de l'anneau B (fig. 157), cachée dans le fourreau D. Le mouvement inverse de l'anneau fait sortir la lame. Comme la figure 154, les figures 156 et 157 sont terminées par un stylet conducteur E en gomme ou en baleine.

sont cicatrisés isolément, et concourent eux-mêmes à former une portion de la paroi du canal, dans le lieu antérieurement rétréci.

Quand il y a plusieurs coarctations, on les attaque de même successivement, ou simultanément si la première offre un passage suffisant au scarificateur.

Appréciation.

Les objections que j'adresse à cette méthode sont communes, en plusieurs points, à celles que j'ai faites à la cautérisation. Ainsi, *emploi des bougies quelquefois avant, toujours après la scarification*, impossibilité de savoir d'une manière précise, à cause de la mobilité de la verge, si l'on pratique l'incision sur l'obstacle, ou bien en avant ou en arrière de la stricture ; incertitude de n'attaquer que les tissus malades et de respecter les parties saines ; douleur quelquefois très-vive ; résultat identique de l'opération, qui donne pour produit un *tissu de cicatrice* dont la conséquence forcée est la récidive de la maladie.

A ces objections communes j'en ajouterai une spéciale et très-grave : je veux parler de l'*hémorragie*; cet accident, assez rare du reste après la cautérisation, n'apparaît qu'à la chute de l'escarre. Après l'incision elle est immédiate, et quelquefois assez abondante pour causer de vives appréhensions. On a vu des malades perdre, par l'urètre, après la scarification, jusqu'à un litre de sang; d'autres fois l'hémorragie rebelle ne s'arrête qu'en déterminant une syncope (le meilleur hémostatique, dans ce cas, consiste dans l'introduction d'une grosse bougie dans le canal). Cette perte de sang dépend ou de ce que le rétrécissement est formé par une dilatation variqueuse des vaisseaux de la membrane muqueuse, ou de ce que l'incision a porté sur des vaisseaux assez volumineux qui rampent parfois tout près de la tunique urétrale.

En résumé, la scarification comme méthode générale est à peu près abandonnée par tous les praticiens; on ne s'en sert guère que pour diviser les brides ou valvules très-minces de la portion spongieuse et les coarctations du méat urinaire, ou pour les strictures fibreuses rebelles sur lesquelles tous les autres moyens de dilatation ont échoué; et le procédé de M. Reybard est, dans ces cas invétérés, une dernière ressource à laquelle on se trouve encore très-heureux de recourir.

Il y a bien loin, on le voit, de cette application, qui est basée sur l'exposé *complet* de la méthode et des instruments, à cette fantasmagorie par laquelle on prétend guérir tous les rétrécissements d'une façon *instantanée et radicale* au moyen de *procédés inédits*. Le meilleur de ces procédés ne permet pas d'obtenir la guérison avant vingt-cinq à trente jours, temps nécessaire à la cicatrisation des surfaces de l'incision. Par conséquent, il n'y a rien d'*instantané* dans cette méthode; et quand on veut comparer ce procédé à ce que l'on a l'effronterie d'appeler le *danger* de la dilatation par les *bougies*, il faut compter beaucoup sur la crédulité et le peu d'intelligence des malades auxquels on s'adresse.

Telles sont les principales méthodes du traitement en usage pour combattre les *rétrécissements qui donnent passage à l'urine et aux instruments*. Quant aux obstacles que ne peuvent franchir les instruments et qui interceptent totalement le cours des urines, il en sera naturellement question à l'article *Rétention d'urine*. Là j'indiquerai le traitement qu'on doit leur opposer, et je parlerai spécialement du *cathétérisme forcé* et des *injections forcées*.

De l'examen comparatif que le lecteur peut faire de ces diverses méthodes, il doit résulter clairement que la *dilatation temporaire au moyen de bougies appropriées à la nature du rétrécissement*, faite d'une manière convenable, aidée du traitement intérieur adoucissant, est la seule méthode qui guérisse radicalement et *sans danger* les coarctations urétrales. Par ce mode opératoire, en effet, le malade guérit, pour ainsi dire, sans s'en apercevoir, et sans être forcé d'interrompre, même momentanément, ses affaires habituelles. La douleur est nulle, ou à peine sensible; jamais de fièvre, ni de complication d'hémorragie ou d'inflammation. La durée du traitement est ordinairement de quinze jours à trois semaines. Cependant j'ai pu guérir, dans l'espace de huit à douze jours, des malades de province qui, ayant abandonné leur maison de commerce ou leurs affaires, ne pouvaient pas me consacrer plus de temps pour leur guérison.

CHAPITRE XII.

J'extrais de mes cahiers d'observations quelques cas de guérison de rétrécissement du canal de l'urètre ; je choisis à dessein des exemples qui fassent apercevoir les gradations depuis la maladie simple jusqu'à ses complications les plus alarmantes.

Les malades qui font le sujet de ces observations et des autres que j'ai eu occasion de citer dans le cours de ce livre, me viennent consulter directement, après avoir pris connaissance de mes ouvrages. D'autres, qui sont eux-mêmes médecins, préfèrent recevoir mes conseils que d'entreprendre la cure des maladies dans la connaissance desquelles ils ne se sentent pas assez expérimentés. Enfin, le plus grand nombre m'est adressé par des confrères de province, dont la clientèle est nécessairement restreinte en ce qui concerne ces cas difficiles, et qui préfèrent s'adresser au praticien spécial.

PREMIÈRE OBSERVATION.

Vingt-cinq ans. Douleur en urinant depuis deux ans; envies fréquentes d'uriner; sortie lente de l'urine; sommeil interrompu par les besoins; deux écoulements promptement guéris à dix-huit et dix-neuf ans; léger rétrécissement à neuf centimètres de profondeur; guérison en quinze jours.

M. D...., âgé de vingt-cinq ans, ancien élève de l'École polytechnique, employé au ministère des finances, me fut adressé, il y a six ans, par un de ses amis. Il se plai-

gnait de besoins fréquents d'uriner, d'une douleur vive
pendant la micturition. Cette douleur avait son siége au
niveau des bourses et ne persistait que quelques instants,
après le besoin satisfait. Dans l'appréhension de cette sensation pénible, il n'urinait qu'avec hésitation, en se rete-
nant pour ainsi dire ; de sorte qu'au lieu de sortir en jet,
le liquide tombait presque perpendiculairement. La durée
de l'émission était fort augmentée, et le malade était
obligé, pour faire sortir les dernières gouttes, d'exercer
des tractions sur la verge, ce qui n'empêchait pas quelques gouttes retardataires de venir mouiller ses vêtements quelques instants après. Toutes les autres fonctions se faisaient régulièrement. Cette maladie n'avait
encore en rien influencé son moral, et, comme il me
le disait à sa première consultation : « *Sans cet inconvénient, je serais d'une santé parfaite.* » Il voulait être débarrassé très-promptement, tenant, avant son prochain
mariage, à n'avoir plus aucun compte à régler avec ses
péchés de jeunesse, qui consistaient en deux écoulements,
contractés à dix-huit et dix-neuf ans, et guéris en un mois
de traitement par le copahu et les injections astringentes.

J'explorai le canal avec une bougie terminée par un
renflement olivaire, et je constatai à la profondeur de neuf
centimètres un rétrécissement de 3 millimètres d'étendue. Je retirai cette bougie exploratrice pour lui substituer
une bougie conique en gomme élastique, de 3 millimètres de diamètre. Le passage de cette bougie fut douloureux ; je la laissai en place cinq minutes, et je fus obligé
de la retirer, à cause du besoin irrésistible d'uriner dont
fut pris le malade. Quel ne fut pas son étonnement en
voyant son urine sortir par jet ! Depuis le dernier écoulement, il avait perdu l'habitude de voir le jet urinaire rendu
si facilement. Il revint me voir deux jours après ; je passai

d'abord la première bougie, puis une plus volumineuse
(3 millimètres 2/3), que le malade put garder un quart
d'heure. Aussitôt la bougie retirée, M. D.., urina, et put
constater une nouvelle amélioration. A la troisième consultation, il était enchanté du résultat obtenu, et se croyait
totalement débarrassé. Il dormait la nuit entière ; plus de
douleur en urinant ; le liquide sortait par jet, et les dernières gouttes étaient projetées au dehors par saccades
(coups de piston). Il n'avait plus besoin de tirailler la verge,
et ses vêtements n'étaient plus mouillés. En six séances,
j'arrivai aux plus forts numéros (7 et 8 millimètres).

Le traitement médical administré concurremment avait
consisté en bains d'eau de son, tisane d'eau de goudron et
graine de lin. Abstention de liqueurs, de vin pur, et de tout
rapport sexuel. A la septième séance, j'appris à M. D... à
se passer lui-même des bougies, et je lui recommandai
d'en introduire une tous les quinze jours, pendant quelque
temps, pour consolider la guérison. Il se maria bientôt,
et je le perdis de vue. Il y a deux ans, j'eus l'occasion de
le rencontrer ; et, bien qu'il n'eût tenu aucun compte de
mes recommandations, la guérison ne s'était pas moins
maintenue complète.

C'est là un des cas les plus simples, comme souffrance
et comme traitement. Le rétrécissement était léger, et n'a-
vait pas été irrité par des manœuvres inintelligentes ; sa
nature, qui n'avait pas été modifiée, consistait simplement
en un boursouflement, sorte de végétation vasculaire
de la membrane muqueuse. La compression exercée par
la bougie, la réaction physiologique qu'avait entraînée la
présence du corps étranger, et le traitement médical
avaient suffi pour amener la résolution de cet engorgement
et la guérison radicale de la maladie.

DEUXIÈME OBSERVATION.

Soixante-cinq ans. Trois gonorrhées à de longs intérval-
les ; chancres et autres accidents syphilitiques à quarante
ans ; difficulté très-grande d'uriner depuis dix ans ;
aggravation des symptômes sous l'influence de trois
traitements différents ; guérison en un mois sans traite-
ment chirurgical, et sous la seule influence d'une médi-
cation interne appropriée à la cause du mal.

M. de G....., propriétaire des environs de Paris, âgé de
soixante-cinq ans, me consulta, en novembre 1845, pour
un rétrécissement du canal de l'urètre, dont il souffrait
depuis dix ans. il avait déjà suivi sans le moindre succès
le traitement de trois célèbres chirurgiens de Paris, qui
s'étaient tous obstinés à employer pour le guérir l'unique
méthode dont ils se servent contre les rétrécissements,
c'est-à-dire l'un la dilatation métallique, l'autre la scarification, le troisième la cautérisation avec la pierre infernale. Loin d'éprouver de l'amélioration, son mal s'était
aggravé.

A ma première consultation, M. de G.... présentait l'é-
tat suivant : besoins fréquents d'uriner, urine sortant sous
forme d'un filet très-mince et en bavant. Il n'y a pas, à
proprement parler, de douleur pendant la micturition ;
mais les efforts sont très-pénibles, et la conséquence de
ces efforts a été depuis six ans l'apparition d'hémorroïdes
externes très-volumineuses, qui font parfois souffrir le malade et compliquent sa position. M. de G..... a beaucoup
d'embonpoint ; et comme, par suite des efforts violents
auxquels il se livre pour expulser l'urine, sa figure devient
rouge, vultueuse, congestionnée, il redoute, non sans
raison, une attaque d'apoplexie. Il appréhendait beaucoup

l'introduction des instruments dans le canal de l'urètre, introduction toujours très-douloureuse, et inutile jusque-là ; mais je lui fis comprendre facilement qu'il était nécessaire que je pusse explorer le canal au moins une fois pour constater l'état de la partie malade. Il y avait un an qu'il avait subi son troisième traitement quand je l'examinai.

Je trouvai la verge dure, douloureuse à la pression, présentant à son bord intérieur, le long du canal de l'urètre, des bosselures inégales. Je ne pus introduire dans le canal une bougie droite, même très-fine ; la pointe venait buter contre une paroi résistante, et les efforts n'auraient servi qu'à faire une fausse route. Je retirai ma bougie, et je tortillai sa pointe en spirale ; elle put cheminer plus avant, mais non encore arriver dans la vessie. Comme j'avais affaire à un malade d'autant plus pusillanime qu'il s'était en vain soumis déjà trois fois à une médication analogue, je n'insistai pas, et, me souvenant de plusieurs faits semblables, je pus, en considération des antécédents vénériens et de l'aspect particulier du canal, lui promettre la guérison complète sans avoir recours au cathétérisme.

Je le soumis à l'usage d'une tisane dépurative appropriée et d'une pommade fondante, qui en un mois avaient fait disparaître les tumeurs du canal, et par suite, l'obstacle au cours de l'urine. La verge était redevenue souple, sans la moindre induration ; les urines, d'une odeur fétide, chargées d'un dépôt catarrhal purulent, d'un gris blanchâtre avant le traitement, étaient naturelles, chargées seulement d'un léger mucus floconneux, sortaient à plein canal par un jet saccadé, sans le moindre effort. La verge était recourbée pendant les érections, ce qui rendait le coït presque impossible. Après la guérison, la verge, pendant les rapports sexuels, avait repris la rectitude normale. Une grosse bougie de cire (n° 20) pénétrait jusqu'à la vesssie, sans rencontrer le moindre obstacle. Les hémorroïdes, sans avoir complétement disparu, étaient beaucoup moins volumineuses et sans douleur. Depuis quatre ans la guérison s'est maintenue, et le malade, malgré ses soixante-neuf ans, jouit d'une très-bonne santé.

Cette observation est remarquable à plusieurs titres. D'abord, c'est une guérison obtenue par le seul effet du traitement médical, quand les traitements chirurgicaux les mieux employés avaient échoué ; ce qui donne un grand poids à l'opinion que j'ai émise (voir *Traitement médical du rétrécissement*, page 297), à savoir que ce traitement, dans beaucoup de cas, pouvait, étant administré d'une manière intelligente, débarrasser entièrement les malades, ou le plus souvent, du moins, enlever certaines complications. Ensuite, on voit que les efforts souvent répétés pour chasser l'urine amènent le développement d'hémorroïdes, quelquefois de hernies et de congestions cérébrales, qui, elles-mêmes, sont des causes prédisposantes d'apoplexie. Enfin, les sinuosités du trajet de l'urètre, sous l'influence des bosselures des parois, font comprendre la facilité de faire de fausses routes, si on s'entêtait à faire pénétrer de vive force les instruments dans la vessie. Aussi, ne saurais-je trop recommander, aux chirurgiens qui débutent dans la pratique des maladies des voies urinaires, de ne jamais employer la violence, parce qu'avec de la patience et les moyens variés qu'offre la médecine, on arrive presque toujours à tourner la difficulté.

TROISIÈME OBSERVATION.

Trente-huit ans. Rétrécissement spasmodique ; irritabilité

excessive du canal de l'urètre; aggravation des symp-
tômes sous l'influence d'un traitement chirurgical; gué-
rison par une médication appropriée, sans avoir recours
aux instruments.

M. D...., négociant, âgé de trente-huit ans, d'une constitution nerveuse et sanguine, n'ayant jamais eu de maladies vénériennes, mais s'étant adonné à la masturbation
dans sa jeunesse, et depuis l'âge de vingt-cinq ans ayant
beaucoup abusé des plaisirs sexuels, vint me consulter
pour un rétrécissement de l'urètre. Voici un abrégé de sa
position : Besoins fréquents d'uriner, tous les quarts
d'heure, demi-heure au plus; le jour comme la nuit, douleur vive en urinant, sensation de brûlure dont le malade
rapporte le siége au col de la vessie, pesanteur incommode
sur le fondement. L'urine, présentant ses caractères nor-
maux, sort quelquefois par un gros jet, et le plus souvent
tombe perpendiculairement par un filet très-mince. L'évacuation de la vessie se fait en deux ou trois reprises, le
malade pensant, à chaque fois, qu'il a fini d'uriner. Après
chaque exonération, il reste au niveau du col de la vessie
un sentiment pénible de gêne, d'embarras. Le malade a
des désirs vénériens très-fréquents et très-impérieux, que,
malheureusement pour lui, par suite de ses relations sociales, il n'a que trop de facilité à satisfaire. Après le coït,
il ressent au périnée des battements analogues, me dit-il,
aux pulsations du pouls.

Il y a trois mois, il consulta un chirurgien qui le sonda :
mais le canal de l'urètre est tellement irritable, que le cathétérisme fut la cause d'une hémorragie assez abondante. Le malade perdit connaissance, et la sonde ne put
arriver dans la vessie. Après quelques jours de repos et
l'usage d'eau de lin, il se remit de cette secousse; mais

il lui est resté de cette épreuve une antipathie invincible pour tout ce qui ressemble au cathétérisme.

Après m'avoir ainsi confié sa position, il me déclara qu'il suivrait tous les traitements imaginables, pourvu qu'il ne fût pas question de sonde. Je lui dis ce que j'ai eu l'occasion de répéter à bien des malades, que le traitement médical pourrait bien améliorer beaucoup sa souffrance, et l'en débarrasser entièrement, s'il ne s'agissait que de spasme de l'urètre et d'irritabilité nerveuse ; mais que, dans le cas de rétrécissement organique, l'amélioration ne serait que provisoire, et que, pour la cure définitive, il faudrait, avec toutes les précautions convenables, en passer par la dilatation. J'entrepris donc le traitement médical, et, avec le concours du régime sévère auquel il eut le bon esprit de s'astreindre, il fut assez heureux pour voir ses douleurs disparaître une à une. Après deux mois de traitement assidu, il pouvait passer la nuit entière sans uriner ; la miction s'opérait sans douleur à plein canal et par jet. L'embarras, la gêne du périnée et du col de la vessie avaient cessé. Depuis trois ans, cette amélioration s'est soutenue et confirmée : sous l'influence du bien-être qu'il a ressenti, toutes les fonctions organiques ont repris leur cours régulier, et un embonpoint remarquable a succédé à l'amaigrissement auquel l'avaient réduit les souffrances physiques et les préoccupations morales incessantes dont elles étaient cause.

Cette observation fournit une preuve de plus de la prudence et de la circonspection qui doivent guider le médecin dans le traitement des différentes affections des voies urinaires. Si l'on s'était borné au traitement chirurgical, ou même que ce malade eût consenti à se laisser cautériser, il aurait pu survenir des accidents graves, comme on en voit si fréquemment des exemples chez les personnes d'une irritabilité nerveuse excessive. Elle montre encore qu'un spasme de l'urètre, venu sous l'influence d'excitations vénériennes trop souvent répétées, peut simuler un rétrécissement organique. Si l'on n'a pas recours à l'exploration par la sonde, le traitement médical sert de pierre de touche, puisque, si le spasme est seul, il suffit à débarrasser entièrement les malades.

QUATRIÈME OBSERVATION.

Quarante-quatre ans. Trois gonorrhées ; goutte militaire depuis dix ans ; double rétrécissement ; incontinence d'urine. Guérison en un mois, par la dilatation simple et le traitement médical.

M. R....., quarante-quatre ans, chef d'une importante maison de commerce à la Nouvelle-Orléans, vint me consulter en janvier 1844. C'est un homme d'une grande stature, de forte complexion, tempérament sanguin. Premier écoulement à vingt ans, guéri en six semaines par le copahu et les injections. Deuxième gonorrhée, cinq ans plus tard. Le malade, très-impatient de sa nature, ne voulut pas s'astreindre à un régime convenable, fit des excès de table, et garda son écoulement pendant quinze mois. Ce suintement se dissipa, pour ainsi dire, de lui-même. Enfin, à trente-quatre ans, troisième écoulement, qui, traité comme le second, dura bien plus longtemps, puisqu'il persistait au moment où le malade vint réclamer mes soins. Cette blennorrhée se présentait sous la forme d'une gouttelette de muco-pus blanc épais, apparaissant, tous les matins, au méat urinaire par la simple pression de la verge. Depuis cinq à six ans le jet de l'urine avait diminué, et insensiblement ce liquide ne sortait plus que goutte à goutte. Envies d'uriner chaque quinze à vingt minutes. Aussi était-il dans la position la plus perplexe, ne pouvant s'occuper d'aucune affaire avec assiduité; quand il ne satisfaisait pas instantanément aux besoins impérieux de rendre l'urine, ses vêtements étaient mouillés, ce qui le forçait de ne porter que des pantalons de drap et de couleur sombre. Ne pouvant aller au spectacle ni en soirée, obligé de refuser les invitations à dîner, il était forcé de vivre presque seul, et de ne fréquenter pour lieu de promenade que des endroits solitaires qui lui permissent de satisfaire à ses longs et fréquents besoins. Son moral n'avait pas tardé à s'affecter d'une semblable position; et, d'un naturel gai, enjoué, il était devenu triste, morose, emporté. Il avait lui-même conscience du changement survenu dans son caractère, et ne pensait qu'au suicide pour se débarrasser de son mal. Aussi quelle ne fût pas sa joie quand je lui donnai l'assurance de le guérir en quelques semaines!

J'explorai son canal avec la bougie à empreinte, et je pus constater un premier rétrécissement assez étroit; puis, au moyen d'une bougie à boule très-fine, je reconnus un second obstacle à un centimètre du premier. Je ne laissai une petite bougie de cire molle que cinq minutes dans le canal pour la première séance. Je me trouve très-bien de cette pratique pour habituer peu à peu le canal à la présence des corps étrangers. Aussitôt que je la retirai, il sortit par jet une urine mucoso-purulente, semblable à du petit-lait non clarifié. M. R..... fut très-satisfait de ce premier résultat. Le lendemain, je passai la bougie de la veille (n° 4), puis une seconde (n° 5), également de cire molle : celle-ci resta dix minutes dans l'urètre. Le mieux était plus prononcé. En retirant la bougie, elle portait les traces de deux strictures. La troisième séance eut lieu deux jours après : M. R..... était inquiet, parce que le second jour son urine n'était pas sortie aussi facilement que le jour de l'opération. Je passai le n° 5, puis, trois minutes après, le n° 7 franchit facilement les deux obstacles. La vessie se vidait en entier et bien plus promptement : le sommeil n'était plus interrompu que trois fois dans toute la nuit. Le malade se trouvait les jambes dégagées et beaucoup plus libres pour marcher, et surtout pour monter les escaliers. Ses vêtements n'étaient plus mouillés par l'incontinence, qui avait aussi disparu. Enfin, au moyen de quelques bains et du traitement médical administré concurremment, j'arrivai, en trente jours, à introduire les plus gros numéros de ma filière. J'appris au malade à se passer des bougies lui-même, et lui recommandai de s'en servir tous les quinze jours, pendant dix minutes seulement. J'ai assez souvent occasion de le voir, et j'ai pu constater que la guérison s'est maintenue parfaite. L'écoulement, qui, comme je l'ai expliqué à l'article *Symptômes*, était dû à l'inflammation du point rétréci, avait augmenté à la suite des premières opérations; il cessa vers la fin du traitement, et n'a plus reparu depuis.

Les fonctions génitales, qui avaient, sinon complétement cessé, au moins considérablement diminué, ont repris leur énergie primitive, à la grande satisfaction du malade. Je n'insiste pas sur cette particularité, qui sera traitée plus spécialement à l'article *Impuissance*.

Chez ce malade, le traitement médical seul aurait bien pu alléger les symptômes, mais n'aurait jamais pu le guérir radicalement. Les bougies molles de cire blanche étaient très-facilement supportées, et les séances duraient, vers la fin, une demi-heure à trois quarts d'heure. Dans les premiers temps du traitement, aussitôt que la bougie était introduite, M. R...., qui avait toujours la précaution

de vider la vessie avant de monter chez moi, était pris
d'un vif besoin d'uriner; je l'engageai à résister à ce besoin, qui se dissipait de lui-même en quelques instants.
Cette sensation, qui est commune à beaucoup de malades,
tient à l'agacement que produit le contact de la bougie
sur le col de la vessie. Celle-ci se contracte pour expulser
le corps étranger, d'où la sensation. Quelques instants
suffisent pour que le col de la vessie s'habitue à sa présence, et en quelques semaines cette sensibilité spéciale
est émoussée.

CINQUIÈME OBSERVATION.

*Cinquante-cinq ans. Incontinence et catarrhe purulent,
compliquant un rétrécissement très-étroit et sinueux de
trois centimètres de longueur; dépérissement et décré-
pitude; fièvre urinaire, quotidienne; état très-grave,
Guérison en quatre mois et demi.*

M. F...., employé dans une administration publique,
était dans un état très-alarmant, quand je fus appelé à lui
donner des soins. Depuis quinze ans, il souffrait de difficultés d'uriner, et il avait été, à plusieurs reprises, entre les
mains de chirurgiens qui avaient bien adouci les souffrances, mais ne l'avaient nullement guéri. Tous les symptômes
énumérés dans l'observation précédente étaient portés chez
lui au plus haut degré, et quand il voulait uriner, ce qui
arrivait toutes les cinq minutes, il était obligé de prendre
la position d'une personne qui va à la garde-robe ; encore
ne rendait-il, après des efforts inouïs, que quelques gouttes
d'un liquide épais, filant, glaireux, semblable à du pus,
dont le passage dans le canal déterminait la sensation
d'une brûlure, et lui arrachait des cris aigus; et, d'un au-

tre côté, comme l'urine, filtrant continuellement à travers
le rétrécissement, s'écoulait, sans interruption, goutte à
goutte au dehors, il était dans cette singulière position que,
quand il voulait uriner, il ne pouvait chasser qu'à grand'-
peine l'urine de son réservoir, tandis qu'il était dans l'impossibilité d'empêcher ce liquide de sourdre incessament
hors de l'urètre. Tous les soirs, il était pris d'un accès de
fièvre avec frissons, tremblement. Cet état durait deux
heures, et se terminait par une transpiration d'une odeur
infecte. Pour se lever, il était obligé de porter un urinal
dans son pantalon ; la nuit, il avait beau se garnir de linge,
l'urine traversait les matelas, et, bien que se tenant toujours avec une extrême propreté, l'appartement qu'il occupait était d'une puanteur insupportable. Ces souffrances et l'absence du sommeil avaient tellement épuisé sa
santé, qu'il avait toute l'habitude extérieure d'un vieillard
décrépit.

La première fois que je le sondai, après l'avoir préalablement soumis quelques jours au traitement médical, je
ne pus faire pénétrer une bougie filiforme de gomme élastique que de quelques millimètres dans le canalicule du
rétrécissement. Un phénomène très-curieux, c'est que l'u-
rine sortit avec plus de facilité, bien qu'il s'en fallût encore
au moins de deux centimètres que j'eusse franchi l'obstacle. A la séance suivante, je pénétrai encore un peu plus
avant ; et enfin, à la quatrième opération, l'obstacle fut
franchi ; la bougie, quoique filiforme, était tellement serrée par la coarctation, qu'il fallut employer un certain effort pour la retirer. Une notable amélioration suivit le passage de cette bougie, la fièvre urineuse diminua de jour
en jour, la composition du liquide urinaire s'améliora,
l'incontinence disparut graduellement, et l'urinal fut mis
de côté. Le sommeil revint. Pendant plus d'un mois, je ne

pus dépasser le numéro 8 de ma filière ; l'engorgement
des parois urétrales était tellement dur, fibreux, qu'il ré-
sistait à la dilatation. Je laissai en place, pendant deux
heures chaque jour, des bougies fondantes, faites avec
l'emplâtre de minium, de Vigo, de savon, de diachylon.
Au bout de six semaines, je passai des bougies du numéro 12. Enfin, après quatre mois de soins persévérants,
j'eus la satisfaction de le voir complétement guéri. Le ca;
nal avait une étroitesse naturelle qui ne me permit pas de
dépasser le numéro 16. Depuis six ans, la guérison s'est
très-bien maintenue. J'explore le canal de temps à autre,
et je n'ai, jusqu'ici, constaté aucune menace de récidive.

Remarque. Cette guérison est une des plus remarquables qui existent. Elle montre toute la puissance de l'art
et les beaux résultats qu'on est en droit d'attendre d'un
traitement méthodique et persévérant. Le rétrécissement
était tellement dur, que, dans les premiers temps, toutes
les bougies qui sortaient du canal étaient comme mâchées-
aussi aurait-il été inutile de penser aux bougies de cire
dans ce cas. Quand les strictures sont aussi étendues, on
ne peut les dilater que d'avant en arrière et progressivement, et il ne faut pas forcer pour franchir trop brusquement l'obstacle, puisque la dilatation de la partie inférieure suffit pour amener un soulagement provisoire. La
fièvre, qui disparut aussitôt la libre sortie de l'urine, était
causée, sans aucun doute, par la résorption d'une partie
de ce liquide, puisque la transpiration qui terminait les accès avait une odeur urineuse très-prononcée. Enfin, je
ferai remarquer l'amélioration qui survint dans la composition de l'urine, dès que fut levé l'obstacle à sa sortie.

SIXIÈME OBSERVATION.

Trente-neuf ans. — Deux écoulements, à vingt et un et à vingt-trois ans ; premiers symptômes de rétrécissement à trente ans ; traitement par la cautérisation à la suite d'une rétention complète d'urine ; amélioration et guérison apparente pendant deux ans ; récidive ; traitement par ma méthode ; guérison.

M. C...., trente-neuf ans, habitant d'une ville du Midi, d'une forte constitution, fut atteint, à vingt et un et à vingt-trois ans, de deux écoulements : le premier guérit assez promptement ; le second, quoique également très-bien soigné, laissa à sa suite un suintement habituel, dont le malade constatait la présence tous les matins, à l'extrémité de la verge, sous la forme d'une goutte épaisse, d'un blanc grisâtre. Pendant sept ans, malgré une vie très-régulière, cette goutte militaire persista, la micturition se faisait sans douleur. A plusieurs reprises, le malade avait essayé de faire disparaître cette blennorrhée, par l'usage d'injections, de bols, de capsules de toute nature, et cela toujours en vain. Vers l'âge de trente ans, il commença à s'apercevoir de la diminution dans le volume du jet de l'urine, de la lenteur des émissions. Il attribua cette modification aux progrès de l'âge, et n'y fit pas autrement attention. Dans l'espace de deux ans, ces premiers symptômes s'étaient beaucoup aggravés ; son sommeil était interrompu par de fréquents besoins ; la vessie ne se vidait qu'incomplétement et avec une lenteur extrême. Enfin, une nuit, après un copieux repas, suivi d'un coït immodéré, il fut pris de rétention d'urine. Il fit appeler un médecin du voisinage, qui es-

saya inutilement de faire pénétrer la sonde. Il en résulta
seulement une forte hémorragie. Il fut mis dans un
bain, prit des lavements de pariétaire, et on lui couvrit
de cataplasmes le périnée et le bas-ventre. Tous ces
moyens étant inutiles, on lui pratiqua une abondante
saignée du bras, qui amena une détente favorable. Il sortit, après seize heures de rétention, un verre d'une urine
trouble et fétide. On tenta de nouveau l'introduction de
la sonde, mais sans plus de succès que la première fois.
Enfin, un chirurgien spécial ayant été mandé, il put introduire à travers le rétrécissement une bougie capillaire
de gomme élastique. Cette bougie resta en place cinq
minutes, et sa sortie amena l'évacuation de la vessie et
le soulagement immédiat du malade, qui put enfin goû-
ter le repos. Éclairé sur les dangers de sa position, il se
soumit au traitement du chirurgien, qui le cautérisa
avec la pierre infernale, à quatre reprises différentes;
l'écoulement disparut; l'urine reprit son cours régulier,
et pendant deux ans il put se considérer comme radicalement guéri. Mais au bout de ce temps il vit apparaître
de nouveau la succession des phénomènes par lesquels il
avait passé à la première atteinte, et comme j'avais traité
de cette affection un de ses amis dont la guérison était
permanente, il vint me trouver.

Je constatai, à huit centimètres de profondeur, un rétrécissement très-dur de quatre millimètres d'étendue,
et d'une étroitesse qui permettait seulement le passage
d'une bougie d'un millimètre de diamètre. Je lui fis comprendre que je ne pouvais lui garantir une guérison définitive, à cause du traitement qu'il avait déjà suivi, et
dont le résultat avait été de transformer en tissu fibreux
cicatriciel la partie du canal occupée par la stricture. Je
dilatai l'obstacle par des bougies de cire laissées, tous

les deux jours, une heure et demie dans le canal. Au bout
de deux mois le canal, parfaitement calibré, avait repris
partout son diamètre normal. J'appris au malade à introduire lui-même des bougies, et lui recommandai formellement, sous peine de récidive, d'en passer une pendant
dix minutes, au moins tous les quinze jours. Depuis cinq
ans qu'il suit ma recommandation, il n'a pas eu la moindre menace de rechute.

Cette observation offre un exemple des récidives inévitables qui suivent le traitement par la cautérisation. Elle
montre l'inutilité des médicaments et des injections pour
arrêter ces écoulements chroniques qui sont symptomatiques d'un rétrécissement et proviennent du suintement,
de la suppuration de la partie malade. Il n'y a donc qu'à
effacer l'obstacle, et la sécrétion s'arrête d'elle-même.
Enfin, dans les cas semblables, à cause de la transformation des tissus, sous l'influence de la cautérisation, il n'y
a de guérison durable qu'à la condition de passer de
temps à autre dans le canal une forte bougie, qui lutte
ainsi contre la tendance incessante du tissu fibreux au
resserrement.

SEPTIÈME OBSERVATION.

*Blennorrhagie à trente ans. Symptômes de rétrécissement
apparaissant un an après. Traitement par la scarification. Guérison en dix jours de traitement. Récidive après
dix-huit mois. Traitement par ma méthode. Guérison
définitive.*

M. P...., quarante-deux ans, d'une constitution détériorée par les souffrances et un travail assidu de cabinet,
vint réclamer mes soins, au mois de juin 1843, pour un

rétrécissement déjà traité par un chirurgien spécial. Atteint d'une blennorrhagie très-intense à l'âge de trente ans, il avait été guéri au bout de quatre mois de traitement, à la suite d'accidents du côté des testicules, accidents qui avaient nécessité l'emploi des saignées, sangsues, cataplasmes, et le repos au lit pendant trois semaines. Un an après, il vit apparaître successivement tous les symptômes d'un rétrécissement; mais, grâce à un régime de vie très-sobre et à une hygiène très-sévère, il n'en fut réellement incommodé qu'au bout de trois ans. Il se mit alors entre les mains d'un chirurgien qui lui pratiqua des scarifications sur le point rétréci, au moyen d'un coupe-bride (fig. 146 et 147, pag. 359). Il y eut une hémorragie très-abondante, qui nécessita l'emploi de la glace. Sauf cet accident, il fut à peu près débarrassé dans l'espace de dix jours. Il était enchanté de la guérison. Mais dix-huit mois plus tard, l'obstacle au cours de l'urine manifesta de nouveau sa présence, et, quoique promptement guéri, il avait été tellement effrayé de l'hémorragie, qu'il ne voulut plus s'exposer à un semblable accident. Il vint me consulter.

Je lui fis comprendre, comme au malade précédent, que je rétablirais bien le cours de l'urine, mais qu'il serait nécessaire, pour maintenir la guérison, de passer de temps à autre des bougies dans le canal, parce que le premier traitement avait altéré la texture de la membrane muqueuse. Dans l'espace d'un mois, je redonnai au conduit urinaire son calibre normal, et, depuis cette époque, le malade, suivant mes conseils, n'a pas éprouvé la moindre menace de récidive.

Les remarques de la précédente observation s'appliquent à celle-ci. Je veux seulement appeler l'attention du lecteur sur la circonstance du temps qui s'écoule entre le développement de la blennorrhagie et l'apparition des premiers symptômes du rétrécissement. Cet intervalle est extrêmement variable : certains malades voient les premiers accidents survenir quelques mois après la guérison de l'écoulement; d'autres sont deux, quatre, six, dix et même quinze ans avant de ressentir aucun symptôme de stricture.

Il semble que certaines personnes jouiraient d'une immunité complète, si elles ne s'exposaient à de fréquentes blennorrhagies. Il existe, en effet, des malades qui ne voient survenir la diminution dans le jet de l'urine qu'à la troisième ou quatrième chaude-pisse. Enfin, on voit des malades chez lesquels le rétrécissement s'annonce par un suintement urétral opiniâtre, tandis que d'autres arrivent à un degré de stricture très-avancé, sont même pris de rétention d'urine, sans présenter de trace d'écoulement.

HUITIÈME OBSERVATION.

Quarante ans ; deux gonorrhées ; suintement urétral habituel ; rétrécissement à huit centimètres et demi ; traitement par les dilatateurs mécaniques ; accidents d'hémorragie et inflammation des testicules ; guérison apparente ; récidive quinze mois plus tard ; traitement par ma méthode ; guérison définitive.

M. H....., quarante ans, commissionnaire, d'une bonne complexion naturelle, mais affaibli par les souffrances et de nombreuses affaires, avait eu deux gonorrhées, à vingt et vingt-six ans. Il s'en était très-bien guéri. Marié depuis douze ans, il avait toujours mené une vie fort régulière, et fut très-étonné de voir le jet de l'urine diminuer insensiblement de volume. Il éprouvait également une dou-

leur fixe dans un point du canal, au niveau des bourses ;
et les rapports sexuels n'avaient lieu qu'avec une vive appréhension, parce qu'au moment de l'éjaculation il éprouvait une sensation de vive brûlure dans tout le trajet du
canal. Inquiet de sa position, il consulta un chirurgien
spécial, qui, après avoir exploré le canal, constata l'existence d'un assez fort rétrécissement. Il dilata d'abord avec
des bougies, jusqu'à pouvoir introduire son dilatateur
mécanique. Après une séance dans laquelle on s'était servi
de cet instrument, le malade eut une hémorragie fort
grave ; pour la faire cesser, on eut recours à la glace appliquée au périnée et aux lavements glacés. Il survint, au
testicule gauche, une inflammation qui attaqua ensuite
le côté droit et força le malade à garder le lit pendant
trois semaines. Après deux mois et demi de souffrances,
le chirurgien lui annonça qu'il était totalement guéri ; et,
en effet, la gêne de l'émission urinaire avait complète-
ment cessé, ainsi que la dyspermasie. Mais, quinze mois
après, les symptômes reparurent avec le même degré
d'intensité. Il avait une telle appréhension, au souvenir
de son premier traitement, qu'il ne put se résoudre à
subir une nouvelle opération.

Il vint me consulter. Je le soumis d'abord, pour calmer
l'irritation des voies urinaires, au traitement médical, dont
le résultat fut l'amendement de toutes ses souffrances.
Puis, par l'emploi des bougies de cire molle progressivement plus grosses, je redonnai, en six semaines, au canal
de l'urètre, ses dimensions primitives. Depuis six ans, le
malade n'a pas éprouvé de récidive : il a seulement, tous
les deux mois, la précaution de s'introduire, pendant dix
minutes, une bougie dans le canal, et se félicite chaque
jour d'avoir obtenu un résultat si complet, par une méthode aussi exempte de dangers.

Cette observation confirme, avec les deux précédentes, ce que j'ai dit du mode d'action des traitements qui, au lieu de faire dissoudre l'engorgement des parois du canal, agissent avec violence sur le tissu malade pour le cautériser, le scarifier ou le déchirer de vive force, comme dans ce cas. On a pu voir mon opinion sur cette méthode de dilatation métallique, dans l'appréciation que j'en ai faite (page 347). C'est le plus inintelligent des moyens violents. Aussi arrive-t-il fréquemment des accidents d'inflammation des testicules et de déchirure du canal, d'où les hémorragies. Il est vrai qu'en une ou deux séances au plus tout obstacle a disparu; mais je préfère de beaucoup mettre un temps plus long, et ne pas faire courir à mes malades le risque d'opérations aussi dangereuses. Dans aucun cas les malades auxquels j'ai donné des soins n'ont été obligés d'interrompre leurs occupations, et ce n'est pas là un des moindres avantages de mon procédé.

NEUVIÈME OBSERVATION.

Soixante-cinq ans; deux écoulements, à vingt-cinq et à trente-quatre ans; première apparition des symptômes à soixante ans; mode vicieux de traitement du malade par lui-même; persistance et aggravation de la maladie; guérison radicale en un mois par ma méthode.

M. L..., soixante-cinq ans, d'une bonne constitution, habitant une ville de la Picardie, vint à Paris me consulter pour une gêne d'uriner dont il souffrait depuis cinq ans, et qui avait résisté au traitement du médecin du pays et, me dit-il, aux sondes qu'il se passait lui-même. Comme tous les symptômes qu'il énumérait étaient pour moi des signes rationnels d'un rétrécissement de l'urètre, j'exprimai des doutes sur le calibre des sondes dont il me disait se servir. Le malade s'offrit à s'en introduire une en ma présence, et il sortit de sa poche de grosses bougies d'étain droites, longues de treize centimètres (cinq pouces environ), et de quatre et six millimètres de diamètre. Tout alors me fut expliqué. Il introduisait les sondes jusqu'au niveau de l'obstacle, se figurant qu'il avait pénétré dans la vessie. Le médecin lui avait donné de grosses sondes d'étain, de la longueur habituelle ; et comme le malade avait remarqué que, malgré ses efforts, elles ne pénétraient jamais qu'à une certaine profondeur, il avait coupé, comme inutile, la portion qui dépassait la verge. Il eut bien vite compris son erreur et l'ignorance de son médecin, quand, après bien des tâtonnements, je fus parvenu à faire pénétrer jusque dans la vessie une bougie d'un demi-millimètre de diamètre. Le passage de cette petite bougie fut plus efficace pour son soulagement que l'introduction des grosses sondes. En peu de temps j'arrivai à redonner au canal son calibre naturel, et tous les malaises qu'il éprouvait se dissipèrent comme par enchantement. Un mois après sa première consultation, il retournait dans son pays, introduisant lui-même jusque dans la vessie les plus grosses sondes.

L'erreur grossière que je viens de mentionner n'est pas si rare que son énormité devrait le faire supposer. Il est vrai que, dans presque tous les cas, les médecins n'y sont pour rien, les malades en étant uniquement responsables.

Quelques personnes, en effet, veulent se traiter elles-mêmes, et, jugeant de la longueur du canal par celle de la portion libre de la verge, se figurent avoir pénétré dans la vessie quand elles sont arrêtées par l'obstacle. D'autres malades savent bien que toute la bougie doit pénétrer; mais, redoutant la douleur, ils sont arrêtés à l'obstacle par leur pusillanimité, espérant cependant un bon résultat de leur demi-manœuvre. A ces deux catégories de malades nous dirons : 1° Quand la bougie a franchi l'obstacle et qu'elle est arrivée dans la vessie, l'extrémité de l'instrument est tout à fait libre, et la pointe ne rencontre plus de résistance ; on peut le retirer ou l'enfoncer sans autre difficulté que celle qui résulte du frottement dans la stricture ; 2° la présence d'une sonde en avant d'un rétrécissement peut quelquefois amener un très-léger soulagement, mais, dans l'immense majorité des cas, elle est complétement inutile, sinon nuisible, pour la cure définitive.

DIXIÈME OBSERVATION.

Dix-huit ans; virginité; rétrécissement de l'urètre à quatorze centimètres (cinq pouces); dilatation par les bougies de cire blanche; guérison en trois semaines.

M. Charles D....., jeune homme de dix-huit ans, me fut amené par son père pour être traité d'une difficulté d'uriner. Je croyais d'abord qu'il s'agissait d'une blennorrhagie, mais j'acquis bientôt la certitude que ce jeune homme n'avait jamais eu de rapports sexuels. Il nia, malgré mes doutes, s'être livré à la masturbation. D'une très-bonne santé du reste, il était tourmenté depuis six mois d'envies fréquentes d'uriner; ce qui le contrariait d'autant plus qu'il était toujours en butte aux railleries de ses camarades, qui le croyaient affecté de maladies vénériennes. Ses vêtements étaient presque toujours tachés par l'urine, et la nuit son sommeil était fréquemment interrompu par des besoins. L'urine ne sortait,

avec les plus grands efforts, que par un filet mince :
sensation de gêne, de pesanteur, dans le bas-ventre et
dans les testicules. J'explorai le canal, et je constatai la
présence d'une stricture très-étroite au niveau de la symphyse pubienne. La prostate avait son volume normal;
pas de trace d'écoulement. Je dilatai le canalicule avec
des bougies de cire blanche. Dès la première séance, il y
eut grande amélioration, et le malade revint plein de confiance et d'espoir. En huit séances, j'étais parvenu à passer les plus gros numéros; depuis sept ans, le malade,
bien que n'ayant suivi aucune de mes recommandations,
n'a pas ressenti la moindre atteinte de son mal.

Cette observation est remarquable par l'âge du malade
et la facilité avec laquelle il fut guéri. Il est rare de voir
des strictures chez des personnes de cet âge; d'autant
plus rare surtout que ce jeune homme n'avait été soumis
à aucune des causes auxquelles on attribue la formation
des rétrécissements. J'ai, dans mes observations, des
faits qui prouvent que c'est un vice originel de conformation. C'est ce qui existait ici. D'autres fois les rétrécissements sont héréditaires; ainsi j'ai eu à traiter trois
frères, menant un genre de vie différent l'un de l'autre,
et tous trois affectés de rétrécissement. Leur père était
mort d'une rétention d'urine compliquant un rétrécissement qui avait été mal soigné.

Telles sont les observations qui étaient contenues dans
la première et dans la seconde édition de cet ouvrage.
Bien que, depuis ces publications, un très-grand nombre
de faits aient passé sous mes yeux, je ne crois pas nécessaire de les consigner ici, même par extrait; car ils n'ont
fait que me confirmer dans la supériorité de la méthode
que j'emploie, et leur examen ne pourrait rien de plus
que ceux dont je viens de faire l'analyse.

Le lecteur remarquera que j'ai seulement parlé des rétrécissements simples. Dans les chapitres suivants, j'aurai occasion de faire voir d'autres cas à propos des complications qu'ils peuvent entraîner à leur suite, telles que *la gravelle* (fig. 79, page 250), *la pièrre, la rétention d'urine, le catarrhe de vessie, les fistules urinaires, les abcès, les engorgements des testicules, etc., et surtout l'impuissance.*

Rétrécissement de l'urètre chez la femme.

La *femme* ne présente que des cas excessivement rares
de rétrécissement du canal de l'urètre. La brièveté du
conduit, sa largeur naturelle, sa structure spéciale, et
ses fonctions, qui ne sont pas si complexes que celles du
canal de l'urètre de l'homme, sont autant de causes qui
le mettent à l'abri des strictures. Aussi les obstacles au
cours de l'urine chez la femme reconnaissent-ils d'autres causes que le rétrécissement des parois du canal.
Cependant des violences extérieures, comme des plaies,
des brûlures, ou des causes internes, comme le cancer
de la matrice, peuvent modifier la texture de l'urètre et
amener la formation de rétrécissements, qui sont toujours de nature fibreuse. Souvent aussi la gêne à l'émission de l'urine vient de polypes qui se sont développés
dans la cavité du canal et qui l'obstruent. Le rétrécissement n'a pas non plus la même gravité, ni les mêmes
conséquences, et le traitement, bien plus facile, n'est
presque jamais suivi de récidives.

MALADIES VÉNÉRIENNES.

On comprend, sous le nom de *maladies vénériennes*, toutes les maladies qui naissent, le plus ordinairement, à la suite des rapports conjugaux, ou dont l'apparition doit se rattacher, de plus ou moins près, à des relations de ce genre.

Pendant longtemps on a confondu ces maladies, et maintenant encore beaucoup de personnes, des médecins même, ne faisant aucune différence entre les diverses affections provenant des rapports sexuels, les désignent sous la même dénomination.

Pour éviter cette confusion, j'établis, dans cette grande classe, deux catégories essentiellement distinctes, par les symptômes qu'elles présentent, par le traitement qu'elles réclament, et enfin par leurs conséquences sur la santé ultérieure.

A. La première catégorie comprend les *maladies vénériennes non virulentes*, ayant pour type la *blennorrhagie*.

Cette classe n'affecte que les membranes muqueuses et la forme catarrhale. Il peut y avoir des désordres locaux quelquefois très-considérables, des inflammations très-intenses ; mais il n'y a jamais d'ulcération de forme caractéristique comme dans la suivante.

B. La deuxième catégorie renferme les *maladies vénériennes virulentes*, ayant pour type le *chancre*.

Dans l'immense majorité des cas, cette classe débute

par un ulcère, le *chancre*, dont la cause spécifique est le *virus syphilitique*. Le chancre se développe partout où le virus a été déposé, peau ou membrane muqueuse, pourvu que ces tissus soïent dans des conditions favorables d'absorption. Dans cette catégorie existent deux variétés de chancres, le *chancre mou* et le *chancre induré* : le premier est un ulcère qui se transmet par la contagion et peut causer des désordres locaux considérables, mais qui, une fois guéri, n'a pas de suites ultérieures sur la santé générale : c'est le *chancre sans vérole*; le deuxième *empoisonne le sang* et infecte toute l'économie; de sorte que, la plaie guérie, le malade, loin de se croire débarrassé, doit s'attendre à voir survenir, au bout d'un temps plus ou moins long, des symptômes dits *secondaires*, auxquels succéderont à leur tour des accidents *tertiaires*, sans que le plus souvent la médecine puisse s'opposer à leur apparition, mais qu'elle guérit radicalement dès qu'ils se sont manifestés.

Le chancre induré est transmissible par hérédité.

Il se guérit le plus souvent par les préparations mercurielles et iodées.

Le lecteur doit voir de quelle importance il est d'établir ces distinctions dans des maladies qui reconnaissent la même origine. C'est pour avoir méconnu ces différences capitales que tant de malades se sont soumis pendant longtemps aux dépuratifs spécifiques sans pouvoir obtenir de guérison; tandis que d'autres, par l'ignorance ou la mauvaise foi des charlatans auxquels ils s'étaient confiés, ont vu leur mal faire des progrès déplorables, jusqu'à ce qu'ils se soient adressés à des praticiens consciencieux et expérimentés.

ORDRE PREMIER.

MALADIES VÉNÉRIENNES

NON VIRULENTES.

J'étudierai d'abord la blennorrhagie chez l'homme, puis chez la femme.

§ Ier.

BLENNORRHAGIE CHEZ L'HOMME.

Les *écoulements mucoso-purulents* des organes génito-urinaires portent différents noms : les Latins les appelaient *dysuria venerea, hemorrhoisaida ;* les Français les nomment *gonorrhée, chaude-pisse, pisse-chaude, écoulement, arsure, ardeur, échauffaison, échauffement, flux de semence, urétrite, mucite ;* les Anglais, *clap, gleet, brenning,* et les Allemands, *tripper.*

La blennorrhagie affecte habituellement la membrane muqueuse qui tapisse le canal de l'urètre depuis le méat urinaire jusqu'au col de la vessie ; quelquefois elle se concentre exclusivement sur une partie isolée de ce conduit. L'urétrite peut varier depuis l'irritation la plus légère, qui se termine en quelques jours, jusqu'à l'inflammation la plus intense, qui peut désorganiser promptement le membre viril.

Toutes les *causes* qui produisent l'inflammation du système muqueux peuvent déterminer la blennorrhagie.

La *jeunesse* est l'époque de la vie où elle se développe le plus souvent.

Les individus dont le *prépuce* forme, par son allongement au-devant du méat urinaire, une *espèce de godet* où la matière sanieuse peut séjourner, sont plus exposés que d'autres à la contracter (voir à l'article *Phimosis* les conséquences de cette vicieuse conformation).

Quelques autres ont une *prédisposition* déplorable ; ils gagnent une blennorrhagie comme d'autres un rhume de cerveau, et il leur suffit d'avoir été atteints une première fois pour être attaqués de nouveau avec une facilité extrême. J'ai eu souvent à constater que ces fréquentes répétitions provenaient de ce que la maladie avait été la première fois incomplétement traitée. Cette prédisposition cesse quand on est radicalement guéri, c'est-à-dire dès que la membrane muqueuse de l'urètre a repris sa texture normale.

Tous les agents extérieurs portés accidentellement sur la membrane muqueuse, les sondes, les calculs engagés dans le canal, et même leur simple séjour dans la vessie, l'introduction d'autres corps étrangers, toutes les violences mécaniques plus ou moins directes, la masturbation, les excès dans les plaisirs conjugaux, sont des causes de blennorrhagie.

Les *injections*, dans le canal, de substances âcres, irritantes, sont des causes d'écoulement, de même que les *relations sexuelles* avec une femme dont le col de la matrice est ulcéré, ou pendant l'époque menstruelle.

Les *flueurs blanches*, que les femmes s'efforcent souvent de cacher, et qui sont si communes chez elles, constituent une source inépuisable et continuelle d'écoulements.

La cohabitation avec une femme dont les *règles* sont

sur leur déclin est une cause extrêmement fréquente de blennorrhagie. Ce fait s'explique par l'échauffement momentané que contractent les organes génitaux de la femme, par suite de l'afflux du sang, dans la période menstruelle.

Des divers tempéraments, le lymphatique est celui qui prédispose le plus à la maladie dont je m'occupe.

Les *climats chauds* sont aussi très-féconds en blennorrhagies, probablement à cause de l'excitation plus grande de la membrane muqueuse des voies génito-urinaires.

Le printemps, l'automne, les saisons froides et humides, doivent aussi entrer en ligne de compte dans les causes prédisposantes.

Parmi les *aliments,* on trouve les mets trop épicés ou salés; quelques-uns d'entre eux jouissent du fatal privilége non-seulement d'augmenter les écoulements lorsqu'ils existent, de hâter leur développement quand ils doivent arriver, mais encore de les engendrer de toute pièce avec le concours de la moindre cause adjuvante; de ce nombre sont les *asperges,* et parmi les boissons la *bière.* C'est à l'emploi de ce breuvage qu'on dut rapporter la blennorrhagie qui sévit, en diverses contrées d'Allemagne, sur un si grand nombre de nos soldats, pendant les campagnes de l'Empire.

Une *verge trop grosse; l'existence antérieure de blennorrhagies;* une *blennorrhagie sur son déclin;* les altérations du tissu de la muqueuse urétrale, comme un *rétrécissement;* les *affections dartreuses;* les *scrofules;* la *disposition tuberculeuse;* la *goutte;* le *rhumatisme,* sont autant de causes d'écoulements.

C'est ordinairement à la suite d'un coït impur que l'urétrite se développe, ou même après le simple contact des organes sexuels de l'homme avec les parties de la femme affectées d'écoulement blennorrhagique ou de flueurs blanches âcres ; mais il ne faudrait pas conclure de là que la matière d'un écoulement spécifique est indispensable pour la produire.

Il est avéré que non-seulement le produit d'une inflammation simple, mais encore les relations entre deux individus dont les parties génitales sont parfaitement saines, peuvent produire, chez l'un des deux seulement, ou chez l'un et l'autre à la fois, surtout si le coït a été *incomplet* ou *trop longtemps prolongé*, une blennorrhagie dont les phénomènes sont en tout semblables à ceux de la contagion ordinaire.

Dans quelques cas, on remarque une certaine sympathie d'action entre la muqueuse malade et la muqueuse saine. A défaut de ces conditions, on voit tous les jours des individus rester exempts de cette maladie, quoiqu'ils vivent, en s'acquittant du devoir conjugal, avec une femme affectée d'un écoulement : il existe ici une espèce d'acclimatement. Si la femme vient à oublier un moment ses devoirs d'épouse, si elle reçoit des amants, elle leur donne très-souvent la blennorrhagie. J'ai eu plusieurs fois occasion de constater des faits de ce genre. Fréquemment il se présente à ma consultation, accompagnés de la personne avec laquelle ils ont eu des relations, des hommes atteints d'écoulements qu'on ne sait vraiment à quelle cause attribuer, car très-souvent l'examen le plus minutieux ne permet pas de constater la plus légère trace de maladie chez la femme. On est obligé, faute de mieux, de se contenter de l'explication qui précède.

Un préjugé fâcheux, par la trop grande sécurité qu'il donne, est qu'une femme mariée ne peut jamais donner de mal à son amant. C'est une erreur que je ne saurais trop combattre, de même que celle qui attribue aux filles publiques une sorte d'immunité.

Il y en a de deux espèces : les filles en maison et les filles en cartes; les premières sont visitées tous les huit jours, les autres tous les quinze jours. On rencontre souvent des gens assez simples pour dire : Quelle inquiétude pouvais-je avoir avec des femmes qui sont sous la surveillance continuelle et immédiate de l'autorité? Ne devais-je pas avoir en elle la confiance la plus absolue ?

A peine quelques instants se sont écoulés depuis la visite du médecin, et déjà ces femmes pourront transmettre la blennorrhagie à un homme qui aura des rapports avec elles; à plus forte raison si les relations n'ont lieu que huit ou quinze jours après la visite. Ces visites médicales n'offrent donc aucune garantie; puis ces examens se font très-rapidement, très-superficiellement, et souvent la maladie échappe à des investigations trop légères. Il m'est arrivé plus d'une fois de recevoir à ma consultation des femmes sortant des dispensaires, renvoyées comme saines, *avec patente nette*, qui cependant étaient atteintes de maladies vénériennes bien caractérisées, et qui, *dans l'intérêt de leur clientèle*, venaient réclamer mes conseils pour être radicalement guéries.

De plus, la substitution des femmes les unes aux autres est une fraude qui se renouvelle chaque jour. Il m'est arrivé plusieurs fois d'examiner, pour lui donner un certificat en conséquence, une femme envoyée à sa place par une de ses amies : celle qui se fait examiner est saine, l'amie soupçonnée est malade. L'attestation devrait, pour éviter cette fraude, porter le signalement de la femme.

Il peut arriver aussi qu'une femme serve d'intermédiaire sans contracter elle-même la maladie qu'elle transmet; voici un exemple très-curieux de cette *contagion médiate.* Une dame déjeunait avec son mari et un ami de ce dernier. Pour une raison quelconque, le mari quitte la table et s'absente un instant. Bref il revient au bout de quelques minutes; le déjeuner s'achève, et, l'ami une fois parti, le mari a des rapports avec sa femme. Peu de jours après le mari malade vient consulter, et, soupçonnant sa femme d'infidélité, la fait examiner; elle n'avait rien. Cependant, inquiète, elle revient seule quelques instants après, et, pressée de questions, elle raconte l'histoire du déjeuner. Le convive dont je viens de parler, examiné à son tour, présentait des signes non équivoques de maladie. Ainsi, la femme, sans rien garder pour elle-même, avait transmis le mal de son amant à son mari.

Les *symptômes* de la blennorrhagie ne se développent pas toujours immédiatement après la cause qui la détermine. L'espace de temps qui s'écoule entre la cause et l'apparition des premiers symptômes porte le nom de *période d'incubation.* Cette période varie du deuxième au huitième jour. Dans certains cas, la maladie paraît quelques heures après l'infection.

Quelques auteurs racontent bien des histoires de personnes chez lesquelles la blennorrhagie ne s'est déclarée que trois mois ou plus après les rapports; mais, outre le peu d'authenticité de ces faits, on peut les expliquer par une des causes dont j'ai parlé plus haut. Quand, huit ou neuf jours après des relations suspectes, l'écoulement n'apparaît pas, on peut être certain d'avoir échappé au danger.

La blennorrhagie s'annonce par une légère démangeaison à l'orifice du canal de l'urètre, un sentiment d'ardeur, de picotement, de chatouillement dans le trajet de ce canal, une tendance inaccoutumée aux érections, et une exaltation des fonctions de l'organe. L'urine paraît plus chaude, et le besoin de l'expulser devient plus fréquent. Le méat urinaire est plus humide que d'habitude; ses lèvres, boursouflées, tendent à se renverser en dehors, sont d'une couleur plus vive, et leur surface paraît luisante. En pressant l'extrémité du canal, on peut en faire sortir une petite sécrétion incolore, filante; dès le deuxième jour le liquide sécrété devient plus abondant; il colle les deux lèvres du méat urinaire et laisse sur le linge de petites taches grises plus foncées à leur circonférence qu'au milieu. Cette circonférence est très-nettement accusée, tandis que dans les écoulements anciens, *goutte militaire*, le bord de la tache se confond insensiblement avec la teinte du tissu.

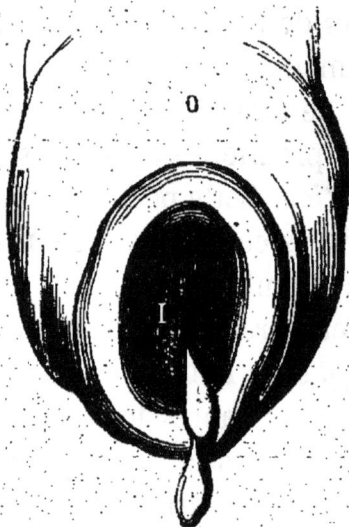

FIGURE 158.
Représentant l'extrémité de la verge affectée de blennorrhagie aiguë.

O, le gland tuméfié, recouvert par le prépuce, qui est lui-même enflé et terminé par un rebord très-saillant.

I, le méat urinaire tuméfié, d'où s'échappent quelques gouttes de sécrétion purulente.

Du deuxième au huitième, dixième et même quinzième

jour, augmentation de la douleur, qui devient continuelle et s'aggrave à chaque miction et pendant l'érection ; de la sécrétion morbide, qui passe d'un aspect séro-purulent à celui d'un liquide épais, jaune, verdâtre, puis rouillé, sanieux et séro-sanguinolent ; souffrances par la défécation, la marche, les froissements ; sensation de pesanteur dans les testicules ; élancements passagers dans les aines. L'urine devient graduellement plus rare, plus foncée, plus irritante, tandis que les contractions de la vessie sont plus fréquentes et qu'elles sont suivies d'un ténesme douloureux. Une légère tuméfaction s'empare du méat urinaire, s'étend quelquefois au gland, qui devient œdémateux et comme transparent (fig. 158).

Lorsque le malade se livre à des excès de table, de fatigue, à une marche forcée ou aux plaisirs vénériens, la douleur, qui s'est étendue dans toute la longueur de l'urètre, peut devenir assez intense pour amener des accidents. L'urine détermine par son passage une sensation tellement forte de brûlure, que les malades retardent le plus qu'ils peuvent le moment de la miction. Les comparaisons qu'on en fait peuvent donner une idée de l'acuité de cette douleur à ceux qui ne l'ont jamais ressentie : telles sont les expressions de *pisser des lames de rasoir, des épingles, des rognures de fer-blanc*. Plus on retarde la sortie de l'urine, plus ce liquide acquiert, par sa concentration, des propriétés irritantes. Des érections douloureuses surviennent pendant la nuit et interrompent le sommeil ; le jet de l'urine est plus mince, il sort en serpentant ; les dernières gouttes ne traversent le canal que lentement, l'une après l'autre, et sont quelquefois troubles, lactescentes, teintes de sang. Il existe alors un *rétrécissement inflammatoire*, tant par la rétraction spasmodique des tissus que par la congestion sanguine.

Lorsque l'inflammation a gagné en profondeur et en épaisseur, un nouveau symptôme plus alarmant apparaît :

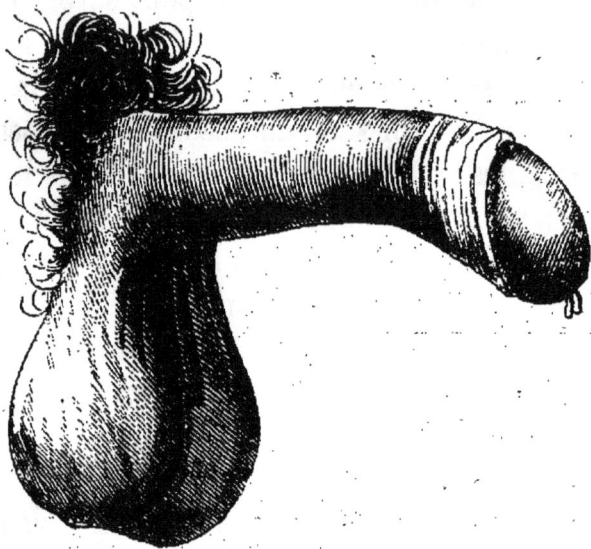

- FIGURE 159.

Représentant une verge (ou pénis) atteinte d'écoulement blennorrha-
gique, pendant l'érection cordée.

c'est l'*érection cordée* (figure 159). Dans cet état, les parois du canal, ayant perdu leur élasticité, ne peuvent plus suivre le développement des corps caverneux pendant l'érection ; la verge se recourbe alors, et représente un arc dont le canal serait la corde. Le malade ressent au périnée une gêne, une douleur quelquefois très-intense ; la pression sur cette région augmente les douleurs et les rend insupportables.

Quand l'inflammation gagne la région prostatique, de nouveaux signes annoncent son progrès. Si les malades veulent s'asseoir, rapprocher ou croiser les jambes, ils sont arrêtés par les souffrances ; le passage des urines produit un sentiment de brûlure qui part de la partie postérieure du canal. Le plus souvent, la blennorrhagie ne dépasse pas le col vésical; cependant quelquefois elle se propage jusqu'à la vessie, et même aux reins par les uretères; il existe alors une cystite, une néphrite blennorrhagiques.

Lorsque la blennorrhagie a atteint son *summum d'intensité*, elle reste dans cet état pendant quelques jours, pour commencer sa *période de déclin*. Alors la douleur diminue, l'écoulement devient de plus en plus clair et limpide. Cependant les érections peuvent encore conserver leur caractère cordé, car la rigidité des tissus ne disparaît pas de suite.

Il est très-rare que la maladie marche ainsi à sa résolution complète : *très-souvent elle passe à l'état chronique*, les douleurs sont presque nulles, mais il reste un écoulement mucoso-purulent qu'on a nommé *suintement habituel, goutte militaire*. Cet écoulement n'est apparent que le matin, parce que le mucus s'est accumulé dans le canal pendant la nuit.

Quelques malades arrivent à cette dernière période d'une manière régulière; mais le plus souvent l'inflammation éprouve des oscillations occasionnées par des écarts de régime. Il se fait même quelquefois de véritables *récidives* sous l'influence des rapports sexuels. Alors, l'écoulement ne passe plus par les phases que j'ai décrites : il arrive d'emblée à l'état purulent, le lendemain du coït; une pollution nocturne produit le même résultat. Ces récidives ont reçu le nom de *chaude-pisse à répétition*.

Quand elle est devenue *chronique*, la blennorrhagie persiste quelquefois très-longtemps, six mois, et jusqu'à une et plusieurs années; j'ai même eu occasion de dire, en parlant des rétrécissements (page 218), quelle est la cause la plus fréquente des coarctations urétrales. C'est l'ignorance où sont la plupart du temps les médecins de la véritable cause de ces suintements, qui rend compte de leur inhabileté à les faire disparaître. Les *écoulements anciens* ne sont, en effet, si *rebelles* aux médicaments qu'on administre contre eux, que par la raison qu'on néglige de traiter les rétrécissements qui les entretiennent.

On distingue *trois degrés* principaux d'inflammation dans la blennorrhagie, degrés qui correspondent à trois états pathologiques différents de la membrane muqueuse de l'urètre :

1° Quand l'inflammation est légère, bénigne, la membrane muqueuse, au lieu de la coloration naturelle blanc rosé très-pâle, est d'un rouge vif, légèrement gonflée ;

2° Au deuxième degré, l'inflammation, au lieu d'être bornée à la surface, comme dans le cas précédent, gagne en profondeur et envahit les follicules muqueux, les lacunes de Morgagni (fig. 17, page 74), d'où il est quelquefois difficile de la déloger ;

3° Enfin, quand on n'a pas été assez habile pour en arrêter la marche, d'autres fois par l'imprudence et les écarts de régime du malade, l'inflammation attaque toute l'épaisseur de la membrane muqueuse, et même le tissu cellulaire extérieur. C'est par là qu'on explique les *abcès* qui surviennent parfois dans le cours d'une chaude-pisse, abcès qui sont quelquefois la cause de fistules urinaires très-rebelles, et toujours le germe de rétrécissements de nature fibreuse. On a vu des exemples de violentes blennorrhagies dans lesquelles la phlegmasie était portée au point d'amener la désorganisation, la *gangrène* d'une partie plus ou moins étendue du canal de l'urètre.

Nature de l'écoulement.

La *sécrétion* fournie par la membrane muqueuse varie

.elle-même selon ces différentes périodes : ainsi, c'est d'abord un *mucus clair* qui humecte les surfaces malades; plus tard, une certaine proportion de *pus* s'y mêle pour former du *muco-pus;* enfin, c'est du *pus.* La sécrétion est d'abord d'un blanc pâle; elle devient ensuite d'un jaune tendre, ou d'un jaune plus prononcé. Lorsqu'elle est devenue plus abondante et qu'elle contient *quelques globules sanguins,* elle prend la *couleur verte;* à mesure que l'élément sanguin augmente, le vert se change en *couleur rouillée.* A un certain degré d'inflammation, le pus prend l'aspect *sanieux;* il peut devenir *séro-sanguinolent;* mais, en général, la teinte d la sécrétion varie en raison de la quantité et des qualités de l'élément *pus.* Ces diverses teintes se communiquent au linge des malades, qu'elles *empèsent* fortement. Il est bien important de connaître toutes ces nuances, car elles peuvent avoir une grande utilité pour le diagnostic. Quand la maladie arrive *à son déclin,* la sécrétion, de *purulente* qu'elle était, reprend les caractères du *muco-pus,* puis du *mucus,* dans lequel on voit nager quelques globules isolés de pus. Les taches du linge sont alors grisâtres, avec un point jaune foncé au centre.

Siége de la blennorrhagie.

Au début de la blennorrhagie, le *siége du mal* est à la fosse naviculaire, et pendant plusieurs jours il ne dépasse pas cette limite. C'est ce qui explique le succès de certaines médications toutes locales et extérieures; mais, à mesure que la maladie se prolonge ou qu'elle fait des progrès, l'inflammation gagne de proche en proche et occupe bientôt toute l'étendue du canal de l'urètre. Quelquefois elle ne s'arrête pas au col de la vessie et à la glande prostate; elle franchit cette barrière, envahit le réservoir de l'urine, et peut remonter jusqu'aux reins, ou descendre dans les testicules, et, comme on le dit vulgairement, *tomber dans les bourses* (A, fig. 161, page 409).

Quand l'écoulement est passé à l'état chronique, c'est habituellement dans la profondeur de l'urètre, à la glande

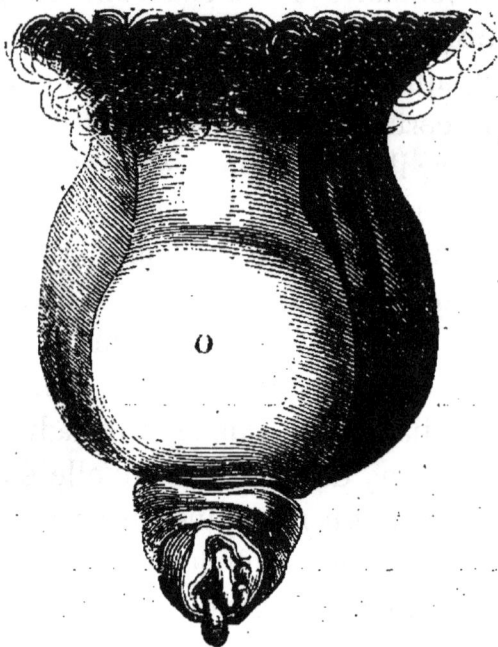

FIGURE 160.

Représentant la verge dont le prépuce, trop long et trop étroit, recouvre le gland atteint de blennorrhagie (balano-posthite ou chaude-pisse bâtarde, voir page 408).

On voit en O le gland gonflé, fournissant une suppuration qui s'échappe en gouttelettes par l'orifice du prépuce.

prostate ou à la portion membraneuse du canal, que l'inflammation fait élection de domicile. C'est, en effet, là le siége habituel des rétrécissements auxquels les écoulements anciens donnent lieu, et c'est à la localisation de l'inflammation chronique sur cette même région, *vers le niveau des conduits éjaculateurs du sperme*, qu'on doit attribuer le boursouflement, le relâchement de ces canaux, les pertes séminales insensibles et l'impuissance, qui en sont l'inévitable conséquence. J'appelle spécialement l'attention du lecteur sur ce point, que je considère comme capital dans les chapitres qui traitent des *pertes séminales*, de la *stérilité* et de l'*impuissance* (voir plus loin).

Chez les personnes dont le prépuce est long et recouvre habituellement le gland, l'espèce de cavité formée par le gland et le prépuce peut devenir le siége exclusif de l'inflammation blennorrhagique, qui porte alors des noms spéciaux : c'est la *gonorrhea spuria* des anciens, *chaude-pisse bâtarde*, *fausse gonorrhée*, *balano-posthite*, *blennorrhagie externe* (fig. 160). Cette variété ne présente jamais de gravité, à moins que l'ouverture du gland ne soit très-étroite (voir *Phimosis*, fig. 165 et 166). Elle guérit très-facilement, et n'a jamais de conséquences ultérieures.

Durée. La blennorrhagie dure habituellement de vingt à vingt-cinq jours, pour une forme légère ; de trente à quarante et même cinquante jours, pour les formes suraiguës. La dernière période se prolonge quelquefois ; cela tient à ce que les malades, une fois débarrassés des douleurs et de l'incommodité de l'écoulement, ne s'astreignent plus aux exigences du traitement. D'autres fois, la longue durée d'un écoulement tient aux traitements intempestifs que le malade, ou le médecin lui-même par une ignorante condescendance aux désirs du patient, ont dirigé contre l'écoulement. Ainsi, toutes les fois que la blennorrhagie a franchi le début et qu'elle est dans la période d'augment, les médicaments qu'on administre dans le but de *couper l'écoulement*, outre les accidents qu'ils peuvent déterminer, ont l'inconvénient de le prolonger au delà de sa durée ordinaire. C'est ainsi qu'il n'est pas rare de voir des blennorrhagies persister pendant des années, et même vingt et trente ans, comme j'en ai vu plusieurs exemples ; mais, dans ce cas, le suintement, au lieu d'être toute la maladie, comme au début, n'est plus que l'indice, le symptôme d'un rétrécissement qu'il faut faire disparaître pour voir cesser l'écoulement (voir page 236).

Accidents et complications.

1° *Bubon ou inflammation des ganglions du pli de l'aine.*

On désigne sous le nom de *bubon, poulain,* le gonflement inflammatoire des *ganglions lymphatiques* ou *glandes* du pli de l'aine.

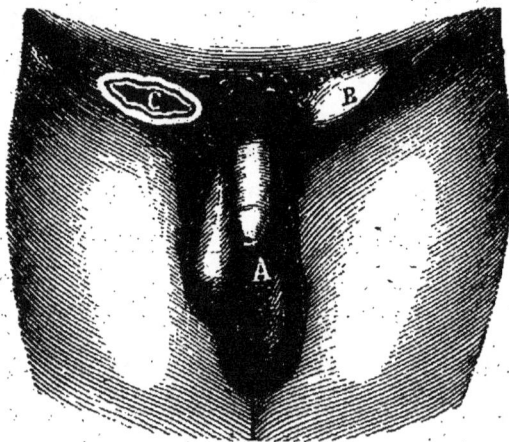

FIGURE 161.

Représentant la verge, les bourses et le pli de l'aine d'un homme atteint de blennorrhagie ou chaude-pisse compliquée.

A, le testicule du côté gauche est le siége d'un gonflement provenant de ce que l'inflammation du canal de l'urètre s'est propagée par

les vésicules séminales O (fig. 7, page 50) et le canal déférent
(RK'O *ibid.*) au testicule et à l'épididyme (fig. 12, page 64).
B, bubon commençant du pli de l'aine du côté gauche.
C, bubon du pli de l'aine du côté droit suppuré et ouvert.

Pour bien faire comprendre au lecteur le mécanisme
et le développement de cette complication de la blennorrhagie, j'ai besoin de donner quelques détails sur la
disposition anatomique du pli de l'aine et sur la con-
nexion étroite qui relie cette région aux parties génitales
de l'homme et de la femme.

Immédiatement sous la peau, dans le tissu cellulaire
sous-jacent, si l'on presse la région du pli de l'aine avec
la pulpe des doigts, on sent de petites *glandules* ou *nodosités* A, B, C, D (fig. 162). Ces *ganglions lymphatiques*
à l'état normal, au nombre de dix à douze, ont le volume

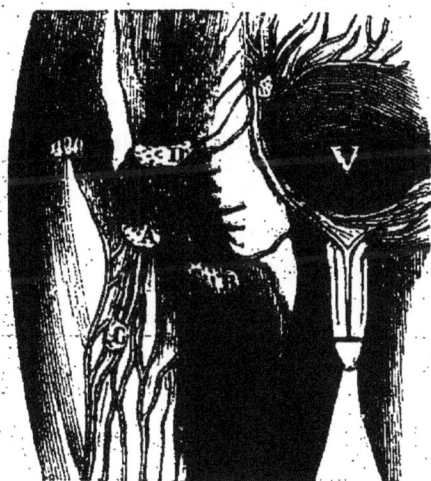

FIGURE 162.

*Représentant les vaisseaux lymphatiques et les ganglions du pli de
l'aine du côté droit, et leur naissance du côté gauche.*

A, B, C, D, ganglions ou glandes lymphatiques auxquels viennent
aboutir les vaisseaux du même nom, après s'être anastomosés
entre eux.

v, la vessie ouverte, au-dessous de laquelle est la verge ou pénis, dé-
pouillée de sa peau.

d'un grain de chènevis à un pois, et leur pression n'est
nullement douloureuse. Ils sont l'aboutissant et comme
le réservoir des vaisseaux lymphatiques qui rampent sur
les organes circonvoisins, la verge ou pénis, les testicules, la vessie, chez l'homme; la vulve, le vagin, la
matrice, les ovaires, la vessie, chez la femme. Or, toutes
les fois qu'un des organes ci-dessus nommés est atteint
d'inflammation, la phlogose se communique par l'intermédiaire des vaisseaux lymphatiques aux glandes du pl
de l'aine, et ces petits ganglions, soit qu'un seul ou plusieurs se prennent à la fois, peuvent acquérir le volume
d'un œuf de pigeon, de poule ou de dinde.

Le bubon peut se montrer d'un seul ou de deux côtés,
à la fois ou successivement. Quand l'irritation du gland ou
du canal, ou bien une plaie, existent du côté droit ou du
côté gauche, le bubon affecte le pli de l'aine correspondant. Si la plaie a son siége sur la ligne médiane, le bubon
pourra envahir les deux côtés à la fois. Cependant, exceptionnellement, en raison de l'entrecroisement des
vaisseaux lymphatiques sur la ligne médiane, on voit des
plaies du côté droit du gland donner naissance à des bubons de l'aine gauche, *et vice versâ.*

Il débute par une gêne, un embarras, une lourdeur dans
le pli de l'aine. En portant la main dans cette région, on
sent une tumeur chaude, douloureuse à la pression. La
peau qui la recouvre est rosée, rouge, puis bleuâtre. La
tumeur est d'abord circonscrite à la glande qui se gonfle;
mais bientôt, par suite du progrès du mal, le tissu cellulaire environnant prend part à l'inflammation et concourt
à l'accroissement du bubon. Suivant l'intensité de la maladie, l'énergie du traitement ou les imprudences du

malade, cet accident peut avoir trois terminaisons différentes : la *résolution*, la *suppuration* (C, fig. 161) ou l'*induration*; la terminaison par *gangrène* est extrêmement rare.

On désigne sous le nom de *bubon d'emblée* le gonflement ganglionnaire de l'aine, qui survient sans manifestation apparente d'aucun autre symptôme vénérien. Quelques praticiens nient sa possibilité, et pensent que, dans
.es cas dont je parle, une exploration attentive et minutieuse des organes ferait découvrir un point irrité sur la
surface muqueuse ou à l'intérieur du canal.

Le traitement à opposer au début de l'apparition d'un
bubon consiste dans le repos au lit, parce que la marche,
outre qu'elle est très-douloureuse, parfois même impossible, ne pourrait que hâter la terminaison par suppuration. De grands bains, des cataplasmes de farine de lin et
des pommades fondantes (voir *Inflammation du testicule*)
en font justice en quelques jours. Quand l'inflammation résiste à ces moyens et menace de se terminer par suppuration, il faut avoir recours aux sangsues pour dégorger
la partie malade : les fondants et les émollients agissent
ensuite avec plus de succès.

Enfin, si par suite d'imprudences, ou malgré le traitement, la suppuration se déclare dans un bubon, il faut
l'ouvrir de bonne heure avec le bistouri. C'est le meilleur
moyen de terminer promptement cette complication, et
surtout d'éviter les traces révélatrices qui sont la conséquence de l'ouverture spontanée d'un bubon. La *direction
à donner à l'incision*, pour que la cicatrice soit complète-
ment dissimulée plus tard, est *de haut en bas et de dehors en dedans*. On peut aussi se contenter de pratiquer,
avec la pointe d'une lancette, plusieurs petites ponctions
dont les cicatrices seront plus tard imperceptibles. J'ai
été parfois assez heureux, dans des cas où l'ouverture

d'un bubon avait été jugée inévitable, pour faire résorber le pus déjà formé, par l'application d'un vésicatoire volant sur la partie enflammée.

2° *Dysurie et rétention d'urine.*

La douleur en urinant, qui est un symptôme intimement lié à la blennorrhagie, peut arriver à une telle intensité, qu'elle constitue un véritable accident. La rétention d'urine qui souvent l'accompagne peut être le résultat de deux causes différentes : ou d'un spasme de l'urètre, ou de l'engorgement inflammatoire des parois du canal. Les saignées générales, les sangsues au périnée, les grands bains, les bains locaux, les cataplasmes, les boissons délayantes (voir *Traitement*), et enfin la sonde, tels sont, convenablement employés, les moyens de triompher de cet accident.

3° *Fièvre.*

Le plus ordinairement la blennorrhagie ne présente de fièvre à aucune de ses périodes ; cependant, quand elle est très-intense, qu'elle gagne le col de la vessie, la glande prostate, les ganglions du pli de l'aine et des testicules, il survient en même temps une réaction fébrile plus ou moins grave, qui disparaît habituellement à mesure que l'inflammation diminue.

4° *Abcès.*

Les abcès urétraux, suite de blennorrhagie, sont assez fréquents ; ils siégent au dessous du gland, de chaque côté du frein ou à la racine de la verge ; quelquefois plus profondément, dans les glandes de Cowper, à la glande prostate. Ces abcès, qui tiennent au développement de l'inflammation dans le tissu cellulaire entourant le canal, fournissent du pus qui tend à sortir au dehors par la peau, au

dedans par le canal, et sont souvent les causes de *fistules
urinaires* assez difficiles à guérir. Aussitôt que le malade
voit survenir un pareil accident, il ne doit pas tarder à
confier la direction de son traitement à un médecin
spécial.

5° *Hémorragie, suite de la rupture du canal.*

En parlant de la nature de l'écoulement blennorrhagique, j'ai signalé la présence du sang comme assez fréquente
quand l'inflammation est arrivée à un certain degré d'intensité ; mais ce n'est pas assez fort, dans ces cas, pour
constituer un accident. Par suite d'une prédisposition naturelle, d'un traitement mal dirigé, d'une érection violente
trop prolongée, d'une éjaculation spermatique ou de cette
vicieuse pratique populaire dont j'ai déjà parlé, et qui consiste à redresser violemment l'urètre dans le cas de chaude-
pisse cordée (*Rompre la corde*, fig. 159, p. 403, et fig. 62,
63, p. 223), il peut se faire, par la trop grande friabilité
de la membrane muqueuse enflammée, une déchirure de
l'urètre qui cause une hémorragie parfois très-inquié-
tante. J'ai vu des personnes perdre de la sorte jusqu'à un
litre de sang, et les auteurs citent des exemples de malades
ayant perdu deux ou trois litres de ce liquide. Quelquefois
l'hémorragie ne s'arrête que pendant la syncope déterminée par l'abondance de la perte. L'eau froide ou vinaigrée,
la glace appliquée en compresses sur la verge ou au périnée, les lavements glacés, rendent de grands services en
pareil cas. Je me suis très-bien trouvé, dans une semblable
circonstance, de la compression interne opérée par une
grosse bougie de cire introduite dans le canal. Cet accident, quand il n'est pas poussé trop loin, fait l'effet d'une
saignée locale et procure parfois un soulagement instan-

tané. Un rétrécissement de nature fibreuse en est presque toujours la conséquence.

6° *Inflammation de la glande prostate.*

J'aurai occasion, en traitant des maladies de la glande prostate, de parler en détail de cette complication fréquente, et d'en indiquer les symptômes, le traitement et les conséquences pour la suite.

7° *Induration ou atrophie des corps caverneux.*

En parlant des causes mécaniques de stérilité chez l'homme, je signalerai la direction vicieuse de la verge pendant l'érection. Cette vicieuse direction peut être occasionnée par des contusions, des torsions brusques de l'organe pendant la turgescence, ou un épanchement de sang venu dans les mêmes conditions; elle peut être aussi la conséquence de la propagation de la phlogose urétrale aux tissus spongieux du corps caverneux (voir fig. 18, 19 et 20, pages 79, 81, et 82. Les aréoles de ce tissu peuvent, par suite de cette inflammation, être imprégnées de lymphe plastique, qui, *étant inextensible*, bridera la verge pendant son allongement, et, suivant l'étendue et le siége de cette exsudation, lui donnera une courbure à droite, à gauche, en haut, et pourra entraîner l'atrophie, la paralysie partielle ou totale de l'organe.

Du reste, quand même les corps caverneux seraient complétement atrophiés, l'érection de la verge, érection faible, il est vrai, est encore possible, ainsi que j'en ai vu deux exemples. Dans ces cas, c'est au corps spongieux (C, fig. 18, page 79) qui entoure le canal de l'urètre (D, *ibid.*) qu'est dû tout le mérite de l'érection, et la

verge, dans sa turgescence, affecte une courbe à concavité supérieure.

8° *Inflammation du testicule, ou chaude-pisse tombée dans les bourses.*

Je reviendrai très en détail sur cette grave complication des écoulements (A , fig. 161, page 409), en parlant
des *maladies du testicule;* je veux seulement signaler cette
particularité, que, loin de survenir dans le paroxysme
de l'inflammation blennorrhagique, cette complication
ne se montre le plus souvent que vers la fin de la maladie, quand les patients, pleins de confiance, comptent
n'avoir plus aucun accident à redouter. Si, dans le cours
d'un premier écoulement, la chaude-pisse est tombée
dans les bourses, le malade doit être sur ses gardes pour
les blennorrhagies qu'il pourra contracter par la suite;
car cette complication reparaît presque à chaque nouvel
accident.

9° *Arthrite blennorrhagique.*

Chez les personnes qui ont de la tendance aux rhuma-
tismes, il est très-fréquent de voir survenir pendant un
écoulement l'inflammation blennorrhagique d'une ou de
plusieurs jointures. Ces *arthrites* sont quelquefois très-te-
naces, et il est bien important de ne pas les confondre avec
un *rhumatisme articulaire* ordinaire, parce qu'elles exigent un traitement spécial, auquel seulement elles cèdent.

La réciproque est aussi très-importante à noter : ainsi
je donne des soins à plusieurs malades atteints de rhuma-
tismes, et l'invasion du mal s'annonce presque toujours
chez eux par un écoulement urétral, en tout semblable à
une blennorrhagie. Il est inutile de traiter cet écoule-

ment par les moyens habituels; il sera complétement réfractaire; tandis qu'il cédera, avec les autres symptômes de rhumatisme, au traitement dirigé contre ceux-ci.

10° *Ophthalmie blennorrhagique.*

C'est surtout dans les cas d'inflammation survenant aux yeux, pendant la durée d'une blennorrhagie, qu'il importe de ne pas commettre d'erreur sur les causes du mal; car ces ophthalmies sont promptement funestes et suivies de la perte totale d'un ou des deux yeux, par suite de fonte purulente. J'ai vu plusieurs fois ce redoutable accident survenir dans les hôpitaux; aussi, pour le faire éviter à mes malades, je leur recommande expressément de ne pas porter les mains à la figure, et quand ils ont touché la partie affectée, de se laver les mains avec les plus grands soins. Si, par hasard, ils voient survenir la moindre irritation aux yeux, de suite ils doivent en informer le médecin; car, à son origine, l'inflammation blennorrhagique des yeux est arrêtée facilement. S'il arrivait que la maladie, faisant de grands progrès, menaçât l'organe de la vision, il ne faudrait pas hésiter à employer un remède énergique, comme la cautérisation de *toute* la membrane muqueuse oculaire avec la pierre infernale.

11° Les *rétrécissements;*

12° Le *catarrhe de vessie;*

13° Les *pertes séminales;*

14° Enfin, l'*impuissance,* peuvent être les conséquences d'un écoulement blennorrhagique passé à l'état chronique (voir les chapitres qui traitent de ces différentes maladies).

Les femmes impures avec lesquelles on contracte la blennorrhagie communiquent fréquemment en même temps des poux du pubis. Ces insectes parasites ont le

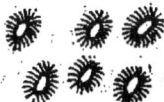

FIGURE 163.

Représentant des poux du pubis (vulgairement *morpions*).

corps arrondi et large, le corselet très-court, se confondant avec l'abdomen. Ils envahissent d'abord la région
velue du pubis, et de là peuvent se propager sur toutes
les parties du corps, mais plus généralement à la poitrine,
aux aisselles, aux favoris et jusque dans les sourcils. Ces
insectes se multiplient avec une telle rapidité, que deux
individus suffisent pour en produire dix-huit mille en
moins de deux mois. Ils provoquent, dans les régions
qu'ils ont envahie, une démangeaison violente, qui force
irrésistiblement à se gratter.

Dans les premiers temps de leur invasion, il est assez
difficile de les apercevoir, parce qu'ils ne forment qu'une
petite tache gris-brun sous l'épiderme. Mais si avec la
pointe d'une épingle ou d'une aiguille, on rompt l'épiderme autour de la tache, on peut facilement enlever
l'insecte ; il est alors facile de le distinguer au mouvement de ses pattes.

Pour s'en débarrasser, il suffit de graisser d'une couche
très-mince d'onguent napolitain simple (au 1/8), nommé
vulgairement *onguent gris*, les régions envahies par l'insecte. On fait cette friction, de quelques secondes, le soir
en se couchant, et le lendemain matin on prend un bain
simple ou mieux de Baréges artificiel. Si l'onguent a été
mis sur toutes les parties infestées, une seule application

suffit, et on trouve entre les draps les insectes morts. On aura soin aussi de changer et de purifier les vêtements.

Traitement.

Le traitement qu'on doit opposer à la blennorrhagie varie suivant les différentes périodes de la maladie, et suivant qu'elle est à l'*état aigu* ou passée à l'*état chronique*.

Mais avant d'indiquer les moyens curatifs, il est bon de tracer *quelques préceptes pour se préserver de la contagion*. L'observance de ces règles est d'autant plus importante, que certaines personnes contractent des blennorrhagies avec une déplorable facilité, dans des circonstances où il n'existe évidemment aucune cause d'infection. D'un autre côté, avec la stricte soumission aux préceptes que j'indique, il est certain qu'*on peut presque impunément cohabiter avec une personne suspecte, ou même infectée*, sans redouter aucune conséquence.

J'ai l'habitude de faire ces recommandations à tous les malades affectés d'écoulement, aussitôt leur guérison, et j'ai la conviction d'avoir rendu par là de grands services à bien des personnes.

Moyens préservatifs ou prophylactiques pour éviter la contagion.

L'individu qui se trouve ou craint de se trouver dans des conditions propres à transmettre la maladie, doit se soumettre à des soins de propreté qui peuvent, pour un instant, neutraliser le mal. Lotions avec de l'eau simple, ou rendue *désinfectante* par le chlorure de chaux, *acidule* par du vinaigre, *alcaline* par une légère solution de soude, de potasse, de savon, ou *astringente* par du vin, du tannin. Préalablement au coït, l'homme aura soin d'uriner;

la femme de se faire quelques injections dans le vagin, pour détacher et entraîner au dehors la matière morbide sécrétée dans ces conduits.

Il est bien convenu qu'en donnant les instructions qui précèdent, je n'entends nullement engager les personnes atteintes de maladies vénériennes à des relations sexuelles qui, indépendamment de l'aggravation inévitable des symptômes, sont réprouvées par la morale la plus vulgaire.

Ceux qui s'exposent à la contagion, au contraire, ou *qui la craignent,* doivent tenir une conduite tout opposée, et conserver tous les moyens de protection. Ainsi, il faudra avoir la précaution d'enduire d'un corps gras les organes qui servent au coït, et surtout avoir soin que les moindres replis soient aussi bien recouverts que les surfaces les plus apparentes. Le coït ne doit durer que le moins de temps possible, et le contact ne doit pas être prolongé au delà du terme nécessaire. Il est, en effet, facile de comprendre que plus les rapports auront de durée, plus il y aura de chance pour l'absorption de la matière virulente, *et vice versâ.* Aussi, pour ce motif, ne faut-il pas mettre en pratique le précepte de madame de Staël : *L'amour, c'est de l'égoïsme à deux.* Dans le cas dont je m'occupe, il est bien plus prudent de faire de l'égoïsme à soi seul.

Les *rapports médiats* ont des avantages réels contre la contagion; mais, outre bien des inconvénients, ils ne sont pas toujours efficaces, puisque les substances que l'on emploie pour fabriquer les *condoms* sont poreuses ou peuvent se déchirer. Tel est le cas de la *baudruche* ou des *cœcums* de mouton. Puis l'inoculation ou l'absorption du virus se fait souvent en arrière des points qui étaient protégés, et il est très-difficile de maintenir en place ces agents protecteurs pendant les rapports sexuels. Aussi les

corps gras, que je recommande de préférence, sont-ils
d'un emploi plus sûr. Tel est le cas du *cold-cream*, de la
pommade aux concombres, de l'*huile d'olives*, du *cérat*.

Maintenant, *aussitôt que le coït suspect est effectué*, il
faut nettoyer les organes avec la plus grande exactitude
et avoir la précaution de ne pas se laver *dans* une cuvette,
mais bien *au-dessus* et par irrigation, en ayant bien soin
de détacher minutieusement, par le lavage, toutes les
mucosités adhérentes à l'organe. L'impression de l'eau
froide, aiguisée, s'il est possible, des substances indiquées
plus haut, vin, vinaigre, eau de Cologne, excite à peu
près immanquablement le besoin d'uriner, qu'il faut aussi
se hâter de satisfaire.

Les femmes feront des injections vaginales avec les
mêmes liquides.

Quelques médicastres annoncent pompeusement des
lotions préservatives infaillibles; mais les gens du monde
doivent bien être prévenus que c'est plutôt par la manière dont se font les ablutions que par la nature du liquide lui-même qu'ils seront efficacement préservés.
Ainsi, l'*eau ordinaire*, qu'on trouve toujours partout,
convenablement employée comme je viens de le dire,
protégera mieux contre l'infection syphilitique que des
bains locaux avec une liqueur corrosive qui ne pénétre-
rait pas exactement dans tous les replis de la peau.

*Le point capital, c'est de laisser le moins de temps pos-
sible la matière suspecte en contact avec les tissus.* Par là
on diminue les chances d'absorption.

Si, au lieu d'eau simple, on peut l'additionner de substances qui bouchent, oblitèrent les pores absorbants de
la peau et de la membrane muqueuse, on aura satisfait
à une double indication :

1° *Enlever la matière virulente ;*

2° *Fermer le passage par lequel elle peut s'introduire dans l'organisme.*

Dans les préceptes que je formule plus haut, j'ai eu soin de ne recommander que les substances qu'on a, pour ainsi dire, partout sous la main. Il est puéril, en effet, de vanter des compositions qui, dans les conditions habituelles de la vie, ne peuvent être mises en usage. Cependant voici, pour les personnes qui le désireraient, une préparation qu'on peut faire soi-même au moment de s'en servir ou d'avance :

Délayez cinq grammes ou une cuillerée à café environ de chlorure solide d'oxyde de calcium (hypo-chlorite de chaux) dans un demi-litre d'eau, qui servira pour les ablutions, pratiquées comme j'ai dit dans les paragraphes précédents.

Ce chlorure solide d'oxyde de calcium est une poudre blanche, très-peu dispendieuse, qui se conserve des années entières sans altération, pourvu qu'elle soit dans un flacon de verre hermétiquement bouché.

Si toutes ces recommandations sont strictement observées, on n'aura aucun accident à redouter. Mais souvent on ne se trouve pas dans des conditions à pouvoir les mettre en pratique; alors on s'observera avec soin, pour que, si on a été infecté, on puisse soigner le mal dès son début.

A. Traitement de la blennorrhagie à l'état aigu.

Dès que l'on s'aperçoit de l'écoulement, il y a certaines *précautions générales* auxquelles on doit s'astreindre, autant pour s'opposer à l'aggravation des symptômes que pour prévenir leur apparition. Ainsi, repos général de

l'individu, mais par-dessus tout repos local de la partie
malade; privation complète de tout rapport sexuel;
usage d'un suspensoir bien fait, qui soutienne les testicules sans les froisser. Éviter la marche trop prolongée,
l'équitation, les voyages dans les voitures mal suspen-
dues. Régime sévère, en rapport, toutefois, avec les forces de l'individu et l'intensité du mal. Éviter les excitants de tout genre, et plus particulièrement les liqueurs
spiritueuses, ainsi que la bière, les asperges. Usage de
boissons rafraîchissantes, au goût de chaque personne,
et des autres tisanes indiquées ci-après.

- On recommandera au malade de se laver les mains
avec le plus grand soin toutes les fois qu'elles auront été
mises au contact de la matière gonorrhéique, et d'éviter
surtout de les porter aux yeux, pour échapper à l'accident redoutable d'ophthalmie blennorrhagique dont j'ai
parlé page 417.

a. *Traitement de la blennorrhagie au début.*

Méthode abortive.

Quelques praticiens ont proposé, dans ces derniers
temps, d'arrêter au début tous les écoulements, et ont
prétendu obtenir ce résultat en vingt-quatre heures. Ce
moyen consiste dans des *injections au nitrate d'argent à
haute dose,* soixante centigrammes, un, deux, et même
cinq grammes de nitrate d'argent cristallisé pour trente
grammes d'eau distillée. Le médecin fait lui-même une
de ces *injections,* que l'auteur appelle avec raison *caustiques,* et il prétend par là guérir en vingt-quatre heures
tous les écoulements, quand ils sont pris au début, et en
deux ou trois jours au plus tard, quand ils sont traités
à une époque déjà éloignée de l'invasion.

Mais de semblables injections ne sont pas si inoffensives que le prétend leur auteur; et, au lieu d'éteindre l'inflammation, j'ai vu très-souvent cette médication violente exaspérer le mal et entraîner des accidents fort graves, tels que l'hémorragie, l'inflammation des testicules, les abcès, la fièvre, la rétention d'urine, et des douleurs atroces. J'ai été appelé, dans trois circonstances semblables, pour donner mes soins à des malades qui avaient eu l'imprudence de se soumettre à ce traitement perturbateur. Une chose remarquable, c'est que, ces accidents une fois calmés, l'écoulement reparaît et continue sa marche ordinaire. On devra donc rejeter bien loin une méthode aussi dangereuse, d'autant mieux que souvent les malades n'ont, pour ainsi dire, que des menaces d'écoulement, qui cessent d'eux-mêmes, du jour au lendemain, avec un régime convenable et le repos, tandis que cette méthode perturbatrice déterminerait infailliblement une blennorrhagie complète.

Mais est-ce à dire pour cela qu'on ne doive rien faire pour tenter d'arrêter un écoulement au début? Loin de moi une telle opinion. Bien souvent, par l'emploi de moyens internes et d'injections inoffensives, j'ai pu arrêter court des blennorrhagies qui avaient débuté depuis deux et même trois jours. Il est bien rare qu'après le quatrième jour l'inflammation n'ait pas fait assez de progrès pour qu'il ne soit pas dangereux de tenter de l'arrêter. J'ai plusieurs clients qui, dès qu'ils s'aperçoivent du plus léger suintement, accourent en toute hâte à ma consultation, pour que je les débarrasse de suite; et, par ce moyen, ils évitent tous les accidents que les blennorrhagies entraînent si souvent après elles.

b. *Traitement de la période d'inflammation.*

Une fois que l'inflammation s'est développée et qu'elle est franchement établie dans le canal, il serait de la plus haute imprudence de chercher à l'arrêter brusquement, par des moyens perturbateurs; d'abord, on n'y réussit pas; puis, les agents employés en vue de ce résultat peuvent entraîner des accidents très-graves. Il faut donc, comme on dit vulgairement, *laisser couler;* non que je partage l'opinion des anciens, qui pensaient que la membrane muqueuse urétrale servait d'émonctoire à la matière morbifique, mais parce que l'observation attentive de la phlegmasie des membranes muqueuses montre que l'inflammation, une fois développée sur un tissu, doit passer, pour arriver à sa terminaison, par certaines phases ou périodes qu'il serait imprudent d'entraver. Le rôle du médecin doit donc se borner, quand il est en présence d'une blennorrhagie arrivée à sa *période d'inflammation ou d'augment,* à maintenir cette phlogose dans des limites convenables, à prévenir les accidents, et enfin à gagner au plus vite la *période de déclin,* dans laquelle on peut, sans inconvénient, faire cesser de suite l'écoulement.

Les agents qu'on emploie dans ce *traitement palliatif* sont directs ou indirects.

1° *Moyens directs.*

Je recommande formellement de s'abstenir de toute espèce d'injection, *même émolliente,* pendant cette période. Il faut tenir les organes malades avec la plus grande propreté, et les laisser le moins possible en contact avec le produit de la sécrétion blennorrhagique, qui

tendrait à accroître et à perpétuer l'inflammation. Dans
le but de remplir cette indication et de calmer l'inflammation, on aura recours aux grands bains tous les jours
ou tous les deux jours, selon la force du malade et le
degré de l'irritation. Trois à quatre fois par jour, on
prendra des bains locaux d'eau de racine de guimauve
et de tête de pavot tiède, pendant cinq à dix minutes
chaque fois. Si les érections sont trop douloureuses, on
appliquera sur le périnée et la verge des cataplasmes de
farine de lin et d'eau de guimauve et de pavot. On aura
soin de tenir le ventre libre par des lavements d'eau de
son, et, le soir, s'il est besoin, on prendra un quart de
lavement d'eau de guimauve dans lequel on ajoutera,
pour le rendre calmant, quatre à cinq gouttes de laudanum, ou la décoction d'une demi-tête de pavot.

2° *Moyens indirects.*

Ces moyens consistent dans la diète ou demi-diète, selon l'état d'acuité de la maladie ; les boissons émollientes,
qui délayent l'urine et lui enlèvent une partie de ses qualités irritantes. Les tisanes qui sont le plus recommandées sont celles de graine de lin ; racine de guimauve,
chiendent, asperge, fraisier ; pariétaire ; lait d'amandes,
petit-lait clarifié.

Comme les envies d'uriner sont assez fréquentes et
toujours plus ou moins douloureuses dans la blennorrhagie, certains praticiens se sont demandé s'il était plus
avantageux de priver le malade de boissons que de le
faire boire abondamment : mais évidemment ceux pour
lesquels une semblable question peut rester indécise se
rendent bien mal compte de l'effet des boissons délayantes. Le but qu'on se propose, en faisant boire abondam-

ment le malade, est de rafraîchir, de laver le sang, si je puis m'exprimer ainsi, et de faire que l'urine, contenant une plus grande quantité de principes aqueux et adoucissants, calme, par son passage, la membrane muqueuse enflammée et lui serve d'injection émolliente. Plus ces émissions d'urine émolliente auront lieu fréquemment, plus on calmera le mal. Tandis qu'en privant le malade de boissons, l'urine, qui est toujours sécrétée, sera d'autant plus concentrée, partant plus irritante, et le résultat de chaque émission d'urine, dans ce cas, sera d'augmenter l'inflammation de la membrane muqueuse. Aussi, dans le but de remplir l'indication dont je viens de parler, me trouvé-je très-bien, dans ma pratique habituelle, de faire prendre aux malades la préparation suivante, que je désigne sous le nom de *tisane émolliente sèche*, et qui enlève, en deux jours au plus, les douleurs les plus aiguës. Sa forme la rend très-commode pour les malades qui n'ont pas le temps ou ne veulent pas se faire préparer de tisane. Elle est aussi d'un emploi facile pour les personnes qui voyagent. Voici la formule que je recommande le plus fréquemment et que j'ai déjà donnée, en parlant des rétrécissements du canal de l'urètre (p. 304) :

Prenez : Poudre de racine de guimauve,   20 grammes.
Id.   id.   de réglisse,   20 grammes.
Sucre de lait,   20 grammes.
Gomme arabique pulvérisée,   5 grammes.
Magnésie carbonatée,   5 grammes.
Nitrate de potasse pulvérisé,   1 gramme.

Mêlez exactement pour une poudre bien homogène. La prendre à la dose de 4 à 5 cuillerées à café par jour, délayée dans un verre de tisane ou d'eau sucrée.

On ne doit avoir recours à la *saignée* ou aux *sangsues* que dans le cas de complications du côté de la vessie, de

la glande prostate ou des testicules. Le siége le plus convenable pour l'application des sangsues est le périnée,
parce que le dégorgement sanguin de la partie malade
s'effectue très-bien en cet endroit, et que les trous des
sangsues n'y sont pas suivis d'accidents; tandis que, le
long du canal de l'urètre ou sur les testicules, les piqûres
de ces annélides déterminent fréquemment de l'œdème
et un érysipèle gangréneux.

Pour calmer les érections qui sont quelquefois si pénibles dans la période inflammatoire de la blennorrhagie,
je conseille avec succès l'usage des pilules suivantes :

> Prenez : Extrait gommeux d'opium,   0,01 centigr.
>   Camphre purifié,   0,05 centigr.
> Mêlez selon l'art, et faites une pilule; on en prend une chaque demi-
> heure jusqu'à cessation de l'érection.

Quand ce moyen ne réussit pas, je conseille d'administrer les mêmes médicaments, sous forme de lavement ou
de suppositoire introduit dans le fondement :

> Prenez : Beurre de cacao,   8 grammes.
>   Camphre purifié,   0,15 centigr.
>   Extrait gommeux d'opium,   0,025 milligr.
> Mêlez, selon l'art, pour un suppositoire conique.

Un suffit d'ordinaire, introduit dans le fondement, le
soir, après avoir débarrassé l'intestin par un lavement
émollient.

Quelques malades éprouvent du soulagement en enveloppant la verge d'un linge mouillé, ou en faisant sur cet
organe des irrigations avec de l'eau de racine de guimauve
et de tête de pavot.

Quand l'érection devient cordée (fig. 159, page 403), les
mêmes moyens peuvent réussir : quelques malades se

trouvent très-bien de tenir la verge baissée; d'autres vont jusqu'à la fixer à la cuisse avec un ruban.

Cet accident, quand il résiste aux agents que je viens d'indiquer, est un de ceux qui réclament le plus impérieusement une application de sangsues au périnée et des grands bains prolongés. Il faut surtout bien se garder de suivre cette affreuse pratique qui consiste à *rompre la corde*.

c. *Traitement de la période de déclin.*

Quand, par l'emploi sagement combiné des divers agents que je viens d'indiquer, on est parvenu à se rendre maître de l'inflammation; que le canal est moins gonflé, les envies d'uriner moins fréquentes, le passage de l'urine peu ou point douloureux; que l'écoulement est diminué de quantité, sa coloration blanchâtre et sa consistance faible, il faut s'occuper d'arrêter ou de *couper l'écoulement*.

Le médecin a souvent bien de la peine à modérer l'impatience du malade, qui voudrait être guéri tout de suite, et ne réfléchit pas que, pour avoir tenté de les arrêter trop tôt, un grand nombre d'écoulements persistent quelquefois très-longtemps et sont la cause de rétrécissements.

Il y a, si je puis m'exprimer ainsi, un certain degré de maturité de la blennorrhagie qu'il faut savoir ne pas anticiper. Quand ce moment est arrivé, en deux jours au plus, l'écoulement est complétement tari sous l'influence des médicaments dont je vais parler.

On remplirait un gros volume rien qu'en faisant l'énumération des remèdes qui ont été préconisés pour arrêter la blennorrhagie, sans compter tous ceux que doit mettre encore au jour l'industrialisme des charlatans. On ne sait, du reste, ce qu'on doit le plus déplorer, ou de l'ignorance de gens cupides qui vantent le même remède comme une panacée pour une foule de maux différents, ou de la crédulité des personnes qui se prêtent à ces grossières expérimentations.

Le *baume de copahu*, la *térébenthine*, le *poivre cubèbe*, le *ratanhia*, l'*alun*, le *fer* et leurs préparations, seuls ou combinés entre eux, forment la base des meilleurs remèdes, destinés à arrêter les écoulements blennorrhagiques.

Voici les modes d'administration les plus usités de ces divers médicaments :

Baume de copahu.

Potion de Chopart.

Prenez : Baume de copahu,	30 grammes.
Sirop de baume de Tolu,	30 grammes.
Eau distillée de menthe poivrée,	30 grammes.
Alcool à 33°,	30 grammes,
Éther nitrique alcoolisé,	6 grammes.

Agiter fortement ce mélange au moment de s'en servir.

La dose est de trois à six cuillerées à bouche par jour, en trois fois. Si les malades ont le courage de surmonter la répugnance que fait éprouver l'emploi de ce médicament, ils sont très-vite guéris ; car c'est un excellent remède.

Quand cette potion est difficilement supportée, on donne concurremment de la limonade gazeuze ou de la potion de Rivière. Souvent, après chaque dose, un simple morceau de sucre suffit pour la faire digérer. Quelques fragments de pastilles de menthe enlèvent le goût désagréable qu'elle laisse dans la bouche au moment où on vient de l'avaler.

Moins le baume de copahu aura été travaillé, plus il

sera efficace ; aussi la forme capsulaire, sous laquelle on l'administre aujourd'hui, a constitué un véritable progrès en pharmacie. Les capsules *dites* de Raquin me semblent de beaucoup préférables aux capsules de copahu liquide, à cause de la magnésie à laquelle il se trouve associé, et qui prévient les renvois nauséabonds auxquels cette résine donne souvent lieu.

On a aussi appliqué le copahu sur les parties malades, en pansements, en injections, en suppositoires et en lavements émulsionnés par le jaune d'œuf.

L'emploi direct en injection de cette substance est nul ou nuisible ; son meilleur mode d'administration est l'absorption par l'estomac ; il est dix fois plus puissant par cette voie que par le rectum, et ce n'est que dans les cas on l'estomac ne le peut tolérer qu'il faut le faire prendre par le gros intestin.

Souvent le baume de copahu détermine de l'irritation sur les voies digestives, comme nausées, vomissements, coliques, diarrhées. Il faut surtout éviter ce résultat ; car c'est lorsqu'il est admis à traverser directement les voies urinaires que son action est le plus puissante. Il communique alors son odeur à l'urine, et agit d'une manière toute spécifique pour arrêter la blennorrhagie. S'il produit, au contraire, un effet purgatif, c'est surtout à titre de dérivatif qu'il modifie l'écoulement, et son action, dans ce cas, outre la fatigue qu'en éprouve le malade, n'est pas aussi efficace.

Poivre cubèbe.

Le poivre cubèbe est, en général, mieux toléré que le baume de copahu ; il n'occasionne pas de renvois, rarement des vomissements, et, dans les cas où le baume de copahu ne serait pas supporté, on devrait avoir recours au poivre cubèbe.

Il donne pour ainsi dire du ton à l'estomac, occasionne moins souvent la diarrhée, plus fréquemment la constipation, ne détermine presque jamais, comme le baume de copahu, des éruptions cutanées (*roséole*), et arrive presque aussi vite que lui à tarir l'écoulement.

La dose habituelle est de 16 à 30 grammes par jour, divisés en trois prises.

Ce médicament se prend délayé dans l'eau, enveloppé dans du pain à chanter, ou dans des capsules comme le baume de copahu.

Pour compléter son efficacité, on y ajoute quelquefois l'alun ou le sous-carbonate de fer aux doses suivantes :

Prenez : Poivre cubèbe en poudre,   30 grammes.
         Alun en poudre,   2 grammes.

Mêlez et divisez en trois doses égales, à prendre matin, midi et soir.

Prenez : Poudre de poivre cubèbe,   30 grammes.
         Sous-carbonate de fer pulvérisé,   4 grammes.

Mêlez et divisez en trois doses.

Quelquefois je me trouve bien de combiner entre elles ces deux formules.

Quand on administre soit le baume de copahu, soit le poivre cubèbe, il faut recommander au malade de ne pas beaucoup boire, pour que le principe actif du médicament soit plus concentré dans les urines.

On doit continuer l'emploi du médicament après la cessation de l'écoulement. On diminue alors les doses, de manière à faire durer le traitement de dix à douze jours après la guérison. Par ce moyen la cure est radicale, et on n'a pas à craindre, ce qui arrive souvent par les autres méthodes, de voir l'écoulement reparaître deux à trois jours après qu'on s'en croyait tout à fait débarrassé.

Les rapports sexuels ne doivent en général être permis que quinze à vingt jours après la guérison, et encore à cette époque ne sont-ils pas sans danger pour le malade. Il est vrai que la maladie ne se communique plus; mais elle peut reparaître ou devenir plus intense chez la personne qui se croyait guérie. Dans les cas de récidive, il faut reprendre le traitement.

Les succédanés du poivre cubèbe et du baume de copahu sont la *térébenthine cuite de Venise*, le *baume du Canada*, *l'extrait de ratanhia*, les *préparations ferrugineuses*.

Voici deux formules résultant de la combinaison de ces différents agents, et qui me réussissent très-bien dans les cas rebelles :

Prenez : Extrait éthéré de poivre cubèbe, 60 grammes.
Extrait de ratanhia, 30 grammes.
Sous-carbonate de fer, 30 grammes.
Mêlez et faites un électuaire de consistance molle.

On fait prendre, trois fois par jour, gros comme une demi-noix de cette pâte dans du pain à chanter, ou un pruneau cuit, dont on a enlevé le noyau.

Autre formule :

Prenez : Baume de copahu,
Poivre de cubèbe pulvérisé,
Extrait de ratanhia, ou cachou,
Alun en poudre,
Sous-carbonate de fer,
Sirop de gomme q. s.
} De chaque, partie égale, en quantité suffisante pour 100 pilules du poids de 0,25 centigrammes chacune.

A prendre quinze par jour, en trois fois, matin, midi et soir.

Dans le cours d'une blennorrhagie, et toujours après la guérison, il est convenable de faire prendre au malade des purgatifs salins.

Le plus souvent les médicaments internes dont je viens de donner quelques formules suffisent seuls pour arrêter une blennorrhagie ; quelquefois il reste un suintement léger, rebelle à ces mêmes agents : il faut, pour amener la cessation complète de l'écoulement, la *dessiccation du canal*, employer les injections. Ces injections devront toujours être très-légères, sous peine d'être, pour la suite, cause d'affections graves du canal (rétrécissements).

Voici quelques formules des injections les plus usitées :

Prenez : Eau distillée de roses,   125 grammes.
       Sulfate de zinc cristallisé,   0,25, 0,50 centigr. à 1 gram.
       Laudanum de Sydenham,   1 gramme.
Mêlez selon l'art.

Autre :

Prenez : Eau distillée,   40 grammes.
       Azotate d'argent cristallisé,   0,10 à 0,20 centigr.
Mêlez selon l'art.

Autre :

Prenez : Eau distillée,   60 grammes.
       Acétate de plomb cristallisé,   0,10 à 0,20 centigr.

Autre :

Prenez : Eau distillée,   60 grammes.
       Sulfate d'alumine et de potasse,   0,30 à 0,60 centigr.

Autre :

Prenez : Eau distillée,   60 grammes.
       Sulfate de cuivre,   0,30 à 0,60 centigr.
Au sulfate de cuivre, on peut, dans cette formule, substituer la *pierre divine* aux mêmes doses.

Autre :

Prenez : Eau distillée de roses,   120 grammes.
       Vin rouge du Midi,   60 grammes.

Autre :

> Prenez : Gros vin du Midi, ou vin aroma- } 60 grammes.
> tique.
> Acide tannique (tannin pur), 0,50 centigr.

Le médecin devra lui-même faire les premières injections, afin de montrer au malade la manière de s'y prendre.

Voici, du reste, quelques préceptes auxquels les personnes qui font usage d'injections feront bien de se conformer :

Avant de faire une injection, il faut avoir soin d'uriner, pour bien nettoyer le canal.

Généralement les seringues de verre sont préférables, en ce qu'elles ne sont point attaquées par les préparations médicamenteuses ; la canule doit être bien polie, surtout à son extrémité ; on l'introduit avec précaution entre les lèvres du méat urinaire, en ayant soin de la faire porter contre la commissure postérieure du canal, tandis que deux doigts de la main gauche maintiennent les lèvres du méat urinaire contre la seringue, pour s'opposer à la sortie du liquide. Alors on pousse doucement le piston, et on sent le liquide pénétrer dans le canal, dont la distension annonce le moment où il convient de s'arrêter. On retire alors la seringue, et avec deux doigts on tient fermé le méat urinaire, jusqu'à ce que l'injection ait séjourné le temps nécessaire.

Le conseil que donnent tous les auteurs, d'appuyer sur la région de la glande prostate, en s'asseyant à cheval sur le bras d'un fauteuil, pour s'opposer à l'entrée du liquide dans la vessie, me paraît plus nuisible qu'utile. Cette compression peut augmenter l'irritation, et d'ailleurs la contraction du col de la vessie est presque toujours assez forte pour arrêter l'injection, à moins qu'on ne la pousse

trop brusquement. Dans tous les cas, quand quelques
gouttes d'un mélange comme ceux dont je viens de donner
la formule tomberaient dans la vessie, il n'en résulterait
pas le plus léger inconvénient.

Le liquide injecté doit rester quatre ou cinq minutes
dans le canal. S'il détermine de la cuisson ou une douleur
trop vive, il faut, aux injections suivantes, couper le mélange avec un quart, un tiers ou moitié d'eau ; et on en
augmente graduellement la force, à mesure qu'il est mieux
supporté.

Il faut, pour les injections comme pour les médicaments
internes, en continuer l'usage quelques jours après la cessation totale de l'écoulement.

B. Traitement de la blennorrhagie à l'état chronique. Blennorrhée, suintement habituel, goutte militaire.

La plupart des moyens que j'ai indiqués plus haut, convenablement administrés, suffisent habituellement à faire
disparaître tous les écoulements. Cependant je dois dire
que, dans les cas d'écoulements rebelles, les médicaments
internes échouent le plus souvent, et qu'on doit insister
particulièrement sur les moyens locaux pour amener la
guérison.

Quand l'inflammation existe depuis quelque temps dans
un canal, il est rare qu'elle existe sur toute la surface de la
membrane muqueuse : elle est presque toujours localisée
sur un point limité, et principalement dans la partie profonde du canal. Le cathétérisme pratiqué avec une bougie
à boule permet de constater, par un degré de sensibilité
plus grand, le siège de la partie malade.

Fréquemment aussi, ces écoulements sont entretenus par un rétrécissement, le boursouflement d'une partie plus ou moins étendue de la membrane muqueuse, ou l'engorgement d'un ou plusieurs follicules, lacunes ou *sinus de Morgagni* (fig. 17, page 74; fig. 61, pages 219 et fig. 164).

Il s'agira donc, avant d'entreprendre un traitement efficace, de savoir d'abord à quelle cause on doit rapporter la persistance de l'écoulement.

a. Si c'est à une inflammation chronique de toute la membrane muqueuse, les injections mentionnées plus haut, combinées avec les pilules ou l'électuaire, en feront promptement justice.

b. S'il existe un rétrécissement, il faudra rétablir le calibre du canal (voir *Traitement des rétrécissements*, page 382 et fig. 131, 132 et 133), et ensuite on le desséchera par quelques injections.

c. Si l'inflammation est circonscrite dans une ou plusieurs lacunes (*sinus de Morgagni*), ou sur un point de la membrane muqueuse profondément situé, on pratiquera sur ces points, avec le porte-caustique, une cautérisation très-superficielle avec la pierre infernale, pour modifier ce tissu (voir *Traitement des rétrécissements, Cautérisation,* page 357). On parviendra au même résultat en portant sur la partie malade, au moyen d'une sonde, des pommades médicamenteuses, au nitrate d'argent, au ratanhia, à l'alun, au sulfate de zinc, de fer, ou de cuivre, selon les indications.

Un moyen qui me réussit très-fréquemment dans la cure de ces suintements rebelles consiste dans l'emploi, sagement combiné avec le traitement médical, des *bougies emplastiques médicamenteuses*, de *stéarate de plomb*, de *Vigo simple* ou *cum mercurio,* de *Nuremberg*, de *diapalme*, etc.; ou des bougies de cire enduites à leur extrémité de poudre d'*alun simple* ou *calciné*, ou des *sulfates de cuivre, de fer, de zinc*, etc.

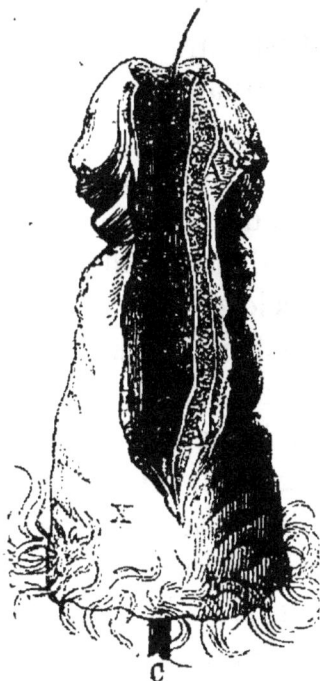

FIGURE 164.

*Représentant l'engorgement de trois lacunes ou sinus de Morgagni,
entretenant un suintement chronique.*

X, le corps de la verge fendu dans son extrémité antérieure, pour
montrer les lacunes engorgées.

AA, une des parois de la section de la verge.

CC, fragment de sonde, introduit dans la portion du canal qui n'a pas
été fendue.

BBB, follicules, lacunes ou sinus de Morgagni, situés sur la paroi inférieure du canal de l'urètre; les soies introduites dans chaque follicule sont destinées à montrer la direction de l'orifice de ces lacunes
ou culs-de-sac, qui est toujours dirigé en avant, ainsi que je l'ai fait
remarquer à l'article *Anatomie* (fig. 17, page 74).

d. Si cette irritation chronique d'un point de l'urètre
est entretenue par un vice catarrhal, scrofuleux, rhuma-

tismal ou dartreux, il faudra administrer concuremment les moyens les plus propres à combattre ces diverses affections.

e. Si l'écoulement est fourni par une inflammation chronique de la glande prostate, le traitement sera celui de cette affection (voir plus loin).

Quelques médecins conseillent, pour faire disparaître ces gouttes militaires, de faire repasser l'écoulement à l'état aigu par une injection caustique, ou le séjour plus ou moins prolongé, dans le canal, d'une bougie irritante; ensuite on traite cet écoulement comme je l'ai dit plus haut. Ce ne serait évidemment qu'en désespoir de cause qu'on devrait avoir recours à une semblable médication.

Les purgatifs énergiques, répétés de temps à autre; la tisane de salsepareille, gaïac, sassafras, de goudron; les bains de vapeur, de Baréges, comptent avec les toniques et les ferrugineux un assez bon nombre de guérisons de l'affection dont je parle.

Le *traitement de la balano-posthite,* ou *chaude-pisse bâtarde,* est indiqué, page 454, à l'article *Phimosis.*

§ II.

BLENNORRHAGIE CHEZ LA FEMME.

La blennorrhagie, chez la femme, peut avoir pour siége :

1° La vulve ;
2° Le vagin ;
3° La matrice ;
4° Le canal de l'urètre.

Toutes ces parties peuvent être atteintes isolément ou simultanément, deux à deux, trois à trois, ou toutes les quatre ensemble.

Les *causes* sont les mêmes que chez l'homme (voir page 396).

A. **Symptômes.**

1° *Blennorrhagie vulvaire (vulvite).*

La *blennorrhagie vulvaire* peut affecter la vulve entière, ou seulement les glandes et les petites lèvres, le clitoris, ou même l'anneau vulvaire seul.

Elle présente plusieurs degrés. Tantôt superficielle, elle consiste dans une simple rougeur des parties, sans altération de la sécrétion ; d'autres fois, pénétrant plus profondément, elle détermine un écoulement muqueux et quelquefois des abcès ; enfin elle peut s'isoler dans les follicules dont la vulve est si abondamment pourvue, ou bien encore dans les glandes vulvo-vaginales (fig. 37, page 109), qui sont situées dans l'épaisseur des grandes lèvres, et peuvent devenir, par suite, le siége d'abcès et de fistules très-rebelles.

Dans le premier degré, avant qu'on voie rien d'apparent, les organes génitaux sont le siége d'une vive démangeaison, de rougeur, de chaleur. Il y a exagération des désirs vénériens, nymphomanie véritable : ces désirs aboutissent le plus souvent à des rêves lascifs, qu'on peut comparer aux pollutions nocturnes; ils sont quelquefois si fréquents, qu'ils fatiguent la malade. Mais fort heureusement le coït est alors extrêmement douloureux, et il devient à la femme impossible de satisfaire ses désirs; car les rapports sexuels seraient dangereux pour l'homme, et nuisibles à la femme elle-même en l'empêchant de guérir et en aggravant son mal.

Ensuite les parties se tuméfient, rougissent : la sécrétion augmente, elle devient irritante et ajoute à l'inflammation. C'est d'abord du muco-pus, puis du pus véritable.

Cette blennorrhagie peut se propager à la peau des parties voisines, surtout chez les femmes un peu grasses. Ce tissu devient rouge, l'épiderme se ramollit, se détache, et la face interne des cuisses finit par ressembler à la surface d'un vésicatoire en suppuration. Cette région exhale, dans ce cas, une odeur d'une horrible fétidité.

Il existe une vive douleur en urinant; non que le canal de l'urètre participe au mal, mais parce que l'urine, liquide irritant, coule sur des parties enflammées et vient les baigner.

2°- *Blennorrhagie vaginale. Catarrhe du vagin.*

C'est la forme la plus commune de la blennorrhagie chez la femme. L'inflammation peut, comme à la vulve, être superficielle, envahir les follicules, et, à un degré plus intense, occuper toute l'épaisseur de la membrane muqueuse.

Les malades ressentent dans le vagin un sentiment de chaleur, de douleur dans les reins, de gêne dans tout le bassin, augmentant pendant la défécation et l'émission des urines. Impossibilité plus ou moins grande des rapports sexuels; mais cependant le coït est beaucoup moins douloureux que dans le cas de *vulvite*. La blennorrhagie peut occuper toute la surface du vagin, ou seulement une portion limitée de cet organe.

Elle peut aussi n'affecter que les follicules de la membrane muqueuse : dans ce cas, l'examen au spéculum permet de constater sur toute l'étendue du vagin un piqueté rouge qui indique le siége des follicules enflammés.

Les tissus sont rouges, quelquefois parsemés d'érosions, d'ulcérations superficielles, ou de granulations disséminées, qui s'observent surtout chez les femmes enceintes ou d'un tempérament lymphatique.

La sécrétion est d'abord du mucus, puis du muco-pus, du pus seul, ou mêlé d'une certaine quantité de sang. Cet écoulement a une réaction acide, et fait sur le linge des taches d'un jaune sale, verdâtre ou rougeâtre.

3° *Blennorrhagie utérine. Catarrhe utérin.*

La blennorrhagie peut affecter d'emblée la matrice, ou se propager de proche en proche du vagin dans l'utérus.

Ici, comme au vagin ou à la vulve, l'inflammation peut affecter trois degrés différents, se traduisant par la sécrétion, qui, dans un cas léger, n'est que l'augmentation du mucus naturel; à un degré plus intense, devient mucoso-purulente, et enfin purulente mêlée ou non de sang. Cette sécrétion est accompagnée de maux de reins, de pesanteur dans le bas-ventre, de tiraillements dans la partie supérieure des cuisses,

4° Blennorrhagie urétrale.

Les inflammations catarrhales dont je viens de parler ne sont pas nécessairement la suite de rapports sexuels; on les voit même très-souvent se développer spontanément; mais quand, chez la femme, le canal de l'urètre est affecté d'écoulement, on peut affirmer presque à coup sûr qu'il est le résultat d'un coït suspect. La proposition que j'avance ici semble d'autant plus contradictoire en apparence, que la vulve, le vagin et la matrice sont exposés directement au contact du membre viril de l'homme, tandis que le canal de l'urètre, par sa situation, semble à l'abri de la cause infectante. Mais ce qu'on doit bien savoir, c'est que ces inflammations blennorrhagiques, flueurs blanches, écoulements leucorrhéiques, sont le plus souvent spontanés chez les femmes, et qu'il n'est pas rare qu'un homme affecté de blennorrhagie ne communique rien à une femme avec laquelle il a des rapports, tandis que j'ai l'occasion de constater tous les jours qu'une femme simplement affectée de flueurs blanches, même très-peu abondantes, donne un écoulement blennorrhagique à l'homme avec qui elle cohabite. On voit qu'il n'y a pas réciprocité; mais, comme j'aurai occasion de le dire en parlant des *maladies vénériennes virulentes*, s'il s'agit de chancre, de vérole, la contagion a lieu inévitablement, que ce soit la femme ou l'homme qui soit infecté.

La blennorrhagie urétrale chez la femme s'annonce par une titillation, une démangeaison assez forte; les urines sont chaudes, brûlantes; besoin fréquent d'uriner; douleur très-grande en urinant, au point que les malades redoutent de satisfaire ce besoin.

L'écoulement qui suinte par l'urètre présente les différents caractères de la blennorrhagie chez l'homme : c'est d'abord du muco-pus, jaunâtre, puis verdâtre, et même parfois sanguinolent. On peut constater cet écoulement en portant le doigt indicateur dans le vagin, la face palmaire de la main tournée en haut; puis, appuyant sur la paroi inférieure du canal de l'urètre, on ramène le doigt d'arrière en avant, et l'on voit une gouttelette du muco-pus blanchâtre apparaître au méat urinaire.

Les rapports sexuels sont très-douloureux, sinon impossibles. Cette inflammation peut passer à l'état chronique; mais les femmes n'y font aucune attention, et d'ailleurs elle n'a jamais de conséquences aussi graves que chez l'homme.

B. **Traitement.**

Ces quatre siéges de l'inflammation blennorrhagique chez la femme ne réclament pas un traitement bien différent.

Les *moyens généraux ou indirects* consisteront en tisanes délayantes (voir page 426), repos, régime doux. Il faudra éviter de boire du vin pur. Le café au lait devra être proscrit, à cause de sa propriété de provoquer ou d'entretenir les flueurs blanches. Il est inutile d'insister sur la nécessité de recommander aux femmes le repos absolu de l'organe malade, puisque, outre le danger de la contagion pour l'homme, il y aurait pour la malade aggravation de l'inflammation et retard dans la guérison. Il est rare, à moins d'imprudence ou d'un traitement mal dirigé, qu'on soit obligé de recourir à la saignée ou aux sangsues : cependant l'intensité d'une blennorrhagie peut nécessiter l'emploi de ces moyens.

Les *moyens directs ou locaux* consistent en grands bains, bains de siége, lotions et injections quatre à cinq fois par jour avec l'eau de son, de guimauve et pavot, de graine de lin et feuilles de morelle ; cataplasmes de farine de lin, ou mieux de fécule de pomme de terre ou farine de riz.

Ces agents, convenablement employés, suffisent, dans l'immense majorité des cas, à guérir la blennorrhagie.

Mais si, l'inflammation une fois apaisée, l'écoulement persiste, il faut discontinuer l'usage des émollients, qui, en relâchant la membrane muqueuse, ne feraient qu'entretenir le mal. On a recours alors aux *lotions* ou *injections astringentes*, avec les liquides suivants :

Prenez : Sulfate d'alumine et de potasse,   4 à 8 grammes.
        Eau commune,   1 litre.
Mêlez et faites dissoudre.

Autre :

Prenez : Sucre de Saturne,   4 à 6 grammes
        Eau ordinaire,   1 litre.
Mêlez.

Autre :

Prenez : sulfate de zinc.   4 à 6 grammes
        Eau ordinaire,   1 litre.
Mêlez.

Autre :

Prenez : Gros vin rouge du Midi, ou vin
        aromatique,   1 litre.
      Roses de Provins,   30 grammes.
Faites bouillir un quart d'heure.

On baigne les parties malades trois à quatre fois par jour avec ces divers liquides, qui servent aussi pour injections.

Quand l'écoulement ne cède pas, il faut examiner les femmes au spéculum, afin de toucher *légèrement* avec un crayon de pierre infernale les points isolés, les follicules ou les plaques de membrane muqueuse sur lesquels l'inflammation blennorrhagique est circonscrite. Dans ces cas, on peut aussi recommander de faire des lotions et des injections avec le liquide suivant :

> Prenez : Azotate d'argent cristallisé,   0,25 ou 0,50 centigr.
>   Eau distillée.   1 litre.
> Mêlez.

Chez certaines femmes, surtout celles qui sont grasses, la vulve reste le siége d'une irritation et d'une rougeur tenace qui les condamne à un repos forcé, parce que la marche exaspère leur mal. Je me trouve très-bien alors d'isoler les surfaces malades, en les saupoudrant d'amidon, de fécule de pomme de terre ou de riz, ou même avec la préparation suivante :

> Prenez : Amidon en poudre,   100 grammes.
>   Sulfate d'alumine et potasse
>   en poudre,   5 ou 10 grammes.
> Mêlez très-exactement.

Matin et soir, après avoir fait sa toilette, la malade saupoudrera légèrement la vulve avec ce mélange.

PHIMOSIS ET PARAPHIMOSIS.

Avant d'aborder l'étude des *maladies vénériennes viru-lentes*, et comme complément indispensable de l'étude de la *blennorrhagie chez l'homme*, je dois parler d'un *vice de conformation du prépuce*, qui est très-fréquent, entraîne des complications parfois fort graves dans ce genre d'affections, et peut déterminer et entretenir, entre autres maladies des organes génitaux, des *pertes séminales rebelles*. Je veux parler de la *longueur exagérée du prépuce* et de *l'étroitesse de son orifice*.

1° PHIMOSIS,

Il y a *phimosis* lorsque l'ouverture du prépuce, naturellement ou accidentellement rétrécie, ne permet pas à ce repli membraneux de glisser librement en arrière pour découvrir le gland.

Le phimosis est *naturel* ou *accidentel*.

A l'état normal, chez les enfants, le prépuce recouvre toujours le gland; mais, à l'époque de la puberté, la verge et le gland prennent un grand développement sans que le prépuce y participe dans la même proportion, il en résulte que l'extrémité du gland est plus ou moins à nu au travers du prépuce, et pendant les érections ce repli membraneux est totalement refoulé en arrière. Chez certaines personnes, soit resserrement de l'orifice, soit brièveté du frein ou filet de la verge (AC, fig. 22, page 83), le gland reste toujours recouvert, même pendant les érections. C'est le *phimosis naturel*.

Quand le prépuce est trop long, bien qu'à l'état ordinaire

il puisse être porté en arrière de la couronne du gland, il peut arriver que, par suite de végétations sur le gland (fig. 172), d'une blennorrhagie (fig. 160, p. 407), ou de chancres sur le gland ou à la face interne du prépuce (fig. 167, p. 451), ce repli membraneux ne puisse plus être refoulé en arrière. C'est le *phimosis accidentel*.

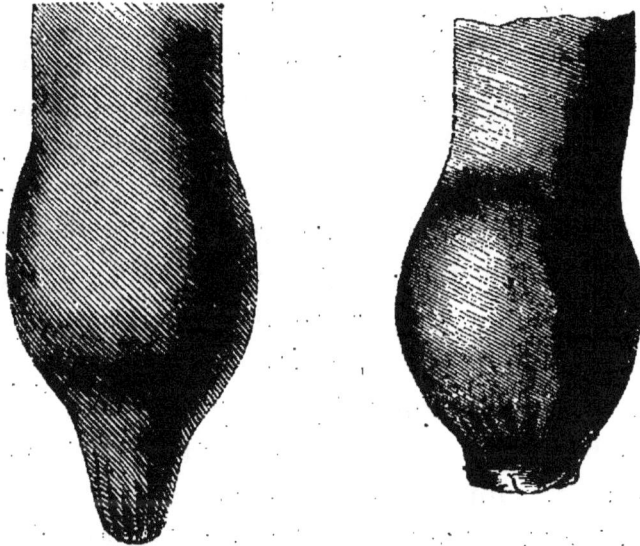

FIGURES

165   166.

Représentant deux phimosis à un degré différent de resserrement.

Les inconvénients qui peuvent résulter de cette vicieuse conformation ont, dès la plus haute antiquité, frappé les médecins ; car Hippocrate et Galien indiquent différents procédés pour guérir cette disposition anomale. Il paraît que le phimosis naturel était très-fréquent chez les Juifs, puisque Moïse a fait de la *circoncision* une loi ou plutôt un dogme de religion pour les Hébreux. Il est facile de concevoir, en effet, que dans un pays chaud, comme la Palestine, chez un peuple où les soins d'une sévère propreté étaient généralement négligés, les accidents dont je vais parler aient été assez fréquents et assez graves pour avoir dû fixer la haute sagesse du législateur.

Je traiterai surtout ici du phimosis congénial ou naturel ; il sera question du phimosis accidentel à propos des affections qui lui donnent naissance (voir *Maladies vénériennes, passim*).

Les *conséquences* qui résultent d'un phimosis peuvent se rapporter surtout aux deux principales fonctions que la verge est destinée à remplir : l'émission de l'urine et celle du sperme.

J'ai vu, chez des jeunes gens, trois exemples d'étroitesse du prépuce telle (fig. 165), que l'urine était d'abord chassée hors du canal de l'urètre dans une cavité formée par le prépuce distendu, d'où ce liquide sortait ensuite goutte à goutte au dehors par un orifice capillaire. Bien que l'ouverture soit communément plus large que celle que je viens de signaler, il n'en existe pas moins une gêne pour la sortie de l'urine, qui tombe en bavant et n'est point lancée par jet ; puis le contact fréquemment renouvelé de ce liquide sur la membrane muqueuse du prépuce et du gland entretient dans cette région une irritation habituelle qui se traduit par de la chaleur, de la rougeur et des démangeaisons.

Ce prurit continuel lui-même, en attirant fréquemment la main sur ces organes, invite et entraîne quelquefois irrésistiblement à l'onanisme les sujets porteurs d'un phimosis (voir plus loin, *Masturbation*).

Les glandules situées sur la couronne du gland (B, fig. 22, page 83) sécrètent une humeur onctueuse, sébacée. La rétention de ce *smegma* dans la cavité du prépuce augmente l'irritation dont je viens de parler, et réagit sur les glandules elles-mêmes, dont la sécrétion modifiée se

transforme en muco-pus et en pus. Ce muco-pus ou pus
lui-même, altéré par l'urine et non évacué, en contact presque permanent avec la membrane muqueuse qui tapisse le
gland et la face interne du prépuce, y détermine des érosions, des ulcérations superficielles plus ou moins douloureuses. Pour peu que les personnes ainsi conformées n'usent
pas de très-grands soins de propreté, cette humeur qui
suinte continuellement par le prépuce simule une blennorrhagie. C'est la *balano-posthite* ou *chaude-pisse bâtarde*
(fig. 160, p. 407). Cette fausse blennorrhagie, si elle est
négligée, peut s'élever à un degré d'inflammation qui se
termine par la gangrène du prépuce et d'une partie ou de
la totalité de la verge, comme il en existe plusieurs exemples dans la science.

Par suite de cette irritation lente, longtemps prolongée, il survient au prépuce un engorgement pâteux ; il
s'indure, s'excorie (fig. 180), se divise par des crevasses
ou fissures plus ou moins profondes, et finit par dégénérer en cancer. Presque tous les cancers de l'extrémité de
la verge que j'ai eu occasion de traiter ne reconnaissaient
pas d'autre cause.

Le phimosis empêche aussi le développement complet
de la verge, et presque tous les individus qui en sont atteints sont remarquables par la petitesse du membre viril. L'opération dont je parlerai plus loin, en faisant disparaître la cause, permet à l'organe d'acquérir son volume
normal.

Quand l'ouverture du méat urinaire, ce qui a presque
toujours lieu, est située vis-à-vis l'ouverture du prépuce,
l'éjaculation du sperme peut encore avoir lieu convenablement, et permettre la fécondation. Cependant si le
prépuce est trop long, ou que son orifice soit trop étroit,
il est facile de comprendre que le liquide séminal ne

pourra pas être projeté comme il est nécessaire, et que le phimosis est une *cause mécanique de stérilité*, à laquelle, du reste, il est très-facile de remédier.

Si le phimosis est dû à la trop grande brièveté du frein, cette disposition empêche la complète expansion de la verge pendant les érections, et rend le coït douloureux, ainsi que j'ai eu, nombre de fois, occasion de le constater.

Un des résultats de la conformation dont je m'occupe est de déterminer, avec une fréquence déplorable, l'infection blennorrhagique ou syphilitique. On conçoit très-bien, en effet, que la matière virulente séjourne avec la plus grande facilité dans la cavité du prépuce et du gland, et que là elle détermine des ravages d'autant plus prompts et plus intenses, que l'état continuel d'irritation de cette membrane y exalte les propriétés vitales et facilite l'absorption. Les figures 160 et 167 sont des exemples de la proposition que j'énonce.

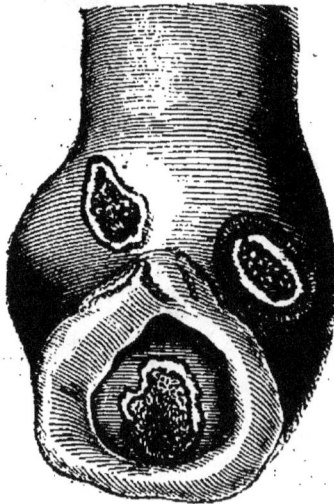

FIGURE 167.

Représentant un phimosis inflammatoire par suite de chancre.

Les chancres ont envahi le méat urinaire, le rebord du prépuce et son tissu, qu'ils ont rongé en entier en deux endroits. On remarquera que l'extrémité du gland, dans cette figure, affecte la forme d'un *battant de cloche*.

Il peut arriver aussi que les rapports sexuels avec des femmes qui, sans être infectées, ont des flueurs blanches âcres, déterminent sur les parties dont je parle des érosions, des ulcérations qui ne se reproduisent plus quand on a guéri le phimosis.

Mais la conséquence la plus sérieuse du phimosis, conséquence sur laquelle je prie le lecteur de fixer toute son attention, est la suivante. L'irritation que j'ai signalée tout à l'heure sur le gland et à la face interne du prépuce ne se borne pas seulement à cette partie; elle pénètre, par le méat urinaire, dans le canal de l'urètre, où elle détermine une sub-inflammation lente, sourde, qui se localise surtout dans la partie profonde de ce conduit, vers le point où viennent aboutir les conduits éjaculateurs du sperme. Le résultat de cette irritation continue est le boursouflement, le ramollissement, le relâchement de l'orifice des conduits séminaux (O', fig. 9, p. 57, et CP, fig. 10, p. 59). Ce relâchement entraîne à son tour les pollutions nocturnes et diurnes, les pertes séminales involontaires, et par suite l'impuissance, la stérilité, la débilité générale, et toutes les conséquences mentionnées au chapitre qui traite des *Pertes séminales;* voir aussi mon ouvrage sur « *Une cause fréquente et peu connue d'épuisement prématuré.* » Ce fâcheux état de la partie profonde du canal de l'urètre existe toujours quand les bords du méat urinaire, au lieu de présenter une simple fente, sont tuméfiés, boursouflés, rouges, très-sensibles, avec tendance à se renverser en dehors. Les sujets qui présentent cette disposition ont une fâcheuse propension à l'onanisme.

Le *phimosis accidentel* peut être *inflammatoire* ou *indolent*.

Le phimosis inflammatoire survient le plus souvent à la suite de blennorrhagies intenses ou de chancres. Dans ces cas, le prépuce ne peut plus être ramené en arrière de la couronne du gland, parce que le prépuce est trop gonflé, que le gland est devenu trop volumineux, ou par la combinaison de ces deux causes (voir fig. 160, page 407).

Le phimosis indolent résulte de l'engorgement, sorte de bouffissure œdémateuse de l'extrémité du gland et du prépuce. Il est causé, soit par des végétations (fig. 180), soit par un principe dartreux fixé sur cette partie. Je l'ai vu survenir à la suite de l'irritation incessante entretenue par un rétrécissement du canal de l'urètre, compliqué de catarrhe de vessie et de fausse incontinence.

Le liquide âcre qui baignait continuellement cette région avait excorié le gland et le prépuce, qui étaient le siége d'une énorme bouffissure œdémateuse, que fit disparaître spontanément la guérison de la maladie principale.

Le phimosis accidentel, qu'il soit inflammatoire ou indolent, peut se terminer par la *résolution* de la phlegmasie. C'est la terminaison la plus favorable, sinon la plus ordinaire. Il amène quelquefois la formation d'un *abcès* dans l'épaisseur du prépuce; cet abcès s'ouvrira en dehors, en dedans, ou perforera cette membrane d'outre en outre. La terminaison par *gangrène* n'est malheureusement pas rare, et, dans ce cas, la mortification, au lieu d'être limitée à la partie primitivement malade, peut envahir une partie ou même la totalité de la verge. J'ai déjà signalé le *cancer de la verge* comme pouvant être produit par le phimosis indolent.

Que le phimosis soit inflammatoire ou indolent, il se

guérit avec la maladie qui lui a donné naissance; et, en parlant des chancres du prépuce et du gland, j'ai soin d'indiquer le *traitement* le plus convenable.

Quand il n'y a qu'une balano-posthite simple, ou chaude-pisse bâtarde, sans complication de végétations ou de chancres, on devra maintenir la verge contre les parois du ventre, pour favoriser la circulation du sang et éviter l'engorgement. On pratiquera cinq à six fois par jour des injections entre le gland et le prépuce, avec la décotion émolliente de racine de guimauve et de tête de pavot. Ensuite, quand l'inflammation sera calmée, que la sécrétion mucoso-purulente aura fait place à l'exhalation du mucus séreux, la composition des injections sera celle qui est indiquée à la page 434.

Pour prévenir le retour de cet accident, quand la maladie sera passée, on devra pratiquer la *circoncision*.

Si le phimosis est entretenu par la brièveté du frein ou filet de la verge, on pratique le débridement au moyen d'une incision sur ce repli membraneux. On devra être en garde contre l'hémorragie provenant d'une artère quelquefois assez grosse située dans cette région, surtout quand le frein est épais. Le meilleur hémostatique, dans ce cas, est la ligature de l'artériole.

Contre le phimosis naturel ou contre la longueur exagérée du prépuce, le seul traitement rationnel à employer consiste dans l'opération de la circoncision.

Cette simple opération suffit à elle seule pour prévenir tous les accidents ultérieurs, et c'est le seul remède contre les désordres que le phimosis peut avoir occasionnés, et que j'ai mentionnés page 448.

A quel âge doit être faite cette opération?

Bien que la pratique des Juifs prouve qu'on peut sans grand inconvénient faire la circoncision sur les enfants

dès l'âge le plus tendre, je pense que, quand le prépuce
est assez ouvert pour que l'urine puisse s'écouler au dehors, il est prudent de s'abstenir jusqu'à l'âge où le développement complet des organes en montrera définitivement l'absolue nécessité. Tous les enfants, en effet, ont le
gland recouvert par le prépuce; et, à moins d'étroitesse
extrême de son orifice, ce n'est qu'à l'âge adulte qu'on
pourra sagement apprécier la convenance de cette opération.

L'*opération du phimosis*, par une simple incision pratiquée sur la partie antérieure ou postérieure du prépuce
donne un très-vilain résultat, et ne remédie qu'imparfaitement aux inconvénients du phimosis, à moins que le
prépuce ne soit à la fois très-court et très-étroit. Dans ce
cas la figure 168 fait voir le résultat obtenu par une division simple de la partie antérieure du prépuce. Comme
dans l'immense majorité des cas le prépuce est à la fois
trop étroit et trop long, il faut avoir recours à mon procédé, qui est une véritable circoncision, et au moyen duquel on obtient le résultat représenté par la figure 170.

Rien de plus simple que l'opération de la circoncision,
soit qu'on ait affaire à une étroitesse accidentelle ou congénitale, soit qu'il s'agisse d'un prépuce immodérément
allongé. Quelques praticiens se bornent, dans le premier
cas, à fendre longitudinalement le prépuce sans l'exciser.
Cette incision simple suffit quand l'étroitesse n'est pas
compliquée de l'allongement du prépuce. L'*excision* en
forme de ∧ renversé, pratiquée à la partie supérieure du
prépuce, la pointe tournée vers la base de la verge, est
aussi pratiquée avec avantage dans quelques circonstances
analogues; mais ce ne sont que des cas exceptionnels,
et la circoncision, c'est-à-dire l'enlèvement d'un anneau
complet de chair est, dans l'immense majorité des cas,

la seule opération rationnelle et qui donne un beau résultat.

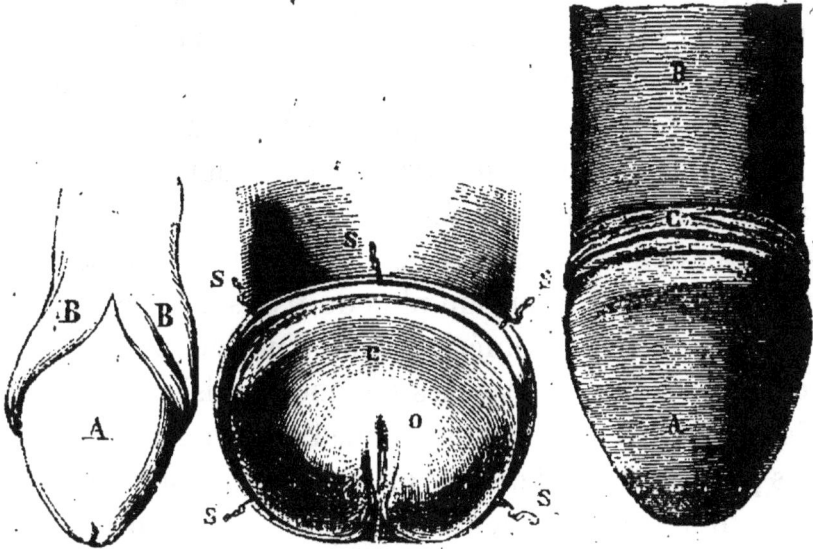

FIGURES

168   169   170.

*La figure 168 représente le résultat d'une incision simple sur la
partie antérieure, dans le cas d'étroitesse et de peu de longueur
du prépuce.*

A, le gland découvert par suite de l'incision.

BB, les deux lèvres de la division du prépuce.

*La figure 169 représente les serre-fines appliquées sur toute la
circonférence de la plaie.*

C, le gland vu de face.

O, le méat urinaire.

SSSSS, cinq serre-fines appliquées sur tout le pourtour de la plaie
préputiale immédiatement après la circoncision, dans le but d'affronter les chairs et de rendre la cicatrice linéaire.

*La figure 170 représente la verge affectée de phimosis après l'opé-
ration de la circoncision.*

A, le gland.

B, le corps de la verge ou pénis.

C, cicatrice circulaire, résultant de l'opération.

Je pratique cette opération de la manière suivante : je tire le prépuce au-devant du gland, avec la précaution de tendre surtout fortement la membrane muqueuse et de laisser la peau dans le relâchement, parce qu'il est d'observation générale qu'on n'excise jamais trop de muqueuse, puisque c'est elle, et non la peau, qui bride le gland. Au moyen d'une forte pince à anneaux à larges mors et munie d'une crémaillère, je sépare une portion de peau oblique, dans le sens de l'obliquité du gland, de façon à enlever beaucoup plus de tissus à la partie supérieure qu'à la partie inférieure, et, d'un seul coup de forts ciseaux droits, je sépare les téguments saisis par la pince. Je passe un fil autour d'une ou deux artérioles, et je tords les plus petites. Je fais deux ou trois petites incisions sur la circonférence de la muqueuse du prépuce, pour faire cesser l'étranglement qu'elle tend à produire, et, au moyen de quatre ou cinq *serre-fines* (voir fig. 169), j'affronte les bords de la plaie sur toute la circonférence de l'incision. Je ne fais aucun autre pansement. Au bout de deux jours environ, je détache les serre-fines, et, s'il y a du gonflement, je recommande d'entourer la plaie d'une petite bande de toile qu'on arrose cinq à six fois par jour, sans la détacher, avec du vin aromatique. En huit ou dix jours, en moyenne, la cicatrisation est complète, et les malades ne tardent pas à voir se développer les conséquences favorables de cette opération, que je n'ai jamais vue se compliquer d'aucun accident.

Je ne parle ici que de la circoncision dans les cas habituels et sans complication d'inflammation du prépuce ou du gland. Il est évident que, lorsqu'il y a des chancres phagédéniques ou des dartres rebelles qui ont raccourci et rendu cartilagineuse la peau du prépuce, les modifications du procédé opératoire doivent être abandonnées à l'appréciation des circonstances et à l'inspiration du chirurgien.

Quand on n'a pas été, comme moi, un millier de fois témoin de la transformation qui s'opère spontanément dans l'organisme des jeunes gens qui étaient en proie à des pertes séminales par suite du vice de conformation du prépuce, il est difficile d'imaginer qu'une si minime opération puisse avoir des conséquences aussi importantes; et cependant il est aisé de comprendre que, dès l'instant que cette conformation vicieuse s'oppose à tous les moyens de guérison employés contre les pertes, sa soustraction peut produire de merveilleux résultats, puisque souvent alors, sans aucun traitement, la spermatorrhée cesse d'elle-même.

L'opération dont je viens de parler est promptement exécutée, en une demi-minute au plus. La douleur est très-supportable, et l'effet immédiat si léger, que je pratique le plus souvent cette opération dans mon cabinet sur des malades qui peuvent retourner chez eux à pied.

Chaque année, surtout pendant l'été, j'opère du phimosis des centaines de malades de province qui viennent à Paris par un train de plaisir, et retournent le jour même ou le lendemain dans leur pays.

Au bout d'une huitaine de jours, la cicatrice est complète; et, pendant cet intervalle, les opérés ont pu vaquer à leurs occupations ordinaires, et dissimuler cette opération aux personnes avec lesquelles ils vivent habituellement.

2º PARAPHIMOSIS.

On désigne sous le nom de *paraphimosis* une maladie dans laquelle le prépuce, porté, par une cause quelconque, en arrière du gland, ne peut plus être ramené sur cet organe, *dont il occasionne alors l'étranglement.* C'est l'opposé du phimosis.

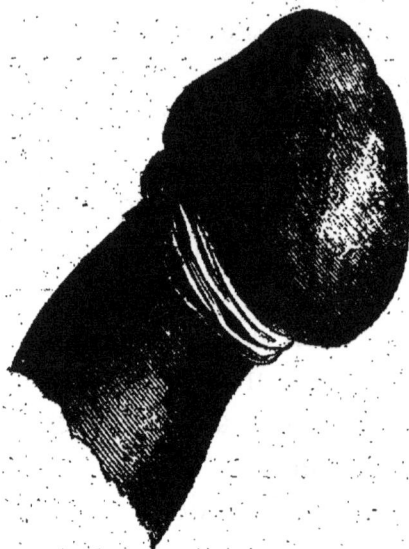

FIGURE 171,

Représentant la verge (ou pénis) affectée de paraphimosis.

Les *causes* qui peuvent amener le paraphimosis peuvent être divisées en deux catégories.

La cause naturelle, prédisposante par excellence, est l'existence d'un phimosis. Aussi le rencontre-t-on fréquemment chez les enfants, lorsque, par curiosité ou dans les mouvements convulsifs de l'onanisme, ils découvrent le gland avec violence; et, chez les hommes présentant la même conformation, quand ils ont des rapports sexuels avec des femmes dont les parties génitales sont trop resserrées, ou que, par motif de propreté, ils découvrent par force le gland pour en détacher l'humeur sébacée, *smegma,* accumulée en arrière de la couronne. C'est l'exemple que représente la figure 171, page 459.

La seconde catégorie de causes du paraphimosis se trouve dans une blennorrhagie intense, dans des chancres ou ulcères vénériens, dans des végétations volumineuses (fig. 172), qui, en augmentant d'une manière considé-

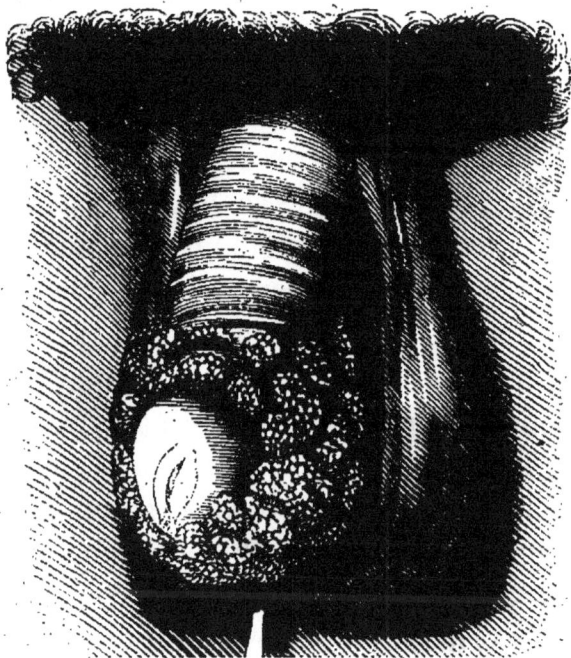

FIGURE 172.

Représentant un paraphimosis par suite de végétations volumineuses.

rable le volume de l'extrémité de la verge, ne permettent plus au gland d'être recouvert par le prépuce.

Quelle que soit, du reste, la cause de cet accident, il présente beaucoup plus de gravité que le phimosis; car l'étranglement qui en est la conséquence inévitable et immédiate peut produire promptement de très-grands ravages, et en particulier la gangrène de l'extrémité de la verge.

Les *symptômes* du paraphimosis sont faciles à constater. Le gland est à nu, plus ou moins tuméfié, selon l'ancienneté du mal et l'énergie de l'étranglement ; sa couleur est rouge luisant violacé ; les chancres ou végétations dont il peut être recouvert sont plus larges, plus douloureux ; le prépuce forme en arrière de la couronne du gland un bourrelet circulaire plus ou moins gros, présentant sur sa circonférence, surtout de chaque côté du frein, des ampoules transparentes auxquelles on a donné le nom de *cristallines* ; sur ce bourrelet, on remarque des sillons circulaires plus ou moins déprimés, causés par la circonférence libre du prépuce, qui, moins extensibles que les autres parties, concourent plus activement à la constriction. Enfin, suivant le temps depuis lequel existe le paraphimosis, l'intensité de l'étranglement ou la constitution détériorée du sujet, on peut voir des fissures parallèles à l'axe du membre viril, des ampoules et des plaques noires gangréneuses plus ou moins larges.

Dans des cas très-heureux de paraphimosis, la nature elle-même, par une légère mortification du bord libre du prépuce, débride le gland, et avec quelques émollients tout rentre dans l'ordre.

Mais, le plus souvent, l'art doit promptement intervenir, car ses bienfaits sont immédiats, autant pour calmer les douleurs atroces, la fièvre, le délire qui envahissent le malade affecté de cet étranglement, que pour prévenir les graves conséquences qu'il peut produire, et qui ne sont rien moins que la mortification d'une partie plus ou moins étendue de l'organe générateur.

Il est inutile d'essayer les remèdes adoucissants, calmants, ou de temporiser. Dans ce cas, en effet, le temps inutilement employé permet au mal d'étendre rapidement ses ravages, et de déterminer des désordres pour toujours irrémédiables. Ainsi, point de sangsues, de cataplasmes ni de fondants d'aucune sorte, mais bien la *réduction ;* et si le chirurgien n'est pas assez heureux ou assez habile dans les tentatives de réduction, il pratiquera de suite l'*opération,* c'est-à-dire le débridement de la partie étranglée.

Sans m'arrêter à décrire des procédés plus ou moins défectueux, j'indiquerai de suite le mode de réduction qui m'a toujours réussi.

Le malade étant couché sur le dos, les genoux en l'air, le chirurgien se place entre ses jambes, et avec tous les doigts d'une main réunis en faisceau, il saisit l'extrémité du gland, qu'il presse doucement; avec les doigts de l'autre main, il embrasse circulairement le bourrelet préputial situé en arrière de la couronne du gland, et le comprime d'une manière graduée. Le résultat de cette manœuvre, continuée pendant quelques minutes d'abord, puis renouvelée à plusieurs reprises, est de faire refluer dans le corps de la verge les sucs épanchés dans son extrémité antérieure. Si cette pression douce a été convenablement effectuée, un quart d'heure, demi-heure au plus, dans les cas graves, le gland et le prépuce sont flétris, ramollis; et, quand on a graissé ces organes d'huile d'olives ou d'amandes douces, il est facile, par un double mouvement en sens inverse, de refouler le gland en arrière et de ramener le prépuce en avant.

Le soulagement est immédiat et complet; le malade se trouve, selon l'expression habituelle, dans le paradis; ses angoisses et le délire cessent de suite. Le chirurgien doit alors s'occuper de traiter l'inflammation du gland et du prépuce. A cet effet, il conseillera les bains locaux de la partie malade, de dix minutes de durée, cinq à six fois par jour, dans la décoction de racine de guimauve et de tête de pavot ; des injections de même nature seront faites entre le prépuce et le gland.

Quand il y a quelques escarres gangréneuses, elles se détachent assez promptement, et les plaies qui en résultent se cicatrisent d'elles-mêmes. Si, par suite de la constitution lymphatique du malade, la cicatrisation s'opérait lentement, on l'activerait par un pansement avec de la charpie imprégnée d'*onguent styrax*, d'*onguent basilicum*, ou par de légers attouchements avec la pierre infernale.

Si le paraphimosis a été déterminé par l'inflammation blennorrhagique, des chancres vénériens ou des végétations, on devra s'occuper au plus tôt d'employer un traitement approprié à ces maladies (voir *Blennorrhagie, Maladies syphilitiques, Végétations*).

Si le malade est atteint de *phimosis congénial*, aussitôt que l'irritation produite par cet accident sera calmée, le praticien devra lui faire comprendre la nécessité de la *circoncision*, qui seule poura prévenir les récidives à peu près inévitables sans cette opération (voir *Phimosis*, page 455.)

Quand le chirurgien est appelé trop longtemps après l'étranglement, il arrive que les sucs plastiques épanchés dans le gland et le prépuce sont épaissis, combinés, font corps avec les tissus, et que les tentatives de réduction ne produisent aucun résultat. On ne doit pas fatiguer longtemps le malade par des essais inutiles, et le seul moyen de procurer un soulagement immédiat consiste à pratiquer l'*opération du paraphimosis*, c'est-à-dire le débridement des parties étranglées. S'il y a quelques points gangrenés, ce sera sur ces points que devront être dirigées les incisions. Dans le cas contraire, voici comme il convient de procéder :

Les doigts de la main gauche réunis en faisceau saisissent le gland, préalablement essuyé et recouvert d'un linge pour empêcher le glissement ; de la main droite, armée d'un bistouri pointu, à lame étroite, et dont le dos est tourné vers la verge, le chirurgien fait pénétrer l'instrument sous la bride la plus profonde du prépuce, avec la précaution de ne pas léser les corps caverneux de la verge ; il relève alors le tranchant de la lame, et le débridement est opéré. On agit, autant que possible, sur les côtés du pénis, afin de ne pas intéresser l'artère dorsale de la verge, qui est située sur le milieu de cet organe. Si une seule incision ne suffit pas, on en pratique plusieurs. Le malade est alors placé dans un bain de siége ou un grand bain d'eau de son ; on laisse saigner la plaie le plus possible, et on pratique ensuite la réduction avec la plus grande facilité. On fait prendre cinq à six bains locaux de la verge, chaque jour, et la cicatrisation ne se fait pas attendre longtemps, à moins qu'il n'y ait, comme je viens de le dire plus haut, complication de blennorrhagie, chancres, végétations, auxquels cas on devra avoir promptement recours au traitement indiqué pour ces affections.

Ainsi que je l'ai dit, page 461, souvent la nature, par gangrène d'une partie plus ou moins étendue du gland, du prépuce et de la verge, pratique elle-même le débridement, mais d'une manière tout à fait irrégulière. Le chirurgien est alors obligé d'intervenir pour régulariser ces désordres, les diminuer autant que possible, et prévenir les difformités qui peuvent en résulter. Dans ces cas malheureux, on ne peut pas tracer de règle à l'avance ; l'état des parties mortifiées et la sagacité de l'opérateur servent de guide.

ORDRE DEUXIÈME.

MALADIES VÉNÉRIENNES

VIRULENTES OU SYPHILITIQUES.

Dès la dernière édition de cet ouvrage, une doctrine qui, depuis quelques années cherchait à expliquer les points contradictoires ou obscurs des accidents syphilitiques, s'est développée et complétée. Pour en faire l'exposition, il suffira de citer cet extrait d'un travail du docteur Bassereau :

« Il est démontré, par l'observation, que parmi les chancres traités sans mercure et cicatrisés sous l'influence des moyens les plus vulgaires, les uns, comme des plaies simples, semblent borner toute leur action à la partie ulcérée et tout au plus aux ganglions les plus voisins, tandis que les autres engendrent une disposition pathogénique, en vertu de laquelle se développent dans l'économie, quelquefois durant toute la vie, les symptômes les plus variés, auxquels on a donné le nom de *syphilis constitutionnelle.*

« La véritable cause d'une telle différence d'action sur l'organisme, c'est que TOUS LES CHANCRES NE SONT PAS DE LA MÊME NATURE, les uns étant de *simples ulcères contagieux,* connus depuis l'antiquité ; les autres appartenant à une maladie qui semble n'avoir paru en Europe, au rapport des médecins les plus dignes de foi, que vers la

fin du quinzième siècle, maladie dont l'ulcère des organes génitaux n'est que le premier stade, ou, comme l'on
dit, le symptôme primitif.

« La première preuve de la différence de nature de ces
chancres repose sur des observations qui montrent que
l'une des espèces ne peut engendrer l'autre; en d'autres termes, qu'un sujet atteint d'un chancre, qui ne sera suivi
d'aucun accident constitutionnel, ne communique jamais
à un autre individu un chancre suivi de symptômes secondaires de la syphilis, et *vice versâ.*

« *La seconde preuve est historique.* En effet, lorsqu'on
étudie tout ce que les anciens et les modernes ont écrit
sur les maladies des organes génitaux, on voit que la
blennorrhagie, les chancres, les bubons, les végétations,
se trouvent mentionnés jusque dans les dernières années
du quinzième siècle, comme des maladies qui n'exigent
que des remèdes locaux; il n'est pas question, une seule
fois jusque-là, d'accidents consécutifs aux affections des
parties génitales.

« La fin du quinzième siècle est marquée par l'apparition d'une *maladie nouvelle,* disent tous les auteurs contemporains. Cette maladie commence par des ulcères qui
sont rapidement suivis d'éruptions pustuleuses sur tout
le corps, et de douleurs affreuses dans la tête et dans les
membres.

« *Les médecins témoins de l'apparition de la maladie nouvelle ne confondent point d'abord les ulcères calleux par
lesquels elle commence, avec les ulcères des organes générateurs, connus depuis l'antiquité.* Aussi ces deux espèces
d'ulcères contagieux occupent-elles dans leurs écrits des
chapitres et même des livres séparés; mais vingt à trente
ans après l'apparition de la syphilis en Europe, un grand
nombre de médecins, ne sachant pas, comme ceux qui

avaient été témoins de ses premiers ravages, distinguer
les accidents par lesquels débutait la maladie nouvelle,
de ceux qui n'avaient aucun rapport avec elle, prirent
peu à peu l'habitude de soumettre au traitement mercuriel tous les malades atteints de blennorrhagie, de chancres, de bubons, *sans aucune distinction;* car l'usage
était déjà établi d'administrer le mercure, non-seulement
comme modificateur des symptômes syphilitiques exis-
tants, mais encore comme prophylactique des accidents
à venir, dès que les premiers signes de la contagion com-
mençaient à paraître.

«La confusion qui régnait dans la pratique s'introduisait
en même temps dans les livres; les syphiliographes du
milieu du seizième siècle englobèrent successivement
dans la syphilis tous les symptômes vénériens connus depuis l'antiquité, et que les médecins, qui exerçaient déjà
leur art dans les dernières années du quinzième siècle
avaient pris soin de ne point rapprocher de la maladie
nouvelle.

«La plupart des syphiliographes qui écrivirent après la
fusion de tous les symptômes vénériens en une seule maladie, s'aperçurent qu'il n'y avait pas concordance entre
les premières descriptions de la syphilis et un grand nombre de celles qui furent données depuis. Mais au lieu de
voir, dans ce défaut de concordance, le fait d'une simple
annexion à la maladie nouvelle de symptômes qu'on avait
autrefois l'habitude de séparer, ils crurent que les nouveaux symptômes contenus dans les dernières descriptions tenaient à des variations de forme survenues dans
la syphilis.

« C'est pourquoi le nom de *Protée* pathologique lui fut
donné par Fallope, qui avait admis, sur la foi de son maître Brassavole, qu'elle pouvait se montrer tantôt sous la

forme d'un écoulement urétral, tantôt sous celle d'un ulcère ou d'un bubon, en bornant à l'une de ces manifestations son action sur l'économie, et que d'autres fois elle débutait par l'un de ces symptômes et envahissait ensuite tout l'organisme.

«Cette doctrine de l'unité de nature de toutes les maladies vénériennes, qui commença à régner avant même le milieu du seizième siècle, a produit deux résultats également fâcheux: le premier, c'est d'avoir fait considérer comme identiques des affections qui, en nosologie, doivent rester séparées; le second, d'avoir exposé depuis trois siècles, sans la moindre opportunité, une multitude de malades à tous les inconvénients du traitement mercuriel. »

Il y a donc deux variétés de chancres, qui sont d'autant plus importantes à étudier et à différencier l'une de l'autre, que l'une, la plus fréquente heureusement, reste toujours un *accident local*, sans conséquence ultérieure sur la santé générale, tandis que l'autre est fatalement suivie d'un *empoisonnement du sang* et d'accidents généraux connus sous le nom d'*accidents consécutifs*.

La première espèce, le *chancre mou, ne donne pas la vérole;* la seconde catégorie, le *chancre induré* ou *infectant,* est la *vraie, la grosse vérole,* si généralement et si justement redoutée.

DU CHANCRE SIMPLE OU MOU

(CHANCRE SANS VÉROLE).

Comme je viens de le dire, cette variété du chancre est de beaucoup la plus commune pour deux raisons :

1° C'est la forme d'ulcération qui sécrète le plus abondamment du pus, dont la faculté de reproduction se conserve le plus longtemps;

2° Un individu atteint une première fois de *chancre mou* peut en être affecté un nombre indéfini de fois (certains expérimentateurs se sont inoculés avec succès plus de deux mille cinq cents chancres), tandis qu'il est généralement admis que le *chancre induré* ne se produit qu'une fois sur la même personne. Les inoculateurs français les plus autorisés prétendent que ce chancre ne peut, non plus que le chancre induré, se transmettre aux animaux, pas plus aux singes qu'aux autres espèces, tandis qu'en Allemagne certains expérimentateurs prétendent avoir transmis la vérole au singe, et de celui-ci à l'homme; ce fait, du reste, ne serait qu'exceptionnel et ne mérite pas d'être longuement discuté.

Un point de doctrine très-curieux et encore inexpliqué, c'est que le chancre mou peut envahir toutes les parties du corps *excepté la tête*. Sur le cuir chevelu et le visage, on n'a jamais rencontré que le chancre induré ou infectant.

Apparition et développement du chancre mou.

Quand un individu a été exposé à la contagion du virus syphilitique, et qu'il s'est trouvé dans des conditions favorables d'absorption, voici ce qui se passe *lorsqu'un chancre doit résulter de cette infection*; car, ainsi que je le dirai plus loin, d'autres symptômes peuvent aussi se manifester primitivement:

Au bout de deux jours au plus tôt ou dix jours au plus tard, il survient de la démangeaison, une légère chaleur à la place que doit envahir le chancre, puis une élevure

27

rouge de forme papuleuse. On voit se développer au centre de cette élevure une petite vésicule remplie de sérosité, qui se trouble bientôt et devient purulente. La pustule augmente rapidement, ainsi que l'auréole rougeâtre
sur laquelle elle est assise. L'épiderme qui recouvre cette

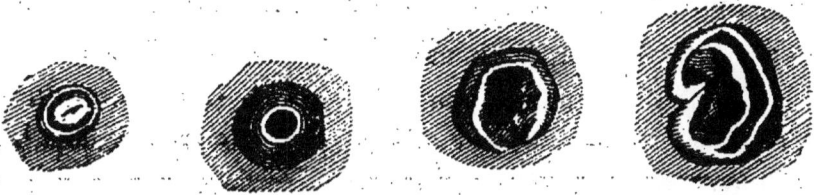

FIGURES

173   174   175   176.

*Représentant des chancres, ou ulcères vénériens primitifs, à divers
degrés d'évolution.*

pustule *se crève bientôt* (fig. 173), et l'on aperçoit *une ulcération faite comme avec un emporte-pièce, dont les bords
sont taillés à pic, déchiquetés, décollés, tendant à se renverser en dehors, dont l'ouverture est moins étendue que
le fond* (fig. 174, 175). *Le fond de la plaie est d'un gris
sale, irrégulier et comme vermoulu. Le pourtour ou la base
sur laquelle elle repose est dur, engorgé, empâté* (fig. 176).
*Le pus que fournit cet ulcère est gris, mal lié, mêlé de débris
de chair et de sang.* Il a une réaction alcaline et contient
fréquemment des animalcules microscopiques, auxquels
on a donné les noms de *trichomonas, vibrio lineola.*

Tels sont les caractères spéciaux du chancre mou ou
ulcère vénérien primitif. Les malades ne s'aperçoivent
quelquefois de l'ulcération que lorsqu'elle existe déjà depuis plusieurs jours.

Cette espèce d'ulcération tend à s'agrandir et à envahir
les tissus environnants. Elle sécrète un pus qui est surtout

remarquable par la propriété qu'il conserve pendant assez longtemps de reproduire un ulcère en tout semblable à lui-même.

Après une période d'état, l'ulcération tend à la cicatrisation. Le fond de la plaie se déterge, des bourgeons charnus se développent et le chancre, transformé en plaie simple, tend à la cicatrisation de la circonférence au centre.

Le plus souvent ce chancre, loin d'être unique comme le *chancre induré*, est *multiple*, et quand je vois un malade me présenter cinq à six plaies, je suis tout d'abord, avant tout examen, rassuré plus que s'il n'en présentait qu'une seule. Le grand nombre d'ulcérations que présente cette variété de chancre tient à une série d'inoculations qui se sont produites par le fait du voisinage; aussi est-il important pour les éviter d'isoler et de dessécher les surfaces voisines.

Le chancre mou a une remarquable et fâcheuse tendance à envahir et à ronger les tissus voisins, et à devenir *serpigineux*, *phagédénique* (voir fig. 193, page 492), surtout chez les individus d'une constitution lymphatique ou altérée par les excès, les privations.

Une autre particularité du chancre mou, c'est de donner facilement naissance à l'inflammation des *ganglions superficiels* de l'aine, et de former ainsi des *bubons inflammatoires*, qui tendent promptement à la suppuration, et dont le pus a des propriétés spécifiques qui le rendent inoculable et apte à engendrer des plaies analogues au chancre mou primordial.

Enfin, le caractère distinctif et très-rassurant de l'ulcère dont je viens de donner les principaux signalements, c'est qu'il est et reste toujours une affection locale, qui borne ses effets à la région qu'il attaque; qu'il n'a jamais de retentissement général, et qu'il ne s'accompagne jamais d'accidents constitutionnels. *Il n'exige aucune préparation mercurielle pour le combattre.* En d'autres termes, il n'empoisonne pas le sang, c'est *le chancre sans vérole.*

Ses caractères sont donc on ne peut plus distincts de ceux du *chancre induré.*

DU CHANCRE INFECTANT OU INDURÉ

(CHANCRE QUI DONNE LA VÉROLE).

Cette espèce de chancre est, à proprement parler, le *chancre à vérole.*

Le *chancre induré* et toutes les conséquences générales qu'il entraîne, forment un ensemble de symptômes auxquels on a donné différents noms. On l'a d'abord désigné sous le nom de *gorrhe, mal napolitain, mal français, morbus gallicus, lues venerea, grosse vérole.* Maintenant on n'emploie plus guère que deux expressions : *vérole*, mot un peu brutal et qui sonne mal dans le monde, et *syphilis*, dont l'étymologie est σὺν, avec, et φιλία, amour, amitié, c'est-à-dire compagnon de l'amour.

Les auteurs ont longuement discuté sur l'origine de la syphilis en Europe. Sans entrer dans le détail de ces controverses, je dirai que, de toutes les opinions émises à cet égard, la plus accréditée est celle qui en attribue l'importation aux gens de l'équipage de Christophe Colomb, qui l'auraient reçue des naturels d'Amérique.

Une autre opinion fait remonter, non plus l'importation, mais la propagation de la syphilis en Europe, au siége de Naples par l'armée française dans le quinzième siècle. Cette

opinion compte un assez grand nombre de partisans, et il
est assez remarquable que, dans beaucoup de pays, la
syphilis est appelée *mal français;* dans d'autres, au contraire, on lui donne le nom de *mal d'Espagne, mal de
Naples.*

Vers le milieu du quinzième siècle, il y eut une épidémie de vérole qui fit des ravages effrayants dans tous les
rangs de la société. On raconte que c'est par suite d'une
vengeance de son mari que la *belle Féronnière* fut infectée,
et qu'elle transmit au roi François Ier la vérole dont il
mourut : c'est à ce fait qu'on fait allusion quand on cite
ce quatrain de Malherbe :

> « Le pauvre en sa cabane, où le chaume le couvre,
>   « Est sujet à ses lois ;
> « Et la garde qui veille aux barrières du Louvre
>   « N'en défend pas les rois. »

Le virus syphilitique a-t-il perdu de son intensité depuis
que la vérole existe ? Il est certain que la vérole d'aujour-
d'hui n'a point l'intensité de l'épidémie meurtrière du
quinzième siècle. Mais, en supposant que tout ce qu'on
a remarqué à cette époque doive être rapporté à la syphilis, ce qui est fort problématique, on peut rattacher
l'explication de l'atténuation des symptômes qu'elle présente à un grand nombre de circonstances, telles que les
mœurs, la civilisation, la connaissance plus complète de
la maladie et du traitement.

A l'époque de la grande épidémie et plus tard, l'individu
atteint de cette affection était réprouvé, on le maltraitait ;
aussi n'osait-il avouer sa faute, et pendant longtemps le
virus pouvait tout à son aise infecter l'économie et produire de grands ravages : ajoutons que c'était une mala-

die toute nouvelle, dans laquelle on voyait une punition divine et dont on connaissait fort mal la médication.

Maintenant, au contraire, le traitement est parfaitement connu, et dès qu'une personne redoute l'infection syphilitique ou qu'elle aperçoit les premiers symptômes, elle s'empresse de réclamer les soins de la science. Cependant, quand ces conditions sont négligées, on a encore de temps en temps occasion de constater des ravages qui prouvent que le virus syphilitique n'a rien perdu de sa violence.

Ainsi que je l'ai dit en commençant l'étude des maladies vénériennes, le *chancre* est, dans l'immense majorité des cas, la manifestation primordiale de la syphilis. La cause spécifique de la vérole réside dans un virus, dit *virus syphilitique.*

Le virus syphilitique, à l'état de chancre ou d'accidents secondaires humides, à surface suppurante, peut se développer aussi bien *sur l'homme que sur la femme,* à *tous les âges de la vie,* même dans le *sein de la mère,* ou par l'intermédiaire d'une nourrice.

Aucun tempérament ne lui est réfractaire, et si l'on voit souvent des individus s'exposer impunément à la contagion, cela tient uniquement à ce qu'ils ne sont pas dans les conditions favorables d'absorption, ou aux précautions hygiéniques que je recommande à la page 419.

Tandis que le *chancre mou* ne peut, par une anomalie inexpliquée, se rencontrer sur la tête ni sur le visage, *sur quelque partie du corps* que le *virus du chancre induré* ait été déposé, il peut y avoir absorption et infection consécutive. Ainsi la syphilis n'est pas une maladie propre aux organes génitaux. C'est là surtout ce qui différencie les maladies vénériennes *virulentes* de celles qui ne le sont pas. Les maladies *non virulentes* n'ont jamais leur siége primitif qu'aux organes génitaux, et en particulier

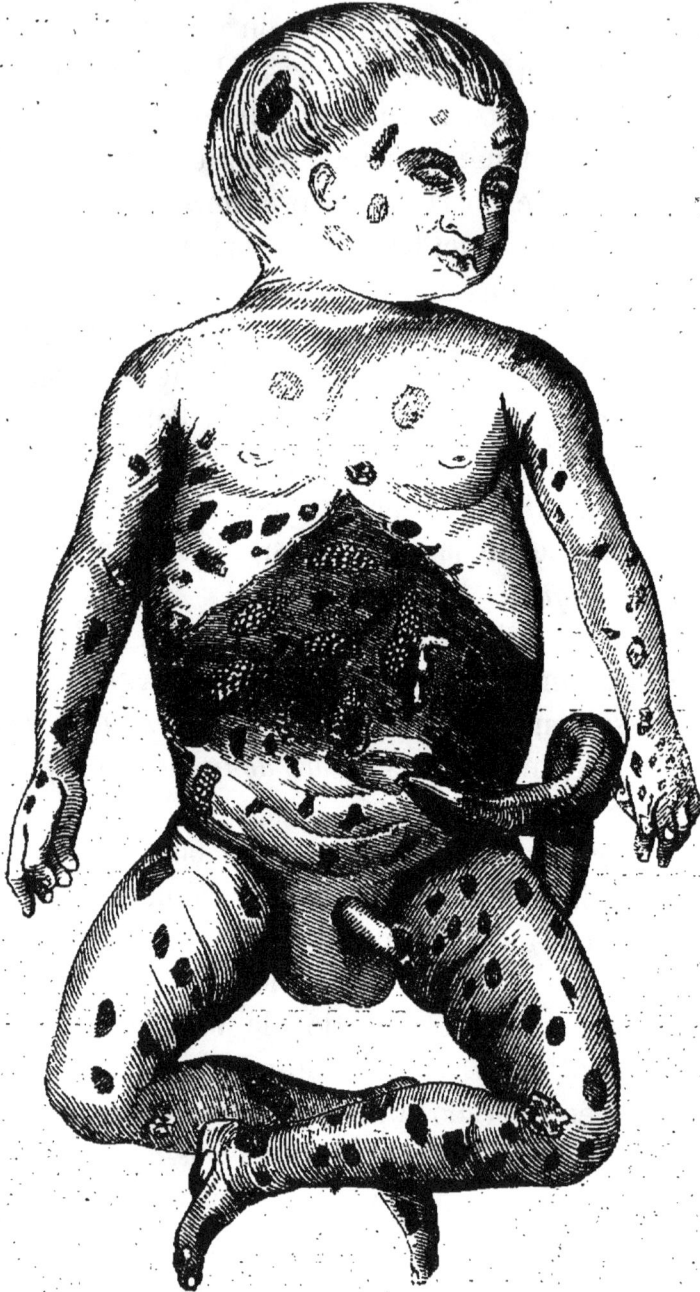

FIGURE 177.

Représentant un enfant nouveau-né dont toutes les parties du corps sont recouvertes de taches, pustules, ulcérations de nature syphilitique à divers degrés de développement.

sur la membrane muqueuse de ces organes ; il y a écoulement catarrhal, tandis que la *vérole* peut envahir un individu par un point quelconque de la surface du corps. Il est vrai que le plus souvent le siége du mal existe d'a-

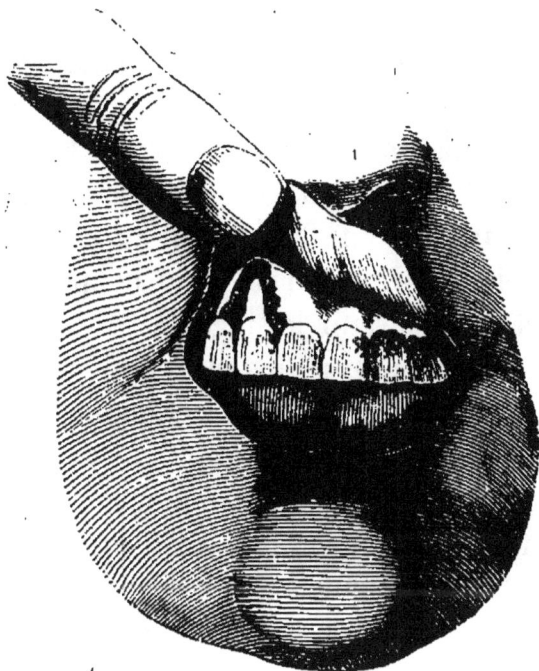

FIGURE 178.

Représentant un chancre, ou ulcère vénérien primitif, ayant son siége sur la gencive de la mâchoire supérieure.

bord aux parties génitales, parce que c'est la voie d'infection la plus naturelle. Mais combien de personnes ont gagné la syphilis en touchant un individu infecté, *en buvant dans son verre, en se servant de sa pipe, de sa cuiller, de son linge, de son rasoir, d'un masque,* en couchant dans des *draps contaminés*, ou en se plaçant sur une lunette d'aisances.

Le développement de la syphilis *n'est jamais spontané,*

et reconnaît toujours pour cause la *contagion par une personne infectée*. Ainsi, tandis qu'il peut survenir une blennorhagie après les rapports sexuels de deux personnes parfaitement saines, on n'est jamais atteint de vérole que par suite de relations avec une personne qui en est elle-même *actuellement* infectée.

La condition la plus favorable à l'absorption du virus syphilitique est une ulcération, une érosion, une petite plaie : l'inoculation de ce principe morbide peut se faire aussi par son séjour dans des replis de membrane, dans la cavité d'un follicule, comme il en existe tant aux organes génitaux. Une surface qui ne présente point de plaie peut aussi devenir le siége de l'absorption; il suffit d'un contact plus ou moins prolongé qui ramollit l'épiderme et imprègne les tissus. L'augmentation d'activité de la vie pendant le coït, le gonflement, la turgescence des tissus qui en est la conséquence, favorisent beaucoup cette absorption. Plus le coït sera prolongé, plus il y aura de chances pour la pénétration du virus. Aussi est-ce le cas, dans un coït suspect, d'appliquer ce précepte : Ne faire de l'égoïsme qu'à soi seul, et prendre les précautions indiquées (page 419). La grosseur du membre viril et l'étroitesse du vagin sont aussi des causes qui favorisent l'inoculation syphilitique; par opposition, si les parties génitales de la femme sont larges et le membre viril peu volumineux, il y aura moins de chances d'infection.

Le chancre est la voie d'infection syphilitique la plus habituelle. Pendant longtemps on a cru que c'était la seule; quelques syphiliographes même le pensent encore. Mais il est maintenant parfaitement avéré que des rapports sexuels avec des individus ne présentant actuellement aucun chancre peuvent donner la maladie vénérienne. Ainsi tous les symptômes constitutionnels dits

27.

secondaires (voir plus loin), et qui sont accompagnés d'une sécrétion humide, sont contagieux : tel est le cas des

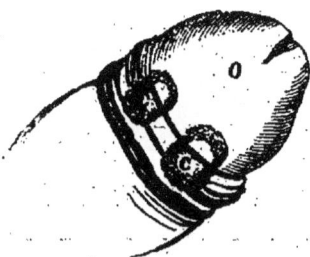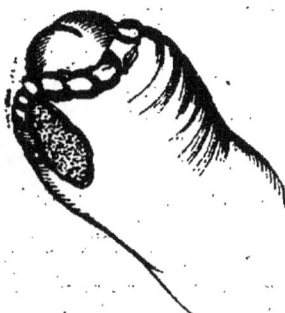

FIGURES

179   180.

La figure 179 représente deux pustules plates sur le gland, et à la face interne du prépuce.

O, le gland.

CC, deux pustules plates à la face interne du prépuce, qui, par leur contact prolongé avec le gland, en ont fait développer deux autres.

La figure 180 fait voir : 1° *un chancre à la surface externe du prépuce, et* 2° *sur le bord libre de cet organe une série de tubercules muqueux* en forme de chapelet qui rétrécissent son ouverture.

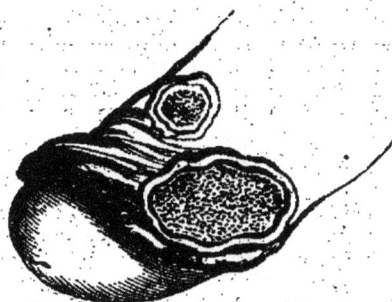

FIGURE 181.

Représentant, à la surface externe du prépuce, deux chancres à divers degrés de développement.

pustules plates ou plaques muqueuses, des tubercules

muqueux, de l'ecthyma, du pemphigus et des végétations de *nature syphilitique,* etc. (page 460). Ce fait a été mis hors de doute par des expériences récemment faites en France et en Allemagne.

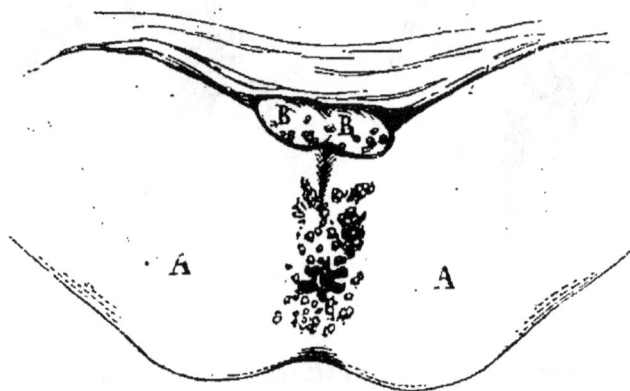

FIGURE 182.

Représentant des plaques muqueuses humides, qui ont envahi les bourses, le périnée et le pourtour de l'anus.

AA, les fesses.
BB, les bourses.
C, l'anus.

En l'absence même de tout symptôme vénérien actuellement apparent, un individu qui a eu la syphilis et qui, par suite d'un traitement incomplet, n'a été que *blanchi,* voit se développer en lui, plusieurs années après qu'il se croit guéri, des symptômes d'infection syphilitique. Dans ce cas, il communique la vérole aux enfants qu'il procrée (fig. 177). La syphilis peut donc coïncider, chez un individu, avec toutes les apparences extérieures de la santé; la maladie existe alors à l'*état latent.*

Le sperme, contaminé par le principe syphilitique, donne à l'ovule fécondé le germe du mal, qui se développe avec le produit de la conception et cause la mort prématurée de l'enfant, si l'art n'intervient pas à temps.

Dans les premiers moments de sa formation, l'embryon peut être très-sain et recevoir, à une époque plus ou moins avancée de la vie intra-utérine, la viciation vérolique du fait de la mère elle-même récemment atteinte.

Par opposé, il arrive que l'enfant procréé par un père infecté transmet à sa mère, pendant la grossesse, la maladie vénérienne dont tous ses organes sont imprégnés (voir plus loin les observations rapportées à l'article *Contagion des accidents secondaires*).

La connaissance de ces faits, qui se renouvellent malheureusement très-souvent, est fort importante pour le praticien. C'est elle qui rend compte des fréquents avortements auxquels sont exposées certaines femmes; avortements qui ne cessent que par un traitement antivénérien sagement administré, soit au père, soit à la mère, ou bien, selon l'occurrence, à tous deux à la fois.

Ainsi, en 1848, un mari vient me consulter dans les circonstances suivantes. Marié depuis cinq ans, sa femme avait fait, dans cet intervalle, quatre fausses couches, la première à six semaines, la seconde à trois mois, la troisième à cinq mois, et la quatrième à sept mois de grossesse. Tous ces avortements avaient eu lieu sans cause appréciable. Enfin, ce qui mettait le comble à son chagrin, c'est qu'il venait de perdre un enfant de trois mois venu à terme. Pendant les deux premiers mois de sa vie, cet enfant avait donné les plus belles espérances, et tout à coup il avait dépéri; son corps s'était recouvert çà et là de taches violacées, et en moins de quinze jours il avait pris l'habitude extérieure d'un vieillard décrépit et ratatiné. Tous les soins avaient été inutiles, et les médecins avaient déclaré que la mère était mauvaise nourrice. Après certaines questions, le père me fit la confidence que, dix ans auparavant, il avait été atteint d'un chancre à la verge, dont il s'était débarrassé en un mois de traitement, et que depuis cette époque il ne s'était absolument ressenti de rien. Fort de cet indice, je le soumis, pendant trois mois, à un traitement dépuratif très-sévère, et ensuite j'autorisai les relations sexuelles. Le résultat fut des plus favorables : en 1849, madame..... accoucha à terme d'un enfant bien constitué, qui ne s'est jamais ressenti de la maladie antérieure de son père.

La transmission du poison vénérien se fait souvent par le sein d'une nourrice ; de même qu'on voit le nourrisson communiquer cette maladie à la femme qui l'allaite, et cette femme donner à son tour la vérole à ses propres enfants, comme on peut le voir plus loin (*Contagion des accidents secondaires*).

Ces considérations préliminaires une fois posées, j'arrive à la *description du chancre induré*, parce que, dans l'immense majorité des cas, il est l'accident par lequel le virus syphilitique pénètre dans nos organes ; j'indiquerai ensuite son traitement et les diverses maladies qui en sont la conséquence.

Période d'incubation.

On désigne sous le nom de *période d'incubation* l'intervalle qui s'écoule entre un coït infectant et l'apparition des symptômes. Cet espace de temps est très-variable, suivant des circonstances qui restent le plus souvent inconnues. Habituellement c'est du deuxième au dixième jour qu'apparaissent les premières manifestations. Quand il existe une solution de continuité, érosion ou déchirure, les symptômes se montrent plus tôt. Mais quand l'absorption a eu lieu, rien ne peut empêcher le développement de la maladie. Le fait suivant, tiré de la pratique d'un des premiers chirurgiens de Lyon, en est une preuve irréfutable.

Un jeune homme, qui avait eu commerce avec une femme de Lyon, fait part de sa bonne fortune à un de ses amis actuellement affecté d'ulcères vénériens. Cet ami avait précisément gagné ses chancres à la même source. On conçoit aisément les appréhensions de cette personne, qui confie aussitôt sa position au docteur B..... Celui-ci soumet pendant quatre jours consécutifs les organes génitaux à un examen très-attentif, sans rien apercevoir d'anomal, fait prendre de grands bains au malade et le soumet à des soins de propreté extrême. Le cinquième jour, malgré ces précautions, un chancre apparaît sur le gland.

Le virus syphilitique était donc resté, dans ces organes, à l'état latent pendant quatre jours entiers. C'est ce que l'on désigne sous le nom d'*incubation*. Il est admis par tous les praticiens que, pendant ce temps d'incubation, l'individu qui sera dans quelques jours inévitablement atteint de symptômes syphilitiques ne peut rien communiquer à une personne saine avec laquelle il aurait des relations. Pour qu'il y ait contagion, il faut une surface suppurante.

Le *chancre induré* se développe d'une *façon lente et insidieuse;* c'est une ulcération *essentiellement indolente* et dont les débuts contrastent fâcheusement avec les conséquences générales d'empoisonnement du sang qu'elle doit fatalement produire.

On voit d'abord une petite plaie, que les malades prennent pour une simple écorchure, à forme arrondie, dont le fond, quoique grisâtre, est plus lisse que celui du chancre mou. Les bords, au lieu d'être *taillés à pic* et d'avoir un *fond plus large que la circonférence,* comme la plaie que nous avons décrite précédemment, descendent par une pente insensible vers le fond, de façon que l'ulcère prend l'aspect d'une petite coupe.

Au lieu d'être décollés, les bords du chancre induré sont adhérents. Loin d'être d'un rouge vif, violacés, ils sont blafards et roides. Mais le caractère essentiel, c'est l'*induration*. Au bout de cinq à six jours, le chancre infectant commence à s'indurer, de façon qu'il semble que la plaie repose sur la moitié *d'un pois sec*.

Le chancre induré ne fournit qu'une suppuration peu abondante d'un liquide sanieux et mal lié, mais qui, dans la période d'augment, a la fâcheuse propriété de reproduire, s'il est placé dans des conditions favorables, un chancre infectant comme la plaie d'origine.

Cette variété de chancre, loin d'être multiple comme le chancre mou, est le plus souvent unique. Il peut tendre de lui-même à la cicatrisation spontanée comme le précédent, mais une particularité digne d'être notée, c'est que la cicatrice qui lui succède présente une teinte bronzée très-remarquable, que n'offre jamais le chancre simple.

Comme le chancre mou, le chancre induré peut être suivi de bubon, mais ce bubon présente, comme la plaie elle-même, des caractères distincts de celui dont nous avons déjà parlé.

Ainsi le chancre infectant produit une tuméfaction dure et indolente des ganglions du pli de l'aine. Ces engorgements, qui ne viennent pas très-gros, mais qui sont remarquablement durs, ne tendent presque jamais à la suppuration, tandis que les bubons produits par le chancre mou suppurent très-facilement.

Si l'on ne considérait que les conséquences locales, le chancre induré est bien plus bénin que le chancre mou;

il est en général unique; ne tend pas à s'étendre, il est sans douleur et les bubons qu'il provoque ne suppurent pas; mais toutes ces conditions favorables du début sont bien annihilées par les conséquences inévitables, fatales, qui découlent de cette petite plaie. Le chancre induré est le prélude d'un *empoisonnement du sang*, dont les symptômes, comme je le dirai plus loin, ne tardent pas à se manifester sur toutes les parties du corps, et qui exigent, autant pour en prévenir les terribles effets que pour les faire disparaître quand on n'a pas pu les empêcher de se développer, l'emploi du *mercure* et de l'*iodure de potassium*.

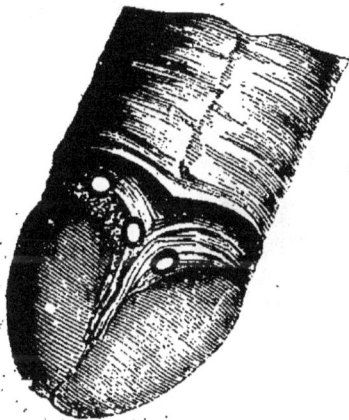 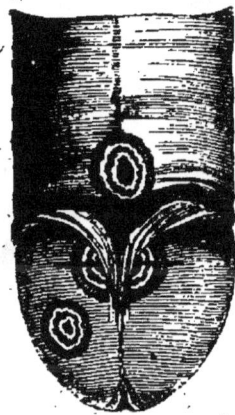

FIGURES
183　　　　　　　　　　　　　184.

Représentant des chancres sur le frein ou filet de la verge, à des périodes différentes de développement.

La figure 183 montre trois ulcères vénériens, dont la vésicule vient à peine de se rompre.

Sur la figure 184, les chancres, au nombre de quatre, dont un sur les lèvres du méat urinaire, sont plus avancés : l'un d'eux a même déjà rongé la cloison du frein ou filet, ce que montre la petite tige passée au-dessous de celui-ci.

D'après ce que j'ai dit plus haut, le lecteur doit avoir

compris que le chancre peut se rencontrer sur toutes les parties du corps.

Les points où on l'observe le plus souvent *chez l'homme* sont : la partie inférieure du gland, de chaque côté du frein ou filet (fig. 183, 184); autour de la couronne du gland; sur le prépuce; au méat urinaire (fig. 185) (les fig. 167, 186 et 187, montrent les ravages que peuvent causer ces ulcérations sur des personnes dont le prépuce, trop long, recouvre habituellement le gland); sur les bourses; à l'anus; aux lèvres; aux gencives (fig. 178); à la langue; aux paupières; aux oreilles; aux doigts.

On en a même observé *sur le dos*, lorsque des voyageurs avaient couché dans des draps souillés de pus vérolique.

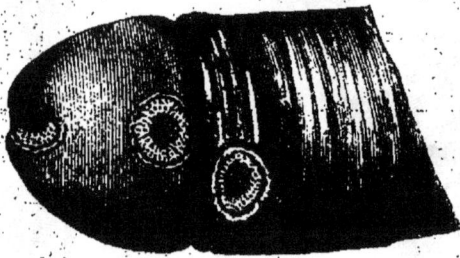

FIGURE 185.

Représentant trois chancres en pleine évolution : le premier sur la lèvre gauche du méat urinaire : le second à la couronne du gland; le troisième à la face interne du prépuce.

Les chancres peuvent se développer dans l'intérieur du canal de l'urètre, comme on le voit figure 188. Dans ce cas, il se produit une petite suppuration, qui fait croire à une blennorrhagie bénigne. Si l'on méconnaît leur origine, on est tout étonné de leur disposition rebelle aux traitements ordinaires. Dans des cas de cette nature qu'il avait parfaitement observés, Cullerier avait l'habitude de dire : «Défiez-vous de ces blennorrhagies peu abondantes

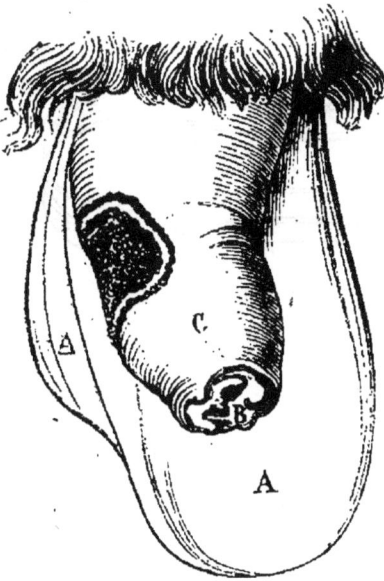

FIGURES

186	187.
Représentant le commencement d'une ulcération syphilitique perforant le prépuce de dehors en dedans.	*Représentant les désordres produits par un chancre situé primitivement à la face interne du prépuce d'un individu chez lequel ce repli membraneux est trop long.*

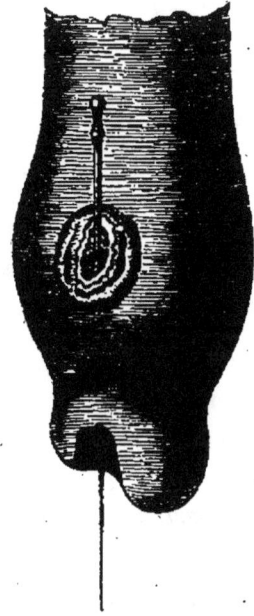

AA, les bourses ; la gauche est affectée de varicocèle.

C, le gland, recouvrant le prépuce.

B, l'ouverture du prépuce, envahie par la maladie.

D, ulcère rongeant, qui n'a pas encore (comme fig. 187) perforé toute l'épaisseur des tissus du prépuce.

L'ulcère de la figure 187, après avoir rongé successivement de dedans en dehors, apparaît à l'extérieur. Le stylet fait voir cette perforation.

« et indolentes ; ce sont souvent les plus graves et les plus « difficiles à guérir. » Pendant longtemps ce fait a été nié ;

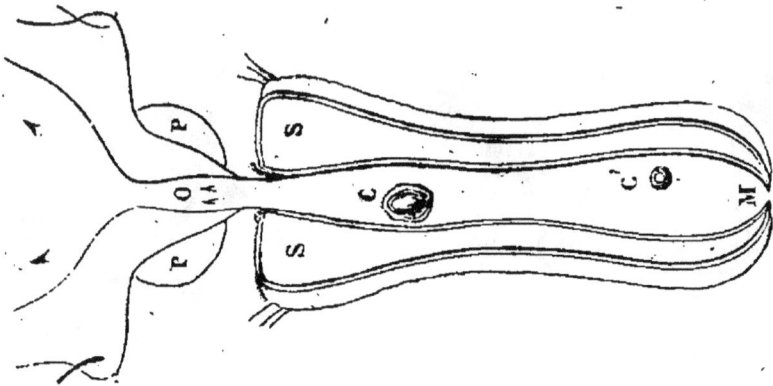

FIGURE 188.

*Représentant le canal de l'urètre et le commencement de la vessie,
ouverts dans toute leur longueur par la paroi antérieure.*

SS, le corps spongieux qui entoure le canal de l'urètre.

MO, le canal de l'urètre.

M, le méat urinaire.

O, les deux orifices des conduits éjaculateurs du sperme.

PP, la g'ande prostate.

C', un chancre encore peu développé, situé sur la paroi inférieure du
canal de l'urètre.

C, un second chancre, plus profondément situé sur cette même par. i,
et plus avancé dans son évolution.

il est maintenant hors de doute par suite d'autopsies d'individus atteints de vérole et morts par accident.

Chez la femme, l'ulcère syphilitique primitif peut exister, comme chez l'homme, sur toutes les parties du corps
où la matière virulente a été déposée, mais on le rencontre principalement aux organes générateurs, sur la vulve
(fig. 189), sur les grandes et les petites lèvres ; c'est surtout à la fourchette ou fosse naviculaire qu'il est le plus
fréquent (C''', fig. 190).

On le rencontre dans toute la longueur du vagin (CC'C'',
fig. 190), et jusque sur le col de la matrice (C, fig. 191)

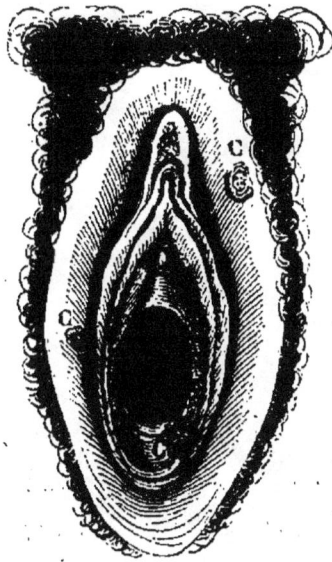

FIGURE 189.

*Représentant les parties génitales extérieures d'une femme affectée
de trois chancres C C C.*

L'un est situé à gauche, en haut de la grande lèvre.
Le second sur la partie moyenne de la grande lèvre du côté droit.
Le dernier existe en bas, sur le côté gauche de la fourchette.

Le chancre existe le plus souvent *seul;* mais, quand il y
en a *plusieurs,* comme sur les figures 183, 184, 185, 187,
188, 189, cela n'augmente ni ne diminue la gravité du mal.
*Un seul suffit pour produire tous les désordres dont je par-
lerai plus loin.*

Quand le chancre existe sur une membrane muqueuse,
on voit toujours la plaie à nu avec les caractères que je
viens d'indiquer; quand il est implanté sur la peau, *ulcère
syphilitique cutané,* il se recouvre de croûtes jaunâtres ou
brunes et peut simuler un *ecthyma;* mais si l'on soulève
cette croûte, on voit l'ulcère avec tous ses caractères.

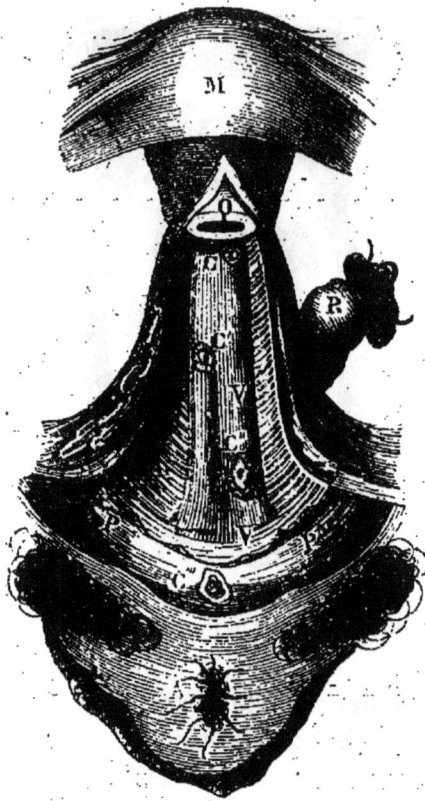

FIGURE 190.

*Représentant la vulve (fosse naviculaire C'''), le vagin et la matrice
d'une femme atteinte de chancre, C, C', C', C''.*

(La vulve et le vagin ont été divisés par la paroi antérieure, pour permettre la facile exploration des organes.)

PP, les grandes lèvres, divisées par en haut.

VV, la paroi inférieure du vagin.

O, le col de la matrice.

M, le corps de la matrice ou utérus.

R, l'intestin rectum.

A, l'anus.

C, C', C'', trois chancres à divers degrés d'évolution, existant sur la
paroi inférieure du vagin.

C'', chancre situé au milieu de l'excavation de la fosse naviculaire.

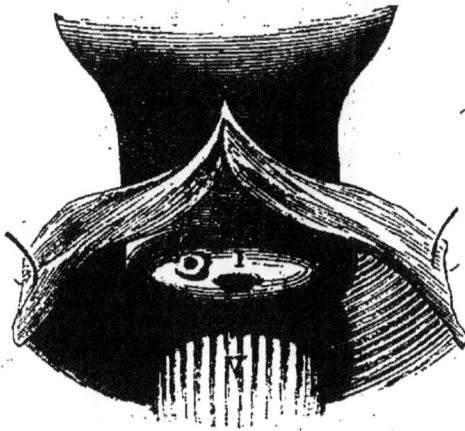

FIGURE 191.

Représentant un chancre ou ulcère vénérien primitif, existant sur le col de la matrice d'une femme qui n'a pas eu d'enfants.

(Deux érignes écartent les parois du fond du vagin, pour laisser voir le col de la matrice.)

V, le haut de la paroi inférieure du vagin.

I l'orifice du col de la matrice; orifice étroit et arrondi chez les femmes qui n'ont pas encore eu d'enfants, tandis qu'il est plus large et présente une fente transversale (O, figure 190) chez celles qui ont été mères.

C, chancre vénérien, ayant son siége sur le côté droit du col utérin.

[Sur une femme vivante, il n'y a que l'examen au spéculum (voir *Maladies de matrice*) qui puisse permettre de constater l'existence de chancres dans la profondeur du vagin (fig. 190), ou sur le col de la matrice (fig. 191).]

Tant qu'il n'a pas été cautérisé, et pendant une dizaine de jours à compter de son apparition, le chancre jouit de la funeste propriété de *produire du pus* ou *virus syphilitique* inoculable. C'est pendant ce temps qu'il jouit de la propriété virulente, *à son maximun d'intensité.*

Quelquefois le chancre *guérit tout seul,* et sans que le

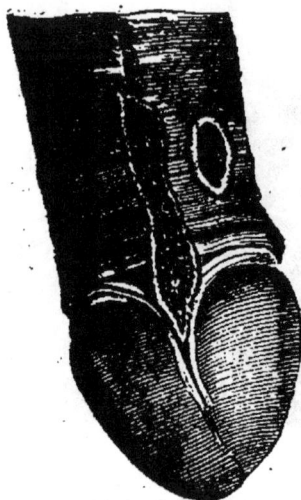

FIGURE 192.

Représentant deux chancres : l'un avec les caractères habituels ; le second, chancre rongeur, logé dans le sillon du frein de la verge, s'étend le long de la face inférieure de cet organe.

malade ait eu la **conscience de son appa**rition, ou bien on aura constaté sa présence, mais sans se douter de sa nature. On le confond avec les petites ulcérations qui surviennent de temps à autre aux parties génitales ; des soins de propreté ayant suffi pour le faire disparaître, le malade reste dans une *sécurité trompeuse.*

D'autre fois, surtout quand le malade est d'une constitution lymphatique, ou détériorée par les privations ou les excès, le chancre passe à l'état *diphthéritique* ou *phagédénique :* c'est le *chancre rongeur.* Dans ce cas, l'ulcère se recouvre d'une couche grisâtre épaisse, et gagne rapidement en surface et en profondeur. Il produit alors des ravages considérables, et j'ai vu, dans des cas semblables, la moitié de la verge être détruite en quelques jours.

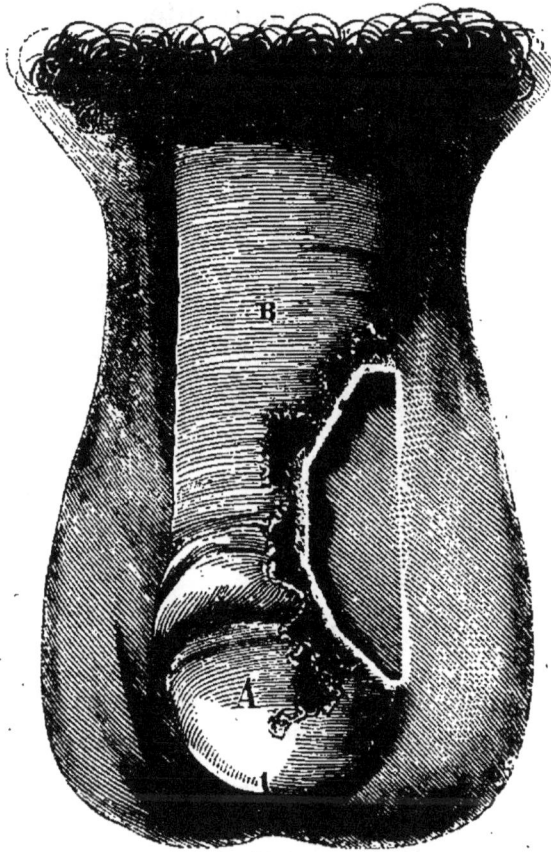

FIGURE 193.

Représentant les ravages d'un chancre rongeur ou phagédénique.

L'ulcération, dont les bords sont irréguliers et déchiquetés comme avec un emporte-pièce, a déjà détruit une grande partie du côté gauche de la verge B et du gland A. La ligne blanche que forment les hachures limite la portion absente de cet organe.

Quand la *gangrène* vient s'ajouter au phagédénisme, la destruction des tissus est encore bien plus rapide.

Le chancre le plus simple demande habituellement de quinze jours à un mois pour sa guérison complète. Quand il se complique d'induration, de phagédénisme, de gan-

grène, la terminaison peut se faire attendre six semaines
ou deux mois.

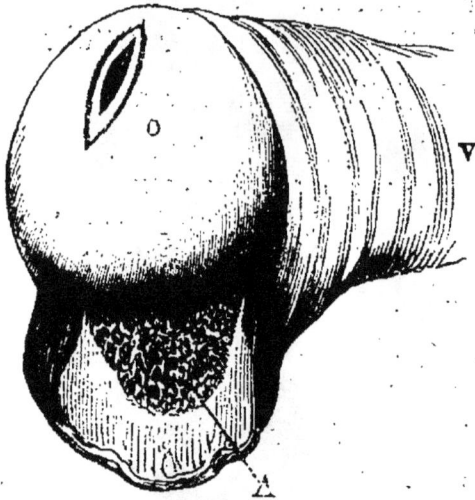

FIGURE 194.

*Représentant un chancre du frein de la verge, envahi par la gan-
grène.*

O, le gland tuméfié, surtout dans sa partie inférieure.

A, le chancre, dont le fond est recouvert d'une pulpe grisâtre, tandis
que les bords, considérablement tuméfiés, et d'une couleur rouge
violacée, forment un appendice au-dessous du gland (*cristalline*).

Le chancre par lui-même n'amène jamais la mort ; cependant j'ai vu quelques ulcères vénériens appartenant
primitivement au chancre mou, compliqués de bubons
phlegmoneux, mettre sérieusement en danger les jours
du malade.

Traitement.

Il est maintenant hors de doute que l'ulcère syphilitique guérit fréquemment seul. Cependant, comme la guérison peut être tardive, et que, pendant tout le temps
qu'il dure, le chancre peut se compliquer d'induration,

de bubon (B, fig. 161, p. 409), ou devenir rongeur (fig. 192 et 193), le malade devra réclamer le plus tôt possible les secours de la science.

La première indication à remplir est d'arrêter le mal dans son développement, d'anéantir le chancre au début, s'il est possible. La cautérisation permet d'atteindre ce but : on a recours à trois agents principaux :

1° Le *nitrate d'argent fondu* ou *pierre infernale ;*

2° Le *nitrate acide liquide de mercure ;*

3° Le *caustique carbo-sulfurique,* formé d'acide sulfurique uni à de la poudre de charbon végétal dans des proportions nécessaires pour former une pâte demi-solide ;

4° Le *caustique de Vienne* (mélange de chaux vive et de potasse à l'alcool).

Voici la manière d'opérer : on nettoie et on dessèche la plaie avec de la charpie, et on cautérise profondément la base du chancre, pour réduire l'ulcère spécifique à l'état d'une plaie simple et non contagieuse ; on renouvelle trois à quatre fois la cautérisation, à un ou deux jours de distance. Si l'on a recours au caustique carbo-sulfurique ou au caustique de Vienne, une seule application suffit. Au bout de quelques jours, l'escarre produite par la cautérisation se détache, et la plaie marche rapidement vers la guérison. On doit, jusqu'à parfaite cicatrisation, laver la plaie trois à quatre fois par jour avec du vin aromatique ou une solution légère de chlorure d'oxyde de calcium ou de sodium, et isoler le chancre des parties voisines, en le recouvrant de quelques brins de charpie imbibés de ces liquides ou imprégnés de la pommade suivante :

Prenez : Pommade aux concombres, 20 grammes.
Calomel à la vapeur, 2 grammes.
Laudanum de Sydenham, 1 gramme.
Mêlez très-exactement.

Quelques praticiens remplacent, dans cette formule, le calomel à la vapeur par un gramme de protoiodure de mercure, de turbith minéral ou de précipité blanc.

Quand le chancre est induré, il faut avoir spécialement recours à la cautérisation avec un pinceau de charpie imbibé de *nitrate acide liquide de mercure*, ou avec le *caustique carbo-sulfurique*, en même temps qu'on administre intérieurement le traitement dépuratif interne dont je parlerai plus loin.

Si le chancre prend un caractère diphthéritique, phagédénique, rongeant (fig. 192 et 193), la pâte de Vienne, le nitrate de mercure, sont quelquefois insuffisants. Il faut alors avoir recours au tartrate ferrico-potassique dont l'action modificatrice semble avoir, dans cette circonstance, une propriété toute spécifique. On l'emploie à l'intérieur en pansements, en même temps qu'on l'administre intérieurement :

> Prenez : Eau distillée,   200 grammes.
>   Tartrate ferrico-potassique,   30 grammes.
> Faites dissoudre.

On panse les ulcérations deux fois par jour, avec de la charpie imbibée de cette solution.

A l'intérieur, on l'administre à la dose de trois cuillerées à soupe dans trois tasses de tisane de feuilles de chicorée ou de saponaire, matin, midi et soir.

Dans les cas rebelles, on retire de très-grands avantages de l'emploi de la *pâte arsenicale de Rousselot* ou de la poudre suivante :

> Prenez : Acide arsénieux blanc en poudre,   1 partie.
>   Amidon pulvérisé,   1,000 parties.
> Mêlez exactement.

Quelques praticiens avaient proposé d'exciser la partie sur laquelle s'était développé le chancre, afin d'éviter l'infection générale; mais cette opération ne met nullement à l'abri de la récidive (voir *Incubation*, page 481), et l'on a fréquemment vu la plaie résultant de cette opération se transformer elle-même en chancre.

Est-il nécessaire, pour guérir un chancre, de recourir à une médication interne, et ce traitement intérieur préserve-t-il des accidents consécutifs d'infection constitutionnelle?

A ces deux importantes questions, je n'hésite pas à répondre négativement.

Le *chancre mou* n'exige qu'un traitement local et quelques toniques à l'intérieur : les mercuriaux et l'iodure de potassium sont inutiles et partant nuisibles; mais pour le chancre induré, la question est plus complexe; il est constant que l'ulcère vénérien primitif peut guérir par la seule cautérisation. Plus on aura traité le chancre à une époque rapprochée de son apparition, moins on aura à redouter une infection constitutionnelle. Cependant, il faut toujours être sur ses gardes, et j'ai l'habitude, dans ce cas, de prévenir mes malades, pour qu'ils sachent en quoi consistent les premiers symptômes d'infection générale, et qu'ils viennent de suite m'en informer. J'ai eu bien souvent occasion de donner des soins à des personnes atteintes de vérole constitutionnelle, et qui, après la guérison d'un chancre, avaient cependant suivi un traitement interne bien méthodique. Aussi, après la cure d'un chancre, je me contente de faire prendre au malade un ou deux purgatifs et quelques bains, en lui recommandant de me venir trouver à la première manifestation des accidents secondaires.

Quand le *chancre s'est compliqué d'induration*, le ma-

lade doit suivre un traitement général dépuratif interne,
immédiatement et sans attendre l'apparition d'autres
symptômes d'infection générale. Souvent, du reste, ce
traitement constitutionnel est indispensable pour la cicatrisation du chancre induré.

Le *bubon* induré ou spécifique, qui accompagne si fréquemment le chancre, réclame d'abord le *traitement local* du bubon simple (page 409), plus un traitement dépuratif interne (voir *plus loin*).

Accidents consécutifs du chancre induré.

Empoisonnement du sang; infection constitutionnelle.

Ces accidents peuvent être classés sous deux catégories
distinctes :

A. *Accidents secondaires ;*
B. *Accidents tertiaires.*

Cette division est très-importante, non-seulement au
point de vue de l'étude, mais aussi eu égard au traitement, qui doit être différent.

A. Accidents ou symptômes secondaires.

Trois semaines, un mois, six semaines environ, au plus
tard dans le délai de six mois, et exceptionnellement plusieurs années seulement après l'apparition d'un chancre, on
voit survenir, du côté de la peau, des membranes muqueuses, des yeux et des testicules, des accidents variés qui
sont le signe de l'infection syphilitique constitutionnelle.

Dans la première édition de cet ouvrage, j'avais admis,
avec la plupart des praticiens, que les accidents dits *secondaires* étaient toujours précédés de l'existence plus ou
moins manifeste d'un chancre. C'est, en effet, ce qui ar-

rive presque constamment. Cependant il existe dans la
science des faits parfaitement observés et qui prouvent
que *les accidents dits secondaires peuvent exister d'emblée,*

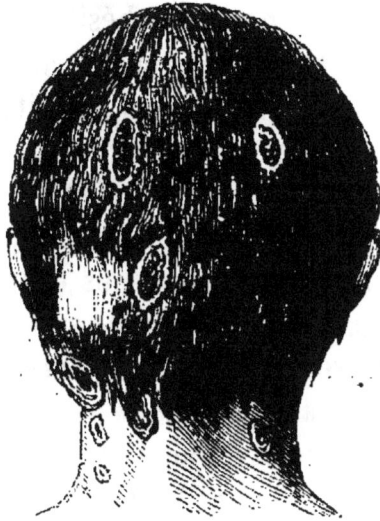

FIGURE 195.

*Représentant la partie postérieure de la tête d'un individu atteint
de pustules croûteuses de nature syphilitique.*

Près de l'oreille gauche, on voit une petite tumeur arrondie, qui bientôt
s'ulcérera et affectera, comme les autres, les symptômes d'un ulcère
vénérien.

comme première manifestation de la vérole. Les faits suivants en sont la preuve irréfutable :

« Le 17 juillet 1842, la sœur de charité à la surveillance
« de laquelle étaient confiés les jeunes orphelins élevés à
« l'hôpital me pria, dit le docteur Ferry, d'en visiter qua-
« tre d'entre eux qui, selon elle, devaient *avoir du mal,*
« parce que depuis quelque temps leurs draps se trou-
« vaient salis par une matière purulente. Examinés à
« l'instant, ces quatre enfants, dont le plus âgé avait onze
« ans et le plus jeune six, portaient au pourtour de l'a-

« nus, à la partie supérieure et interne des cuisses, des
« *tubercules muqueux les mieux caractérisés, sans aucun*
« *autre accident syphilitique.*

« Pressés de questions sur la cause de leur affection,
« ils déclarèrent tous, non sans hésitation, qu'un Espa-
« gnol, qui couchait dans leur chambre, venait les trou-
« ver la nuit, à tour de rôle, dans leur lit et se livrait sur
« eux à des actes de pédérastie.

« Cet Espagnol était un jeune réfugié, à l'hôpital de-
« puis six mois, et que l'on avait commis pour la nuit à la
« garde des enfants. L'autorité nous chargea de le visi-
« ter ; l'anus, le scrotum et la partie supérieure des cuis-
« ses étaient recouvertes chez lui de *tubercules muqueux,*
« et, malgré les plus *scrupuleuses recherches,* nous n'a-
« vons pu trouver d'autres traces de syphilis dans ses or-
« ganes. Il nous fit d'ailleurs les aveux les plus complets.

« Ce n'est pas tout : averti par les enfants qu'un de leurs
« camarades, à l'hôpital depuis trois jours seulement,
« devait avoir le même mal qu'eux, puisqu'ils avaient vu
« l'Espagnol se glisser sous les draps du nouveau venu
« dans la nuit du 15 au 16 juillet, nous le visitâmes et ne
« rencontrâmes rien. Mais, sept jours plus tard, l'anus
« était garni de nombreuses *plaques muqueuses.* »

Ainsi, en supposant qu'on puisse élever une objection
quelconque sur la nature et l'ancienneté de l'éruption des
quatre premiers enfants, les accidents observés sur le
cinquième sont hors de toute contestation et viennent
confirmer le diagnostic des premiers.

En effet, l'anus, examiné le lendemain du contact, ne
présentait encore rien d'anomal, et, dès qu'on a pu constater quelque chose, c'étaient bien des plaques muqueuses, sans chancre préalable. Ce dernier fait vient aussi
confirmer l'existence de l'incubation du virus syphili-

tique, puisque, pendant six jours entre l'infection et l'apparition des premiers accidents il ne fut pas possible de

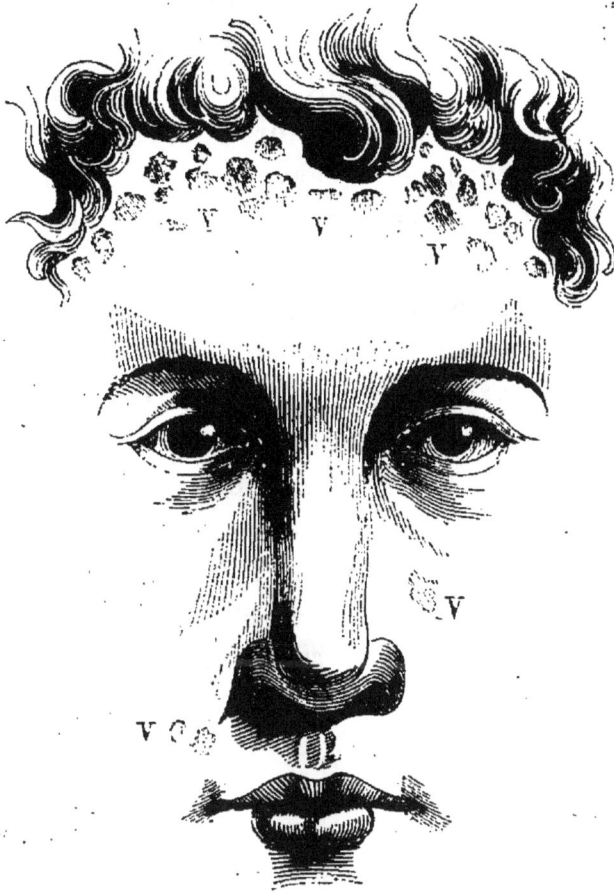

FIGURE 196.

Représentant le visage d'un individu atteint ae couronne de Vénus
(corona Veneris), syphilide papuleuse.

On voit sur le front VVV, des taches irrégulièrement circulaires, d'inégale dimension, qui constituent l'accident syphilitique secondaire, dit *corona Veneris* (couronne de Vénus).
Sur la joue gauche et la lèvre du côté droit, VV, on peut aussi constater trois taches de cette éruption.

constater quelque chose d'anomal, bien que les organes fussent explorés avec une minutieuse attention.

Avant de passer à la description des accidents constitutionnels, je dois donner sommairement le résultat d'une discussion célèbre qui eut lieu, il y a cinq ans, à l'Académie de médecine, à propos de la *contagion de ces accidents secondaires*. Ce résumé, du reste, est tout à fait conforme aux conclusions que j'avais émises dès la deuxième édition de cet ouvrage. Mais, comme ces idées sont loin d'être adoptées encore par tous les médecins, la vulgarisation des preuves ne peut que tourner au profit de la science, de l'hygiène publique et privée et de la médecine légale, qui sont toutes, à un point de vue différent, fort intéressées à la solution de ces questions.

LES ACCIDENTS SECONDAIRES DE LA SYPHILIS SONT-ILS CONTAGIEUX?

Oui, les accidents secondaires, accompagnés de sécrétion humide, sont inoculables, et peuvent se gagner par le contact, à la suite de relations intimes et plus ou moins prolongées. Tel est le cas des *plaques* ou *pustules*

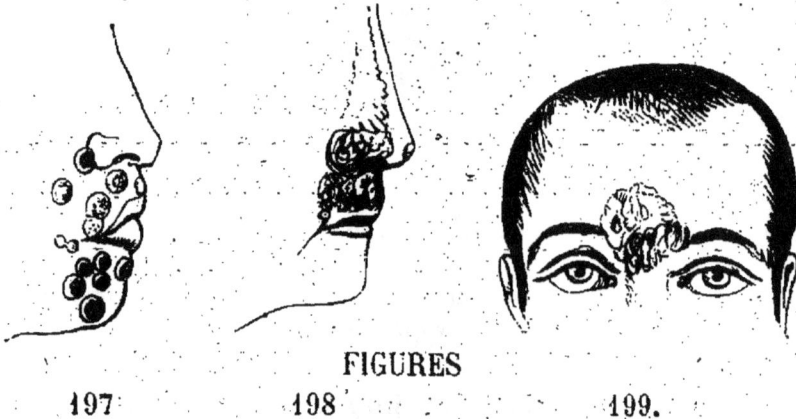

FIGURES
197   198   199.

Représentant des tubercules syphilitiques ulcérés.

La figure 197 fait voir ces tubercules isolés; les figures 198 et 199 les montrent groupés sur la lèvre supérieure, le nez et le front.

muqueuses, des *vésicules, rhagades, pemphigus, ecthyma, choux-fleurs*, etc.

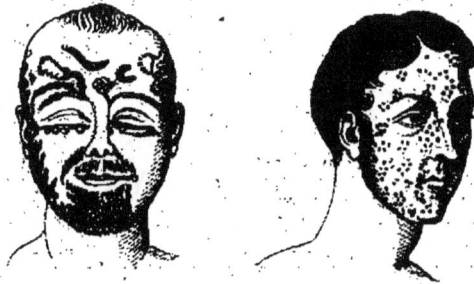

FIGURES

200   201.

Représentant deux visages affectés d'accidents secondaires de la syphilis.

Sur la figure 200, le front, les yeux et les parties velues sont envahis par des pustules muqueuses suppurantes.
Sur la figure 201, on voit une éruption de syphilide papuleuse.

Si l'éruption, au contraire, ne consiste que dans de simples taches, macules, *papules, tubercules, roséoles*, le simple contact ne donne pas la maladie. Mais les uns et les autres sont transmissibles par hérédité, et les enfants qui naissent de parents infectés de cette sorte (voir fig. 177) portent avec eux en venant au monde, ou dans un temps plus ou moins éloigné après leur naissance, des marques irrécusables de cette affection.

Weller, en Allemagne, prétend même que l'*inoculation du sang* d'un homme atteint de vérole secondaire a parfaitement réussi, et voici dans quelles circonstances. Au moyen d'un scarificateur, il fit plusieurs incisions sur la cuisse d'un enfant de douze ans. Ensuite il frictionna les petites plaies avec le sang d'un homme infecté ; puis il maintint un bandage sur la cuisse, autant pour favo-

riser l'absorption que pour éviter toute contamination
étrangère. Au bout de quelque temps, l'enfant fut pris
des symptômes les plus irrécusables de la vérole. Cette
expérimentation, toute immorale et coupable qu'elle
est, puisqu'elle empoisonne la santé d'un enfant bien
portant, que son ignorance et sa faiblesse empêchent de
se défendre contre des tentatives aussi barbares, n'en
prouve pas moins la viciation générale du sang par le
virus syphilitique et la possibilité de la transmission de ce

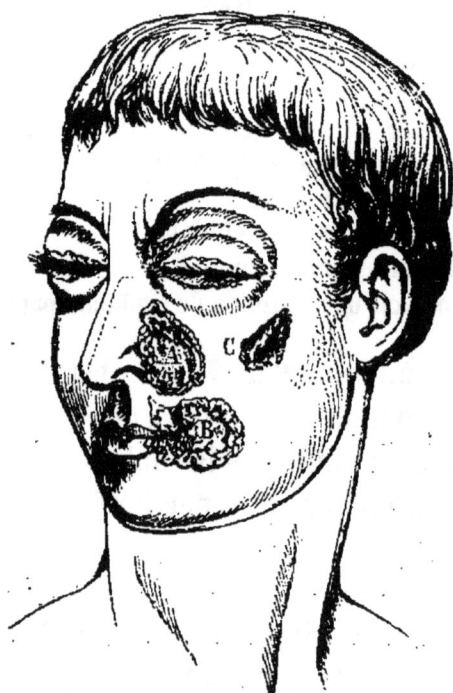

FIGURE 202.

Représentant des pustules d'ecthyma syphilitique, à la face.

A, pustule ulcérée, rongeant l'aile du nez du côté gauche.
B, pustule envahissant la commissure du nez du côté gauche.
C, ulcère de la joue.

Toute la figure, et en particulier les paupières bouffies, portent le stig-
mate accusateur de l'empoisonnement syphilitique.

principe virulent dans certaines conditions déterminées.

J'ai dit que les accidents secondaires, *à sécrétion humide*, étaient inoculables et contagieux, c'est-à-dire transmissibles par un contact intime. Voici des preuves de ce double mode d'infection :

1° *Inoculation*. Un médecin atteint d'un chancre le 15 avril est guéri le 17 mai. Il est pris plus tard d'accidents généraux, tels que *roséole, ulcération des amygdales, gonflements des ganglions cervicaux postérieurs et occipitaux*. Un de ses amis, M. L..., médecin aussi, s'inocule, au moyen d'une lancette, le pus de l'amygdale ulcérée sur le bras, et contracte un chancre des mieux caractérisés, qui fut suivi plus tard des accidents constitutionnels.

Un jeune homme très-dévoué à la science, comme on en trouve si souvent dans nos écoles, se prêta de lui-même à une inoculation de la syphilis constitutionnelle. Pour cela, le chirurgien choisit un malade qu'il avait dans ses salles, malade qui avait eu un chancre induré six semaines auparavant, mais bien cicatrisé, et qui pour le moment était atteint de syphilis constitutionnelle. Le 28 octobre 1849, du pus d'une pustule d'ecthyma, situé au côté droit de la poitrine, fut inoculé à la partie interne de chaque cuisse du malade, et des pustules semblables se développent à la place des piqûres. Du pus de ces pustules sert ensuite à inoculer la partie supérieure des cuisses du même malade, et y produit aussi de nouvelles pustules d'ecthyma. C'est le 1er novembre que le jeune interne est inoculé par le chirurgien avec du pus puisé dans une pustule située sur la poitrine du malade en question, pustule non ulcérée. On inocule d'abord la face palmaire de l'avant-bras gauche, puis l'avant-bras droit avec le pus d'une autre pustule de la même région;

de sorte que, soit chez le malade, soit chez le jeune homme, il y a eu trois inoculations faites avec le pus de *trois pustules différentes*. Or l'inoculation a si bien réussi, que le pauvre jeune homme a fini par avoir une syphilis constitutionnelle. Les limites de cet ouvrage ne me permettent pas de citer un plus grand nombre de faits, qui sont tous similaires.

2° *Contagion par le contact*. J'emprunte à M. le professeur Roux les observations suivantes :

« Une dame d'une cinquantaine d'années me fut amenée par notre ancien collègue Marc. Cette dame portait une magnifique ulcération syphilitique à la gorge. Elle n'avait eu auparavant et n'avait en ce moment même aucun autre symptôme syphilitique. Son mari n'avait rien non plus, et j'étais parfaitement convaincu que cette dame n'avait point failli à la foi conjugale. Je l'interrogeai avec la plus grande insistance sur l'origine probable de cet accident, dont elle ne pouvait se rendre compte, lorsque enfin, poussée de questions, elle finit par se souvenir qu'elle avait été embrassée naguère avec ardeur par son fils, qui revenait de voyage et qu'elle n'avait pas vu depuis longtemps. Or, ce fils avait en ce moment des accidents syphilitiques constitutionnels, et notamment des ulcérations syphilitiques à la langue. »

« Je fus consulté, il y a quelques années, par un jeune homme qui avait une énorme végétation, un chou-fleur au prépuce. C'était le seul symptôme de vérole constitutionnelle qu'il eût en ce moment. Ce jeune homme allait se marier, et son embarras était grand, parce que le mariage était irrévocablement fixé, et dans un terme si court qu'il était impossible qu'il pût être guéri dans l'intervalle. Sur les observations que je lui fis relativement aux dangers auxquels il allait exposer la jeune femme, il me promit qu'il allait se soumettre immédiatement au traitement que je lui prescrirais, et que, jusqu'à ce que sa guérison fût complète, il se comporterait vis-à-vis de sa femme comme s'ils n'étaient point mariés; il ne s'agissait pour cela que de trouver quelque prétexte que l'extrême jeunesse et l'ingénuité de sa future rendraient facile. Mais le diable est bien malin! Ce pauvre jeune homme ne put tenir sa promesse, et quelque temps après il m'amena sa jeune femme avec la plus belle vérole primitive que j'aie jamais vue. En présence d'un pareil fait, je ne sais comment on pourrait dire maintenant que les symptômes consécutifs de la vérole ne se transmettent pas. »

3° *Faits de contagion des accidents secondaires de la nourrice au nourrisson et du nourrisson à la nourrice.*

a. Un nouveau-né qui a l'anus et les lèvres comme échaudés, avec la physionomie syphilitique, est confié à une nourrice saine qui lui donne le sein gauche, réservant le sein droit pour son propre enfant. Au bout de cinq semaines, cette femme a le sein *gauche* malade; il lui vient ensuite une éruption sur le visage, et puis les autres accidents d'une syphilis constitutionnelle. On lui retire alors l'enfant, qu'on donne à une autre femme fraîche et bien portante. Quelques jours après l'éruption se manifeste chez l'enfant, puis sur le sein de la nouvelle nourrice, dont le propre enfant ne tarde pas à être pris de la même manière. Ce nourrisson fatal est retiré à la seconde nourrice pour passer à une troisième, qui est promptement infectée à son tour de la même façon.

b. Une dame qui a trop de lait donne le sein gauche à un enfant étranger et le sein droit à son propre enfant. Au bout de six semaines, elle a un ulcère au mamelon gauche, puis des ganglions à l'aisselle, puis une éruption, puis des ulcères sur différents points du corps. L'enfant étranger, qui avait des ulcères à la gorge, des aphthes dans la bouche, meurt avec de nombreux ulcères cutanés. La dame, redevenue enceinte, accouche d'un enfant mal portant, qui a une éruption squammeuse. Confié à une nourrice saine, il meurt au bout de neuf semaines. La nourrice est prise d'ulcères au nez (fig. 202, p. 503), et d'autres accidents vénériens ; puis elle meurt à son tour.

c. Une famille, composée du mari, de la femme et de quatre enfants, qui jouissent tous d'une bonne santé, reçoit au milieu d'elle un nourrisson couvert de pustules ou de boutons, et qui a des ulcères ou des plaques dans la gorge. Dans cette maison, où il y a moins de couverts et de verres que de personnes, la même cuiller, le même gobelet servent à tout le monde. Une des filles de la femme gagne le mal et en meurt ; l'enfant étranger meurt aussi ; le mal de gorge prend à leur tour la mère et deux autres filles, qu'un traitement mercuriel guérit ; une des petites filles, cependant, revient bientôt à l'hôpital avec une éruption pustuleuse.

d. Un enfant de deux mois, nourri par une jeune femme dont les seins se sont ulcérés, est bientôt couvert de boutons et de croûtes. On donne ce nourrisson à une deuxième nourrice jusque-là bien portante, ayant quatre enfants en bonne santé ; ses organes génitaux et ceux de son mari sont parfaitement sains. Cette femme est bientôt infectée ; il en est de même de son plus jeune enfant, et sa fille aînée, qui caresse souvent le nourrisson, a bientôt aussi une syphilis constitutionnelle.

4° L'*hérédité* de la syphilis n'est elle-même que la transmission d'une syphilis secondaire constitutionnelle.

Les enfants nés syphilitiques, ou qui le deviennent par le fait de leurs parents, ne présentent-ils pas, les uns des plaques muqueuses, d'autres des squammes, d'autres un pemphigus; et en est-il beaucoup qui commencent par avoir des chancres? C'est donc la vérole constitutionnelle ou secondaire qui leur a été transmise; puis, que ce soit le fait du père ou de la mère, ce n'est que par des chancres qu'ils transmettent la vérole à leurs enfants, car le plus souvent ils n'avaient plus ni chancre ni gonorrhée au moment de la procréation. C'est donc parce qu'ils étaient eux-mêmes plus ou moins infectés, imbibés du principe syphilitique. Si l'on admet qu'un homme, qu'une femme, ont dans leur sang, dans leur organisme, un germe contagieux assez énergique pour se transmettre à l'enfant qui va naître d'eux, il faut bien admettre aussi qu'ils peuvent transmettre par contagion les manifestations extérieures d'une pareille maladie! Ainsi dès que l'hérédité de la syphilis n'est pas contestée, et elle ne peut l'être, il faut adopter la contagion de la vérole, dans ses manifestations secondaires.

Bien qu'il soit évident par les faits ci-dessus indiqués que les accidents secondaires de la vérole sont contagieux, il ne faut cependant pas croire qu'ils sont *toujours*, ni même *souvent*, ni même *ordinairement* contagieux. Mais ils le sont *quelquefois*, surtout lorsqu'il y a communication intime ou cohabitation assidue et longtemps prolongée. Cette connaissance suffit pour interdire les rapports sexuels aux malades qui sont infectés d'accidents secondaires à sécrétion humide.

Les accidents secondaires d'empoisonnement syphilitique qui se manifestent par des éruptions à la peau sont compris sous le nom générique de *syphilides*.

Les syphilides se reconnaissent à deux caractères principaux :

1° *Leur coloration rouge cuivrée*,

2° *Leur forme arrondie.*

Elles peuvent siéger sur toute la surface du corps, mais particulièrement autour de l'anus (fig. 182), de la vulve;

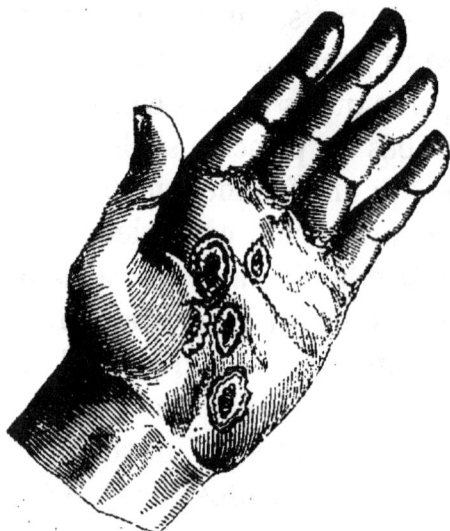 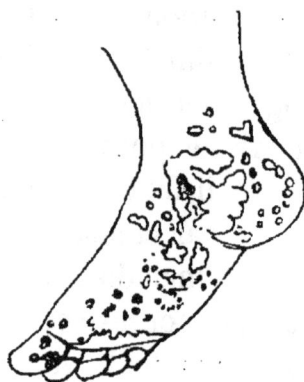

FIGURES

203   204.

*Représentant des taches et des ulcères syphilitiques secondaires,
à la paume de la main gauche et à la plante du pied droit.*

aux commissures des lèvres (fig. 202); à l'entrée du nez (*ibid.*); répandues sur tout le cuir chevelu, en arrière du cou (fig. 195); à la naissance des cheveux, sur le front, où elles affectent une forme circulaire, ce qui leur a fait donner le nom de *couronne de Vénus* (*corona venerea*) (fig. 196); à la paume des mains (fig. 203); à la plante des pieds (fig. 204) et aux doigts (fig. 205 et 206).

Un signe constant d'infection syphilitique secondaire, et qui fournit des renseignements certains dans les cas où le

diagnostic peut être douteux, c'est l'*engorgement des ganglions cervicaux postérieurs et occipitaux.* On le constate en

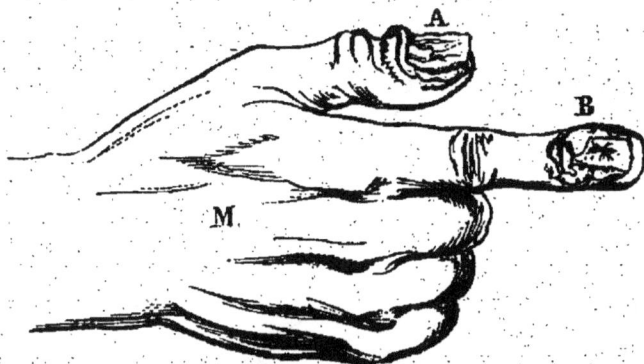

FIGURE 205.

*Représentant des ulcères syphilitiques au pouce et à l'indicateur
de la main droite.*

M, la main droite.
A, B, ulcères du pouce et de l'index qui ont rongé les ongles.

passant légèrement la pulpe des doigts, de chaque côté du
cou, en arrière et en dessous des oreilles. Je ne manque
jamais, dans mes leçons, d'exercer les élèves à constater ce
symptôme sur les sujets qui viennent à mes *conférences cli-
niques* pour se faire traiter gratuitement. C'est un signe infaillible d'infection constitutionnelle qui disparaît, avec
tous les autres symptômes, par un traitement approprié.

La *forme* de ces syphilides varie : ce sont de simples
taches, *macules*, *papules*, *pustules*, *vésicules*, *squammes*,
qui se recouvrent de *croûtes sèches* ou *humides*; des *fissures profondes*, *rhagades*, *condylomes*, qui fournissent
des écoulements sanieux d'odeur infecte.

Les *excroissances charnues*, ou *végétations* (fig. 172),
sont, le plus souvent, un signe d'infection syphilitique
constitutionnelle; mais on ne doit pas, *en présence de ce*

seul symptôme, se prononcer d'une manière absolue sur la nature de végétations, car on serait exposé à commettre

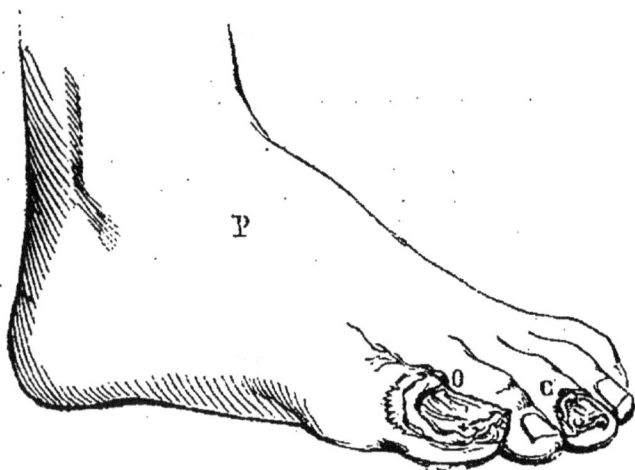

FIGURE 206.

Représentant des ulcères de même nature au pied gauche.

P, le pied gauche.
O, C, ulcères ayant détruit les ongles du pouce et du médius.

des erreurs qui pourraient être doublement préjudiciables au malade : d'abord, en lui faisant suivre un traitement dépuratif inutile ; en second lieu, en compromettant sa réputation, dans le cas où l'on serait consulté par des personnes intéressées à connaître la vérité.

Il faut bien qu'on sache, en effet, que des végétations peuvent apparaître aux organes sexuels, soit de l'homme, soit de la femme, et y acquérir quelquefois un très-grand développement en l'absence de tout accident vénérien ; dans ce cas, elles n'ont pas d'autre signification que les verrues qui se développent si facilement sur les mains de certaines personnes.

Mais quand des végétations se montrent en même temps que d'autres symptômes secondaires, leur nature doit être

suspecte, bien qu'il puisse n'y avoir qu'une simple coïncidence.

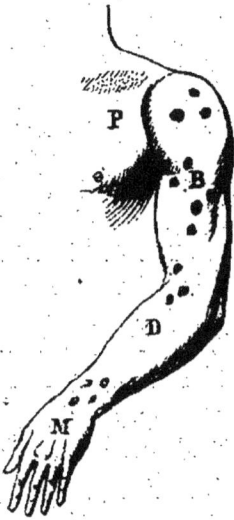 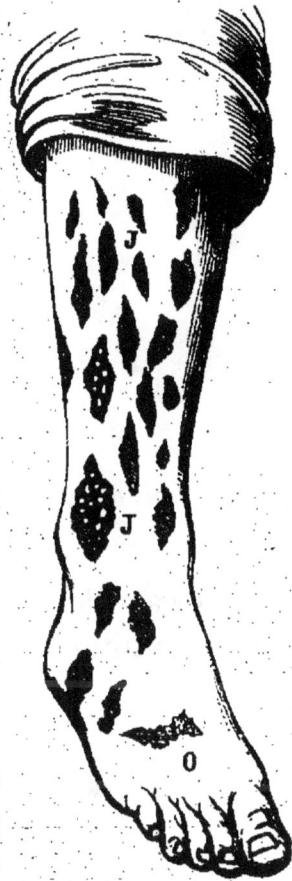

FIGURE 207.   FIGURE 208.

*Représentant des accidents secondaires de la vérole sur le bras
gauche et la jambe droite.*

Figure 207 :
   P, le côté gauche de la poitrine.
   BDM, le bras, sur lequel on voit des papules isolées (*roséole syphi-
      litique*).
Figure 208 :
   JJO, la jambe droite, sur laquelle on voit des groupes de vésicules et
      des squammes syphilitiques.

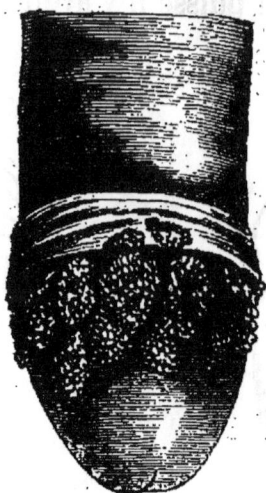

FIGURE 209.

Représentant des végétations sur la couronne du gland et le prépuce.

Dans l'organe de la vision, c'est l'iris qui est atteint par la vérole constitutionnelle, *iritis syphilitique* (fig. 210).

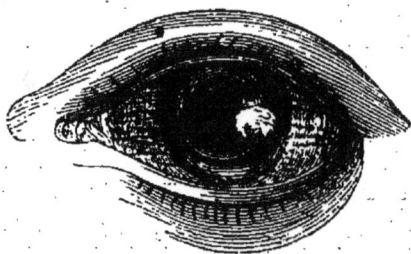

FIGURE 210.

Représentant l'œil gauche, affecté d'iritis syphilitique.

L'arrière-gorge, les amygdales, la langue, la face interne des lèvres, les gencives et la membrane muqueuse du nez sont aussi le siége de *plaques muqueuses* et d'*ulcérations rongeantes* plus ou moins étendues (fig. 211, 212 et 213).

On voit très-souvent un ou les deux testicules affectés

d'engorgement (voir *Sarcocèle*), qui ne se dissout que par un traitement spécifique antivénérien.

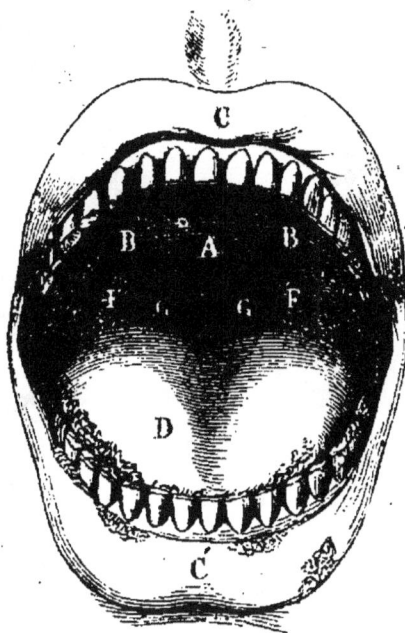

FIGURE 211.

Représentant des plaques muqueuses et des ulcérations syphilitiques secondaires sur les amygdales, le voile du palais, le pourtour de la langue, et la face interne de la lèvre inférieure.

C, lèvre supérieure.

C', lèvre inférieure, à la face interne de laquelle on voit trois ulcérations.

D, la langue, sur le bord de laquelle existent des plaques muqueuses, surtout à droite.

A, la luette, affectée de plaques muqueuses.

BB, piliers antérieurs du voile du palais, également atteints.

GG, arrière-gorge.

FF, amygdales, rongées par les ulcérations.

Il est très-fréquent aussi de voir les cheveux et les ongles tomber. Mais cette calvitie n'est que momentanée. et les

cheveux, de même que les ongles, repoussent aussitôt que
le malade a suivi un traitement dépuratif approprié.

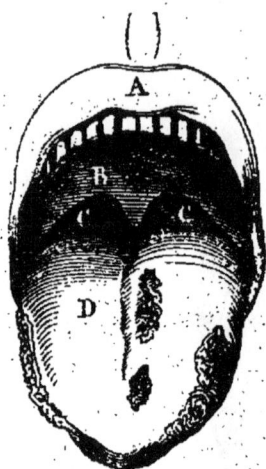 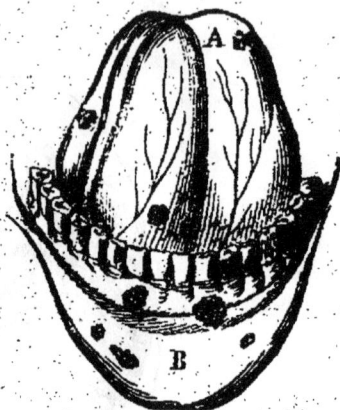

FIGURES

212   213.

La figure 212 représente des ulcérations sur la face dorsale de la
langue et à la voûte palatine.

A, la lèvre supérieure.

B, la voûte palatine, siége d'ulcérations superficielles.

D, face supérieure ou dorsale de la langue, sur le pourtour de laquelle
on voit des ulcérations syphilitiques secondaires.

CC, amygdales saines.

La figure 213 représente des ulcérations syphilitiques à la face infé-
rieure de la langue et à la face interne de la lèvre inférieure.

A, pointe de la langue relevée, pour faire voir sa face inférieure et
trois ulcérations secondaires.

B, lèvre inférieure, sur laquelle existent des plaques muqueuses ulcérées.

Traitement des accidents secondaires.

La guérison des accidents secondaires de la vérole s'obtient surtout par un *traitement interne*, auquel on joint
quelquefois un *traitement local*, dans le but de faire dis-

paraître plus vite des signes trop compromettants de syphilis.

Traitement local.

Le *traitement local* varie selon la nature des accidents secondaires. Quand ce sont des rhagades, des excroissances charnues, des pustules humides, croûteuses, fournissant une suppuration fétide, et dont le siége ordinaire est au pourtour de l'anus, des parties génitales externes, aux commissures des lèvres, on les fait disparaître promptement, en les touchant très-superficiellement avec la pierre infernale, après les avoir débarrrassées de l'humeur sanieuse qui les recouvre. Ces accidents, qui effrayent souvent les malades, se dissipent comme par enchantement en quelques jours, après une ou deux cautérisations très-légères.

Les plaies ou ulcères qui peuvent exister ne doivent point être lavés avec de l'eau de racine de guimauve ou de tête de pavot, ni avec l'eau de son, émollients auxquels recourent tout naturellement les malades. Les lotions devront être faites avec du chlorure d'oxyde de calcium liquide *(solution aqueuse saturée d'hypochlorite de chaux)*, pur ou étendue d'eau, du vin aromatique mêlé d'eau, ou de l'eau tenant en suspension quelques grains de calomel à la vapeur. Quand il y a des excoriations ou des ulcères bourgeonnants, je me trouve très-bien, outre les lotions que je viens d'indiquer, de faire graisser trois fois par jour la partie malade avec une petite proportion de la pommade suivante :

> Prenez : Pommade aux concombres   30 grammes.
>   Précipité blanc,   5 grammes.
>   Laudanum de Sydenham,   5 grammes.
> Mêlez selon l'art, très-exactement.

Cette pommade, outre ses qualités fondantes et résolutives, calme les démangeaisons qui accompagnent si fréquemment ces éruptions.

S'il existe des ulcérations à l'arrière-gorge ou au nez, on les touchera avec un crayon de pierre infernale, ou mieux encore avec un pinceau de charpie imbibé de nitrate acide liquide de mercure. Le malade devra, selon le siége de l'ulcère, se gargariser ou faire des aspirations nasales avec de l'eau d'orge mêlée par quart, tiers ou moitié avec du chlorure d'oxyde de calcium liquide.

Ce traitement local et quelques bains simples ou sulfureux font le plus souvent disparaître de suite les accidents dont je parle ; mais le malade devra bien se garder de se croire guéri. Il n'est, comme on dit vulgairement, que *blanchi*. Le sang reste empoisonné par le virus syphilitique, et pour détruire ce principe morbide il faut que le malade soit soumis à un traitement dépuratif interne, spécial, pendant six semaines ou deux mois au moins.

Traitement général, ou dépuratif interne.

Le traitement intérieur ou général employé seul suffit pour faire disparaître tous les symptômes externes, si compliqués qu'ils soient, par la raison que, ces pustules, superficielles en apparence, étant entretenues par la viciation du sang, il est naturel que l'effet cesse avec la cause qui l'entretenait.

Les anciens avaient recours, pour guérir la vérole constitutionnelle, à une foule de médicaments dont l'énumération serait trop longue et tout à fait déplacée ici. Je me contenterai d'indiquer les principales substances qu'on a successivement employées : ce sont le mercure, le soufre,

l'iode, l'antimoine, l'arsenic, l'or, l'argent, les bois sudorifiques.

Une question de haute importance se présente, qui a
déjà été fort agitée parmi les médecins et qui préoccupe
beaucoup les malades. Je vais l'aborder franchement, et
la résoudre d'une manière catégorique.

Doit-on avoir recours au mercure pour guérir la vérole?
Oui.

Toutes les fois qu'une personne a gagné un *chancre
induré*, que cet ulcère a duré plus de quatre jours, que le
malade, au bout de six semaines à deux mois, présente *un
ou plusieurs* des symptômes énumérés plus haut, c'est un
signe d'infection constitutionnelle du sang, *qui ne pourra
guérir que par un traitement mercuriel.* Tous les médecins
qui prétendent guérir la vérole sans mercure sont des
ignorants ou *trompent* sciemment les malades et le public.
Je sais bien qu'on a prétendu avoir guéri la vérole par des
dépuratifs dans lesquels il n'entrait pas de mercure; mais
avait-on réellement affaire à des accidents syphilitiques?
Je le nie positivement. Le malade n'avait eu primitivement
que des chancres mous qui n'empoisonnent pas le sang,
qui ne donnent pas la vérole. Toutes les fois qu'on se trouvera en présence des accidents secondaires dont je viens
de parler, je mets au défi qui que ce soit de désinfecter
l'économie du virus syphilitique sans avoir recours au mercure. On pourra, comme je l'ai dit en parlant du traitement local, blanchir le mal; mais le malade restera exposé aux accidents tertiaires dont je parlerai plus bas.

On a certainement fait abus du mercure : on l'a administré et on l'administre tous les jours pour des maladies
qui ne sont nullement syphilitiques, pour de simples écoulements blennorrhagiques; mais, ainsi que je l'ai dit en
commençant l'étude des maladies vénériennes, il faut d'a-

bord bien poser son diagnostic, parce que, autant le mercure est *héroïque et indispensable* quand on l'administre contre la vérole, autant il est inutile et même nuisible quand on s'en sert pour guérir les chancres mous, ou les écoulements non syphilitiques.

Est-ce à dire que, même dans le cas de syphilis bien avérée, on doive toujours recourir au mercure ? Mais on doit se rappeler qu'en parlant du chancre simple, ou ulcère vénérien primitif, j'ai eu soin de dire qu'un traitement interne ne préservait pas toujours des accidents consécutifs secondaires. D'un autre côté, en parlant des accidents tertiaires de la syphilis, on verra que je proscris formellement l'emploi du mercure, comme impuissant à faire disparaître cet ordre de symptômes.

Sous quelle forme le mercure doit-il être administré ?

Le *proto-iodure de mercure* est la forme qui convient généralement le mieux et qui est le plus facilement supportée. Quelques praticiens, habitués à manier la *liqueur de Van Swieten* (solution du sublimé corrosif, ou deutochlorure de mercure), lui accordent la préférence. Cependant, comme cette liqueur est corrosive, bien qu'administrée dans du lait, elle est moins bien tolérée par l'estomac que les autres préparations mercurielles, et bien plus facilement que les autres elle provoque la salivation. Cette observation s'adresse également au bi-iodure de mercure dissous dans une solution d'iodure de potassium (*iodhydrargyrate d'iodure de potassium*). Les Anglais ont souvent recours aux pilules bleues (*blue pill's*), préparation dans laquelle entre l'onguent napolitain (mercure extrêmement divisé par un corps gras).

Certains malades ont les intestins tellement irritables, que la préparation mercurielle la plus inoffensive provoque un véritable empoisonnement, vomissements, diar-

rhée, coliques. Il est inutile d'insister dans des cas semblables : on doit alors avoir recours aux *frictions* avec de
l'onguent mercuriel double, dans le pli de l'aine, sur le
plat des cuisses, au jarret, aux aisselles. La dose est d'un
à deux grammes par friction, qu'on répète chaque soir,
jusqu'à ce qu'il y ait contre-indication.

Maintenant, *quelle est la proportion de mercure que doit
prendre le malade, et doit-on exciter ou éviter la salivation ?* Si je pose cette question, c'est que beaucoup de praticiens, encore imbus des vieilles doctrines, pensent que
le mercure n'agit efficacement qu'autant qu'il a produit
la salivation.

Tandis que les anciens médecins, et même beaucoup de
praticiens modernes, emploient jusqu'à dix et quinze
grammes de mercure pour un traitement, je n'ai jamais
eu besoin d'en employer plus d'*un à deux grammes* pour
guérir la syphilis constitutionnelle la plus compliquée. Je
surveille avec le plus grand soin l'état des gencives pendant l'emploi d'un traitement mercuriel, parce que je
tiens à *éviter la salivation*, qui n'est qu'un accident inutile à la guérison.

Depuis la dernière édition de cet ouvrage, on a trouvé,
dans le *chlorate de potasse*, un agent propre à guérir
promptement la salivation mercurielle et même à prévenir les effets du mercure sur les gencives et la langue.
Ce médicament s'administre à la dose de quatre grammes
par jour dans un julep gommeux de deux cents grammes ;
cette potion se prend en deux fois.

Le premier effet physiologique du chlorate de potasse
est de provoquer une salivation abondante, mais qui n'est
pas douloureuse comme la salivation mercurielle, et qui
dure une à deux heures pour les premières doses ; ensuite
cet effet va en diminuant. Après deux à trois jours de

cette médication, la tuméfaction des gencives disparaît, les ulcères fétides se détergent, se cicatrisent, et la mastication est possible sans douleur. Les travaux entrepris par divers médecins sur l'action de ce médicament ont abouti aux conclusions suivantes : 1° Une stomatite mercurielle étant produite, il n'est pas nécessaire, pour en conjurer les accidents, de supprimer la médication spécifique. Le chlorate de potasse, employé concurremment avec le mercure, suffit à la guérison.

2° Dans le cours d'une stomatite, la dose des préparations mercurielles peut même être augmentée, concurremment à l'administration du chlorate, dans le cas où la gravité des accidents syphilitiques nécessite l'intervention immédiate d'une médication énergiquement répressive.

3° Le chlorate de potasse ne constitue pas seulement un agent *curatif* des accidents buccaux produits par le mercure, il peut être également employé au titre d'agent *prophylactique*.

4° L'action médicatrice des mercuriaux n'est en rien suspendue par le traitement antiptyalique.

Voici, du reste, comment je formule le traitement dans les cas ordinaires. Il est bien entendu que, suivant les indications ou contre-indications, la susceptibilité des malades ou l'irritation intestinale, je modifie les doses et l'administration :

Pilules.

Prenez : Proto-iodure de mercure,	0,50 centigr.
Extrait de gaïac,	2,50 centigr.
Extrait gommeux d'opium,	0,10 centigr.

Mêlez et faites 50 pilules, qui contiendront chacune un centigramme de sel mercuriel.

A prendre une ou deux matin et soir.

Sirop dépuratif.

Prenez : Bi-iodure de mercure,   0,10 centigr.
        Iodure de potassium,   5   grammes.
        Sirop de salsepareille composé,   250   grammes.

Faites dissoudre le sel mercuriel, avec quelques gouttes d'eau, dans l'iodure de potassium, et ajoutez au sirop.

Deux cuillerées à bouche de ce sirop par jour, dans deux tasses de décoction de racine de salsepareille, de bois sudorifique, squine, gaïac, sassafras, ou de tiges de douce-amère.

Concurremment avec ce traitement, le malade prendra matin et soir une pastille contenant 0,20 centigrammes de chlorate de potasse : on la laisse fondre lentement dans la bouche.

Ce traitement doit être continué pendant six semaines à deux mois. Tous les huit jours, on a soin de faire prendre au malade une purgation avec une bouteille d'eau de Sedlitz ou de limonade purgative au citrate de magnésie ; et, enfin, tous les huit jours aussi, en alternant avec la purgation, le malade doit prendre un bain sulfureux.

Il est bien entendu que, pendant tout le temps du traitement, le malade doit suivre un régime très-sévère et s'abstenir de liqueurs, de café noir, vin pur, viandes salées ou trop épicées.

Au bout de huit jours de médication, on commence à voir un mieux très-sensible : la teinte rouge cuivré des taches disparaît ; les plaies, ulcères, se détergent ; les végétations s'affaissent ; les fissures se cicatrisent ; la teinte gris plombé du visage, caractéristique de la constitution syphilitique, disparaît pour faire place à la coloration naturelle. Les cheveux ne tombent plus et commencent à repousser ; enfin le moral du malade subit aussi une transformation en rapport avec l'amélioration générale et la purification du sang.

Après le traitement antivénérien le plus méthodiquement suivi, bien que les accidents secondaires aient tous complétement disparu, le malade ne peut pas être sûr qu'il ne ressentira plus jamais aucune atteinte de cette affection.

Il faut oser dire la vérité tout entière au malade, car en définitive il est de son intérêt bien entendu de la connaître. Le médecin consciencieux devra donc le prévenir qu'une rechute possible pèse longtemps, presque toujours, sur la tête de celui qui a été atteint de symptômes constitutionnels, et cela quelque actif et prolongé qu'ait été le traitement. Or si, pendant ces intervalles qui sont en apparence la *santé*, mais qui ne peuvent plus être la *sécurité*, l'individu veut savoir à quel point il peut se croire guéri, la médication sulfureuse est le meilleur critérium auquel il puisse se soumettre. L'effet de cette médication est de provoquer une excitation générale et profonde, de mettre en mouvement toutes les humeurs de l'économie, de remuer toutes les fibres, et de déterminer un travail intersticiel et dépuratif qui aboutit au dehors par une sorte d'ébullition.

Quand je préviens de cette éventualité les personnes auxquelles je donne des soins, la première réponse est qu'elles ne veulent pas alors cesser le traitement et qu'elles préfèrent le continuer pendant deux à trois mois, pour se garantir de tout accident consécutif. Mais je les dissuade de cette pratique, parce qu'elle ne préserve pas davantage et qu'elle ne peut que les fatiguer. C'est surtout pendant la première année après la guérison, au renouvellement des saisons, surtout au printemps, que se montrent les symptômes dont je parle. Ils indiquent que le germe de la maladie n'est pas entièrement détruit. On les guérit promptement par un traitement de quinze jours à trois semaines au plus.

B. Accidents ou symptômes tertiaires.

Ces accidents arrivent à des époques indéterminées, six mois, un an, deux ans, cinq ans et plus, après la cessation de l'accident primitif, chancre, ou l'inoculation des accidents secondaires à sécrétion humide (voir page 504); ils apparaissent seulement lorsque des symptômes secondaires ont déjà eu lieu.

A la différence des symptômes secondaires, ils ne sont pas transmissibles par le contact ou l'inoculation; et, tandis que les uns se transmettent par l'hérédité avec des caractères syphilitiques bien tranchés, les accidents tertiaires ne se communiquent pas avec les caractères spécifiques de la vérole; *mais ils sont une cause fréquente de production de scrofules.* C'est vraisemblablement à cette cause que l'on doit rapporter tous les accidents de ce genre *scrofule, phthisie, cancer,* que présentent si souvent les enfants de la génération actuelle.

Tandis que les accidents secondaires sont pour ainsi dire superficiels et n'attaquent que la peau et les membranes muqueuses, les accidents tertiaires pénètrent plus profondément et envahissent les tissus cellulaire et fibreux, les muscles, les organes parenchymateux, les os et le système nerveux.

C'est sous l'influence de cet empoisonnement général du sang qu'on voit survenir des *écoulements* sanieux opiniâtres, par les yeux, les oreilles, le nez, la matrice, le fondement; que des *ulcères* s'établissent à la gorge et détruisent le voile du palais, la gorge, le larynx et le nez;

qu'il arrive des *gonflements* aux os, exostoses, périos-
toses, caries, nécroses, et des *douleurs ostéocopes noctur-*

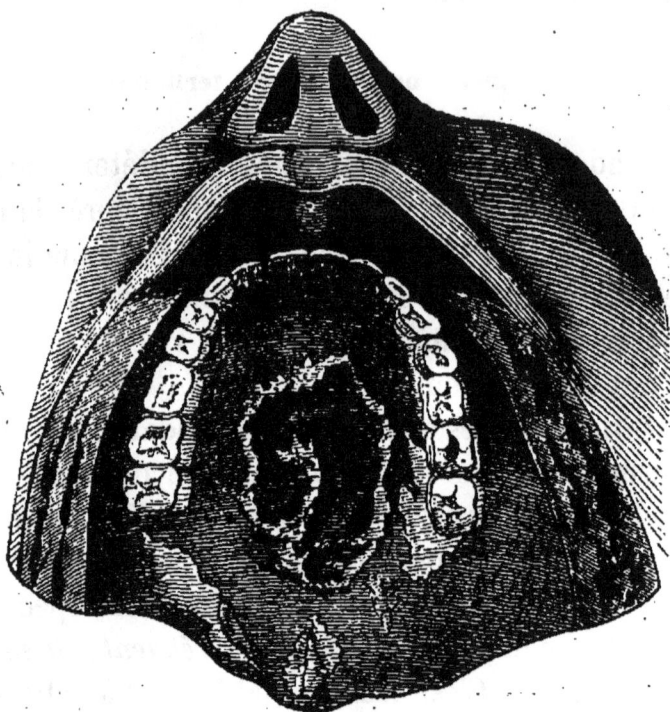

FIGURE 214.

*Représentant des ulcérations syphilitiques, ayant rongé les os de la
voûte palatine, de manière à faire communiquer la cavité du nez
et celle de la bouche par cette perforation.*

nes ; des *tuméfactions*, des *nodosités* aux jointures ; des
tumeurs gommeuses sur diverses parties du corps ; des *inflammations* du cerveau, de l'œil (fig. 210), des intestins,
de la matrice et des testicules, qui deviennent squirrheux
ou affectés de sarcocèle (voir plus loin) ; la *chute* des ongles, des cheveux ; la *contracture* et le *tremblement* des
membres ; l'*épilepsie ;* la *paralysie ;* la *perte de la voix ;* la
phthisie pulmonaire ; la *perte de la vue, de l'ouïe,* et enfin
une foule d'autres symptômes irréguliers qui contribuent

à amener la faiblesse, le marasme, et quelquefois même la mort.

Tous ces formidables accidents n'arrivent pas fort heureusement à la fois, ni à un si haut degré d'intensité chez le même malade, parce que celui-ci vient réclamer les soins du médecin avant qu'ils aient eu le temps de se développer. Aussi, je ne saurais trop recommander aux personnes qui pensent avoir à redouter de semblables accidents de veiller attentivement sur elles-mêmes.

Avant d'aborder le *traitement*, il y a une remarque fort importante à faire : c'est que, quand les accidents secondaires ont été convenablement traités, le malade est tout à fait à l'abri des accidents tertiaires graves. Mais quand, après l'infection constitutionnelle secondaire, il n'a été que *blanchi*, les symptômes tertiaires apparaîtront inévitablement après un temps plus ou moins éloigné, et pourront déterminer la désorganisation totale des organes qu'ils envahiront.

Traitement des accidents tertiaires.

De même que j'ai formellement recommandé le mercure pour détruire l'empoisonnement syphilitique secondaire, de même je le bannis quand il s'agit de combattre les symptômes tertiaires ; l'iodure de potassium, au contraire, est alors aussi efficace contre ces accidents que l'est le mercure contre les syphilides.

Les *symptômes locaux* disparaîtraient sous l'influence du traitement général seul ; mais ordinairement je leur oppose les mêmes moyens que j'ai indiqués dans le *traitement local des affections secondaires* (page 515).

S'il existe des ulcères à la gorge ou des plaies de mauvaise nature à la surface du corps, il faut les cautériser avec un pinceau de charpie imprégné de nitrate acide liquide de mercure ou de la solution indiquée page 495. On pansera les plaies avec des plumasseaux de charpie imbibés de chlorure d'oxyde de calcium liquide, de vin aromatique, ou de collyre de Lanfranc. Quelquefois on a recours à des pommades fondantes pour faire dissoudre plus vite les engorgements des os, des testicules, les tumeurs gommeuses des membres ou les bubons chroniques. Voici quelques formules de ces *pommades fondantes* :

Prenez : Pommade aux concombres,	30 grammes.
Iodure de potassium,	5 grammes.
Mêlez selon l'art	

Autre :

Prenez : Iodure de plomb,	5 grammes.
Extrait de belladone,	5 grammes,
Axonge purifiée,	30 grammes.
Mêlez selon l'art.	

Autre :

Prenez : Cérat de Galien,	15 grammes.
Onguent napolitain double,	15 grammes.
Extrait d'opium.	1 gramme.
Mêlez selon l'art.	

Autre :

Prenez : Pommade de concombre,	20 grammes.
Proto-iodure de mercure,	1 ou 2 grammes.
Laudanum de Sydenham,	2 grammes.
Mêlez selon l'art.	

On emploie gros comme demi-noix de ces pommades, en frictions, matin et soir, sur la partie engorgée. Les frictions durent quatre à cinq minutes chaque fois.

Je me sers fréquemment, dans le même but, des préparations emplastiques de Vigo, simple ou *cum mercurio*.

J'ai l'habitude de formuler le *traitement général* le plus souvent de cette façon :

Sirop dépuratif.

Prenez : Iodure de potassium,   10 grammes.
       Sirop de salsepareille composé,   250 grammes.
Mêlez selon l'art.

A prendre trois à quatre cuillerées à bouche, chaque jour, dans autant de tasses de décoction de racine de salsepareille, des bois sudorifiques de gaïac, sassafras, squine, ou de tiges de douce-amère ; bains sulfureux tous les huit jours ; purgations tous les huit jours, en alternant avec les bains.

Après quelques jours de l'emploi de ce traitement, on voit s'opérer une amélioration extraordinaire dans tous les symptômes : les douleurs ostéocopes nocturnes disparaissent en deux ou trois jours ; les plaies prennent un meilleur aspect, deviennent vermeilles, fournissent un pus de bonne nature et tendent à la cicatrisation ; les engorgements se ramollissent et fondent à vue d'œil ; tout, en un mot, concourt à rassurer le malade.

Cette médication doit durer jusqu'à l'entière disparition des symptômes, et même une quinzaine de jours au delà, pour être bien sûr d'avoir complétement purifié le sang.

Pendant toute la durée de ce traitement, on devra suivre un régime sévère et s'abstenir de tout excès.

Fréquemment les malades, désirant employer le *Rob Boyveau-Laffecteur,* me demandent mon avis sur l'efficacité de ce remède célèbre, beaucoup trop exalté par les uns comme une panacée universelle, et dédaigné par d'autres comme un agent inutile. L'examen de la composition de ce médicament, et les résultats qu'en obtiennent tous les jours les praticiens, permettent d'apprécier sa valeur thérapeutique et les indications de son emploi.

Il n'entre dans la préparation du Rob que des plantes

dépuratives, et ce sirop ne contient ni mercure ni iodure de potassium. Donc, dans les cas où il est *nécessaire* d'administrer le mercure ou l'iodure de potassium (voir *Traitement des accidents secondaires* ou *tertiaires*, p. 517 et 526), le Rob pourra être un *adjuvant utile*, comme dépuratif général, au même titre que le *sirop de Cuisinier;* mais il ne sera qu'un *accessoire*, accessoire très-important quelquefois puisqu'il facilite la *tolérance* dans les cas de susceptibilité nerveuse excessive de l'estomac et des intestins.

Les circonstances qui réclament surtout son emploi sont les suivantes :

1° A la suite du traitement par les agents minéraux, quelques malades sont affaiblis, leurs facultés digestives altérées, le corps amaigri; dans ce cas, l'administration du Rob rétablit promptement les organes et, en favorisant l'assimilation des aliments, active le retour à la santé.

2° Dans les cas invétérés, qui malheureusement se présentent si souvent à l'observation du praticien, où les manifestations de syphilis constitutionnelle non-seulement sont rebelles à l'action du mercure, de l'iodure de potassium, de l'arsenic, mais encore semblent pulluler sous leur influence, loin de doubler, de tripler, de quadrupler les doses de ces médicaments, comme le font quelques praticiens et des plus célèbres, je cesse complétement l'administration des agents minéraux, et je me contente à l'extérieur de douches de vapeur et de bains de Baréges, et à l'intérieur de Rob Boyveau-Laffecteur. En quinze jours, trois semaines, un mois au plus, la scène est complétement transformée, et, en même temps que les accidents disparaissent, le malade renaît à la santé.

3° Les enfants qui ont hérité de leurs parents d'accidents syphilitiques tertiaires présentent fréquemment les attributs extérieurs du tempérament lymphatique, et doi-

vent être pendant plusieurs années soumis à l'action dépurative et inoffensive du Rob. Deux à trois mois suffisent
à chaque printemps.

Le mode d'administration est fort important à connaître, parce qu'il rend compte de l'appréciation fausse de
certaines personnes. Si le malade attend quelque changement dans les accidents qu'il peut présenter après l'emploi
d'une bouteille de Rob, il sera déçu, parce que ce n'est
qu'après la prise de 5 à 6 litres qu'on aperçoit de l'amélioration. La dose est de 4 à 6 cuillerées à soupe par jour,
en deux ou trois fois, dans un verre d'eau, ou de tisane
de feuilles de chicorée ou de saponaire.

SYPHILISATION.

*Une fois qu'on a été infecté constitutionnellement par la
syphilis et qu'on a successivement passé par toutes les phases que je viens d'indiquer, on est par cela même à l'abri
d'une nouvelle contagion générale, pendant un temps plus
ou moins long,* mais dont la durée n'a rien de fixe et
varie suivant les individus, et probablement aussi suivant diverses conditions qui nous sont inconnues, telles
que l'âge, le sexe, la virulence de la première infection, le
traitement suivi, etc. C'est une vérité reconnue par tous
les syphiliographes. Ce fait est devenu, dans ces derniers
temps, la base d'une doctrine nouvelle dite *syphilisation.*

Cette innovation consisterait à saturer un individu de
vérole, en inoculant méthodiquement et à plusieurs reprises le virus syphilitique provenant de chancres ou de
plaies vénériennes, d'une nature successivement plus
énergique. Ainsi, tous les trois à quatre jours, on pratique
au moyen d'une lancette, sur différentes parties du corps,
telles que les avant-bras, la face interne des cuisses, la
poitrine, quatre inoculations d'un pus provenant d'ul-

cères vénériens d'une nature plus maligne à chaque opération nouvelle. L'inventeur de cette méthode prétend qu'après un certain nombre d'inoculations, l'individu est saturé, et que, quelle que soit la virulence du pus inoculé, il n'a plus aucune action sur lui. Ainsi, à mesure que la *saturation* se fait, les plaies résultant de nouvelles inoculations seraient plus petites, moins graves, et se cicatriseraient plus promptement, malgré la gravité plus grande du pus. On arriverait enfin à l'*immunité radicale*.

Comme conséquence de ce que je viens d'exposer, la syphilisation a la prétention d'obtenir deux résultats :

1° Étant appliquée à des individus vierges de tout accident vénérien, cette méthode les préserverait de tout accident vénérien ultérieur, à quelque danger syphilitique qu'ils s'exposassent.

2° Étant mise en pratique sur des individus actuellement infectés d'accidents primitifs, secondaires ou tertiaires, elle les guérirait radicalement, quand même ces accidents se seraient montrés rebelles au traitement méthodique et rationnel actuellement employé.

La syphilisation serait, comme on le voit, tout à la fois préventive et thérapeutique, hygiénique et curative. Elle agirait pour le virus syphilitique au même titre que le vaccin pour le virus de la variole.

L'inventeur de la syphilisation est arrivé à l'appliquer sur des hommes, après avoir constaté que les singes qui avaient été plusieurs fois infectés de chancres étaient rebelles à de nouvelles inoculations, et que les filles publiques qui avaient passé par toutes les phases de la vérole étaient, pendant un temps plus ou moins long, inhabiles à contracter des chancres.

Cette doctrine repose sur des faits erronés ; il n'y a pas de pus syphilique plus ou moins virulent. Il y a deux virus : le virus du chancre mou et celui du chancre induré, qui ne se transforment pas l'un dans l'autre. Quand on a eu un chancre induré, on n'en est pas atteint une deuxième fois : c'est là un fait constant : mais on n'est jamais préservé contre le chancre mou, et j'ai cité le fait de ce médecin qui, à la 2,500^e inoculation (p. 469), avait des chancres aussi bien caractérisés qu'au début de sa fâcheuse expérience.

Du reste, si séduisante que soit cette théorie, elle n'est point appuyée sur un assez grand nombre de faits incontestables pour prendre place dans la pratique. Elle ne recrute aucun partisan et me paraît devoir fort heureusement rester à l'état d'idée spéculative. Je rejette, bien entendu, comme immorale, cette monstruosité qui, pour prémunir un individu bien portant contre un mal qu'il peut presque toujours éviter, lui inocule une syphilis des plus virulentes. Pour les malades actuellement infectés et rebelles, comme on en rencontre quelquefois, au traitement le plus rationnel, c'est une *ressource désespérée* qu'on pourrait tenter, puisque, dit-on, certains malades en ont éprouvé du soulagement.

La *syphilisation*, je le répète, n'existerait pas pour le *chancre mou*; car j'ai eu bien souvent à traiter des personnes atteintes de chancre pour la cinquième, huitième et dixième fois, et il me fallait autant de temps pour faire cicatriser cette ulcération que pour guérir les individus atteints de cet accident pour la première fois. Seulement quand on a été atteint d'accidents consécutifs, on est par cela même préservé de toute récidive d'infection générale.

Je ne saurais donc trop engager les malades qui ont été infectés une première fois à se garantir, par tous les moyens possibles, d'une nouvelle contagion.

CATARRHE DE VESSIE.

Cette affection consiste dans une inflammation de la membrane muqueuse qui tapisse l'intérieur de la vessie, avec sécrétion plus ou moins abondante de mucosités glaireuses, et quelquefois de pus. Aussi cette maladie avait-elle reçu, des anciens médecins, des dénominations tirées du caractère de la sécrétion : tels sont les noms de *glu vésicale, pyurie muqueuse* (mélange de pus et de mucus avec l'urine), *fluxion catarrhale.*

Cette affection peut exister à l'état aigu et à l'état chronique; mais, à vrai dire, l'état aigu est asssez rare, et n'exige pas d'autres traitements que ceux qui sont réclamés par les inflammations aiguës des autres organes, c'est-à-dire la diète, le repos, des boissons émollientes, des cataplasmes sur le bas-ventre, et, selon le besoin, des sangsues ou la saignée.

D'un autre côté, ce *catarrhe aigu* disparaît le plus souvent en quelques jours, ou, ce qui est le plus fréquent, passe à l'état chronique. Tout ce que je dirai s'applique donc surtout au *catarrhe chronique* de la vessie.

C'est une maladie extrêmement commune, principalement chez les vieillards; rebelle, dans la plupart des cas, au traitement qu'on lui oppose, et surtout très-sujette à récidiver. Aussi ne saurais-je trop engager les personnes qui ont été une fois atteintes de cette affection à prendre

30.

toutes les précautions que la science indique pour éviter une rechute (page 540).

Nombre de *causes* très-variées peuvent produire le catarrhe chronique de la vessie. L'âge avancé est une cause prédisposante, par suite de l'affaiblissement et de la paresse naturelle de cet organe chez les vieillards; affaiblissement d'où résultent l'évacuation incomplète de la vessie et la stagnation de l'urine dans son réservoir. Or, ainsi que je l'ai fait voir en parlant du rétrécissement du canal de l'urètre, le séjour trop prolongé de ce liquide devient peu à peu un irritant pour la vessie, et produit la sécrétion catarrhale. D'un autre côté, les glaires et les mucosités sécrétées altèrent l'urine, qui devient à son tour plus âcre ; de sorte que, la première altération une fois produite, le mal s'entretient et s'aggrave de lui-même. Voilà comment s'explique la ténacité de ces catarrhes chroniques, et c'est ce qu'il faut toujours avoir présent à l'esprit pendant le traitement de cette affection.

Toutes les causes donc qui, soit naturellement, par suite du progrès de l'âge, comme je viens de le dire, soit par un obstacle matériel, comme les barrières au col de la vessie, les engorgements de la glande prostate, les rétrécissements du canal de l'urètre, etc., *s'opposeront d'une manière permanente à l'écoulement régulier et complet de l'urine*, produiront, au bout d'un temps plus ou moins long, le catarrhe de la vessie.

Les hommes de cabinet, les joueurs surtout, sont souvent affectés de catarrhe de vessie, parce qu'absorbés par le travail ou la passion du jeu, ils passent des journées, des nuits entières devant leur bureau ou le tapis vert, sans songer à satisfaire le besoin d'uriner qui les aiguillonne de temps à autre.

Certaines personnes portent *héréditairement* le germe

de catarrhe à la vessie, et cette affection est, surtout dans ce cas, très-rebelle au traitement.

Comme pour toutes les autres affections des voies urinaires, et par les motifs déjà indiqués, les *hommes* y sont beaucoup plus sujets que les *femmes*, et le catarrhe de vessie est, chez celles-ci, bien plus facile à guérir. Il est très-rare chez les *enfants*.

Le séjour dans des *pays* ou des *habitations humides* est une des causes les plus fréquentes de catarrhe de vessie, et c'est une considération dont il faut tenir grand compte dans l'examen des malades et dans les recommandations qu'on leur fait.

Par la même raison, les catarrhes de vessie sont plus fréquents et plus intenses dans les saisons froides et humides, *comme l'automne et l'hiver*, qu'au printemps ou en été.

Les inflammations des organes voisins, se propageant par contiguïté, déterminent la phlegmasie chronique de la vessie. Aussi la plupart des catarrhes de vessie, chez les femmes, sont-ils symptomatiques de *maladies de matrice*, de *déplacement* de cet organe, d'*inflammation des ligaments larges* ou des *ovaires*.

La *présence d'un corps étranger* dans la vessie, pierre, gravelle, bout de sonde, épingles, etc., est aussi une cause d'inflammation chronique de la membrane muqueuse de ce réservoir.

La *suppression* brusque d'une *dartre*, d'un *rhumatisme*, de la *goutte*, d'un *exutoire* (cautère ou vésicatoire), produit souvent un catarrhe vésical. J'ai donné des soins à une dame âgée, qui était affectée alternativement d'un catarrhe pulmonaire ou d'un catarrhe de vessie. Toutes les fois qu'on faisait disparaître le catarrhe de vessie, la poitrine se prenait; et, si l'on tentait de guérir le catarrhe pulmonaire, cette affection se reportait de suite à la vessie. Je suis parvenu à débarrasser cette dame de cette double infirmité, après six mois d'un traitement assidu.

Les *symptômes de cette maladie* varient suivant son degré d'intensité.

A son début, le catarrhe de vessie s'annonce seulement par des changements :

1° *Dans la composition de l'urine;*

2° *Dans le mode d'excrétion de ce liquide.*

1° L'urine perd sa transparence et devient trouble, blanchâtre. Recueillie dans un vase et refroidie, elle exhale une odeur fétide, et, au lieu d'être franchement acide, reste neutre, ou même présente une *réaction alcaline* au papier de tournesol. Elle se sépare en deux parties : l'une, glutineuse, visqueuse, gagne le fond du vase, auquel elle adhère fortement; l'autre, liquide, d'une teinte opaline, occupe la partie supérieure. D'autres fois, dans un liquide semblable à du petit-lait clarifié, on voit nager des flocons glaireux non adhérents au vase et pelotonnés sur eux-mêmes.

Il y a dans l'examen de l'urine trouble une cause d'erreur que je dois signaler. Dans certaines circonstances, en effet, le liquide présenté par les malades peut être lactescent, contenir des mucosités glaireuses, du pus même, et cependant la vessie n'est pas atteinte de catarrhe; seulement le col de cet organe et la glande prostate malades sont la cause de cette viciation de la sécrétion urinaire. Le seul moyen d'éviter cette erreur est de faire uriner le malade devant soi, ou de l'interroger sur la manière dont se fait la miction.

S'il existe un catarrhe de vessie, l'urine, trouble pendant toute la durée de l'émission, sera, vers la fin surtout, plus chargée de dépôt.

Le contraire arrivera si le col vésical et la glande prostate sont seuls malades. Alors, le premier jet d'urine chasse devant lui des mucosités blanchâtres, et, quand le canal de l'urètre est débarrassé, l'urine sort limpide et naturelle.

On peut voir aussi, pendant la miction, se présenter ce fait très-curieux. Les premières cuillerées d'urine émises sont blanchâtres, troubles; ensuite ce liquide sort très-clair, et enfin les dernières gouttes contiennent le même dépôt qu'au début de l'émission. Je donne, à l'article *Maladies de la glande prostate*, l'explication de ce phénomène.

2° L'urine, au lieu de sortir par un jet rapide et assez volumineux, ne coule que lentement et en bavant; quelquefois ce liquide s'arrête tout à coup, et, après bien des efforts, le malade rejette par le canal un flocon visqueux, suivi de la sortie d'un flot d'urine.

Les besoins d'uriner sont plus fréquents, surtout la nuit, et le malade éprouve des frissons irréguliers et des douleurs vagues dans le bas-ventre et les reins.

Quand le catarrhe de vessie est ancien, les symptômes sont beaucoup plus graves. Le liquide sécrété est bien plus épais, composé de glaires et de pus très-difficiles à détacher du vase où on l'a recueilli. J'ai vu, dans certains cas rebelles, l'urine prise en une masse semblable à du miel, et que surnageaient à peine quelques cuillerées d'un liquide blanchâtre et d'une fétidité insupportable. Dans ces conditions l'urine sort avec une grande difficulté, et, si les malades urinent par terre, ils observent des glaires qui, d'un côté, tiennent au sol, et, de l'autre, sont encore dans la vessie. Le canal de l'urètre est souvent obstrué par les mucosités, et il en résulte une véritable rétention d'urine. Ce n'est qu'après les

plus pénibles efforts que les malades parviennent à chasser quelques cuillerées de liquide, et à chaque instant
ces efforts se renouvellent, surtout la nuit, ce qui rend
le sommeil interrompu et très-peu réparateur, précisément quand ils ont le plus besoin des bienfaits d'un repos

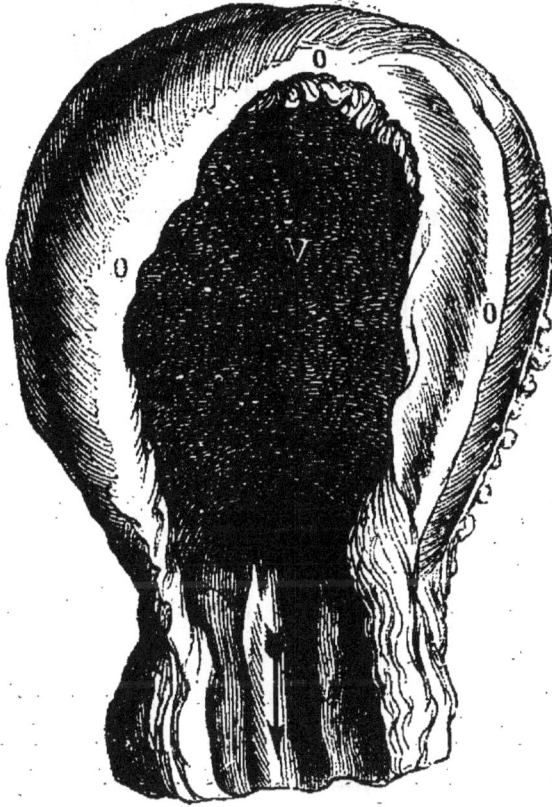

FIGURE 215.

*Représentant l'intérieur et les parois de la vessie d'un individu
affecté de catarrhe vésical chronique.*

La direction de la flèche indique la naissance du canal de l'urètre et le
cours de l'urine.

V, la cavité de la vessie, dont la membrane muqueuse est remarquable
par les rugosités.

OOO, les parois épaissies du réservoir urinaire.

complet. Les douleurs dans les reins et le bas-ventre

sont incessantes et très-vives, et redoublent le soir en même temps que des frissons précurseurs de la fièvre catarrhale. A la longue, la texture de la membrane muqueuse de la vessie s'altère. Au lieu d'être lisse et souple, cette membrane s'épaissit, se boursoufle; sa surface devient rugueuse (fig. 215), se ramollit et finit par s'ulcérer (fig. 222, p. 565), et il n'est pas rare de voir des filets de sang mêlés au muco-pus de l'urine.

L'épaississement de la membrane muqueuse est presque toujours accompagné du gonflement des autres tuniques vésicales, et en particulier de la tunique musculeuse. L'irritation, qui provoque fréquemment le besoin d'uriner, ne permet pas l'accumulation d'une grande quantité de liquide dans le réservoir urinaire, et la vessie, n'étant plus soumise à un mouvement alternatif d'ampliation et de retrait, se rapetisse, se racornit, comme le fait voir la figure 215.

La sécrétion glaireuse mucoso-purulente et la fièvre qui l'accompagne épuisent bientôt la santé des malades les plus robustes, et les amènent promptement à un degré de dépérissement et de consomption tel, que la mort en est souvent la conséquence. Les malades doivent donc réclamer les soins du médecin dès qu'ils ressentent les premières atteintes de ce mal, parce qu'il sera d'autant plus facilement curable, qu'on l'aura laissé moins de temps faire élection de domicile dans la vessie. Quand, au contraire, il est très-ancien, il fait corps, pour ainsi dire, avec l'individu; c'est une vieille habitude que la nature, aidée des secours de l'art, ne peut que difficilement surmonter.

Traitement du catarrhe de la vessie.

Toutes les fois que le catarrhe de vessie reconnaîtra

pour cause un obstacle mécanique qui pourra être levé, cette affection sera curable. Tel sera le cas des rétrécissements de l'urètre; de la pierre, de la gravelle dans la vessie; des maladies de la glande prostate et du col vésical; des engorgements et des déplacements de matrice.

Si la maladie est entretenue par la suppression de dartres, d'un exutoire, de la goutte ou du rhumatisme, le traitement devra tenir compte de la cause du mal, et, par une irritation extérieure, on tentera de rétablir la maladie primitive.

Quand le catarrhe de vessie est très-ancien, qu'*il est devenu*, pour ainsi dire, *une sécrétion naturelle*, n'est-il pas imprudent d'en tenter la guérison, et sa suppression brusque n'entraînerait-elle pas des dangers? A cette double question je n'hésite pas à répondre par l'affirmative; c'est dire que je ne suis nullement partisan de ces méthodes violentes de perturbation qui font courir le risque de la vie aux malades pour un résultat problématique.

Ainsi, dans certains cas, on devra dire au patient qu'il est impossible ou dangereux d'espérer une guérison radicale. Mais, par les moyens que j'indiquerai plus bas, on peut rendre le catarrhe très-supportable, et les malades peuvent espérer de longs jours avec cette infirmité très-mitigée.

Avant de parler des *moyens curatifs* proprement dits, je vais d'abord tracer en quelques mots l'*hygiène des catarrheux*. L'observation de ces préceptes empêchera la récidive de la maladie chez ceux qui en ont déjà subi les atteintes, et favorisera, chez ceux qui sont actuellement souffrants, l'efficacité des agents thérapeutiques.

Le malade habitera, autant que possible, un lieu sec, élevé, exposé au soleil et très-aéré. Il évitera avec soin l'air chargé de vapeurs aqueuses du matin et du soir et, en général, toute humidité, soit qu'elle vienne des localités ou de l'atmosphère.

Ses vêtements seront toujours bien séchés avant d'être revêtus. Il devra porter de la flanelle sur la peau, gilets et caleçons, autant pour empêcher l'impression de l'air froid sur la peau que pour exciter et favoriser la transpiration cutanée.

Le régime alimentaire sera surveillé avec beaucoup de soin. Il faut user sobrement d'une nourriture peu substantielle, et éviter surtout les mets trop épicés, les acides, les fruits crus, la salade, l'oseille. On boira de l'eau rougie en mangeant; mais il faut proscrire absolument le vin pur, les liqueurs; si le malade prend quelque tisane, il choisira de préférence l'eau de goudron, de gomme, de graine de lin, de racine de guimauve, de chiendent, l'émulsion de chènevis; il évitera l'orangeade et la limonade, cuite ou non.

Il faut, au moindre besoin, avoir la précaution d'évacuer les urines. Chopart prétend que certaines personnes n'ont dû leur catarrhe de vessie qu'à la mauvaise habitude de ne pas se relever la nuit et *d'uriner à genoux* dans leur lit. On devra donc n'uriner que debout, et après avoir fait quelques tours de chambre. Ce léger exercice empêchera le dépôt qui a de la tendance à se former dans le bas-fond de la vessie et favorisera le mélange des mucosités avec les urines. Si, après un premier jet, le cours de l'urine s'arrête tout à coup, il ne faut pas se livrer à de violents efforts pour uriner, souvent il suffit d'une petite secousse, d'un changement de position pour rétablir l'excrétion.

Autant le malade doit éviter de se passer trop fréquemment la sonde, autant il est urgent d'y recourir quand la vessie se vide incomplétement, car l'urine stagnant dans la vessie se corrompt et enflamme le réservoir de l'urine, ce qui tend à éterniser la maladie. Cet instrument sera d'un assez gros diamètre, à courbure fixe, en *gomme élastique* ou en *gutta percha* (pour la manière de s'en servir, voir *Cathétérisme*, page 272).

Quand il y aura de l'inflammation, la poudre tempérante dont j'ai déjà donné la formule (page 301) devra être employée concurremment avec la tisane de graine de lin, etc. Quand on n'aura plus affaire qu'à l'état chronique proprement dit, on se servira d'eau de goudron faite à froid, de décoction de bourgeons de sapin du Nord, coupée ou non avec de l'eau de guimauve, de Vichy ou de Bonnes, de décoction d'uva ursi, de diosmée crénelée, de pareira-brava. La térébenthine de Venise, les baumes de la Mecque, du Pérou, de Tolu, de copahu, seront aussi conseillés sous forme pilulaire ou de sirop (voir *Rétrécissement*, page 303, pour les doses et le mode d'administration).

Le catarrhe vésical chronique étant dans bien des cas une maladie purement locale, on peut essayer d'en obtenir la cure par des injections. J'ai bien des fois rendu la santé à des malades par ce procédé; mais je ne saurais engager à trop de circonspection les praticiens qui les conseillent ou les malades qui les font : car de leur usage bien ou mal entendu et exécuté peut résulter la disparition de la maladie ou son aggravation. Les préceptes à cet égard sont assez difficiles à formuler, puisqu'ils dépendent de l'état de la vessie, et que rien n'est mobile comme la sensibilité de ce réservoir.

Quand il y a de l'inflammation ou une grande irritabilité, on se servira, pour faire les injections, d'eau simple ou de décoction d'orge, de son, de racine de guimauve et de tête de pavot, de graine de lin et feuilles de morelle, d'eau d'amidon avec quelques gouttes de laudanum; de lait pur ou étendu d'eau, d'émulsion de jaune d'œuf, etc.

Dès que l'inflammation est tombée, on emploie un mélange faible d'eau et d'extrait de Saturne, une solution de nitrate d'argent cristallisé dans l'eau distillée à la dose de 5 centigrammes pour 100 grammes d'eau, et dont on peut élever progressivement la proportion jusqu'à 50 centigrammes et même 1 gramme; le baume de copahu, de la Mecque ou la térébenthine émulsionnés par l'intermédiaire du jaune d'œuf; l'eau de Baréges, de Balaruc, d'Enghien, soit pure ou mélangée, en proportions variables, avec l'eau d'orge; la décoction de feuilles de noyer, de baies de genévrier; une solution de tannin, de suie, etc.

Ces divers liquides seront introduits *tièdes, très-lentement, presque goutte à goutte et en petite quantité*. Dans la plupart des cas, il est inutile d'injecter plus de 60 à 100 grammes de liquide à la fois. Le malade ne garde l'injection que quelques instants d'abord, et la rend aussitôt qu'il éprouve le besoin d'uriner.

Quand le bas-fond de la vessie est rempli de glaires visqueuses adhérentes, et qui s'opposent à la sortie de l'urine, il faut introduire une *sonde à double courant* (fig. 216), qui permet de laver la vessie et de la nettoyer complétement, par une irrigation plus ou moins prolongée. On peut, à l'aide de ce moyen, faire passer dans la poche urinaire un à deux litres de liquide tiède et émollient. Ces *irrigations* peuvent être renouvelées deux et trois fois par jour.

On ne devra toucher à la vessie qu'avec de très-grands ménagements, et se rappeler qu'elle est susceptible d'une réaction inflammatoire très-énergique.

L'usage intérieur des eaux de Bussang, Vichy, Contrexe-

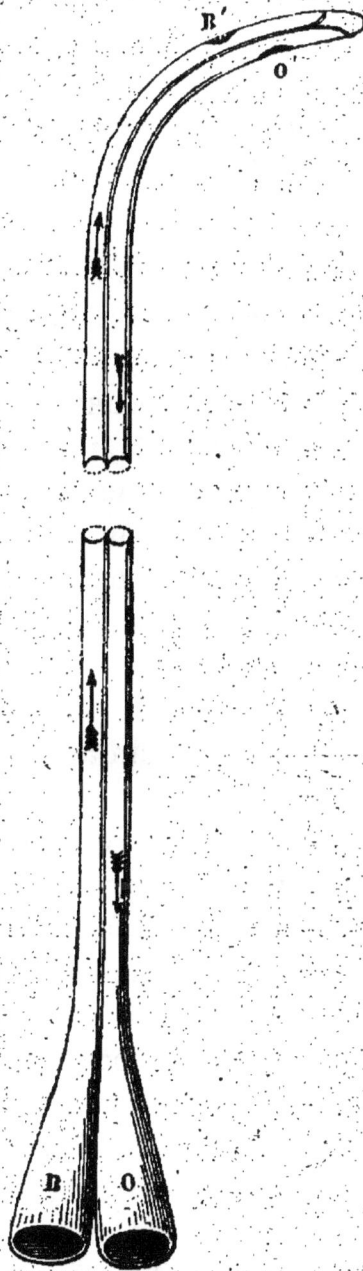

FIGURE 216.

Représentant une sonde à double courant.

La direction des flèches indique le trajet du liquide dans la double cavité de l'instrument

Ainsi, l'injection, poussée par l'ouverture B, entre dans la vessie par l'ouverture B', sort de ce réservoir par l'ouverture O', puis est rejetée au dehors par l'ouverture O.

ville, Forges, Aix-la-Chapelle, Pougues, Balaruc, Enghien, Bonnes, Baréges, peut, dans certaines indications, produire de bons résultats.

Parfois les malades n'obtiennent de guérison qu'en allant, dans la saison favorable, prendre les eaux dans les différentes localités que je viens d'indiquer.

Les lavements émollients ou anodins (page 305), quand on ne peut pas faire d'injections, soit par suite de la sensibilité trop vive de l'organe ou de la pusillanimité du malade, calment les douleurs du catarrhe et rafraîchissent le bas-fond de la vessie, par suite des rapports anatomiques de l'intestin rectum avec le réservoir urinaire (voir fig. 7, page 50).

Je procure très-souvent aux malades un calme dont ils ont tant besoin, en leur recommandant l'usage des suppositoires dont j'ai donné la formule à la page 306.

Par les raisons précédemment indiquées, les malades éprouvent beaucoup d'allégement de l'emploi de demi-bains avec la décoction d'espèces émollientes et narcotiques, de douches sur les reins, le bas-ventre et le périnée avec les eaux sulfureuses de Baréges et d'Enghien.

On a préconisé l'usage des vésicatoires sur ces mêmes régions, et de sétons, de cautères sur le bas-ventre.

Je blâme formellement les injections forcées et les cautérisations avec la pierre infernale sur toute la surface de la vessie, comme elles ont été conseillées et même pratiquées par certains chirurgiens : par la double raison qu'on expose les malades à de redoutables accidents et même à la mort, et qu'en second lieu le catarrhe rebelle pourra, dans les cas les plus favorables, disparaître momentané- ment, pour revenir à la vessie ou se fixer sur un autre organe. En effet, on ne peut impunément violenter la nature, et, quand une sécrétion morbide dure depuis longtemps, on peut la diminuer et la faire graduellement disparaître, mais il est souverainement imprudent de la supprimer, et surtout subitement.

Comme complément de ce chapitre, j'engage les ma- lades à consulter celui qui traite des affections nerveuses du *col* de la vessie (voir plus loin).

RÉTENTION D'URINE.

La rétention d'urine dans la vessie est un accident extrêmement grave, et qu'on observe assez souvent comme complication des diverses maladies de l'appareil urinaire.

Cette impossibilité d'évacuer l'urine mérite une mention spéciale, bien que ce ne soit qu'un symptôme commun à beaucoup de maladies de l'appareil génito-urinaire, parce que, lorsqu'elle survient, elle peut, en très-peu de temps, compromettre la vie, ou désorganiser ces organes, et qu'il est de la plus haute importance de reconnaître le mal à son début et de savoir y opposer un traitement convenable.

On peut grouper en deux grandes catégories les diverses *causes* de rétention d'urine.

A la première se rattachent celles qui entraînent une *suspension* plus ou moins absolue *de la force contractile* de la vessie.

Dans la seconde catégorie, la vessie conserve toute son énergie, mais l'urine ne peut sortir par suite d'un *obstacle* existant dans un point quelconque du trajet qu'elle doit parcourir.

A. Paresse et paralysie de la vessie.

En traitant de l'évacuation de l'urine, à l'article *Physiologie* (page 126), j'ai dit que le principal agent de cette exonération était le réservoir même de l'urine; que les contractions des muscles abdominaux et du diaphragme facilitaient la sortie de l'urine, mais étaient impuissantes à vider la vessie, quand celle-ci est frappée de paralysie. Toutes les causes donc qui affaibliront ou aboliront la faculté contractile de cette cavité seront des causes de *rétention incomplète* ou *complète d'urine.*

On doit placer l'*âge avancé* au premier rang des causes de paresse et de paralysie de la vessie. En effet, chez le vieillard, les fibres musculaires qui doublent la membrane muqueuse du réservoir urinaire participent à la débilité générale des autres muscles, et, à chaque émission d'urine, l'action contractile des fibres musculaires est épuisée avant que la cavité de la vessie ait été effacée et tout le liquide expulsé. Il en résulte qu'à chaque miction la vessie est incomplétement vidée et le liquide qui séjourne, outre l'action irritante qui lui est propre, renouvelle la sensation du besoin d'uriner plus tôt qu'elle n'aurait lieu si le réservoir avait été vidé en totalité. Cette nécessité d'uriner plus fréquemment fatigue la vessie et tend à affaiblir son action. J'indique plus loin le traitement que j'oppose à ce cas spécial.

C'est aussi dans cette catégorie que doivent être classées : les *maladies du cerveau et de la moelle épinière;* une *distension excessive* des fibres du réservoir urinaire, comme cela arrive chez les personnes qui ont différé trop longtemps d'uriner, soit par une grande *contention d'esprit au jeu ou à l'étude,* soit par une *observance trop rigoureuse des bienséances sociales;* l'*inflammation aiguë de la vessie et des organes adjacents :* c'est ce qu'on a souvent occasion de constater dans le *catarrhe aigu* de la vessie, la *péritonite* et les *suites de couches;* les *dégénérescences* fibreuses, cancéreuses des parois de la vessie; enfin *certaines maladies,* comme la fièvre typhoïde, le rhumatisme.

B. *Obstacles mécaniques,* la vessie conservant toute son énergie contractile,

Ces obstacles sont :

a. *Extérieurs aux voies urinaires,*

b. *Intérieurs,*

c. *Situés dans l'épaisseur des tissus.*

a. Les causes extérieures agissent en comprimant le col de la vessie ou le canal de l'urètre, en rapprochant l'une de l'autre les parois opposées de ce canal, qui ne laisse plus alors passer l'urine.

Chez l'homme, cette compression peut être exercée par une *infiltration d'urine,* par un *dépôt sanguin* ou *purulent,* par des *matières fécales* endurcies dans le rectum, par une *hernie,* un *sarcocèle,* une *hydrocèle,* une *tumeur* quelconque, ou enfin, comme j'en ai vu un exemple, par la compression circulaire de la verge, à l'aide d'une ficelle, pour s'opposer à une incontinence.

Chez la femme, la rétention d'urine est produite quelquefois par la matrice au quatrième mois de la grossesse, où au moment de l'accouchement par l'enclavement de la tête de l'enfant. Elle peut être l'effet d'un polype situé dans la matrice; du déplacement de cet organe, soit en avant, soit en arrière; d'un cancer ou du déplacement d'un pessaire.

b. Les *obstacles mécaniques intérieurs* produisent l'obstruction du canal, à la manière d'un bouchon. Tel est le cas de tous les corps étrangers venus du dehors ou développés dans les voies urinaires, comme les *pierres, gravelles* (fig. 79, p. 250), *caillots sanguins, glaires, mucosités épaissies, fausses membranes, hydatides, polypes, morceaux de bougie, de sonde, en gomme élastique ou en argent, etc.*

Ces obstacles agissent bien plus facilement encore comme obturateurs, s'ils sont compliqués de la cause suivante:

31.

c. Les valvules du col de la vessie, les gonflements de la glande prostate et les rétrécissements du canal de l'urètre, l'imperforation du gland, du prépuce, ou un phimosis très-étroit (fig. 165, page 448), sont les obstacles mécaniques dépendant des voies urinaires.

Les *varices du col de la vessie* doivent trouver place dans cette catégorie. J'ai vu souvent des rétentions d'urine produites par cette cause. Les personnes qui y sont sujettes présentent en même temps des hémorroïdes à l'anus, et même une dilatation variqueuse des veines du cordon testiculaire, ou varicocèle.

Les anciens distinguaient *trois degrés différents* de la rétention d'urine :

1° La *dysurie* consistait dans une simple difficulté d'uriner, avec ou sans douleur;

2° Dans la *strangurie*, l'urine ne sortait que goutte à goutte, malgré les plus grands efforts;

3° L'*ischurie* était l'impossibilité absolue d'uriner.

Cette division n'a plus cours, et on ne reconnaît que deux degrés : *rétention complète* ou *incomplète*.

Le *début de la rétention d'urine* n'est pas toujours le même. Parfois elle est tout à coup complète, et se déclare par le défaut subit de l'évacuation des urines; quelquefois l'interception totale de ce liquide est précédée, pendant un ou plusieurs jours, de difficultés d'uriner, de diminution de la grosseur et de la force du jet de l'urine, de la sortie de ce liquide goutte à goutte, ou en très-petite quantité à la fois, d'envies continuelles et du besoin d'uriner que le malade sent encore après y avoir satisfait.

Soit que la rétention arrive par degrés, ou qu'elle se déclare tout à coup, aussitôt que l'excrétion du liquide est entièrement suspendue, le malade éprouve les *symptômes suivants :* sentiment de pesanteur au périnée, ténesme, constipation et vives douleurs dans la région du bas-ventre : ces douleurs se propagent le long du canal de l'urètre jusqu'à l'extrémité du gland, et ensuite dans la région des reins ; elles sont accompagnées d'engourdissement dans les cuisses, augmentant lorsque le malade marche, tousse ou se redresse, et diminuant lorsqu'il se recourbe, parce que, dans la position demi-fléchie, les muscles du bas-ventre sont dans le relâchement. Il a des envies continuelles d'uriner, s'agite et ne peut rester en repos un seul instant. Tous ses efforts pour vider la vessie sont inutiles.

Bientôt il a des envies de vomir, ne peut respirer qu'avec difficulté : les yeux, le visage, s'enflamment ; avec la fièvre surviennent des sueurs urineuses, des vomissements de matières glaireuses, bilieuses, qui exhalent une odeur d'urine.

Enfin, quand le malade ne succombe pas par le délire, le transport au cerveau, suite de la résorption d'urine, ou que l'art ne vient pas assez tôt à son secours, il se fait des *crevasses* à la vessie ou au canal de l'urètre, et il en résulte des *infiltrations d'urine*, des *fistules* (page 562), des *abcès*, par suite desquels le malade succombe presque toujours.

Mais, avant qu'arrive la *rupture de la vessie*, ce réservoir peut, quand la rétention ne se fait que lentement, acquérir des proportions énormes et contenir jusqu'à douze, vingt et même trente litres d'urine, comme on en a vu des exemples. Chez une petite fille de dix-huit mois, Saviard a vu la vessie contenir une pinte (un litre) d'urine au sixième jour d'une rétention.

Quand l'urine distend la vessie, ce liquide s'accumule dans les uretères, le bassinet, les calices, et jusque dans la propre substance du rein.

Il n'est pas difficile de reconnaître la rétention d'urine, et cependant je dois signaler une circonstance qui peut induire en erreur un médecin peu attentif. Je veux parler de l'écoulement involontaire de l'urine qui s'observe quelquefois dans les cas de rétention, de sorte que le malade peut passer pour avoir une incontinence et ne pas pouvoir garder son urine, tandis qu'en réalité sa vessie est distendue et qu'il ne peut la vider. Les malades, dans ce cas, *urinent par regorgement*.

Quand on est appelé près d'un malade qui se plaint de ne pouvoir uriner, on s'assure que c'est bien d'une rétention d'urine qu'il souffre :

1° En constatant, par la *palpation du bas-ventre*, une tumeur arrondie dans laquelle on peut faire naître un mouvement d'ondulation, de fluctuation, en pressant à la fois sur le bas-ventre et par le rectum, chez l'homme, ou le vagin chez la femme ;

2° En *percutant cette tumeur arrondie*, qui doit produire un son mat, contrastant avec la résonnance des autres régions du ventre ;

3° Enfin, en *sondant* le malade, si c'est possible. Outre que ce dernier moyen lève tous les doutes, il guérit le malade, ou du moins le soulage momentanément.

Mais le plus important est de reconnaître à quelle cause doit être attribuée cette rétention, puisque cette connaissance est de première nécessité pour diriger, contre l'accident, un traitement rationnel.

Suivant donc que la rétention d'urine est due à l'une ou à l'autre des diverses causes dont il a été question, la *conduite à tenir* offre quelques différences.

Quand la rétention est due au retard trop prolongé apporté à l'évacuation de l'urine, il suffit souvent de sonder le malade une seule fois pour le guérir radicalement.

Quand on a affaire au cas que j'ai signalé page 548 (*paresse sénile*), ce que l'on reconnaît en sondant le malade aussitôt qu'il a fini d'uriner, il faut compléter par le cathétérisme l'évacuation de la vessie. Cette pratique, répétée une ou deux fois par jour, matin et soir, a le double avantage :

1° De rendre moins fréquents les besoins d'uriner et par conséquent de laisser reposer plus longtemps les fibres musculaires de la vessie;

2° De ne pas laisser séjourner dans le bas-fond de la vessie un liquide âcre qui tend à irriter le réservoir urinaire et à y provoquer une inflammation catarrhale avec toutes ses conséquences.

S'il y a paralysie ou affaiblissement dans la force contractile de la vessie, il est d'abord urgent de vider ce viscère par l'algalie, de sonder fréquemment le malade, ou de laisser une sonde à demeure; puis on s'occupe, entre-temps, de combattre la cause, c'est-à-dire la paralysie.

Dans ce but, on aura recours aux bains froids, bains de mer ou d'eaux sulfureuses, ferrugineuses, telles que Baréges, Pougues, Contrexeville, Bussang, Aix, Plombières; douches ascendantes sur les reins, le bas-ventre, le périnée, avec des liquides de diverses compositions et à différentes températures; frictions stimulantes sur les mêmes régions avec une flanelle sèche ou imbibée de liquides stimulants ou même irritants, comme le baume de Fioraventi, la teinture de quinquina, de cantharides, l'ammoniaque étendue d'eau. Les vésicatoires volants de grande dimension, appliqués sur les reins, le bas-ventre, le périnée, m'ont aussi rendu de grands services pour guérir la faiblesse et la paralysie de la vessie. Un séton ou un cautère, placés sur le bas-ventre, amènent de bons résultats en détournant l'irritation fixée sur ce réservoir.

Un régime tonique et riche en éléments réparateurs, aidé de médicaments stimulants et spéciaux, peut guérir seul la paralysie de vessie ou, dans tous les cas, être un adjuvant indispensable.

Il m'est fréquemment arrivé de guérir les paralysies de vessie en administrant de la poudre ou de l'extrait de seigle ergoté, de l'extrait de noix vomique, ou même de la strychnine.

Beaucoup de mes malades affectés d'une *demi-para-lysie* de vessie ne peuvent rendre d'urine que s'ils sont dans un endroit humide. Aussi, depuis que j'ai fait cette remarque, je conseille à certaines personnes de *descendre à la cave* quand elles ont quelque difficulté d'uriner, ou de se promener dans un *endroit frais, ombragé*, une *cour humide*, ou *le long d'une rivière*.

Un moyen qui m'a complétement réussi dernièrement dans un cas désespéré, chez une personne qui s'était soumise sans aucun succès aux traitements de trois des premiers chirurgiens de Paris, c'est l'*électricité* employée de la manière suivante :

D'abord je vidais la vessie; une sonde en argent était introduite dans cet organe, et une autre dans le rectum : les deux pôles d'un appareil électro-magnétique étaient mis en communication avec le pavillon de chaque sonde, et la combinaison des fluides ou le courant électrique passait à travers la vessie. J'augmentai graduellement la force du courant, et en quinze séances j'eus la satisfaction de voir le malade complétement guéri.

Enfin, on a aussi recours à des injections stimulantes ou irritantes, de composition et de température variées, portées avec la sonde jusque dans la vessie.

Chacune des causes de rétention d'urine exige un traitement spécial ; mais ce n'est pas ici le lieu d'indiquer cette médication, il suffira de se reporter aux chapitres qui traitent de ces causes pour y trouver les indications convenables (voir *Gravelle, Pierre, Catarrhe aigu de la vessie, Maladies de la glande prostate, Blennorrhagie, Rétrécissements, Maladies de matrice,* etc.).

Quand la rétention d'urine reconnaît pour cause des varices au col de la vessie (fig. 64, page 225), on doit d'abord vider la vessie par la sonde. Souvent, dans ce cas, cette opération est suivie d'un écoulement de sang plus ou moins abondant, qui, en dégorgeant le col de la vessie, fait cesser la cause du mal. Si le cathétérisme n'est pas suivi d'écoulement sanguin, il faut, par des agents rafraîchissants internes et externes, des révulsifs, déplacer le sang qui congestionne ces organes.

Je veux seulement m'occuper ici de l'occurrence, qui malheureusement se présente trop fréquemment, dans laquelle le malade étant pris, depuis longtemps déjà, de rétention complète d'urine, on a employé sans succès tous les moyens ordinaires, *grands bains, bains locaux, tisanes diurétiques, cataplasmes sur le bas-ventre, saignées, sangsues, lavements et tentatives de cathétérisme avec la sonde ou des bougies fines.* Tous ces moyens ont échoué, le malade est dans un état d'anxiété extrême; d'un moment à l'autre il peut se faire une crevasse à la vessie; il faut employer un moyen énergique et rapide...

On a conseillé dans ce cas :

1° *Les injections forcées;*

2° *Le cathétérisme forcé;*

3° *La ponction de la vessie.*

1° Les injections forcées sont convenables quand la rétention est due à des corps étrangers, sables ou graviers accumulés dans l'urètre derrière un rétrécissement; mais souvent elles échouent et fatiguent inutilement le malade.

On les pratique avec une seringue à hydrocèle, en serrant fortement la verge contre la canule de l'instrument.

2° Le cathétérisme forcé avec des sondes coniques est un procédé brutal, violent, qui, par un heureux hasard, peut réussir une fois, mais qui le plus fréquemment détermine de fausses routes par où se font des infiltrations d'urine.

3° Il est plus prudent d'ouvrir une voie artificielle à l'urine par une ponction faite à la vessie.

Chez l'homme, on arrive au réservoir de l'urine par trois voies différentes :

1° *Par le périnée : ponction périnéale;*

2° *Par le bas-ventre : ponction hypogastrique,*

3° *Par le rectum : ponction recto-vésicale.*

1° Pour pratiquer la *ponction périnéale*, à laquelle, du reste, on a rarement recours, à cause de l'épaisseur des parties qu'il faut traverser pour arriver à la vessie, on fait placer le malade dans la position qu'il doit avoir dans la taille au petit appareil, et on enfonce d'un coup sec le trois-quarts sur le côté gauche du raphé, entre le canal de l'urètre et la tubérosité de l'ischion, à deux centimètres en avant de l'anus. On dirige l'instrument parallèlement à l'axe du corps, un peu en dedans : on arrive ainsi à la vessie par le trigone vésical. On s'aperçoit, à l'écoulement de l'urine, qu'on a pénétré dans le réservoir : on retire le poinçon, et on laisse la canule à demeure.

2° La *ponction hypogastrique* est bien préférable; on n'a, pour arriver à la vessie (EB, fig. 7, page 50), qu'à traverser l'épaisseur des parois du bas-ventre (PQ, *idlb.*), au niveau du pubis (L, *ibib.*) avec un trois-quarts courbe, dont on dirige la concavité en bas.

3° La *ponction par le rectum* (D, *ibid.*) est une opération basée sur les rapports de voisinage direct du bas-fond de la vessie avec la face antérieure de l'intestin rectum, dans lequel la vessie vient faire saillie dans le cas de rétention d'urine. Elle se pratique également avec un trois-quarts, et en laissant la canule à demeure jusqu'à ce qu'on ait rétabli le cours naturel des urines.

Chez la femme, on n'atteint la vessie (E, figure 25, page 88) affectée de rétention d'urine que par deux points :

1° *Par la paroi du bas-ventre* (SQ, *ibid.*) : *ponction hypogastrique;*

2° *Par le vagin* (HG, *ibid.*) : *ponction vagino-vésicale.*

Quand la rétention d'urine est causée par un rétrécissement, et qu'il y a distension de l'urètre en arrière de cet obstacle, c'est sur le point saillant du canal que l'on doit pratiquer une ponction ou une incision : c'est ce que l'on désigne sous le nom d'*opération de la boutonnière.*

INCONTINENCE D'URINE.

On désigne sous le nom d'*incontinence d'urine* l'*écoulement involontaire* de l'urine par le canal de l'urètre.

Cette incontinence est complète ou incomplète.

Dans le premier cas, l'écoulement de l'urine est continu; dans le second, la sortie involontaire de l'urine peut exister soit le jour (*incontinence diurne*), soit la nuit (*incontinence nocturne*).

Je ne parlerai pas ici de l'incontinence résultant de maladies, plaies, fistules, cancers, engorgements, rétrécissements siégeant à la vessie, à la glande prostate ou à l'urètre; la maladie, dans ce cas, n'est qu'un épiphénomène qui cesse avec la cause. Je ne veux traiter que de ce que les anciens appelaient *incontinence essentielle*, c'est-à-dire sans autre lésion apparente qu'une *lésion fonctionnelle ou vitale*.

Pour bien comprendre le mécanisme de cette maladie, je dois rappeler en peu de mots l'antagonisme qui existe entre le sphincter de la vessie, qui s'oppose à la sortie de l'urine, et la tunique musculeuse de cet organe, qui tend continuellement à chasser ce liquide.

Dans l'état normal, ces deux forces opposées se contrebalancent, et l'urine peut s'accumuler dans son réservoir jusqu'à ce que la distension qui en résulte amène la *sensation du besoin d'uriner*. Si, par une cause quelconque, cet équilibre est rompu, soit par le surcroît de vitalité de la membrane musculeuse, comme chez les enfants, soit par l'atonie, l'affaiblissement du sphincter vésical, qu'on observe si souvent chez les vieillards (page 548), l'urine sort contre le gré du malade, il y a incontinence.

Aussi est-ce surtout à ces deux extrémités de la vie qu'on observe cette infirmité. Dans l'âge adulte, on ne la rencontre guère qu'accidentellement, par suite de maladies du cerveau ou de la moelle épinière, d'une ivresse profonde, de syncope, de convulsions; ou bien parce qu'elle a persisté depuis l'enfance sans pouvoir être encore guérie.

Cette affection, qui ne présente rien de dangereux pour celui qui en est atteint, a pourtant le très-grave inconvénient de mouiller continuellement ses vêtements, qui, par là, répandent une odeur d'une fétidité insupportable. Aussi les malades, lors même qu'ils s'astreignent aux soins de propreté les plus minutieux, deviennent-ils bientôt à charge à eux-mêmes, et un objet de dégoût pour la société au milieu de laquelle ils vivent.

Les enfants qui sont affectés d'incontinence nocturne ont été, avec raison, divisés en trois catégories distinctes:

a. Les *dormeurs* laissent échapper l'urine sans en avoir conscience, parce que, chez eux, le sommeil est extrêmement profond. Il faut les réveiller deux ou trois fois pendant la nuit, et les habituer ainsi à vider la vessie de temps en temps.

b. Les *rêveurs* sont ceux qui, dans leurs rêves, s'imaginent qu'ils urinent dans un vase de nuit, contre un mur, tandis qu'ils mouillent leurs draps. Il faut aussi interrompre leur sommeil, et les faire uriner.

c. Les *paresseux*, qui préfèrent pisser au lit que de prendre la peine de se lever ou demander à uriner. A

ceux-là on fera subir des punitions, ou bien on stimulera
leur amour-propre.

Dans tous ces cas, il faudra donner, le soir, très-peu
d'aliments, surtout d'aliments aqueux, et le moins de
boisson possible. Des bains froids, des frictions sèches,
ou rendues stimulantes par des liqueurs spiritueuses, sont
très-convenables pour fortifier le sphincter ou col de la
vessie.

La poudre suivante me réussit très-souvent pour guérir
des incontinences rebelles :

Prenez : Poudre de belladone,   0,01 centigr.
         Sucre pulvérisé,   0,50 centigr.
Mêlez pour un paquet à prendre le soir, délayé dans une cuillerée à
café d'eau sucrée.

On peut en faire prendre jusqu'à deux ou trois à la fois,
et on en continue l'usage jusqu'à cessation de la maladie.
En dix à douze jours, la guérison est habituellement
complète.

Chez les jeunes filles, on a vu des incontinences rebelles
cesser par suite des rapports du mariage.

Si l'incontinence est due à l'excès de force de la membrane muqueuse, ce qu'indiquent surtout les besoins irré-
sistibles d'uriner et la force avec laquelle ce liquide est
projeté au dehors, on devra recourir aux boissons émollientes, aux cataplasmes, aux lavements adoucissants, et
même à la saignée et aux sangsues, si le malade est très-
sanguin.

Quand l'incontinence reconnaît pour cause, comme
chez les vieillards, la faiblesse, la demi-paralysie du col
vésical, il faut employer les stimulants, soit en frictions
sur le bas-ventre ou les reins, le périnée, soit sous forme
de douches de vapeur aromatique ou d'eau de Baréges.

On recommande aussi des vésicatoires volants sur ces mêmes régions, en même temps que l'usage interne du quinquina, de l'extrait de noix vomique, de la strychnine, de la poudre de cantharides ou du seigle ergoté

On obtient aussi des avantages, dans ces incontinences par atonie, en portant directement dans la vessie des injections stimulantes, simplement aqueuses, ou bien vineuses, astringentes, balsamiques, ou même cantharidées.

J'ai obtenu de la *cautérisation très-superficielle* de l'orifice vésical, avec le nitrate d'argent fondu, la guérison d'incontinences qui avaient résisté à tous les autres traitements.

L'électricité peut aussi, dans le cas dont je m'occupe, redonner du ton au sphincter de la vessie et guérir l'incontinence.

Enfin, quand aucun traitement ne peut triompher de cette infirmité, il faut s'occuper d'en pallier les inconvénients pour la rendre moins repoussante. C'est dans ce but qu'on a recours à des *urinaux* ou à des *compresseurs* de diverses formes.

Cet accident est heureusement plus rare chez la *femme* que chez l'*homme;* car elle ne peut guère avoir recours qu'à des garnitures remplies de vieux linges, ou à des sacs de toile gommée garnis d'éponges, et fréquemment renouvelés, tandis qu'avec un urinal ou un compresseur en caoutchouc l'homme supporte plus proprement cette incommodité.

J'ai vu récemment, chez quelques fabricants, des urinoirs portatifs de voyage, extrêmement ingénieux, et qui pourraient fort bien servir dans les cas d'incontinence incurable dont je parle.

FISTULES URINAIRES.

On désigne sous le nom de *fistules urinaires* des ulcères longs, étroits, sineux, s'ouvrant à l'intérieur dans un point quelconque des voies urinaires, reins, uretères, vessie, canal de l'urètre, et par lesquels l'urine s'échappe au dehors.

On distingue les fistules urinaires en *incomplètes* et *complètes*.

a. Les *fistules incomplètes* se divisent elles-mêmes en fistules urinaires *incomplètes externes* et *incomplètes internes*.

Les premières, qu'on appelle aussi *fistules borgnes externes*, présentent à l'extérieur une ou plusieurs ouvertures fistuleuses qui, après un trajet sinueux plus ou moins prolongé, se terminent en *cul=de-sac* dans le voisinage des voies urinaires, mais sans communiquer avec celles-ci.

Les secondes, ou *fistules urinaires borgnes internes*, résultent d'une perforation dans un point quelconque du trajet des voies urinaires ; cette perforation, dans laquelle s'engage l'urine, détermine la formation d'un conduit plus ou moins étroit et long, qui se termine en *cul=de-sac* à une certaine distance de son origine, mais sans s'ouvrir à la peau, ni dans aucun organe circonvoisin.

b. Je ne m'occuperai dans cet article que des *fistules urinaires complètes*, qui sont, à vrai dire, les seules fistules urinaires, et de beaucoup les plus fréquentes.

Leur *orifice interne* communique avec les reins, les urétères, la vessie ou le canal de l'urètre ; leur *ouverture externe*, qui souvent est très-éloignée de la précédente, peut se rencontrer dans la région des reins, au pli de l'aine, au nombril par l'ouraque non oblitéré, au-dessus

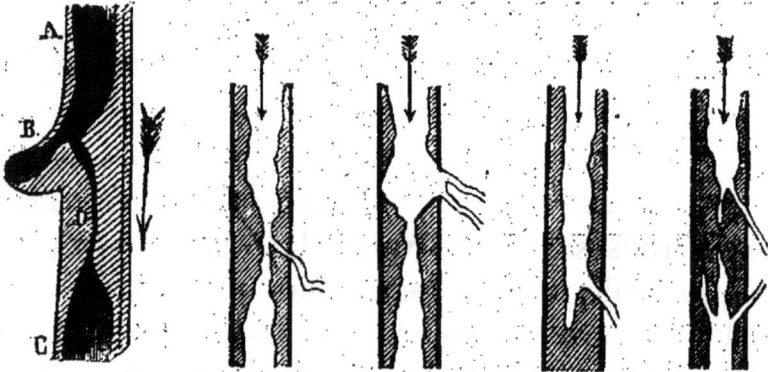

FIGURES

217   218   219   220   221

Représentant des fistules urinaires, suite de rétrécissements du canal de l'urètre.

(La flèche indique la direction du cours de l'urine.)

La figure 217 représente une fistule urétrale suite de rétrécissement.
A, portion du canal de l'urètre située entre l'obstacle et la vessie.
B, trajet fistuleux.
D, rétrécissement qui a causé la rétention d'urine, et par suite la fistule B.
C, portion du canal située en avant de l'obstacle.
La figure 218 représente une fistule urétrale compliquée de rétrécissement.
La figure 219 montre deux fistules et une grande dilatation du canal en arrière de la stricture.
La figure 220 est un exemple de fistule urétrale, compliquée de l'oblitération du canal dans sa partie inférieure.
La figure 221 fait voir une double fistule avec occlusion de l'urètre et fausse route.

de l'os pubis, à la peau des bourses, à la verge, au périnée. Quelquefois elle communique avec l'intestin rectum, le colon, le vagin, la matrice, la cavité du péritoine. Dans ce dernier cas, il se fait un épanchement qui est presque toujours promptement mortel.

A. *Causes*.

Les *causes* des fistules urinaires sont nombreuses. Cette affection survient le plus souvent à la suite d'une *rétention d'urine* (voir le chapitre précédent), produite elle-même soit par un *rétrécissement de l'urètre*, par un *calcul arrêté au col de la vessie*, ou par un *engorgement de la glande prostate* (voir *Maladies de la glande prostate*). Un *abcès* développé dans le voisinage des voies urinaires peut s'ouvrir à la fois dans la cavité des voies urinaires et au dehors, et déterminer ainsi une fistule complète. Une *déchirure*, une *lésion de la vessie* ou *du canal de l'urètre* par un chirurgien malhabile dans l'art du cathétérisme, ont quelquefois produit cet accident. C'est aussi un des résultats habituels du *cathétérisme forcé*. Du temps que, pour le traitement de la pierre, on avait exclusivement recours à la *taille*, des fistules urinaires étaient fréquemment la suite de cette opération. La *perforation spontanée de la vessie* chez les vieillards donne naissance à des fistules urinaires du caractère le plus grave. Un *cancer du rectum, de la matrice* ou *du vagin* peut, en se propageant au bas-fond de la vessie, en amener la perforation et déterminer une fistule.

Un genre de fistules malheureusement très-fréquent a lieu chez les femmes, à la suite d'un *accouchement laborieux*. Par suite du volume trop considérable de la tête, de l'étroitesse naturelle ou accidentelle de la ceinture osseuse du bassin, la tête de l'enfant (voir fig. 58, page 202), ne pouvant franchir la cavité osseuse formée par l'os pubis P, *ibid*.) et l'os sacrum (S, S, S. *ibid*.), reste enclavée

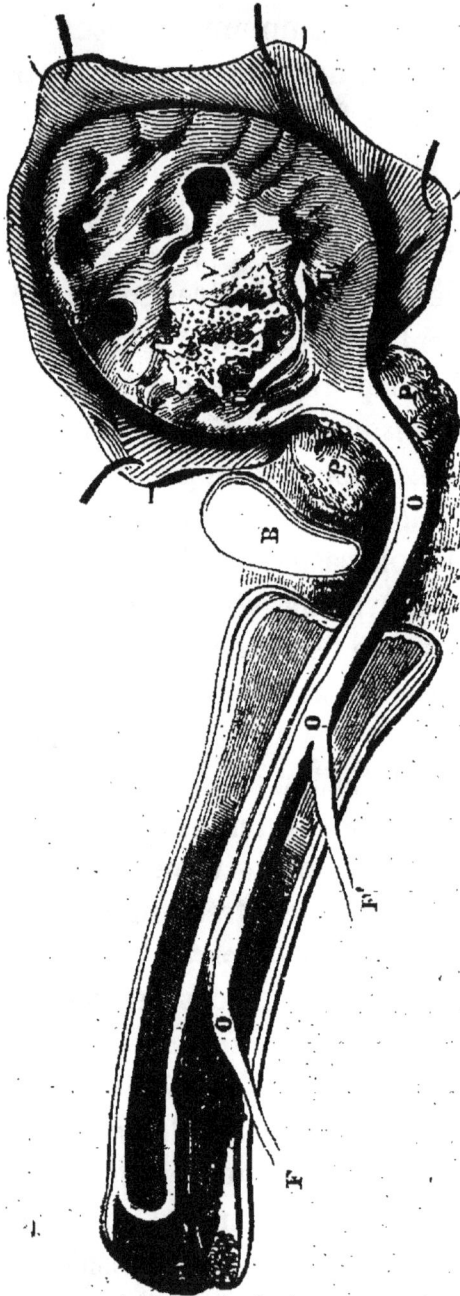

FIGURE 222.

*Représentant l'appareil urinaire affecté de deux fistules urétrales
et d'altérations profondes de la vessie.*
(Coupe d'avant en arrière par le milieu.)

OOO, le canal de l'urètre.

MO, le canal de l'urètre oblitéré dans sa partie antérieure, par suite de rétrécissement.

FO, première fistule urinaire urétrale.

F'O, deuxième fistule urinaire,   id.

B, l'os pubis.

PP, la glande prostaté.

V, la cavité de la vessie, sur le fond de laquelle on remarque des boursouflements fongueux et des anfractuosités.

UU, l'orifice des deux uretères.

pendant un temps plus ou moins long en comprimant la vessie (T, T, *ibid.*), dont elle finit par amener la gangrène dans une étendue plus ou moins grande, d'où résulte, à la chute de la partie mortifiée, une fistule difficile à guérir, et à laquelle on ne peut guère remédier que par une opération très-délicate dont je parlerai plus loin.

Un donne aux fistules urinaires des noms variables selon l'aboutissant des ouvertures internes ou externes. Ainsi, la dernière espèce de fistule dont je viens de parler se nomme *vésico-utérine* ou *vésico-vaginale*, suivant que l'ouverture de la vessie communique avec la matrice ou utérus, ou bien avec le vagin. Elle porte le nom de *vésico-rectale* ou *intestinale*, si le trajet fistuleux partant de la vessie vient aboutir à l'intestin rectum ou dans un autre point de la cavité intestinale. Les fistules *vésico* ou *urétro-scrotales, inguinales, périnéales, péniennes,* résultent de la communication d'un point de la vessie ou du canal de l'urètre avec la peau des bourses ou scrotum, le pli de l'aine, le périnée et le pénis ou verge.

B. *Symptômes* et *diagnostic.*

Les fistules urinaires sont caractérisées par un écoulement d'urine, qui est *continu* lorsque la fistule s'ouvre dans la vessie, mais qui est *intermittent* et *n'apparaît qu'au moment* de l'émission de l'urine lorsqu'elle s'ouvre dans le canal de l'urètre.

Ce caractère est très-important à noter pour le pronostic à porter sur la curabilité du mal ; les fistules vésicales, en effet, sont très-difficilement curables, tandis que l'art triomphe très-fréquemment des fistules urétrales, consécutives ou non à un rétrécissement du canal de l'urètre.

Mais l'écoulement de l'urine n'est pas toujours aussi facile à constater que je viens de le dire. Cet écoulement, en effet, n'existe pas toujours quand le malade urine, alors même que la *fistule urétrale* est complète ; car lorsque le trajet fistuleux est très-étroit, que le canal de l'urètre est parfaitement libre, l'urine peut, à la rigueur, sortir quelquefois en totalité par ce dernier, sans qu'il en passe par la fistule ; et quand celle-ci part de la vessie, lorsque son trajet est étroit et fort sinueux, l'urine, au lieu de sortir, comme j'ai dit plus haut, d'une manière continue par la fistule, ne la traverse que lorsque le malade fait de grands efforts pour uriner. Dans ces cas difficiles, l'*exploration simultanée* de la fistule et de la vessie par un *stylet* et une *sonde métallique* lève presque toujours les doutes. Quand la fistule s'ouvre dans le vagin ou l'intestin rectum, l'urine sort par ces conduits naturels, et le *doigt* qu'on y introduit sent l'orifice de la fistule ou même la sonde qui a été introduite dans la vessie.

Les fistules urinaires ont le plus fréquemment leur orifice externe situé au périnée, au scrotum, au pli de l'aine, et se présentent sous l'aspect d'ouvertures habituellement étroites, placées au centre d'une fongosité rougeâtre ou rosée, ce qui a fait comparer leur forme à celle d'un *cul de poule*. La peau des parties voisines est dure, calleuse; souvent on sent une corde tendue depuis l'orifice fistuleux jusqu'au niveau de l'urètre; cette sensation est fournie par les callosités qui accompagnent le trajet fistuleux dans toute sa longueur. Les anciens se préoccupaient beaucoup de faire dissoudre ces indurations, qui sont très-réfractaires, en effet, quand on s'adresse directement à elles, mais qui se fondent et se dissipent spontanément quand on a fait disparaître l'obstacle qui s'opposait au libre cours de l'urine.

L'ouverture fistuleuse, outre le liquide naturel qui s'en échappe, soit continuellement, soit de temps à autre, fournit par elle-même une suppuration séreuse blanchâtre, peu abondante, qui tache le linge dont les malades recouvrent la petite plaie.

Le plus souvent l'ouverture interne de la fistule est unique (figures 217, 218, 220, page 563; quelquefois il y en a deux (figure 219, *ibid.*) ou un plus grand nombre. Mais il est bien rare que la fistule ne s'ouvre que par un seul orifice à l'extérieur; fréquemment, pour une seule ouverture interne, il y a trois, six et jusqu'à dix points fistuleux extérieurs. Si l'un se ferme pour quelque temps, il s'en ouvre un ou deux pour le remplacer. J'ai vu, chez certains malades, le pli de l'aine et le scrotum criblés d'orifices, semblables à une pomme d'arrosoir, au moment où ils urinaient.

C. *Pronostic.*

La gravité des *fistules rénales et urétrales* dépend de la cause qui les entretient et de la grande difficulté de pouvoir, dans le plus grand nombre des cas, y porter remède.

Les *fistules vésicales*, et surtout *vésico-vaginales*, sont aussi d'un pronostic très-fâcheux, non qu'elles entraînen la mort, mais parce qu'étant très-difficiles à guérir, elles constituent une infirmité dégoûtante, qui astreint les malades à des soins de propreté extrêmes et de tous les instants.

Le pronostic des *fistules urétrales* est, en général, plus favorable, par la double raison qu'elles sont plus faciles à guérir, et que, l'urine ne sortant par les trajets fistuleux que lorsque le malade satisfait les besoins naturels, il est plus facile de veiller aux soins de propreté nécessaires.

D. *Traitement.*

L'indication à remplir est d'empêcher le liquide urinaire de passer par les trajets fistuleux et de le forcer à sortir par les voies naturelles. Ce but une fois atteint, les fistules, si nombreuses que soient les ouvertures extérieures, s'oblitèrent d'elles-mêmes promptement.

Si la rétention d'urine qui a déterminé la rupture du canal a été causée par un rétrécissement, la dilatation du canal et sa recalibration suffiront pour amener la guérison de tous les accidents. Mais, ainsi que le montre la figure 222, page 565 (MO, partie antérieure du canal de l'urètre complétement oblitérée), ce résultat est quelquefois difficile à obtenir, et on ne peut guère formuler de préceptes dans ces circonstances, car la sagacité du chirurgien et son habileté de main fournissent alors et exécutent les seules règles praticables.

Bien que la sonde à demeure ait les inconvénients signalés page 309, elle rend, dans ces cas extrêmes, quelques services, en empêchant l'urine de baigner incessamment le trajet fistuleux. Aussitôt donc que la dilatation sera suffisante, le chirurgien avisera s'il peut être avantageux d'introduire une sonde à demeure, et s'il convient de la laisser ouverte ou d'en fermer l'orifice, pour le déboucher toutes les deux heures environ : on prendrait alors les précautions indiquées page 309.

Pour les fistules vésico-vaginales, on a recours à une *opération* très-délicate, dont la description ne serait pas à sa place dans cet ouvrage. Qu'il me suffise de dire qu'elle consiste à relâcher les attaches de la vessie à la matrice : 1° par une incision convexe dans le cul-de-sac utéro-vaginal ; 2° à ses insertions à l'os pubis, par le détachement et l'isolement du canal de l'urètre en avant, ou 3° par la combinaison de ces deux procédés. Après avoir ainsi relâché le bas-fond de la vessie et l'avoir attiré en bas et en avant, on avive les bords de la fistule par une incision avec le bistouri ou des ciseaux spéciaux, et on les maintient en contact par plusieurs points de suture. La malade est ensuite placée sur le ventre ou sur le côté, avec une sonde à demeure dans la vessie. Au cinquième ou au sixième jour, on retire les fils, et le plus souvent la fistule est complétement fermée.

D'autres fois il est nécessaire de toucher une ou deux fois, avec la pierre infernale, les points traversés par les fils.

Quand les fistules sont causées par un cancer, elles sont incurables au même titre que la maladie principale.

HÉMATURIE,

OU PISSEMENT DE SANG.

Du sang mêlé à l'urine, en proportions variables, et évacuée avec ce liquide, tel est le caractère de l'*hématurie*.

On ne devra donc pas rapporter à cette maladie la sortie du sang par le canal de l'urètre dont j'ai parlé à l'article *Accidents de la blennorrhagie*, page 413. Dans ce cas, en effet, le sang sort pur, non mêlé à l'urine, et n'est pas chassé par les contractions de la vessie.

Dans l'hématurie, le sang peut provenir de sources différentes, des reins, des uretères ou de la vessie.

Quelquefois le pissement de sang est toute la maladie : c'est quand il n'y a pas de lésions matérielles dans les voies urinaires ; d'autres fois, cette affection n'est qu'un symptôme, un accident ou une complication d'autres maladies de l'appareil urinaire. Dans ce cas, l'hématurie cesse quand on a guéri l'affection principale.

On doit voir, d'après ce que je viens de dire, que les causes du pissement de sang sont générales ou locales.

Les *causes générales* ou *constitutionnelles* sont : une *altération dans la composition du sang*, changement qu'on observe dans plusieurs maladies, telles que le *scorbut*, le *purpura hemorrhagica*, la *maladie de Bright*, certaines fièvres graves, *typhoïde*. *scarlatine*, la suppression d'une

hémorragie périodique, comme les règles ou les hémorroïdes.

Dans ces cas, le sang est dévié de son cours, et bien
des fois j'ai été consulté, pour rétablir le cours normal
de ce liquide, chez des dames dont les règles, à la suite
d'une frayeur, avaient été supprimées et remplacées
chaque mois par un pissement de sang. Tout dernièrement encore je donnai mes soins à une jeune femme,
très-bien portante du reste, et chez laquelle les règles,
supprimées par un refroidissement, avaient pris leur
cours tantôt par la vessie, tantôt par l'estomac, de sorte
que, tous les mois, elle avait une hématurie, ou un vomissement de sang. J'ai été assez heureux pour faire
cesser cette déviation, qui durait depuis deux ans et avait
résisté jusque-là à divers traitements.

La suppression d'hémorroïdes qui fluent périodiquement peut amener aussi une hématurie substitutive.

Cette affection est plus fréquente chez les *vieillards*
que chez les *jeunes gens,* chez les *hommes* que chez les
femmes; chez les personnes d'un *tempérament sanguin;*
chez celles qui ont un genre de vie ou une *profession
sédentaire,* qui sont *adonnées aux liqueurs spiritueuses*
ou qui font *abus des plaisirs vénériens.*

Les *causes locales,* ou dont le siége est dans l'appareil
urinaire, *reins, uretères, vessie,* sont nombreuses et variées : telles sont les *blessures,* les *coups,* les *chutes,* les *contusions* sur la région des reins, du bas-ventre ou du périnée; l'*équitation prolongée* sur un cheval dur, les *secousses
d'une voiture mal suspendue;* les *efforts violents,* pour
soulever un fardeau, pour une lutte, pendant l'accouchement; l'*action du vomissement;* une *marche forcée;* l'*u-
sage de purgatifs drastiques* ou *de substances,* comme les
cantharides, prises, à l'intérieur, dans le but de ranimer

une virilité épuisée, ou appliquées extérieurement sous forme de vésicatoires. L'*inflammation des reins* et *de la vessie*, les *polypes*, *varices* ou *fongosités de la vessie*, et surtout la *gravelle* et la *pierre* : c'est, en effet, à la présence de graviers ou de calculs dans les reins, les uretères ou la vessie, qu'on doit attribuer le plus souvent l'*hématurie* ou le *pissement de sang*.

Les *symptômes* qui annoncent cette maladie sont variés comme la cause qui la fait naître.

Si l'hématurie est produite par une plaie des reins, une chute sur le périnée, le sang sortira pur, rouge vif, et mêlé à une quantité d'urine variable. Dans le cas cité plus haut d'une hématurie supplémentaire des règles, l'urine sortait d'abord rosée, à peine teintée de sang; puis avec une couleur rouge vif pendant deux jours; ensuite c'était un liquide brun, noirâtre. Souvent il y a des caillots de sang, qui ne se forment qu'après que l'urine est rendue, ou bien dans la vessie. Dans ce cas, s'ils s'accumulent en grande quantité, ils peuvent remplir la totalité du réservoir urinaire, boucher le col de la vessie et amener une rétention complète d'urine. S'il existe une pierre dans la vessie, on voit la première portion de l'urine sortir claire; puis les derniers et douloureux efforts pour vider la vessie amènent de l'urine sanguinolente, ou même quelques gouttes de sang pur et vermeil.

Bien que l'hématurie ait cessé depuis plusieurs jours, on peut continuer à voir du sang dans les urines; cela tient à ce qu'il s'est formé un caillot dans la vessie, et l'urine qui est sécrétée continuellement, détrempant ce caillot, lui enlève une portion de sa matière colorante et prend une teinte rouge noirâtre. Puis, quand ce caillot a été ainsi lavé, il ne reste plus que la fibrine blanche, qui peut affecter la forme d'un long ver blanc cylindri-

que, qui en impose souvent aux personnes peu atten-
tives : d'où ces histoires de vers que les malades rendent
par les voies urinaires.

Selon la maladie qui la cause, l'hématurie peut ou non
être accompagnée de douleurs, comme dans la gravelle,
la pierre, les fongus.

La sortie du sang pur ou mêlé à l'urine est quelquefois
insignifiante. D'autres fois elle est très-abondante et peut
en très-peu de temps compromettre les jours du patient :
ainsi on a vu des personnes mourir d'hémorragie, après
avoir perdu par la vessie plusieurs litres de sang. Cette
abondante perte de sang est surtout inquiétante quand
elle a lieu instantanément; car, si elle ne se fait que lentement, les malades peuvent perdre une énorme proportion de ce liquide, et n'en être que très-affaiblis.

Suivant la cause qui l'a produite, l'hématurie peut être
passagère, continue, intermittente ou *périodique*, et sa
gravité dépend de l'abondance de l'hémorragie et du
motif qui la détermine.

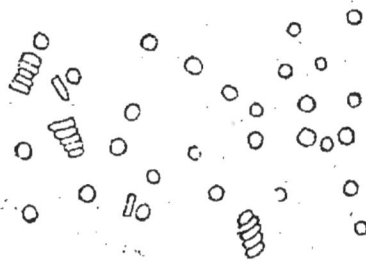

FIGURE 223,

*Représentant des globules de sang provenant d'une urine sanguino-
lente, et vus au microscope.*

On ne confondra pas le pissement de sang avec les autres altérations de l'urine dans lesquelles ce liquide sans

contenir de sang, a cependant une teinte rouge très-foncée; si l'on a présents à l'esprit les caractères distinctifs dont j'ai parlé à l'article *Physiologie* (page 145), en traitant des substances étrangères à la composition de l'urine et qui peuvent accidentellement s'y rencontrer.

L'examen microscopique de l'urine sanguinolente est un moyen d'éviter toute chance d'erreur. Si l'on place, en effet, une goutte de ce liquide entre deux lamelles de verre mince, au foyer d'un microscope, on aperçoit les globules du sang, plus ou moins altérés et déchiquetés sur leur bord, mais toujours très-facilement reconnaissables.

Traitement de l'hématurie.

Le *traitement* doit d'abord être basé sur la connaissance de la nature du mal; souvent la médication n'est autre que celle de la lésion qui l'entretient, et l'on ne doit pas tenir compte de l'hémorragie, à moins que cependant cet accident ne soit poussé à un degré assez intense pour compromettre les jours du malade.

Si l'hématurie est due à une suppression de règles ou d'hémorroïdes, on s'attachera avant tout à rétablir le cours normal du sang. Si le malade a fait abus de liqueurs spiritueuses, des plaisirs vénériens, on lui recommandera l'abstinence et la sagesse. S'il mène une vie trop sédentaire, il devra prendre chaque jour assez d'exercice pour faire circuler le sang et s'opposer à la stase de ce liquide dans les organes du bas-ventre. Les cavaliers devront éviter l'équitation, et souvent le repos du cheval, quelques bains et des boissons émollientes suffisent pour amener la cessation de l'hématurie.

Quand l'*hématurie* est ce qu'on nomme *essentielle*,

c'est-à-dire ne reconnaît aucune lésion matérielle de l'appareil urinaire, il faut s'adresser, pour la faire disparaître, à des substances qui donnent au sang de la plasticité : s'il y a scorbut ou *purpura hemorrhagica*, les toniques, le monesia, le quinquina, les ferrugineux, l'alun, le ratanhia ; les acides, comme le citron, l'orange, l'eau de Rabel ; le seigle ergoté, convenablement administrés, selon la gravité du mal et la force du malade, triompheront toujours de la maladie. On est quelquefois, dans les cas rebelles, obligé de recourir aux vésicatoires volants, cautères, moxas.

Quand l'hématurie est assez abondante pour entraîner des *dangers immédiats*, il faut s'occuper tout d'abord d'arrêter l'écoulement du sang. On prescrit alors le repos absolu : on expose le malade au froid ; on donne pour boisson de l'eau glacée et des cuillerées de potions d'extrait de ratanhia acidulées avec l'eau de Rabel ; on a recours à des applications d'eau très-froide ou de glace pilée sur le ventre, sur les reins, le périnée et la partie supérieure et interne des cuisses, à des lavements froids avec l'eau glacée et vinaigrée, et même aux injections d'eau froide et astringente dans la vessie.

Si le malade est assez fort, la saignée du bras peut être très-efficace pour faire cesser immédiatement l'hématurie.

A la suite d'une hémorragie abondante dans la vessie, le sang s'y coagule, et peut même, comme je l'ai dit, amener une rétention d'urine ; il est urgent, dans ce cas, de débarrasser ce réservoir des *caillots sanguins* dont il est rempli. Dans ce but on introduit dans la vessie une sonde de fort calibre par laquelle les gros caillots pourront être entraînés avec le sang fluide et l'urine ; s'ils ne sortent pas par cet instrument, on cherchera à les délayer et à les diviser en injectant de l'eau tiède dans la vessie, au moyen d'une sonde à double courant (voir fig. 216, page 543). J'ai toujours soin de désobstruer le conduit de la sonde, de temps en temps, par le secours d'une petite tige de laiton ou de fil de fer, dite *mandrin*. Si ces moyens sont sans résultat, on adaptera au pavillon de la sonde la canule d'une seringue, et l'on pompera avec force et à plusieurs reprises les caillots ramollis et le sang liquide. Il est impossible que cette pratique prudemment suivie ne permette pas de débarrasser la vessie des caillots de sang qu'elle renferme.

Quand un malade a eu un pissement de sang, il y est, dans la suite, plus exposé qu'une autre personne; on devra donc le prévenir de la possibilité de la récidive, et lui recommander d'éviter toutes les causes que je viens d'indiquer comme pouvant la produire.

DE LA GRAVELLE.

On désigne sous le nom de *gravelle* une maladie dans laquelle des concrétions pierreuses, connues sous le nom de *sables*, *gravelle*, *graviers*, *calculs*, de forme, de couleur, de volume, de composition chimique variés, prennent naissance dans les voies urinaires et sont expulsées avec l'urine.

Cette affection est, en général, le *premier degré des maladies calculeuses* des voies urinaires. On la voit aussi très-fréquemment coïncider avec la *goutte* et le *rhumatisme*.

Ces *pétrifications* appartiennent à l'histoire de la gravelle tant qu'elles ne dépassent pas le *volume d'un gros pois*. Au delà, elles rentrent dans la catégorie de la *pierre*. C'est assez dire que cette distinction est tout arbitraire.

En effet, la pierre et la gravelle ne sont que les différents degrés d'une même affection, et tout ce que je vais dire de cette dernière maladie s'applique à la première.

L'étude de la gravelle prouve tous les avantages que l'on peut retirer de l'examen physique, chimique et microscopique de la sécrétion urinaire. Avant les progrès de la chimie organique et la vulgarisation du microscope, on en était réduit aux connaissances des anciens, qui étaient fort bornées. Les recherches modernes ont fait distinguer, sous l'ancien nom générique de *gravelle*, plusieurs états morbides spéciaux qui réclament chacun un traitement différent. Aussi cette affection est-elle une de celles qui démontrent le mieux la rigueur mathématique que peut fournir l'examen de l'urine pour la connaissance et le traitement des maladies, et la puissante efficacité de la médecine quand elle est éclairée par le flambeau de la science.

Causes de la gravelle.

Les causes de la gravelle sont fort nombreuses.

Ainsi que je l'ai dit en traitant de la *composition de l'urine* (voir *Physiologie*), ce liquide contient beaucoup de substances solidifiables, notamment l'acide urique, ses combinaisons salines, et des phosphates de chaux, de magnésie, d'ammoniaque, en dissolution dans l'eau. Quand ces éléments ne sont pas excrétés par les reins en trop grande quantité à la fois, ou que l'eau dans laquelle ils sont dissous est en proportion suffisante, l'urine sort des voies urinaires sans offrir à l'œil le moindre dépôt.

Si, par une des causes énumérées à la page 300 (*Traitement médical des rétrécissements*), la proportion d'eau vient à diminuer, ou celle des matières salines à augmenter, on verra, un certain temps après son émission, l'urine laisser déposer, sur les parois du vase où elle est recueillie, des cristallisations de forme, couleur, volume et composition variables.

Enfin, il peut arriver que cette précipitation de substances salines s'effectue dans les voies urinaires elles-mêmes, auquel cas elles seront rendues en même temps que l'urine : c'est ce qui constitue la *gravelle*. Certaines personnes rendent ainsi, habituellement et sans en être autrement incommodées, du sable, des graviers dans leur urine. D'autres n'en rendent qu'accidentellement et sous l'influence de certains aliments ou boissons. A ce degré, cela ne constitue pas une maladie; mais l'attention du médecin doit être éveillée, parce que, d'un moment à l'autre, il peut survenir des accidents.

Outre la cause générale physico-chimique par laquelle je viens d'expliquer le *mécanisme de la formation* de la gravelle, il en est une autre à laquelle on a donné le nom de *diathèse lithique*. C'est une prédisposition organique, tenant à la constitution intime des individus, par laquelle certains matériaux de l'urine, l'acide urique en particulier, sont sécrétés en trop grande abondance et se déposent à l'état de sable dans les reins. Cette prédisposition, le plus souvent *héréditaire*, est la cause de la formation de la pierre, et se rencontre chez les personnes goutteuses ou rhumatisantes.

Les *altérations de l'appareil urinaire* capables d'apporter *retard ou obstacle à l'émission des urines* favorisent aussi la formation des graviers, surtout quand existe la prédisposition dont je viens de parler. Tels sont la faiblesse et la paralysie de la vessie; l'engorgement de la glande prostate; les rétrécissements du canal de l'urètre; l'habitude de garder longtemps les urines; le repos, le séjour prolongé au lit, dans les maladies qui nécessitent une immobilité presque absolue, comme le rhumatisme articulaire, les fractures de jambes.

Après l'usage *habituel d'une nourriture succulente, de mets recherchés, et principalement préparés avec des substances animales*, qui augmentent fortement la proportion d'acide urique, il n'est rien de plus efficace pour favoriser la formation de la gravelle que *la vie sédentaire et le défaut d'exercice*.

Certains *aliments végétaux*, tels que *l'oseille* et les *tomates, la salade, ou des fruits acides, peu mûrs surtout*, développent aussi très-facilement la gravelle, et nombre de personnes ne peuvent faire usage de ces substances sans que le lendemain leur urine ne soit fortement chargée de gravelle.

Tout ce qui *prive l'urine de son véhicule aqueux* est une cause de gravelle. Tel est le cas des individus qui *boivent peu*, font usage de *vins forts*, de *liqueurs spiritueuses*, *transpirent beaucoup*, ou qui sont sujets à *d'abondantes évacuations intestinales*.

La gravelle est rare dans les *pays chauds* où l'on se nourrit surtout d'*alimentation végétale*, comme à la Guadeloupe, à la Havane, à Manille.

Elle est, au contraire, fréquente dans les *pays à température élevée* où l'on fait usage d'une *nourriture forte*. Tel est le cas de Rio-Janeiro et de l'île Minorque, où l'on consomme beaucoup de poissons et de vins capiteux.

Les pays où l'on rencontre le plus de gravelles sont les *contrées à température moyenne et humide*, comme l'Angleterre, l'Allemagne, la France, la Hollande, surtout dans les ports de mer et le long des rives des grands fleuves.

Certaines personnes rendent des graviers dans leur urine quand elles éprouvent de *vives contrariétés*, qu'elles se livrent à *l'exercice du cheval*.

La gravelle, comme toutes les autres maladies de l'appareil urinaire, est beaucoup moins fréquente *chez la femme* que *chez l'homme*. J'ai déjà eu plusieurs fois l'occasion d'en dire les motifs.

Je dois ici combattre un préjugé qui attribue la propriété de produire la gravelle à certaines substances qui en sont incapables. Ainsi les concrétions dures, pierreuses, qui se trouvent dans quelques fruits, sont généralement regardées comme pouvant causer la gravelle et la pierre. Mais c'est une supposition tout à fait gratuite; car non-seulement la nature de ces petits corps est entièrement différente de celle des calculs, mais encore, n'étant point attaquables par les organes digestifs, ils parcourent l'estomac et le tube intestinal sans éprouver d'altération, comme on le voit pour les noyaux de cerise, les pepins de raisin et des autres fruits. L'attribution que l'on a donnée aux eaux calcaires et au sel de cuisine de favoriser le développement des calculs est tout aussi dénuée de fondement.

Des diverses espèces de gravelle.

Les graviers présentent de nombreuses différences, relatives à leur *couleur*, leur *volume*, leur *nombre*, leur *forme*, leur *consistance*, leur *situation* et leur *composition chimique*.

a. La *couleur* des graviers offre bien des nuances; elle est rouge, roussâtre, jaune, fauve, blanc grisâtre ou gris cendré. Il en existe de couleur noirâtre : ceux-là sont habituellement rugueux, et doivent cette coloration au sang desséché que leurs aspérités ont fait jaillir des conduits qu'ils ont traversés.

b. Leur *volume* varie depuis la poussière la plus fine jusqu'au volume d'un pois. Ainsi que je l'ai dit précédemment, on admet qu'à un degré de grosseur plus considérable, ils constituent de petites pierres.

c. Plus la dimension des graviers est petite, plus leur *nombre* est habituellement multiplié. Quand ils égalent à peine le volume d'un grain de sable, ils sont quelquefois si nombreux qu'on ne saurait les compter. Si leur dimension est plus considérable, ils sont en moindre quantité.

d. Leur *forme* est quelquefois difficile à déterminer; ils sont tantôt arrondis, ovalaires, oblongs, comprimés sur un ou plusieurs points de leur surface; on en trouve aussi de

figure pyriforme, cordiforme, prismatique, rameuse, etc,
(voir les fig. 224, 225 et 226).

e, Leur *surface* est tantôt lisse, taillée à facettes, tantôt
rugueuse et couverte d'inégalités (voir *ibid.*).

f. Leur *consistance* présente, d'après leur composition,
beaucoup de différences. On en trouve qui s'écrasent facilement sous la pression du doigt et se réduisent en bouillie; d'autres, au contraire, ont une dureté qui égale celle
de la pierre la plus dure.

g. Situation des graviers. Les graviers peuvent être situés dans les diverses parties qui constituent l'appareil
urinaire. Ainsi on les trouve dans les reins, les calices, les
bassinets, les uretères, la vessie, la glande prostate, le canal de l'urètre, et même le prépuce. On en rencontre
aussi dans les trajets fistuleux que se crée accidentellement l'urine (voir *Fistules urinaires*, page 563).

h. Composition chimique. Tous les éléments qui entrent
dans la composition de l'urine se retrouvent dans les calculs; ceux-ci sont aussi quelquefois constitués par certains sels qui ne se rencontrent qu'accidentellement dans
l'urine. Ainsi nous aurons les graviers *d'acide urique pur,
d'urate d'ammoniaque*, de *phosphate ammoniaco-magnésien*, de *phosphate de chaux*, *d'oxalate de chaux*, *d'oxyde
cystique.* Je vais énumérer les différentes espèces de graviers dans leur *ordre de fréquence.*

1° Les *graviers d'acide urique* sont de couleur rouge,
tirant plus ou moins sur le jaune. Mis en contact avec la
potasse ou la soude, ils se dissolvent en totalité; traités
par l'acide nitrique, ils disparaissent avec une effervescence spumeuse, et la solution, évaporée à siccité, laisse
un enduit d'une belle couleur pourpre. Exposés, sur une
coupelle de platine, à la flamme d'une lampe à alcool, ils
sont entièrement consumés, sans laisser de résidu. Vus à

la loupe et au microscope, les cristaux d'acide urique se présentent sous la forme de prismes rhomboïdaux très-réguliers (fig. 224).

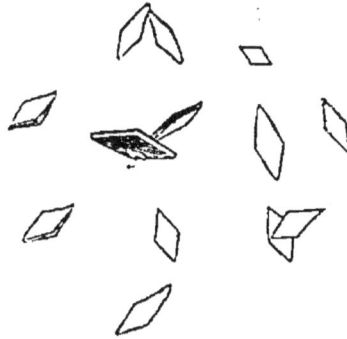

FIGURE 224.

Représentant la forme la plus habituelle des cristaux d'acide urique, grossis par le microscope.

2° Les *graviers d'urate d'ammoniaque* peuvent être confondus avec les précédents; cependant il y a deux différences caractéristiques. D'abord, ces cristaux peuvent se redissoudre dans l'urine chauffée à 50 degrés environ, tandis que l'acide urique pur ne se dissout jamais, ni dans l'urine, ni dans l'eau, même bouillante. En second lieu, si on met de l'acide acétique entre les deux lames de verre qui, placées au foyer du microscope, renferment la gra-velle d'urate, on pourra voir, à mesure que s'opérera la dissolution, se former de petits cristaux affectant la forme rhomboïdale caractéristique de l'acide urique, ce qui n'aura pas lieu si les graviers sont constitués par l'acide urique pur.

3° *Graviers de phosphate ammoniaco-magnésien* (fig. 225). La gravelle formée par ce sel, ainsi que par les *cristaux de phosphate de chaux*, ne se rencontre guère que dans les urines alcalines, et constitue ce que l'on désigne sous

le nom de *gravelle blanche* ou *phosphatique*, par opposition
à la *gravelle rouge* ou *urique*. Elle se présente sous forme

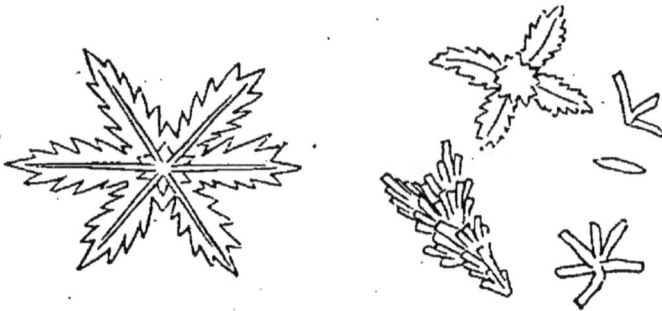

FIGURE 225.

*Représentant, vus au microscope, des cristaux de phosphate ammo-
niaco-magnésien bi-basique.*

de cristaux de forme variée, mais qui dérivent du prisme
droit, sont solubles en entier, sans résidu, dans les acides
faibles, comme l'acide acétique. La solution de potasse
en dégage l'ammoniaque.

4° L'*oxalate de chaux* se rencontre assez fréquemment

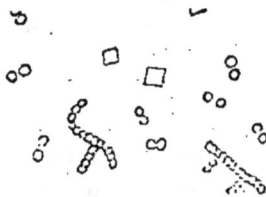

FIGURE 226.

*Représentant l'apparence la plus habituelle de l'oxalate de chaux
dans l'urine.*

dans les dépôts de gravelle de couleur blanche, brune ou
noirâtre. Par la chaleur vive du chalumeau, l'acide oxa-

lique est détruit, et il ne reste, sur la lamelle de platine, qu'une poudre blanche, qui est de la chaux vive, qu'on reconnaît facilement à ses propriétés alcalines. Cette gravelle est insoluble dans l'eau froide ou chaude, l'urine chauffée, l'acide acétique, l'ammoniaque et l'acide nitrique faible; soluble, sans effervescence, dans l'acide nitrique concentré. Les cristaux d'oxalate de chaux sont des octaèdres résultant de la juxtaposition, base à base, de deux pyramides à quatre faces.

Cette gravelle, d'après mes recherches particulières, est beaucoup plus fréquente qu'on ne l'admet généralement. Elle est presque toujours accompagnée d'une abondante exfoliation épithéliale de la vessie, ne se rencontre que dans les urines acides, et exige un traitement spécial pour sa guérison (page 593).

5° La *gravelle de cystine* ou *oxyde cystique* est fort rare. Cette sorte de graviers est de couleur jaune citrine, à surface mamelonnée, et paraît formée de petits cristaux amoncelés sans ordre. En brûlant sur une lame de platine, ils répandent une odeur pénétrante phosphorée. Insolubles dans l'eau et l'acide acétique, ils sont solubles dans l'ammoniaque et l'acide nitrique étendu.

Symptômes de la gravelle.

Le premier effet de la présence du sable, des graviers dans les voies urinaires, et les reins surtout, est une sensation d'engourdissement, de fourmillement, de faiblesse ou de douleur dans les reins. Cette douleur contourne la hanche, vient gagner le pli de l'aine, et aboutir à la vessie, aux testicules ou à la verge. Les envies d'uriner sont plus fréquentes, et le testicule du côté malade se rétracte contre l'anneau correspondant. Le gland devient le siège d'une sensation de démangeaison, de chatouillement fort désagréable. Cette impression sympathique, que nous voyons fréquemment se reproduire dans les diverses maladies des voies urinaires, met souvent les malades dans l'erreur en leur faisant croire que la cause de leurs souffrances est au siége de ce prurit. Il faut quelquefois bien des raisonnements pour parvenir à dissiper cette illusion.

La sensibilité du canal de l'urètre est exaltée, et c'est dans des cas semblables qu'on voit se former, dans ce conduit, les rétrécissements spasmodiques dont j'ai parlé (voir *Rétrécissements*, page 227). Quelques personnes rendent du sang pur ou mêlé à l'urine.

Suivant l'impressionnabilité du malade ou l'intensité de la crise, on voit survenir un malaise général, de l'insomnie, de l'agitation, des nausées, des vomissements, des crampes dans les cuisses et les jambes. La gravelle reste quelquefois plusieurs jours accumulée dans les voies urinaires, en produisant les symptômes que je viens d'énumérer : puis la sortie du sable avec l'urine met instantanément fin à toutes ces douleurs. Pendant son trajet dans l'urètre, ce gravier cause un sentiment de chaleur et même de brûlure très-pénible.

Pour être chassés au dehors, le sable ou les graviers formés dans les reins traversent successivement toute la longueur des voies urinaires et déterminent, dans chaque partie de l'appareil, une sensation spéciale qui permet souvent aux malades d'indiquer eux-mêmes le trajet du corps étranger.

Ainsi, quand le gravier est dans les reins, il existe une douleur sourde, gravative dans cette région; s'il s'engage dans l'urètre, la douleur descend avec le gravier : envies fréquentes d'uriner, rétraction des testicules, agitation extrême, impossibilité de conserver longtemps la même

position. Souvent, dans ce cas, le malade se tient courbé
en deux et ne peut se redresser.

Le calcul est-il descendu dans la vessie, on s'en aperçoit à un soulagement instantané et à la détente générale
qui suit l'agitation dont je viens de parler.

Après un certain temps de séjour dans la vessie, la gravelle est chassée au dehors par le flot de l'urine; mais
souvent elle s'arrête dans les différentes régions du canal
de l'urètre, principalement dans la région membraneuse,
et alors rend difficile ou même impossible l'émission de
l'urine. S'il existe un rétrécissement dans l'urètre, c'est
derrière l'angustie que le sable, venant s'accumuler, fait
l'office de bouchon obturateur, et cause une rétention
d'urine. Pour peu que le gravier soit dur et anguleux,
il irrite la membrane muqueuse, la fait saigner, et peut
produire une urétrite intense avec sécrétion purulente.

Les personnes affectées de gravelle peuvent être plusieurs mois, des années même, sans ressentir aucun mal.
Elles se croient débarrassées totalement de leurs souffrances, quand, sous l'influence du plus léger excès, et
même, le plus souvent, sans cause appréciable, elles sont
prises tout à coup de *coliques néphrétiques*, c'est-à-dire
de l'ensemble des symptômes les plus intenses dont je
viens de parler : douleur suraiguë dans un point fixe des
reins, rétraction des testicules, impossibilité de se redresser, vomissements de matières bilieuses, angoisse extrême, suppression d'urine; pouls petit, faible, déprimé;
face pâle, traits affaissés, yeux excavés. Cet ensemble de
symptômes est très-effrayant, et bien des fois j'ai été témoin de l'inquiétude qu'ils causent au malade et à ses
proches. Ces souffrances cessent ou se calment quand le
gravier est expulsé du conduit ou qu'il a pris une position moins défavorable.

Il est très-facile de reconnaître la gravelle à l'ensemble des symptômes que je viens d'énumérer, surtout quand on sait que le malade rend habituellement du sable dans ses urines. S'il existe de la gravelle dans la vessie et qu'on sonde le malade avec une sonde d'argent à petite courbure, le corps étranger fait éprouver à l'extrémité de la sonde un grattement caractéristique ; si le sable est dans l'urètre, une sonde d'argent, un stylet métallique, ou même une bougie de cire, en décèlent la présence. Au moyen des caractères que j'ai tracés plus haut (page 582), il sera facile de reconnaître de quelle espèce de gravelle il s'agit.

Le *pronostic* de cette affection est très-variable, selon l'ancienneté du mal ou ses complications.

Quand la gravelle est héréditaire, il est difficile, sinon impossible, de la faire disparaître complétement : seulement, au moyen du traitement prophylactique que j'indique plus bas, on peut en éviter toutes les conséquences. J'ai traité nombre de malades de cette affection, et j'ai eu bien souvent l'occasion de constater que c'est à l'inobservance du régime que je leur prescris qu'ils doivent attribuer leurs rechutes.

Quand ils se sont astreints pendant quelques semaines au traitement indiqué, toutes leurs souffrances disparaissent, et, se croyant complétement guéris, ils négligent de le continuer. Au bout d'un temps plus ou moins long, une nouvelle crise vient les attaquer et les rendre plus prudents pour la suite.

Tant que la gravelle reste à l'état de sable ou de gravier, elle n'a guère d'autres conséquences que de causer, de temps à autre, de vives douleurs ; mais il arrive fréquemment que, malgré l'évacuation quotidienne du sable, un gravier plus ou moins gros devient le *noyau* ou *centre d'une pierre* dont le volume s'accroît de jour en jour, par

la juxtapositon de nouvelles molécules de sable, cimen-
tées entre elles par des glaires de mucus qui font l'office
de mastic. Quand ce travail d'agglutination s'effectue au
milieu d'une urine alcaline, on n'a pas à craindre que la
pierre devienne compacte; elle est toujours, dans ce cas,
facile à désagréger, très-friable. Il n'en est pas de même
quand la pierre se développe dans une urine acide, et
qu'elle est surtout constituée par de l'oxalate de chaux.

Traitement de la gravelle.

Le traitement de la gravelle est *palliatif*, puis *préservatif*. Quand je suis appelé à donner des soins aux malades, je m'occupe d'abord de faire cesser les souffrances,
puis je prescris un traitement hygiénique pour en prévenir le retour. Ce sont donc deux phases bien distinctes
dans la médication.

a. Traitement de la gravelle pendant les crises.

On fait cesser les douleurs que détermine la présence
des graviers dans les voies urinaires par l'usage de grands
bains ou de bains de siége émollients, alcalins, gélatineux
ou narcotiques; de cataplasmes, de frictions sur les lombes et le bas-ventre avec l'huile d'amandes douces, de
camomille camphrée, le baume tranquille ou des pommades de belladone et de jusquiame; par des lavements
émollients et narcotiques, des suppositoires comme ceux
dont je donne la formule à l'article *Rétrécissement de l'u-
rètre* (voir page 306). Quelques praticiens ont recours
aux vomissements et à la saignée, à l'application de ven-
touses scarifiées ou de sangsues sur les reins, le bas-ventre. Outre que ces traitements ne soulagent pas toujours
promptement le malade, ils ont l'inconvénient de l'affai-

blir, et je préfère employer les moyens beaucoup plus
doux qui me réussissent presque infailliblement. Ces
moyens consistent, outre les topiques extérieurs dont je
viens de parler, dans l'emploi d'une potion dont voici la
formule :

Potion contre les coliques néphrétiques.

Prenez : Eau distillée de laitue,	60 grammes.
Sirop d'éther sulfurique,	20 grammes.
Extrait de belladone,	0,10 centig.
Eau de menthe poivrée,	10 grammes.

Mêlez selon l'art.

Pour prendre par cuillerée à bouche, chaque demi-
heure, jusqu'à ce qu'il y ait du soulagement. Ensuite on
n'en prend plus que toutes les deux heures. Deux à trois
cuillerées suffisent pour dissiper les plus violentes coliques.

On frictionne la partie douloureuse avec de la pommade
belladonée, par-dessus laquelle on applique un cataplasme très-chaud de farine de graine de lin.

Quand les malades rejettent par le vomissement tout ce
qu'on leur fait prendre, je me trouve très-bien de l'administration des pilules suivantes, données à une demi-heure
de distance l'une de l'autre, jusqu'à ce qu'il y ait amélioration :

Prenez : Extrait de belladone,	0,025 milligr.
Extrait de valériane,	0,050 milligr.
Poudre de castoréum,	0,050 milligr.

Mêlez selon l'art pour une pilule.

Pendant la crise, le malade ne boira pas beaucoup, et ne
prendra que de petites gorgées d'infusions légères de fleurs
de tilleul, de camomille et de feuilles d'oranger. Aussitôt

que les douleurs seront apaisées, il boira beaucoup de tisane émolliente, pour adoucir les qualités naturellement irritantes de l'urine, tenter de dissoudre le gravier et l'entraîner mécaniquement hors des voies urinaires.

Les tisanes de pariétaire, d'uva ursi, de racine de fraisier, de genêt, de graine de lin, de racine de guimauve, de réglisse, de chiendent, d'asperge, de queues de cerises, de graine de soleil, de goudron, devront être très-légères, et bues en grande quantité; en se basant sur ce double principe, que *l'eau est le plus actif dissolvant des graviers,* et que, d'un autre côté, la tisane trop chargée de principes extractifs fatigue bien vite l'estomac.

On facilite l'action dissolvante de ces boissons en y ajoutant des substances salines qui activent la sécrétion urinaire, comme le sel de nitre, l'acétate de potasse ou terre foliée de tartre; ou qui, par leur action sur les éléments des graviers, produisent des combinaisons solubles; tels sont les carbonates de chaux, de potasse, de soude, de magnésie. C'est à la présence de ces principes salins que certaines eaux minérales doivent leur réputation et leur efficacité dans le traitement de la maladie qui nous occupe, comme par exemple, les eaux de Vichy, Bussang, Carlsbad, Pougues, Contrexeville.

La térébenthine cuite de Venise, unie à la magnésie et prise sous forme pilulaire, m'a très-souvent rendu de grands services pour calmer les douleurs produites par la présence de la gravelle dans les voies urinaires. Il en est de même de la poudre tempérante dont j'ai donné la formule à l'article *Rétrécissement de l'urètre* (page 301).

Les purgatifs doux, répétés de temps à autre, sont un bon moyen pour faciliter la sortie des graviers accumulés dans le réservoir de l'urine.

Les agents chimiques que je viens d'indiquer ont surtout pour but de combattre la *gravelle rouge*, ou formée d'acide urique, qui est de beaucoup la plus fréquente.

Si l'on a affaire à la *gravelle blanche* ou phosphatique, qui s'accompagne presque toujours de catarrhe vésical et d'altérations plus ou moins profondes des voies génito-urinaires, le traitement, dans ce cas, devra s'attaquer à la cause du mal (voir *Catarrhe de vessie*, page 539).

La gravelle formée par l'*oxalate de chaux* est attaquée avec succès par l'usage de l'*eau régale* à la dose de six à dix gouttes, prise trois fois par jour dans de l'eau gommeuse ou mucilagineuse. Ce procédé très-simple m'a constamment réussi pour faire disparaître les oxalates du produit de la sécrétion urinaire.

Quand la gravelle est retenue dans les reins ou les uretères, on n'a aucun moyen direct d'aller la chercher; on est obligé de s'en tenir à la médication indiquée plus haut.

Si la gravelle est accumulée dans la vessie, on peut la faire sortir par des injections émollientes, ou chargées de principes dissolvants, tels que les carbonates alcalins; on enlève aussi les graviers d'une façon toute mécanique par des injections faites avec une sonde à double courant (voir fig. 216, p. 543).

Lorsque le sable est accumulé dans l'urètre, on doit essayer de désagréger l'obstacle par le moyen d'une bougie fine de gomme élastique, si toutefois on ne peut l'atteindre avec une curette ou des pinces à pansement; et si l'urine parvient à filtrer goutte à goutte à travers des graviers, bientôt elle aura entraîné quelques sables qui, en désagrégeant la masse, permettent au flot d'urine d'en débarrasser totalement l'urètre. Si l'on ne peut y réussir, il faut, par des injections forcées ou de grosses bougies, tenter de repousser l'agrégation lithique dans la vessie, d'où elle sera ensuite expulsée par portions.

Si la gravelle se complique de rétrécissements, on ne pourra se débarrasser de la rétention d'urine que par le dernier moyen que je viens d'indiquer; ensuite, il faudra se hâter de dilater le canal pour prévenir le retour d'un pareil accident.

Les anciens, dans des cas analogues, conseillaient de faire au canal de l'urètre une incision sur la saillie du gravier, et de parvenir ainsi jusqu'à lui. On ne doit avoir recours au *procédé de la boutonnière* que dans des cas tout à fait exceptionnels et quand les autres moyens ont échoué.

b. Traitement de la gravelle dans l'intervalle des crises, ou médication hygiénique préservatrice.

Dès que le malade n'est plus sous l'influence des souffrances dont je viens de parler, il faut lui faire bien comprendre que sa guérison n'est point radicale, que cette maladie est une de celles qui sont le plus sujettes à récidiyer, et que le seul moyen d'éviter les rechutes et les conséquences qu'elles pourraient avoir, comme la pierre par exemple, c'est de se soumettre à une médication qui n'est nullement assujettissante, et par le moyen de laquelle il évitera de nouvelles crises.

Pour donner aux malades de salutaires conseils, il faut bien se rendre compte :

1° Des causes qui déterminent ou entretiennent la formation de la gravelle;

2° De la nature chimique des sables ou graviers.

Écartons d'abord les causes spéciales qu'on est à portée d'observer chez un certain nombre d'entre eux. J'ai indiqué les contentions d'esprit, les contrariétés, l'exercice du cheval et l'usage de certains mets : c'est par faire disparaître ces causes qu'il importe de débuter; mais on doit

spécialement s'attacher à distinguer celles qui ont une
action réelle et bien évidente dans la production de la
gravelle de celles qui ne sont qu'une simple coïncidence.
Plus d'une fois, pour n'avoir pas établi cette distinction,
on a proscrit des substances alimentaires qui étaient fort
innocentes.

Ainsi, la plupart des auteurs signalent l'usage du *thé*
et du *café noir* comme favorisant le développement de
la gravelle; et j'ai eu plusieurs fois l'occasion de donner
des conseils à des malades qui, malgré l'abstinence de
ces boissons, n'en souffraient pas moins de cette affection, tandis qu'avec le nouveau régime que je prescri-
vais, ils ne rendaient plus de gravelle dans les urines, bien
qu'ils eussent repris leurs anciennes habitudes.

Chez beaucoup de malades, la gravelle est entretenue
surtout par des *excès de table*. C'est donc vers la régle-
mentation des repas que devra surtout porter le *régime
hygiénique*.

*Ne pas trop manger à la fois, et éviter les aliments suc-
culents;* en un mot, tracer au malade la *quantité* et la
qualité de sa nourriture; ramener insensiblement l'alimentation dans des limites qui soient en rapport avec l'é-
nergie des organes digestifs, voilà le premier soin.

En ce qui concerne les *boissons*, engager les malades à
boire beaucoup pour délayer l'urine et à choisir les boissons aqueuses qui leur plaisent davantage; les boissons
alcooliques, les liqueurs doivent être absolument pros-
crites. L'eau rougie, la bière légère, sont les boissons les
plus convenables à prendre en mangeant. Les bières fortes, l'ale, le porter, sont défendus au même titre que le
vin pur ou les spiritueux.

Les fruits, les salaisons, les sauces épicées, les ragoûts,
les acides, devront être bannis de l'alimentation. Les

viandes noires, le gibier, la chair des gros poissons, doivent être évités comme favorisant la formation de sables.
Parmi les aliments végétaux, la salade (à cause du vinaigre), l'oseille, les tomates sont à peu près les seuls qui
soient nuisibles. Les autres légumes, au contraire, mêlés
en proportion convenable avec la viande, constituent le
meilleur mode de nourriture des personnes sujettes à la
gravelle. Les farineux sont aussi recommandés.

Quelques-uns de mes malades peuvent prendre impunément toute sorte de nourriture, pourvu qu'ils s'assu-
jettissent tous les matins à boire un verre d'eau de goudron faite à froid (voir page 301), dans laquelle on a
préalablement fait dissoudre cinquante centigrammes de
bicarbonate de soude. Cette boisson n'est nullement désagréable quand on en a bu pendant quelques jours, et
toutes les personnes qui en feront un usage continu ne
seront jamais incommodées par la gravelle.

J'ai déjà dit les conséquences de la transpiration cutanée sur la concentration de l'urine, et par suite sur la
formation de la gravelle (voir page 299) ; je ne fais donc
que la mentionner comme devant être évitée avec le plus
grand soin ; et, quand on n'aura pu s'y soustraire, on en
combattra les résultats par des boissons aqueuses prises
en plus grande proportion.

Les crises de coliques néphrétiques sont, pour la raison
que je viens de signaler, beaucoup plus fréquentes en été
que dans la saison froide et humide. Aussi certains malades habitant les climats très-chauds, sont obligés de
s'expatrier pour voir cesser les accidents de la gravelle.

DE LA PIERRE DANS LA VESSIE.

CALCULS URINAIRES.

Les considérations dans lesquelles je suis entré dans le chapitre précédent me dispenseront de plusieurs répétitions dans celui-ci. Car, ainsi que je l'ai dit en parlant de la gravelle, tant que les concrétions des voies urinaires ne dépassent pas le volume d'un gros pois, elles portent le nom de gravelle : on les appelle *pierre* ou *calcul* quand elles sont d'une dimension plus considérable. Souvent aussi le passage de la gravelle à la pierre se fait d'une manière insensible, et ce qui n'était qu'un sable ou gravier d'abord peut devenir une pierre énorme, par la juxtaposition successive de nouvelles molécules salines.

Les *causes* de la pierre sont toutes celles que j'ai indiquées en parlant de la gravelle; mais l'*existence de la gravelle* elle-même, et l'*inflammation chronique* des voies urinaires, amenant la formation du *catarrhe*, favorisent singulièrement le développement des calculs, parce que le dépôt visqueux qu'on observe dans les urines glaireuses sert pour ainsi dire de ciment pour l'agglutination du sable. C'est parce que le catarrhe de vessie est plus fréquent chez les vieillards qu'on rencontre plus souvent la pierre à cet âge qu'à toute autre époque de la vie.

La *présence d'un corps étranger* dans les voies urinaires, et en particulier dans la vessie, amène très-vite la formation d'une pierre dont il est le noyau : c'est là une particularité fort remarquable. Ainsi l'on a vu des *brins de paille*, des *aiguilles*, des *grains de fruits*, des *cheveux*, des *fragments de sonde*, des *tuyaux de plume*, etc.. devenir le centre de calculs très-volumineux.

J'ai déjà signalé la *goutte* et le *rhumatisme* comme une cause de gravelle, et j'ai dit que ces affections étaient héréditaires. On voit même souvent, dans cette transmission, une sorte d'échange de maladie : ainsi des individus affectés de la pierre donnent naissance à des enfants goutteux, et *vice versâ*. Il n'est pas rare non plus de voir la cessation brusque de douleurs rhumatismales ou goutteuses coïncider avec la formation d'un calcul vésical.

Siége. Comme la gravelle, la pierre peut se rencontrer dans les diverses parties de l'appareil génito-urinaire.

Le *volume* des calculs est très-variable : on en trouve qui *pèsent* depuis 2 grammes jusqu'à 650 grammes. Quelques calculs sont très-légers et friables, d'autres très-lourds et d'une dureté égale à celle du porphyre. Ces différences tiennent à leur *composition*, qui est la même que celle des diverses sortes de gravelle.

Mais ils ne sont pas tous homogènes dans leur structure, et, pour peu qu'ils soient volumineux, on peut rencontrer certains calculs qui offrent réunis tous les éléments de la gravelle. Voici comment cela arrive :

Sous l'influence d'une première cause, qui jusqu'ici nous échappe, il se forme dans la vessie un noyau solide aux dépens des matières que l'urine contient le plus habituellement en excès : c'est-à-dire un noyau d'acide urique ou d'oxalate de chaux ; autour de ce centre se déposent de nouvelles couches, dont le noyau favorise la cristallisation, telles que l'urate d'ammoniaque. Un pareil corps étranger ne peut pas exister longtemps dans la vessie, sous un certain volume, sans irriter cet organe et sans agir sur l'appareil sécréteur lui-même; de là, trouble dans la fonction, sécrétion d'urine tantôt très-acide, qui dépose encore de nouvelles couches d'acide urique ou d'oxalate de chaux; tantôt d'urine alcaline qui laisse déposer les phosphates terreux et le phosphate ammoniaco-magnésien : c'est ce qui fait que ces deux derniers sels constituent surtout l'enveloppe des calculs un peu volumineux.

Les calculs sont le plus souvent *uniques*, et, dans ce cas, habituellement ronds ou aplatis d'un côté. Il n'est pas rare qu'une même vessie en contienne *deux ou trois*. On trouve, dans les auteurs, des observations de *calculs si nombreux*, que la vessie ressemblait à un sac de noix. Dans les cas de pierres multiples, elles présentent des *facettes planes* par lesquelles elles sont en contact dans le réservoir urinaire.

Leur *surface* est habituellement lisse quand ils sont revêtus d'une couche d'urate d'ammoniaque, de phosphate de chaux ou ammoniaco-magnésien; les calculs d'oxalate de chaux, dits *muraux*, sont rugueux, mamelonnés et de couleur noire.

Les calculs dans la vessie sont *libres* ou *adhérents*. Ceux qui sont adhérents ou enchatonnés dans un *diverticulum* ou *anfractuosité* de ce réservoir, comme il en existe à la fig. 222 (p. 565), peuvent ne se manifester par aucun symptôme appréciable qui permette de soupçonner leur existence, et il m'est quelquefois arrivé de trouver, dans la vessie de certains vieillards dont je faisais l'autopsie, des pierres assez grosses contenues entre deux colonnes charnues, et dont les malades ne s'étaient jamais plaints.

Les *calculs libres* trahissent leur présence par un grand
nombre de *symptômes*, dont quelques-uns sont caractéristiques. A tous ceux que j'ai mentionnés à l'article *Gravelle*, il faut ajouter ceux-ci :

Pesanteur habituelle au périnée et dans tout le bas-ventre, démangeaison aux parties génitales, douleur au bout
du gland, quand on veut uriner; envies très-fréquentes
d'uriner, surtout quand le malade est debout ou qu'il va
en voiture, au point que certains calculeux ne peuvent
jamais aller qu'à pied.

Le malade ne rend que quelques cuillerées d'urine à la
fois. Par moments le jet est brusquement interrompu,
comme si l'on avait mis le doigt sur l'ouverture du canal,
et l'urine ne peut sortir de nouveau que quand le malade
a fait un mouvement qui déplace la pierre. Souvent l'u-
rine ne peut être évacuée librement que lorsque le malade
est dans la situation horizontale, couché, par exemple.

L'exonération de la vessie, loin de procurer du soulagement, est une cause de douleurs brûlantes provenant
du contact des parois de la vessie avec la surface du corps
étranger. Quand le malade fait un mouvement un peu
brusque, qu'il monte à cheval, qu'il franchit un étage ou
qu'il va en voiture, si doucement suspendue qu'elle soit,
il urine du sang pur, ou son urine en contient des traces,
surtout vers la fin de l'émission.

Le calcul, par sa présence, irrite la membrane muqueuse, et celle-ci sécrète un mucus glaireux, et même
du pus. Le catarrhe vient alors compliquer l'affection calculeuse. L'irritation produite par la pierre peut, en se propageant aux conduits éjaculateurs et au canal déférent
(O'O, fig. 9, page 57), gagner les testicules et amener leur
engorgement. Les calculeux sont fréquemment tourmentés par des érections très-pénibles. Ces *phénomènes locaux*

ne sont pas les seuls qu'entraîne la présence d'une pierre dans la vessie.

Le malade devient triste, morose, taciturne, fuyant les réunions : toute son intelligence, toutes ses pensées sont concentrées sur son mal ; les privations de toutes sortes auxquelles il s'astreint pour diminuer ses souffrances détériorent son estomac et altèrent ses fonctions digestives. Il maigrit, et son visage prend une coloration d'un jaune terreux.

La fièvre ne tarde pas à s'allumer et à prendre un type intermittent, le plus souvent quotidien.

Diagnostic. Tous les symptômes dont je viens de faire l'énumération sont des indices à peu près certains de l'existence d'un calcul, surtout quand ils se rencontrent à la fois. Diverses maladies de l'appareil urinaire présentent aussi des symptômes semblables qui pourraient induire en erreur. On doit donc, pour être certain de la présence d'une pierre, avoir recours au *cathétérisme.*

La *sonde*, outre l'avantage de prouver, *d'une manière irréfragable*, l'existence d'un corps étranger, permet de reconnaître *ses dimensions, sa consistance, s'il est lisse ou couvert d'aspérités, unique ou multiple, adhérent ou libre.*

Quelquefois, chez des malades taillés antérieurement de la pierre, on voit se former au périnée des tumeurs qui, simulant un abcès, sont ouverts par le bistouri et donnent issue à un calcul. Voici l'explication la plus rationnelle de ce singulier phénomène. L'urètre, à la suite de l'opération de la taille, incomplétement cicatrisé à l'intérieur, laisse pénétrer un peu d'urine ; un calcul se forme dans ce cul-de-sac, et s'y développe plus ou moins. L'orifice, communiquant avec le canal de l'urètre, se rétrécit, sans s'oblitérer complétement. Le calcul progresse du côté de la peau plutôt que du côté du canal de l'urètre, et plus

tard il vient faire saillie au périnée. Dans ce cas, il y a
presque toujours complication de rétrécissement fibreux,
ce qui confirme ce que j'ai dit de l'effet consécutif des incisions urétrales (p. 364).

Le *pronostic* de la pierre est toujours assez grave, d'une
manière absolue. L'âge du malade, le volume de la pierre,
son état isolé ou multiple, libre ou adhérent, son degré de
friabilité, les altérations qu'a entraînées sa présence dans
les voies urinaires et dans toute l'économie, sont autant
de considérations dont on doit tenir compte pour le pronostic.

Traitement de la pierre.

La pierre, une fois formée dans la vessie, ne se dissout
jamais d'elle-même. Il faut absolument que la science
vienne au secours du malade. On a vu quelquefois des cas
exceptionnels, dans lesquels la pierre, n'étant pas très-
grosse, de forme olivaire et à surface lisse, est sortie spontanément par le canal de l'urètre, quand celui-ci était accidentellement très-large. C'est surtout chez les femmes,
dont l'urètre est court et très-dilatable, qu'on observe
d'aussi favorables terminaisons. J'ai vu des calculs du volume d'une petite noix être expulsés de la sorte. Chez un
vieillard dont l'urètre était très-large, j'ai été assez heureux pour amener la sortie naturelle de six pierres du volume d'une aveline, par suite de l'administration du traitement indiqué à l'article *Gravelle* (page 594). Mais ces
cas sont évidemment des exceptions.

Il y a trente ans, la science ne connaissait qu'un moyen
de guérir la pierre : *c'était la taille.* Ce moyen consistait
à pénétrer dans la vessie, pour en retirer le corps étranger, soit par le bas-ventre (c'est la *taille* dite *hypogastri-*

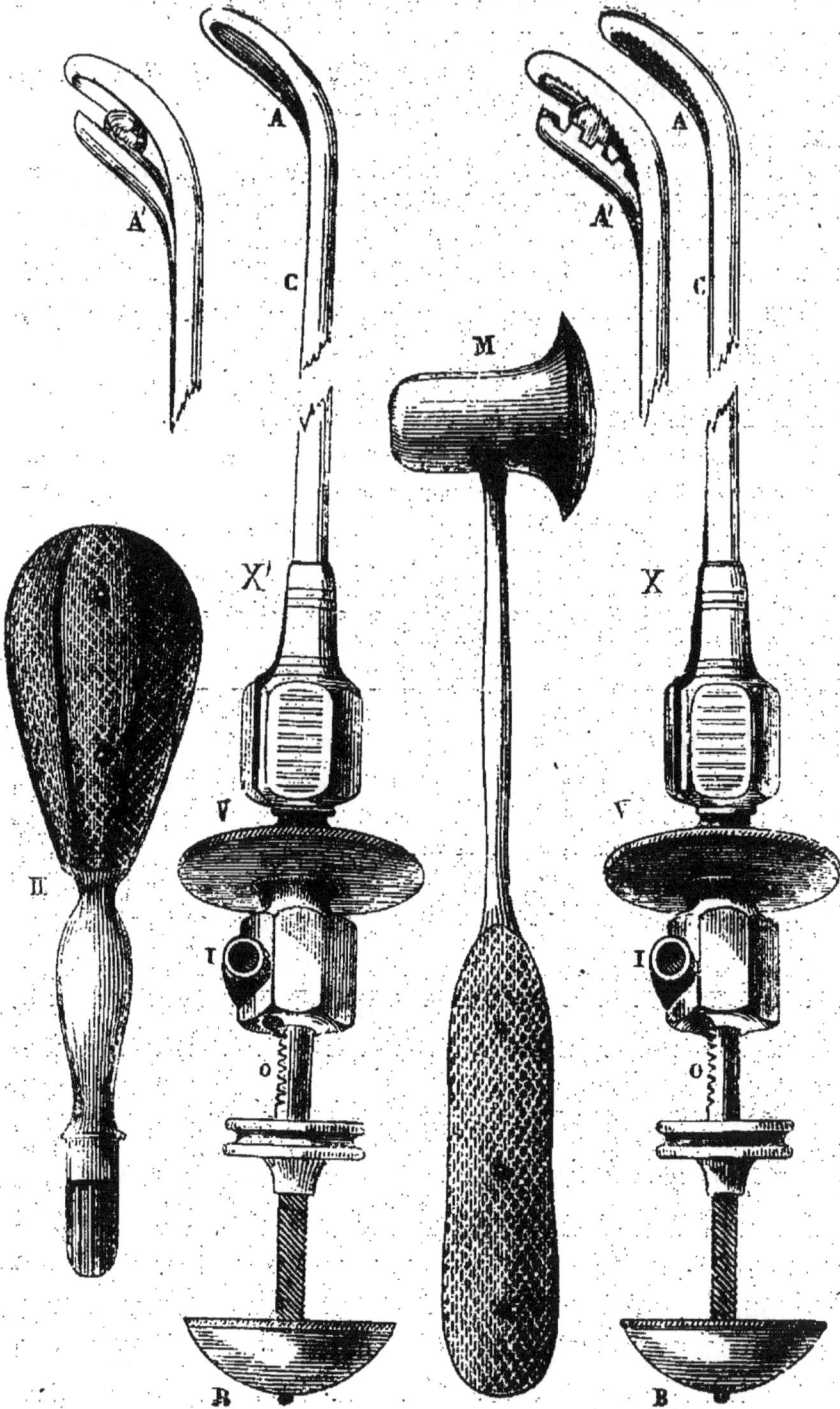

FIGURES 227, 228, 229, 230, 231, 232.

Représentant les appareils qui servent le plus habituellement dans l'opération de la lithotritie.

L'appareil représenté par la figure X sert à fragmenter la pierre. A cet effet l'instrument est introduit fermé, comme en AC (fig. 232); quand la pierre est saisie par les mors de la branche mâle A' (fig. 231), on ferme l'instrument en appuyant la cupule B dans la paume de la main, tandis que les doigts de la même main sont fixés sur le disque V (*procédé* dit *par pression ou écrasement*).

Si l'on n'a pas le poignet assez solide, ou que la pierre soit très-dure, on a recours, pour désagréger le calcul, à la poignée H (fig. 227), qu'on introduit en I (fig. 232), et qui, par un mouvement d'engrenage, fait progresser la crémaillère O, et par suite la branche mâle A' (fig. 231). (*Même dénomination.*)

Enfin, dans les cas de calculs réfractaires à ces deux procédés, on se sert du marteau M (fig. 230) pour frapper de très-petits coups sur la cupule B (voir fig. 233, page 606). (*Procédé* dit *par percussion.*)

La figure X' (fig. 229) représente l'instrument qui sert à réduire en poussière les fragments produits par le *lithotriteur* X (fig. 232).

Il est construit de la même manière que l'appareil X, à l'exception des mors, qui sont plats et larges, au lieu d'être étroits et dentés. La branche femelle est percée à son fond d'un trou, par lequel s'échappe la poussière du calcul, ce qui permet à la branche mâle A' (fig. 228) d'entrer en totalité dans la concavité de la branche femelle, et à l'appareil entier de pouvoir être facilement retiré de la vessie.

que, ou par le *haut appareil*), soit par le périnée (c'est la *taille périnéale,* ou par le *petit appareil*). Dans chacune de ces deux divisions viennent se classer une foule de procédés dont il n'entre pas dans le cadre de cet ouvrage de donner les détails.

Depuis cette époque, une invention nouvelle a surgi : ce nouveau procédé consiste, au lieu de faire une route artificielle pour la sortie de la pierre, à aller à sa recherche dans la vessie, par les voies naturelles; à la broyer, à la fragmenter dans cette cavité, et à faciliter l'évacuation des débris : c'est la *lithotritie* ou *lithotripsie*. On arrive à ce résultat par trois méthodes différentes.

1º La première méthode consiste à pratiquer dans le calcul des perforations successives, à l'user du centre à la circonférence, puis à l'écraser ou le faire éclater ensuite par la pression.

2º La deuxième méthode, qui est généralement mise en pratique actuellement, consiste, au moyen des instruments représentés par les figures 227, 228, 229, 230, 231 et 232 (page 603), à écraser directement les calculs, soit par la pression, soit par la percussion (fig. 233), soit tout à la fois par la pression et la percussion réunies.

3º Le troisième procédé consiste à user les calculs de la périphérie vers le centre. Cette méthode est plutôt théorique que pratique, car aucun des appareils qui ont été imaginés pour obtenir ce résultat n'a encore pu fonctionner sur le vivant.

Ces deux grandes méthodes, la taille et la lithotritie, ont chacune leurs partisans exclusifs. Mais les praticiens qui ne sont pas fanatiques savent faire la part des avantages et des inconvénients que présente chacun de ces procédés, et, suivant l'âge du malade et sa sensibilité, le volume de la pierre, sa dureté, les complications du côté des voies urinaires, ils donnent la préférence tantôt à l'une, tantôt à l'autre de ces deux méthodes.

On a aussi cherché, depuis que l'on connaît exactement la composition des divers calculs, à obtenir la dissolution des pierres dans la vessie, et, à diverses reprises, on a publié les résultats de ces tentatives plus ou moins ingénieuses de *litholysie*. Mais jusqu'ici ces essais sont restés sans profit pour les malades. Ainsi on avait tenté d'enfermer les calculs dans une poche imperméable, et de mettre le corps étranger, isolé des parois de la vessie, en

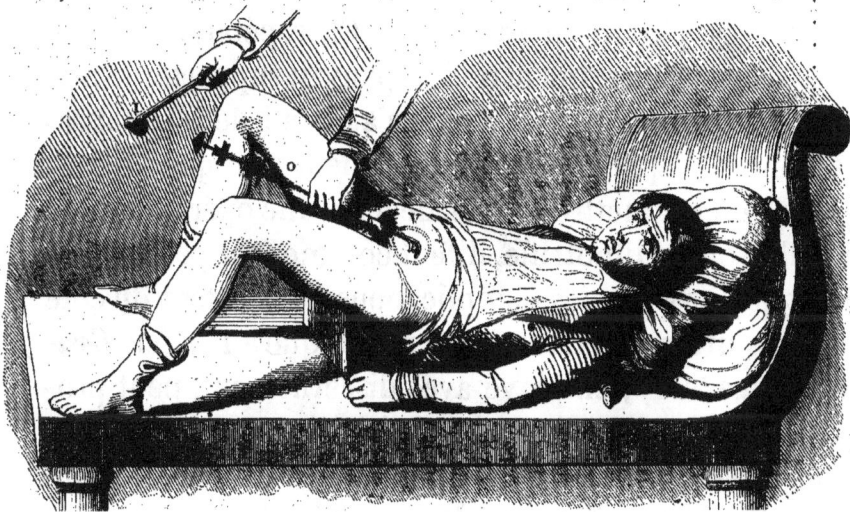

FIGURE 233.

Représentant l'opération de la lithotritie par percussion

De la main gauche l'opérateur, placé à la droite du malade, tient l'appareil O, dont les mors ont saisi le calcul dans la vessie V, et de la main droite, armée du marteau I, il frappe de petits coups secs sur l'extrémité du lithotriteur.

contact avec des dissolvants chimiques dont la nature aurait été en rapport avec sa composition. On avait essayé de dissoudre aussi la pierre en introduisant dans la vessie une sonde à double courant, qui permettait de faire passer, dans un temps donné, trente à quarante litres d'eau, soit pure, soit contenant des dissolutions appropriées, à une température plus ou moins élevée. On répétait cette opération aussi fréquemment que le pouvait supporter le malade. Mais aucun de ces moyens n'a fourni de résultat satisfaisant et d'application véritablement pratique.

Avant de soumettre le malade à aucune opération, soit de taille, soit de lithotritie, il faut commencer par enlever autant que possible les complications qui existent du côté des voies urinaires. Le traitement indiqué à l'article *Gravelle* (page 594), employé avec discernement, peut produire de très-bons effets. Ainsi j'ai plusieurs fois donné des soins à des malades pusillanimes qui redoutaient toute espèce d'opération, et dont la position est devenue très-supportable par suite de la *médication purement médicale* à laquelle je les ai soumis. Quelques-uns de ces malades, que j'ai l'occasion de voir de temps à autre, supportent patiemment leur mal, *vivent*, comme ils disent, avec *leur ennemi*, et sans éprouver de souffrances notables, avec la seule précaution de prendre chaque jour quelques médicaments, et de suivre strictement le régime dont j'ai donné un aperçu en parlant du *Traitement préservatif de la gravelle*.

MALADIES NERVEUSES

ou

NÉVRALGIES DU COL DE LA VESSIE.

On désigne sous le nom de maladies nerveuses du col de la vessie, ou *névralgies*, un ordre spécial de souffrances ayant leur siége à l'insertion du canal de l'urètre dans la vessie, sans que la partie malade présente aucune lésion organique.

Cette maladie existe fréquemment seule ; mais, en raison du trouble qu'elle apporte dans les fonctions de la vessie, elle ne peut pas persister longtemps sans se compliquer d'autres affections morbides du réservoir urinaire, telles que *catarrhe, varices au col de la vessie, engorgement de la glande prostate, gravelle, pierre,* etc.

On comprend facilement que des altérations dans une fonction aussi capitale que celle de l'exonération de l'urine retentissent promptement et fortement sur les divers appareils de l'organisme, et provoquent une perturbation profonde dans la santé, perturbation dont les symptômes cessent très-facilement dès qu'on a fait disparaître la cause primitive du mal.

Les *causes* des affections nerveuses du col de la vessie sont assez nombreuses.

L'action du *froid* retentit souvent d'une manière fâcheuse sur le col de la vessie, et certaines personnes nerveuses savent parfaitement noter d'elles-mêmes que cette région est chez elles une partie faible, douloureusement impressionnée par les brusques variations de la température.

Les *émotions vives*, telles que la colère, la frayeur, l'annonce d'une heureuse ou d'une mauvaise nouvelle, etc., retentissent avec une promptitude extrêmement remarquable sur le col de la vessie, et poussent immédiatement à l'envie d'uriner.

Les *chutes* ou *contusions sur le périnée*, les *excès du coït*, le *passage d'une sonde* ou d'autres instruments, l'*usage de certains médicaments* ou de *boissons stimulantes*, les *spiritueux* surtout, sont des causes fréquentes de spasmes du col de la vessie.

La résistance aux premiers besoins d'uriner, par suite d'application à l'étude, de l'habitude du jeu, de voyages en chemin de fer, de l'observance des bienséances sociales, est une des causes les plus fréquentes de contraction nerveuse du col de la vessie, et par suite de rétention d'urine.

L'existence antérieure d'une névralgie sur une partie quelconque du corps constitue une prédisposition qui fait que la plus légère cause occasionnelle amène du spasme et une contraction nerveuse du col de la vessie.

Parmi les *causes spéciales* et *directes*, pour ainsi dire, la présence d'un *calcul* dans la vessie est la plus fréquente et la plus fâcheuse. On conçoit, en effet, que la présence d'un corps étranger dur, inégal, fréquemment appliqué avec force contre le col vésical, éveille et surexcite sa sensibilité nerveuse et sa contractilité. Certains calculeux cependant, par un privilége exceptionnel, peuvent longtemps porter une pierre dans la vessie sans que son existence soit manifestée par aucun signe du côté du col de la vessie.

La *gravelle* provoque aussi des symptômes d'irritation

nerveuse du col de la vessie, mais à un degré moindre que la pierre.

Ainsi la névralgie du col de la vessie et l'affection calculeuse ont une influence réciproque, et il existe souvent, quand la maladie est ancienne, une grande difficulté pour pouvoir distinguer laquelle des deux a provoqué l'autre.

Les rétrécissements, les engorgements de la glande prostate, les fongus, les cancers de la vessie, sont des causes qui agissent pour provoquer le spasme du col de la vessie.

L'abus de la masturbation, la surexcitation prolongée des organes génitaux, finissent par porter une atteinte profonde à la sensibilité nerveuse du col de la vessie.

Les *maladies du rectum* retentissent fréquemment sur le col de la vessie et y provoquent des souffrances nerveuses; de ce nombre sont la *constipation* habituelle et opiniâtre, la présence d'*ascarides* dans la terminaison du gros intestin, les *hémorroïdes*, les *fistules* à l'anus.

Dans la collection de mes observations, je trouve assez fréquemment notée l'*existence d'une dartre* au scrotum, au périnée, au pourtour de l'anus, au pli de l'aine, comme cause d'irritation névralgique au col de la vessie. Dans ces cas, tous les moyens de guérison portés sur le col de la vessie sont de nul effet pour combattre la névrose, qui disparaît d'elle-même dès qu'au moyen d'un traitement approprié on a fait disparaître la dartre.

L'*âge* adulte est celui pendant lequel on rencontre le plus fréquemment la névralgie du col de la vessie sans complication. Chez les *enfants* elle est assez rare, et chez les *vieillards* elle est presque toujours compliquée, soit de catarrhe de vessie, soit de calcul urinaire, d'engorgement de la glande prostate, qui masquent alors complétement la névralgie et rendent assez difficile son diagnostic. Du reste, dans ces cas, on ne la considère que comme un appendice de la maladie principale.

La névrose du col vésical est bien plus fréquente chez les *hommes* que chez les *femmes*. Cette rareté relative de la névralgie chez la femme ne doit pas seulement être attribuée à ce qu'un sentiment de pudeur exagéré lui fait endurer pendant longtemps, sans qu'elle s'en plaigne, des souffrances ayant leur siége dans la région dont je m'occupe ; cela tient aussi à la brièveté de son canal et à l'habitude de conserver longtemps l'urine sans en être incommodée. Les maladies de *matrice* et du *vagin* retentissent souvent sur le col de la vessie, et y provoquent la maladie dont je parle ; mais de même que pour les autres affections des voies urinaires, la gravité de la névrose est bien moins grande chez la femme que chez l'homme, et la guérison bien plus facile, à moins que les malades ne laissent, par une obstination mal entendue à ne pas confesser leur souffrance, l'affection se compliquer d'altération profonde de la vessie et des reins.

Je donne des soins à plusieurs dames qui, presque à chaque éruption menstruelle, vers la fin des règles, étaient prises de névralgie au col de la vessie. Cet accident était causé par la fluxion sanguine qui s'établit pendant cette période dans tout le bas-ventre. Un traitement convenable a promptement fait justice de ces souffrances qui, pendant deux ou trois époques, ont été en diminuant, puis n'ont plus reparu.

Dans les cas ordinaires, lorsque la maladie n'a point encore été influencée par le traitement ou aggravée par les complications, les *symptômes* sont les suivants : besoins fréquents d'uriner, sensation de malaise, d'inquiétude dans le bas-ventre, dans la région de l'os pubis (PL, fig. 7, et SR, fig. 25) quand le malade veut les satisfaire, et qui persiste un temps plus ou moins long, de quelques secondes à quelques minutes, après la miction. L'embarras, la plénitude existent aussi, mais moins fréquemment, au périnée (fig. 38 et 42) et au sacrum. Cette gêne dure peu de temps d'abord et cesse d'elle-même le plus souvent, soit qu'on abandonne l'affection à elle-même, soit qu'on prescrive un traitement adoucissant. Mais la douleur, dans le plus grand nombre de ces cas, ne tarde pas à reparaître, et les crises deviennent plus longues et plus pénibles; les souffrances s'irradient vers les flancs, le nombril, les reins, la face interne des cuisses, et jusqu'à la plante des pieds; mais leur principal et plus douloureux siége est toujours le pubis et la région du sacrum.

On constate que c'est bien à un état névralgique qu'on a affaire, en explorant bien méthodiquement les organes et en ne trouvant rien d'anomal ni dans le canal de l'urètre, qui est libre de tout obstacle; ni à la glande prostate, qui n'est point engorgée; ni dans la cavité de la vessie, qui ne contient aucun corps étranger, et dont les parois ne présentent aucune altération d'épaisseur ou de sensibilité.

Il est rare du reste qu'on ait occasion de faire des explorations complètes pour des cas simples. La raison en est toute naturelle: les malades ne réclament pas les secours de l'art pour des souffrances qui se dissipent spontanément ou sous l'influence d'un traitement adoucissant; et le médecin lui-même, consulté pour un cas bénin, commence par prescrire des émollients locaux et généraux qui font promptement justice de la névralgie.

Ce n'est que dans les cas *anciens*, rebelles aux traitements adoucissants, qu'on se trouve appelé à constater par les explorations l'absence de toute lésion. Les symptômes, dans ces névralgies invétérées, sont beaucoup plus graves quand les malades ont cédé depuis longtemps d'abord à la nécessité, puis à l'habitude de rendre fréquemment l'urine ; comme la vessie n'est pas suffisamment pleine, elle chasse mal le liquide qu'elle contient, et le malade pense avoir une paralysie de vessie. Cet avis est souvent partagé par le médecin non expérimenté, et on traite alors le patient par des moyens qui, n'étant pas appropriés à la cause de la souffrance, ne font qu'exaspérer les symptômes. Après un certain temps, la vessie finit par se ratatiner, se racornir, et le col de la vessie, par suite de ce fonctionnement incessant, s'agace de plus en plus, et il survient alors des troubles fonctionnels très-opiniâtres, soit locaux, soit généraux. L'urine, qui, dans les premiers temps, sortait claire, se charge de sédiment, de pus, de sécrétion catarrhale, qui indiquent une inflammation profonde de la membrane muqueuse qui tapisse la vessie, les uretères et les reins.

Les envies d'uriner si fréquentes, soit après le repas, soit la nuit, troublent les fonctions de la digestion et du sommeil ; et on comprend facilement qu'une perturbation de cette nature n'existe pas longtemps sans que le *malade maigrisse et que son moral s'affecte*. J'ai déjà signalé cette particularité des maladies des voies urinaires de provoquer la tristesse, l'inquiétude, le découragement. La névralgie du col de la vessie est loin de faire exception à cette observation, et j'ai de fréquentes occasions de constater que cette irritabilité excessive du système nerveux est loin d'être en rapport avec l'état, souvent léger, de la maladie.

Une singularité importante à noter pour les praticiens qui n'observent pas fréquemment ce genre d'affection, c'est que le symptôme de douleur n'existe pas toujours dans les voies génito-urinaires, et se fait sentir dans des points plus ou moins éloignés ; et c'est alors vers les or-

ganes situés dans la région où existent les souffrances que
se concentre toute l'attention, et c'est contre eux que sont
dirigées, bien inutilement, les médications. Ainsi il n'est
pas rare de voir des malades affectés de névralgies du col
vésical n'accuser de douleur qu'à l'ombilic ou dans les
flancs. On pense, dans le premier cas, que le siége de l'irritation est dans la masse intestinale ; si c'est dans le flanc
droit, que le foie est malade, et la rate si c'est dans le flanc
gauche. Ce n'est qu'après que les médications en apparence
rationnelles ont échoué, qu'on cherche si la cause des souffrances ne serait point dans les voies urinaires.

Cette irradiation sympathique des douleurs du col vésical n'a rien de surprenant pour les praticiens qui traitent
spécialement les maladies de matrice. On a fréquemment,
en effet, occasion de constater ces déviations de la douleur qui font errer pendant longtemps le praticien inexpérimenté. Ainsi, des ulcérations au col utérin, sans causer localement de souffrances, provoquent à l'estomac, à
la poitrine, dans les côtés, dans les reins, des douleurs
fort vives qui résistent à tous les traitements et cèdent
spontanément au traitement de la maladie de matrice.

J'ai dit que la névralgie du col de la vessie était une
affection dans laquelle il n'existait aucune altération dans
les voies urinaires, et l'ouverture du corps, dans les premiers temps de la maladie, ne permettrait de constater
aucune lésion au col vésical, ni dans les autres parties de
l'appareil génito-urinaire ; mais la perturbation que cette
souffrance apporte dans la fonction ne tarde pas à amener
des *complications*. Cette aggravation de la maladie est
souvent aussi provoquée par les moyens plus ou moins
inintelligents qui ont été mis en usage pour combattre la
maladie au début ; de sorte qu'il est assez rare de trouver
la maladie vierge, et qu'elle est fréquemment accompa-

gnée de rétrécissement de l'urètre, d'engorgement de la glande prostate, d'épaississement, de racornissement, de catarrhe du corps de la vessie, de gravelle, de pierre, d'inflammation des reins. Il est fort important de noter que, primitivement, ces différentes maladies peuvent elles-mêmes exalter la sensibilité nerveuse du col vésical : de sorte qu'il est assez difficile, dans certains cas compliqués, de démêler la cause réellement primitive des souffrances.

Une complication inévitable, que la névralgie s'accompagne ou non de désordres locaux des voies génito-urinaires, c'est l'altération plus ou moins profonde de la santé générale, ce qui s'explique facilement, puisque deux fonctions essentielles de réparation, le sommeil et la nutrition, sont perverties. On voit alors le malade maigrir, les chairs sont molles, flasques, son teint jaunâtre, les yeux ternes; le malade est triste, irritable, inquiet, soupçonneux, fuyant la société, insupportable à lui-même et aux autres, et bien fréquemment des idées de suicide viennent l'assaillir pendant les longues nuits de sommeil interrompu.

Le *traitement* des affections du col de la vessie est très-facile dans les cas simples, lorsque le praticien a reconnu la maladie dès le début. Mais lorsqu'il y a des complications, qu'elles aient existé antérieurement à la maladie ou qu'elles soient survenues depuis, par suite du trouble que la souffrance apporte dans l'appareil génito-urinaire, ou du traitement intempestif opposé à la névrose méconnue à son origine, le traitement sera d'abord celui de la complication; seulement on devra tenir un très-grand compte de la vive impressionnabilité du malade, et ne procéder, dans la crainte d'éveiller de nouvelles susceptibilités nerveuses, qu'avec une grande prudence et beaucoup de lenteur. C'est dans ces cas, extrêmement graves en apparence, qu'on voit l'action bienfaisante d'une médication douce, mais longtemps continuée. Après la guérison de la complication, aidée d'un traitement médical interne approprié, il est bien rare que la névralgie persiste ; mais, dans le cas de ténacité, on lui oppose le traitement local de la névralgie simple.

La première chose à faire dans les névroses simples est de modifier la sensibilité excessive du col de la vessie et du canal de l'urètre par le passage de bougies ; mais lorsqu'on aborde un malade avec cette proposition, il refuse, le plus souvent, par l'appréhension qu'il a du contact d'un corps étranger dans les parties dont la sensibilité, originellement très-vive, est maladivement augmentée. Dans ces cas, je commence par recommander de grands bains d'eau de son ou de décoction de tête de pavot et de feuilles de morelle ou de jusquiame, ou des bains de siége, tous les jours ou tous les deux jours, de peu de durée (trente minutes) et modérément chauds ; des ablutions locales froides sur les parties endolories, le bas-ventre, le ventre, la verge, le périnée ; des quarts de lavement d'eau de son, de graine de lin, de racine de guimauve. Je prescris aussi à l'intérieur le traitement médical recommandé page 298. Puis, lorsque le malade a déjà éprouvé un peu d'allégement dans les souffrances, et qu'on lui a fait comprendre la façon dont on entend obtenir la guérison, il est plus confiant, et finit par se laisser passer des bougies, qu'on laisse d'abord très-peu de temps, de deux à cinq minutes seulement, pour ne pas exalter son irritabilité nerveuse. Cette opération se renouvelle tous les jours ou tous les deux jours. On se sert d'abord de bougies coniques à boule, en gomme élastique, qui sont bien plus facilement supportées que les autres par un canal impressionnable. Lorsque l'habitude de l'opéra-

tion a un peu émoussé cette susceptibilité excessive, après
trois à quatre séances environ, on remplace les bougies
de gomme élastique par des bougies de cire, qu'il faut
d'abord laisser moins de temps que les précédentes. Ces
moyens, aidés du traitement interne, suffisent dans les
cas simples. Dans les cas plus anciens ou plus réfractaires, on se sert de bougies médicamenteuses ou enduites
de pommades calmantes, à l'opium, à la belladone, à la
jusquiame; quelques malades se trouvent bien d'injections narcotiques, soit dans l'urètre, soit dans la vessie,
avec la décoction plus ou moins concentrée de ces mêmes
plantes. Ces injections sont répétées chaque jour ou tous
les deux jours, et les premières doivent être pratiquées
par le médecin lui-même. A ces moyens il convient d'a-
jouter, outre les bains émollients, des bains alcalins ou de
Baréges, ou additionnés de trois à quatre livres de sel
commun, dit de cuisine. Les douches chaudes ou froides,
d'eau simple ou de Baréges, sur les reins, le bas-ventre,
le périnée, sont aussi un puissant modificateur dans la maladie dont je m'occupe. Des vésicatoires volants sur le
bas-ventre, les reins, ou à la face interne et supérieure
des cuisses, un séton au périnée, ou un cautère à la
cuisse, ont souvent été indispensables pour triompher de
cette affection dans les cas invétérés. Un moyen qui à lui
seul guérit presque infailliblement, c'est la *cautérisation
superficielle* du col de la vessie et de la naissance du canal
de l'urètre, au moyen de la pierre infernale; et, lorsque
les malades ne sont pas trop pusillanimes, c'est d'abord
à ce procédé que j'ai recours dans l'immense majorité
des cas, parce que la cure est plus prompte et plus radicale. Cette petite opération est loin d'être tout le traitement, mais elle en est la base solide. Lorsque l'irritation
provoquée par l'opération dont je parle est calmée en deux

à trois jours, au moyen des émollients locaux et généraux, je prescris un traitement tonique et réparateur, des amers, des bains de Baréges, ou salés, des douches de même composition, ou même d'eau froide simple ; et, outre la cessation des douleurs, le malade voit reparaître tous les signes de la santé. Son sommeil est réparateur, sa nutrition plus complète reconstitue tous les organes débilités ; il se fait dans toute son économie, et son état moral surtout, une véritable transformation.

Les malades trop confiants dans la guérison verraient bientôt apparaître des *récidives* ou des menaces de recrudescence, s'ils n'avaient pas la précaution d'observer l'hygiène qu'on leur prescrit, et qui est si longtemps nécessaire après la guérison de toutes les maladies nerveuses.

MALADIES

DE LA GLANDE PROSTATE.

Si je voulais traiter ce sujet avec toute l'étendue qu'il comporte, je serais entraîné bien au delà des limites que je dois m'imposer dans un livre qui s'adresse surtout aux **gens du monde**. Je me bornerai donc à parler de l'inflammation et des engorgements de cette glande, qui se présentent à chaque instant dans la pratique.

A. Inflammation aiguë.

L'inflammation aiguë de la glande prostate (Q, fig. 8, page 53; DD, fig. 9, page 57; PP, fig. 15, page 69, et QQ, fig. 17, page 74) reconnaît pour *causes :* les excès vénériens; ceux de la masturbation; l'abus des liqueurs alcooliques; l'inflammation du canal de l'urètre (chaude-pisse), quand elle atteint les parties profondes de ce conduit; l'exercice du cheval longtemps prolongé, sur une selle trop dure; les coups ou chutes sur la région du périnée. Le poivre de cubèbe et le baume de copahu, intempestivement administrés pour couper des écoulements blennorrhagiques encore dans la période d'inflammation, sont une cause d'inflammation aiguë de la glande prostate, que j'ai eu souvent occasion de constater.

Les *symptômes* de cette maladie sont : une sensation de chaleur et de douleur au périnée et sur le fondement.

Il existe, dans cette région, des battements pulsatifs comme ceux du pouls, et une sensation de gêne, de plénitude fort incommode. Le malade éprouve un besoin incessamment renouvelé de chasser de petites quantités d'urine, et, quand il a satisfait à cette excrétion, bien que la vessie soit vide, il se livre encore à des efforts inutiles : ce sont des *épreintes* ou *faux besoins* (*ténesme vésical*). L'urine, en passant sur la partie du canal de l'urètre embrassée par la glande prostate (CO', fig. 9, page 57), détermine une sensation de brûlure très-vive, dont le malade sait très-bien rapporter le siége au col de la vessie (C, *ibid.*). Le fondement semble occupé par un corps volumineux, pesant, qui provoque des envies d'aller à la garde-robe, gêne l'exercice de cette fonction, et sollicite les malades à continuer leurs efforts, alors même que l'évacuation est complète.

Si l'*on porte le doigt indicateur* dans l'anus (DD, fig. 8, page 53), on perçoit, en avant, la sensation d'une chaleur plus ou moins vive : la pression qu'on exerce dans cette direction est douloureuse et fait reconnaître une tumeur lisse, arrondie, chaude, faisant saillie dans l'intestin, et d'un volume d'autant plus considérable que l'inflammation est plus intense. Cette exploration est nécessaire, indispensable même.

Il n'en est pas ainsi du *cathétérisme*, à moins que le gonflement de la glande n'ait déterminé l'occlusion du canal de l'urètre et une rétention complète d'urine. Dans ce cas, si l'on vient à sonder le malade, l'instrument pénètre avec facilité dans les deux portions antérieures du canal (de B à D et de D à A, fig. 17, p. 74), portion spongieuse et portion membraneuse ; mais son passage à travers la région prostatique (QQ, *ibid.*) provoque une douleur très-aiguë, quelquefois même intolérable. Si, pendant que la sonde est dans la vessie (BB, fig. 8, page 53), on porte en même temps le doigt indicateur dans le fondement (DD, *ibid.*), la glande prostate (Q, *ibid.*) se trouve comprise entre la sonde et le doigt, et on peut ainsi apprécier son volume.

Quelquefois l'inflammation de la glande prostate existe sans fièvre; mais quand elle a acquis un certain degré d'intensité, la fièvre s'allume et peut même devenir très-violente; le malade est brûlant, sa soif est extrêmement vive; il craint de la satisfaire, de peur d'augmenter les besoins si douloureux d'uriner.

Les inflammations de la glande prostate à l'état aigu ont généralement une *marche* rapide. Dans l'espace de six à dix jours, elles ont parcouru tous leurs périodes. Suivant que l'inflammation s'est plus spécialement localisée sur les granulations des glandes, le tissu cellulaire qui les unit entre elles, la capsule fibreuse qui sert d'enveloppe à l'organe, les conduits excréteurs, ou toutes ces parties à la fois, la terminaison est variable. Elle peut se terminer par *résolution :* c'est le cas le plus favorable; passer à l'*état chronique* (voir plus loin) : c'est ce qui arrive fréquemment quand la glande prostate enflammée n'est pas traitée avec tous les soins convenables; ou déterminer la formation d'*abcès* qui s'ouvrent dans le canal (SS, fig. 8, page 53), dans la vessie (BB, *ibid.*) ou dans le rectum (DD, *ibid.*), et sont la cause de *fistules prostatiques* très-difficiles à guérir. Enfin, dans des cas rares, on a vu l'inflammation aiguë de la glande prostate se terminer par la *gangrène.*

Pour éviter les *terminaisons* défavorables, on doit attaquer vigoureusement la phlegmasie de cette glande, à son début, par les sangsues appliquées au périnée et renouvelées plusieurs fois, s'il est nécessaire. En même

35.

temps on appliquera des cataplasmes sur cette même région; on fera prendre de grands bains prolongés, des lavements émollients et des injections narcotiques. Le malade doit boire abondamment des tisanes adoucissantes, pour combattre la concentration et l'âcreté naturelle de l'urine, en la délayant dans une grande quantité d'eau. Aussitôt que les symptômes les plus intenses seront calmés, on hâtera la résolution du gonflement de la glande par des frictions faites sur le périnée et le pli de l'aine avec les diverses pommades fondantes dont j'ai donné la formule (pages 304 et 305).

On entretiendra la liberté du ventre par des purgatifs doux; on évitera surtout les purgatifs drastiques, et en particulier l'*aloès*, qui font affluer le sang aux vaisseaux hémorroïdaires.

Les suppositoires (page 306) sont aussi d'un très-grand secours pour calmer la douleur ou faire cesser les épreintes.

B. **Inflammation chronique**.

Engorgements. — Tumeurs de la glande prostate.

Les engorgements, gonflements, tumeurs de la prostate, sont la suite de l'inflammation aiguë de cette glande, ou, le plus souvent, se développent lentement, soit par le progrès de l'âge, soit par les diverses causes dont je parlerai plus loin. Ces tumeurs dépendent, soit d'un excès de nutrition, d'une *hypertrophie* de la glande, ou du dépôt d'une matière étrangère, *pus, fibrine, tubercules, corps fibreux,* dans le tissu cellulaire de l'organe.

De la forme et du volume d'un gros marron, dans l'âge adulte et à l'état normal, la prostate, sous l'influence des divers produits que je viens d'énumérer, peut acquérir les dimensions d'un œuf de poule, de dinde, ou même d'une tête d'homme, ainsi que Bartholin en rapporte un exemple.

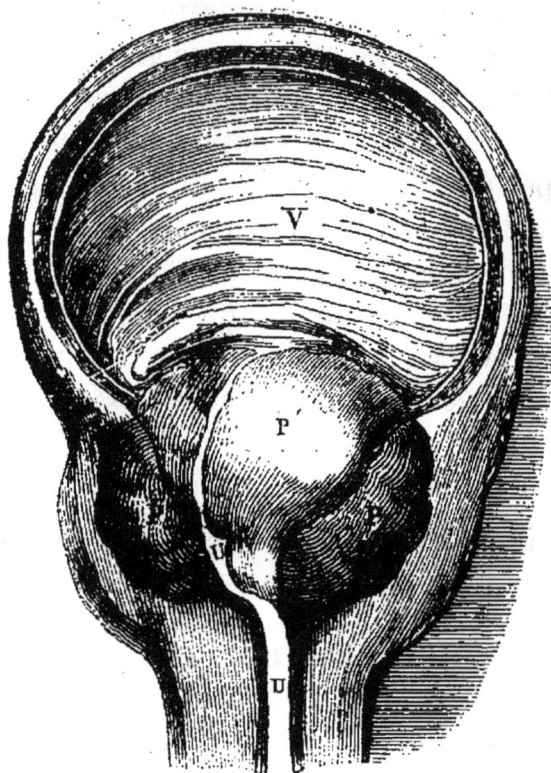

FIGURE 234.

Représentant un engorgement chronique des trois lobes de la glande prostate.

PP, les lobes latéraux hypertrophiés.

P', le lobe moyen fortement engorgé.

UU, le canal de l'urètre rétréci, déformé et refoulé à droite par le lobe médian P'.

V, cavité de la vessie, dont les parois sont fortement épaissies, comme dans la plupart des cas d'obstacle au cours de l'urine.

Pour bien comprendre les lésions de fonctions quelquefois très-différentes que présentent les engorgements prostatiques, il est bon de savoir que la glande prostate ne se tuméfie pas toujours dans toute son étendue. A cet

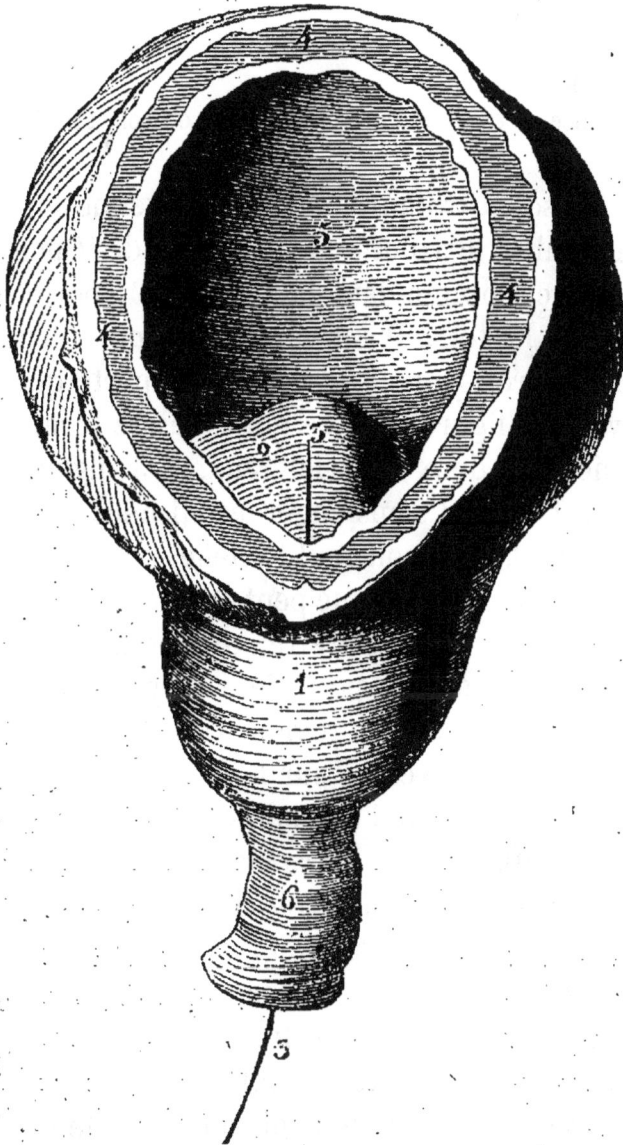

FIGURE 235.

*Représentant un engorgement du lobe moyen de la glande prostate
(tumeur du lobe médian).*

1, engorgement du lobe moyen de la glande prostate au niveau du col
de la vessie.

2, ce même lobe médian faisant saillie dans la cavité de la vessie, qu'on a ouverte pour le laisser apercevoir.

3, 3, une soie de porc, passée de la vessie dans le commencement du canal de l'urètre.

4, 4, 4, section des parois de la vessie hypertrophiée.

5, cavité de la vessie.

6, la naissance du canal de l'urètre, au sortir du col vésical.

effet, on divise en trois parties, une moyenne supérieure et deux latérales, le volume de cette glande. Quelquefois l'hypertrophie, comme dans la figure 234, porte sur les trois lobes à la fois. D'autres fois, comme dans la figure 235, l'accroissement de volume ne porte que sur le lobe moyen, 2, figure 235, ce qui est assez rare. Le plus fréquemment les deux lobes latéraux, 4, 4, figure 236, et 2, 2, figure 237, sont seuls engorgés. Il peut même arriver qu'un lobe latéral soit seul tuméfié, ce qui contribue aux déformations bizarres que peut présenter cette glande, et par suite le canal de l'urètre, qui peut être allongé dans son diamètre antéro-postérieur au point d'être double de longueur dans cette région. Quand le gonflement siège à l'entrée de la vessie, sur la *luette vésicale*, il peut déterminer la formation d'un repli ou bourrelet membraneux faisant l'office d'une *valvule* ou *soupape* (2, fig. 235) qui ferme complétement l'entrée du réservoir de l'urine, et détermine des rétentions, surtout quand le malade fait de grands efforts pour uriner, puisque, dans ce cas, ces efforts n'ont d'autre résultat que d'appliquer plus ou moins intimement ce repli contre le col de la vessie.

Les *causes* des tumeurs de la glande prostate sont assez obscures. D'abord toutes celles que j'ai indiquées, en parlant de l'inflammation aiguë (p. 619), peuvent, en se répétant fréquemment, déterminer l'induration chronique de cette glande. Mais l'*âge* est surtout une cause prédisposante. On n'observe presque jamais, en effet,

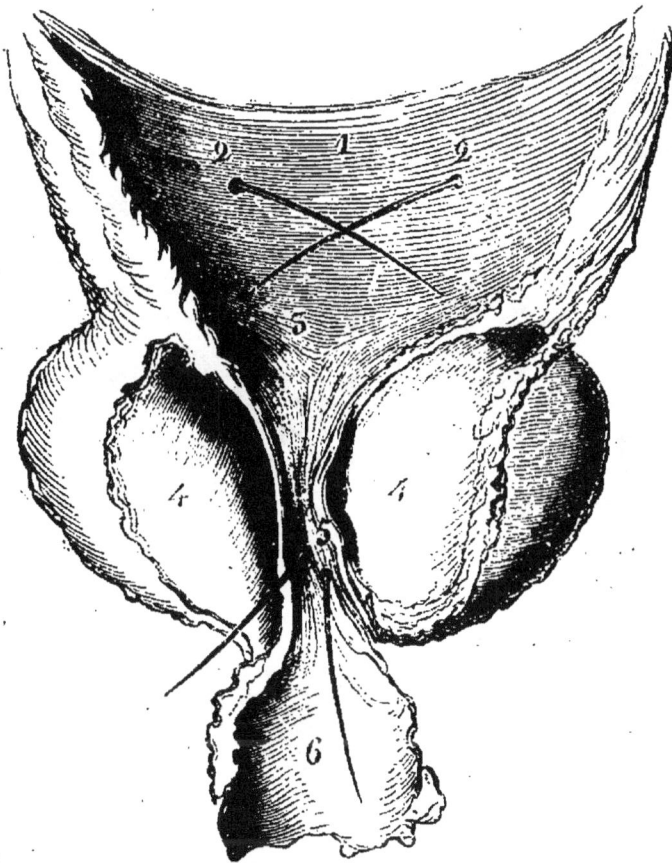

FIGURE 236.

Représentant un engorgement des lobes latéraux de la glande prostate.

1, cavité de la vessie.

2, 2, les ouvertures des uretères, traversées par des soies de porc.

3, le col de la vessie.

4, 4, les deux lobes de la glande prostate hypertrophiés.

5, rétrécissement du canal de l'urètre, au niveau de la tumeur des lobes prostatiques. (On remarque en cet endroit l'orifice des deux conduits éjaculateurs du sperme, traversés par des soies de porc)

6, le commencement du canal de l'urètre.

l'engorgement chronique de la prostate chez les jeunes

garçons ni même dans l'âge adulte. Il est, au contraire,

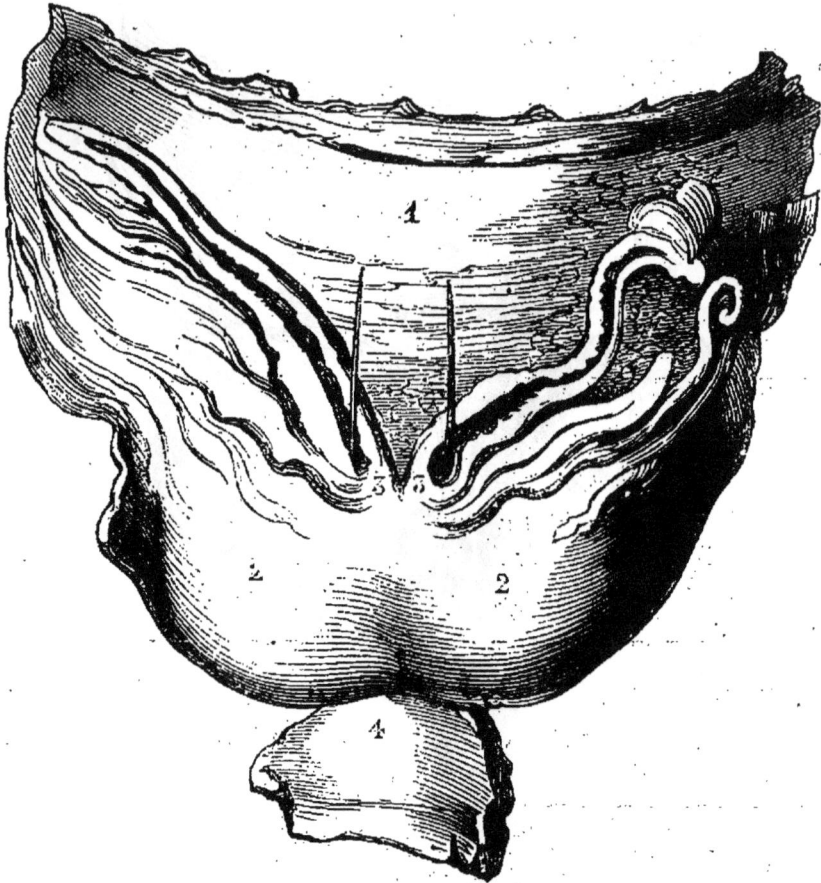

FIGURE 237.

*Représentant, par derrière, l'engorgement des deux lobes latéraux
que montre la figure 236.*

1, le bas-fond de la vessie, vu par derrière.

2, 2, tumeurs formées par les deux lobes latéraux de la glande prostate.

3, 3, ouverture du col des vésicules séminales dans le sommet de la
glande prostate, pour donner naissance aux conduits éjaculateurs
du sperme.

4, naissance du canal de l'urètre.

l'apanage de la vieillesse. La blennorrhagie, surtout passée à l'état chronique; l'équitation habituelle sur une selle mal faite, ou sur un cheval qui a le trot dur; les abus de table, les mets épicés, les liqueurs spiritueuses; les excès vénériens, la masturbation; l'irritation continue des organes génitaux qu'entraîne la fréquentation habituelle de personnes du sexe avec lesquelles on ne veut ou on ne peut exécuter le coït complet, sont les causes qui, à la longue, entraînent la tuméfaction de la glande prostate.

La constipation et les efforts de défécation qu'elle entraîne, les hémorroïdes et la stase sanguine consécutive, l'habitude d'un sommeil irrégulier, celle de ne rendre les urines qu'à des périodes trop éloignées ou trop inégales, pouvant augmenter l'âcreté de l'urine d'une part et la fatigue de la vessie d'une autre, amènent fréquemment les tumeurs de la glande prostate.

Ces engorgements peuvent exister longtemps avant de s'annoncer par aucun *signe* : c'est par l'obstacle mécanique qu'ils apportent dans la fonction de l'excrétion urinaire qu'ils révèlent leur présence.

Par suite du gonflement de la glande engorgée et de la saillie que celle-ci fait dans l'intestin rectum, les matières fécales se creusent une sorte de *rigole* sur leur face antérieure, au moment de la défécation. Quand l'engorgement porte sur le développement hypertrophique de l'appareil glandulaire, il y a sortie par la verge, pendant l'émission des fèces, d'un *écoulement visqueux filant*, que bien des malades prennent pour une *goutte militaire*, et qui n'est que le symptôme d'un engorgement prostatique.

A ces deux signes viennent se joindre les suivants : affaiblissement du jet des urines, besoin fréquent de vider la vessie, difficulté très-grande, ou même impossibilité de pouvoir y satisfaire. Quand le malade urine, il est un

certain temps avant de pouvoir commencer; une fois
parti, le liquide coule assez peu abondamment, d'une
manière inégale et en bavant. Malgré les plus grands efforts, la vessie ne se vide pas complétement, et, si l'on
vient à sonder le malade au moment où il finit la miction, on trouve encore beaucoup de liquide dans la vessie.
L'urine s'échappe parfois goutte à goutte, et à l'insu du
malade. Il existe une constipation souvent opiniâtre, et
cet état de l'intestin entretient et augmente la maladie.

Tous ces symptômes, *réunis* sur un même individu,
peuvent faire annoncer, presque à coup sûr, une tumeur
de la prostate : cependant, comme d'autres maladies des
voies urinaires offrent des symptômes analogues, on fera
bien de ne se prononcer qu'après les renseignements fournis par la double exploration du *doigt* et de la *sonde*.

a. L'introduction du doigt indicateur dans le fondement
(DD, fig. 8, page 53), le malade étant couché sur le dos,
les cuisses fléchies sur les jambes, permet de constater l'accroissement de volume et les déformations de cette glande
engorgée. La pulpe du doigt dirigée en avant reconnaît les
inégalités, les bosselures de la glande (Q, *ibid.*), et si toute
la prostate ou un lobe seulement participe à la tuméfaction. Quelquefois il arrive que le doigt ne perçoit rien d'a-
nomal, ce qui tient à ce que la prostate engorgée est fortement refoulée en haut : il faut, dans ces cas, porter le
doigt plus avant, et l'on reconnaît l'élongation qu'ont su-
bie les divers diamètres de l'organe malade.

b. S'il reste encore quelques doutes, l'emploi de la sonde
décide en dernier ressort. On doit d'abord se servir d'une
sonde en argent, offrant la courbe habituelle. Souvent on
ne peut la faire pénétrer qu'après avoir relevé fortement
le pavillon de l'instrument, ou l'avoir abaissé, ou bien
quand son bec a été dirigé à droite ou à gauche, ou suc-

cessivement à droite et à gauche. Ces diverses manœuvres,

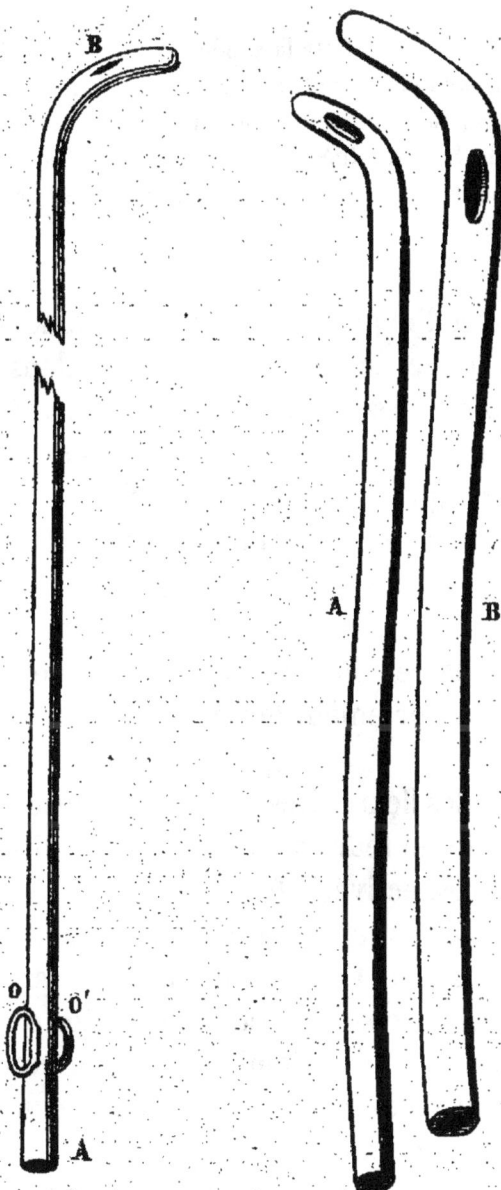

FIGURES

238   239   240.

Représentant trois sondes à courbure courte et brusque,
dite à crochet.

La figure 238 représente une sonde en argent.

A, le pavillon de la sonde.

B, son bec.

OO', anses qui servent à fixer la sonde, et à indiquer la direction de son bec, quand elle est introduite dans la profondeur du canal.

La figure 239, A, fait voir une sonde à crochet, en gomme élastique.

L'ouverture du bec est située sur la partie recourbée.

Tandis que dans la figure 240, B, cette ouverture est placée au-dessus de la courbure.

combinées avec l'exploration par le fondement, indiquent le sens dans lequel la tumeur fait saillie dans l'urètre.

D'autres fois, une sonde ordinaire ne peut pénétrer dans la vessie, et on est obligé d'avoir recours à des instruments spéciaux, tels qu'une sonde à crochet ou à courbure courte et brusque (en argent ou en gomme élastique). Cette sorte d'algalie est destinée à pénétrer dans la vessie, toutes les fois qu'il existe à la partie inférieure de son col (UU, fig. 234) une barre, bourrelet, membrane, repli, valvule, qui relève fortement le niveau habituel de cette ouverture.

Quand il y a des flexuosités trop nombreuses, pour avoir une idée exacte de leur longueur, de leur direction et de leur situation respective, il faut introduire une bougie exploratrice ou en cire molle (fig. 84, page 276; et 96, page 277), qui, par l'empreinte qu'elle rapporte après quelques minutes de séjour, donne une idée exacte de l'état des parties. L'étude attentive de cette empreinte est d'un très-grand secours pour l'introduction ultérieure de la sonde; et, par ce moyen, j'ai pu, dans des cas difficiles, pénétrer dans la vessie, quand d'autres chirurgiens, très-expérimentés du reste, avaient échoué.

Tels sont les signes intrinsèques des engorgements de la glande prostate; mais ils sont rarement seuls, car il ne

peut pas existerpendant quelque temps un pareil obstacle
au cours de l'urine sans qu'il survienne des complications
de rétention d'urine, au moindre écart de régime ; de
catarrhe de vessie, d'hémorroïdes, d'engorgement des
testicules (voir fig. 242), qui, peu à peu, épuisent la santé
générale du malade et ne tardent pas à le conduire aux
portes du tombeau, si la science ne vient pas à son secours.

Traitement.

Quand on a, par l'analyse des symptômes et les divers
moyens explorateurs dont je viens de parler, constaté
l'existence des engorgements de la prostate, il faut, s'il est
possible, remonter à la cause première, et, si l'on pense
que le virus syphilitique soit pour quelque chose dans la
formation de la tumeur, il faut soumettre le malade à un
traitement spécifique (voir page 517 et 526). Le calomel
préparé à la vapeur, à dose fractionnée, *réfractée*, ou le
proto-iodure de mercure, méritent la préférence, administrés à l'intérieur sous forme pilulaire. Je conseille aussi
des frictions avec des pommades fondantes à l'iodure de
potassium, à l'iodure de plomb, et des suppositoires com-
posés de ces mêmes substances, ou d'emplâtres de Vigo
et de savon qu'on introduit, tous les soirs, dans le rectum.

Tous les quinze ou vingt jours, applications de sangsues au périnée en nombre variable, 4, 8 ou 12, selon la
constitution du malade, pour défluxionner la glande. Les
cautères ou sétons, entretenus pendant plusieurs mois
sur la même région, ont, dans quelques cas, procuré la
diminution de la tumeur. Il faut maintenir le ventre libre
par des lavements, et administrer de temps en temps des

purgations douces. Des bains simples, gélatineux, alcalins, sulfureux, salés, iodurés, sont associés à ces moyens. L'iodure de potassium, pris intérieurement, à la dose d'un, deux ou trois grammes, deux fois par jour, procure aussi de l'amélioration et un amendement notable dans certains cas.

La cure des engorgements de la glande prostate est extrêmement longue, et tous ces moyens doivent être continués, avec quelques interruptions de temps à autre, pendant plusieurs mois, un an même, si l'on veut en obtenir des résultats franchement satisfaisants.

Une précaution des plus importantes, que je ne manque jamais de recommander aux malades affectés d'engorgement de la glande prostate, est *celle de ne pas faire d'efforts pour uriner*, parce que, d'après le mécanisme expliqué plus haut, la vessie se bouche d'autant plus hermétiquement que les efforts d'expulsion sont plus intenses. Aussi les malades doivent-ils d'abord, dans ce cas, se retenir en quelque sorte pour uriner, et ne commencer à faire quelques efforts, pour faciliter la sortie du liquide, que quand celui-ci a déjà coulé tout seul pendant quelques instants.

Si le malade ne vide pas complétement la vessie, je lui apprends à se sonder lui-même, et, à chaque fois qu'il a fini d'uriner, ou au moins une fois par jour, il se passe la sonde pour débarrasser le réservoir urinaire de tout le liquide qu'il peut encore contenir. Cette précaution a pour but d'éviter les accidents qui résultent de la stagnation de l'urine altérée dans la vessie. La sonde dont je conseille l'emploi dans ce cas est la même que celle qui est représentée par les figures 238, 239 et 240. Elle est, le plus souvent, en gomme élastique et de moyen calibre. On l'introduit sans mandrin. Quand il y a complication de rétention d'urine, de catarrhe de vessie, on doit recourir au traitement prescrit à ces chapitres (voir pages 552 et 539).

Enfin, quand on a en vain recouru aux différents moyens que je viens d'indiquer, soit que la tumeur résiste aux fondants qu'on lui oppose, soit que l'obstacle mécanique ait acquis un très-grand développement, ou bien pour prévenir le retour de la rétention d'urine, on est obligé de laisser une sonde à demeure, ou de sonder le malade plusieurs fois par jour, et d'introduire, pour élargir et redresser le canal de l'urètre, de grosses bougies de cire ou d'étain, connues sous le nom de *dépresseurs prostatiques*. Dans ces cas, on ne guérit pas le malade, mais on le soulage, et on rend supportable une infirmité qui, lorsqu'elle est ancienne, est trop souvent au-dessus des ressources de l'art.

Quant aux opérations chirurgicales proprement dites, telles que l'incision, l'extirpation, la ligature, outre les nombreux accidents qui ont été la conséquence de semblables essais, les insuccès presque constants de ces méthodes me les ont fait bannir de ma pratique spéciale.

MALADIES DES TESTICULES.

Les maladies des testicules sont fort nombreuses. Dans ce chapitre, je ne m'occuperai que des plus importantes et des plus communes, de celles qui compliquent si fréquemment les affections vénériennes des organes générateurs et urinaires.

Ce sont :

1° L'*inflammation aiguë des testicules;*

2° L'*inflammation chronique, engorgement et tumeurs* de ces mêmes organes;

3° L'*hydrocèle;*

4° Le *varicocèle.*

Au chapitre qui traite des causes de la stérilité chez l'homme, je parlerai de l'*atrophie* ou *fonte insensible* de l'un ou des deux *testicules.*

§ Ier.

INFLAMMATION AIGUE OU ORCHITE.

On désigne sous différents noms l'inflammation aiguë de l'un ou des deux testicules : *orchite; épididymite, vaginalite blennorrhagique; chaude-pisse tombée dans les bourses; hernie humorale.*

A. **Causes de l'orchite aiguë.**

Cette maladie peut être le résultat de *causes* très-variées. Telles sont les *contusions, froissements du testicule*, les *efforts réitérés et violents*, comme ceux auxquels on se livre en soulevant de pesants fardeaux ; l'*impression subite du froid* sur le périnée ou les bourses, surtout chez les personnes qui transpirent abondamment de cette partie ; l'*irritation du col de la vessie ou du canal de l'urètre*, par le passage d'une sonde ou d'une bougie, surtout si on la laisse séjourner pendant un certain temps dans le canal, comme on est quelquefois obligé de le faire dans le cas de rétention d'urine, de paralysie de la vessie ; la *sortie d'un gros gravier* ou *de fragments de pierre*, à la suite de l'opération de la lithotritie : l'*accumulation*, la *rétention* trop prolongée *du sperme*, dans le cas de continence absolue ; l'*interruption brusque de l'éjaculation de la semence* pendant le coït ; l'*émission trop souvent réitérée de la liqueur séminale ; l'usage de purgatifs violents* ; l'irritation produite par un *suspensoir mal fait*. Cependant toutes ces causes réunies n'amènent pas le développement de l'engorgement inflammatoire du testicule aussi fréquemment que la *blennorrhagie*.

C'est pendant le cours des écoulements urétraux qu'on voit survenir le plus souvent l'orchite aiguë. Mais un fait bien constaté maintenant, et qui est fort remarquable, c'est que ce n'est pas pendant la violence de l'inflammation blennorrhagique que les testicules s'engorgent, mais bien plus fréquemment pendant la période de déclin, et surtout quand l'écoulement est passé à l'état chronique. Ce fait, anomal au premier abord, trouve cependant une explication toute naturelle, si l'on se rappelle que

le siége des écoulements anciens est la partie profonde
de l'urètre, à laquelle viennent aboutir les conduits éjaculateurs. Or, l'inflammation arrive de l'urètre aux testicules en suivant le trajet des canaux éjaculateurs, des
vésicules séminales O, du canal déférent OEK'R et de
l'épididyme R (voir fig. 7, page 50).

L'orchite survient quelquefois dans le *cours d'une ma-*
ladie, ou par suite de la *suppression trop brusque d'un*
écoulement. Enfin, parfois cette inflammation se déclare
sans qu'il soit possible d'en déterminer la cause.

B. **Symptômes.**

Les *symptômes* sont les suivants : douleur, tuméfaction,
chaleur dans les bourses ; l'enveloppe des testicules elle-
même devient rouge, chaude, gonflée et luisante. La tumeur est pesante, de forme ovoïde, un peu aplatie sur
les côtés, très-dure surtout en arrière ; plus dépressible
en devant, extrêmement douloureuse à la moindre pression. L'inflammation se prolonge le long du cordon testiculaire, et détermine des douleurs qui contournent le
bassin et remontent jusqu'aux reins.

L'orchite existe quelquefois sans fièvre ; le plus souvent
la fièvre est très-intense et la soif vive.

En un ou deux jours le testicule prend un accroissement très-considérable, qui double et même triple son
volume naturel.

Il est rare de voir les deux testicules atteints à la fois
d'inflammation. Le plus ordinairement un seul est affecté ;
puis, quand il est en voie de guérison (T, fig. 241), l'autre
(O, *ibid.*) se prend à son tour. Aussi doit-on, en vue de
cette éventualité, recommander au malade les plus
grandes précautions pour éviter ce nouvel accident. Une

circonstance remarquable et encore inexpliquée, c'est
que, quand un seul organe est malade, c'est plus souvent
le testicule gauche que le droit.

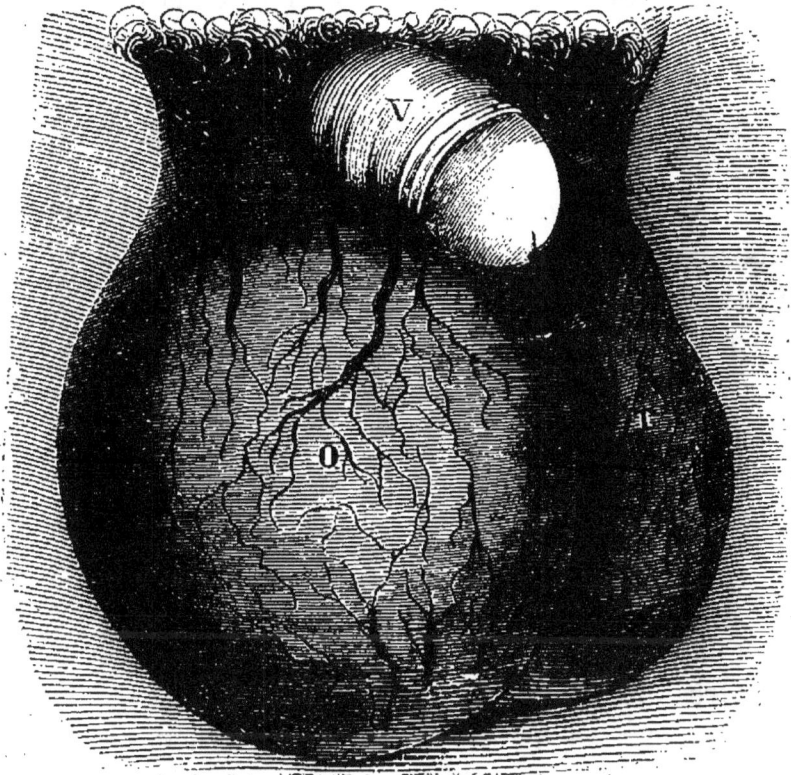

FIGURE 241.

Représentant l'inflammation aiguë ou orchite des deux testicules;
à des périodes différentes de développement.

V, la verge, ou pénis.

O, le testicule droit atteint d'une inflammation aiguë.

T, le même organe du côté gauche affecté d'inflammation à la période
de déclin. On remarquera que les vaisseaux qui rampent sur le
scrotum du côté droit (O) sont bien plus gorgés de sang que ceux
du côté gauche T. Ce qui s'explique par la délitescence de l'inflammation dans le testicule gauche, attaqué le premier.

Quand l'inflammation est bien soignée, elle disparaît

dans l'espace de huit à dix jours. Si le traitement est
mal dirigé, la maladie peut passer à l'état chronique, ou
même amener la formation d'abcès et de fistules dans les
bourses. Il faut donc traiter l'orchite avec la plus grande
attention, dès l'apparition des premiers symptômes.

C. Traitement.

Le *traitement* qui me réussit toujours est le suivant :
d'abord je recommande au malade le repos le plus absolu
au lit; relever les testicules, non pas au moyen d'un suspensoir, dont l'emploi augmente souvent l'irritation, mais
bien d'un mouchoir plié en cravate, et dont les deux
extrémités viennent s'attacher par des épingles à une
serviette passée autour du corps. Ce mode de suspension,
outre le soulagement immédiat qu'il procure, est encore
très-commode pour maintenir les cataplasmes, dont doit
être constamment entourée la partie malade.

Au début de l'inflammation, quand elle menace de devenir très-intense, on doit avoir recours à une application
de sangsues, *non directement sur la partie malade*, mais
au périnée et au pli de l'aine, sur le trajet du cordon
testiculaire, après avoir eu la précaution de raser les
poils. Le nombre des sangsues est proportionnée à l'intensité de l'inflammation et à la force du malade. On fait
trois ou quatre fois par jour, sur la partie malade, des
frictions avec les pommades fondantes dont j'ai donné la
formule (page 304 et 305). Celle que j'emploie le plus
fréquemment dans ces cas est la suivante :

      Prenez : Axonge purifiée,   15 grammes.
            Onguent napolitain double,   15 grammes.
            Extrait de belladone,   5 grammes.
    Mêlez exactement selon l'art.

Après chaque friction, on enveloppe le testicule dans un cataplasme de farine de lin et d'eau de racine de guimauve et de tête de pavot.

Selon l'intensité de l'inflammation, le malade gardera la diète absolue, ou bien on permettra quelques aliments légers et peu substantiels. Il devra boire abondamment des tisanes émollientes de fleurs de mauve, d'orge, de chiendent, de graine de lin, de racine de guimauve et de réglisse.

On administrera concurremment de petites purgations très-douces, soit avec de l'eau de Sedlitz, la limonade au citrate de magnésie ou la pulpe de casse. On tiendra le ventre libre avec des lavements adoucissants à la graine de lin ou à la racine de guimauve.

On avait tenté, *par la compression*, au moyen de bande-lettes entourant méthodiquement le testicule, d'enrayer pour ainsi dire le développement de cette maladie ; mais cette méthode déterminait d'assez graves accidents, de sorte qu'au lieu d'arrêter l'inflammation, elle la rendait plus intense. Aussi ce mode opératoire est-il générale-ment abandonné par tous les praticiens prudents et ex-périmentés.

Pendant la période d'inflammation du testicule, les dou-leurs sont quelquefois si intolérables, et les calmants ordi-naires si inutiles, qu'on a dû chercher un moyen de faire cesser instantanément ces atroces souffrances. On y par-vient par deux procédés d'une gravité bien différente.

Le *débridement du testicule*, dans l'orchite, consiste à faire, avec un bistouri, une incision de deux à trois centi-mètres de longueur et d'une profondeur suffisante pour intéresser la tunique albuginée ou propre du testicule. Ce procédé calme la douleur instantanément ; mais il a de grands inconvénients. D'abord il est *extrêmement dan-*

gereux, et il est rare que le malade ne perde pas connaissance pendant l'opération ; puis la plaie que l'on a faite à la substance même du testicule peut rester *fistuleuse* et amener la *fonte* et la *perte de l'organe* (voir fig. 261 et 262), qui est réduit au volume d'un haricot (A, *ibid.*) ; enfin, dans le cas le plus favorable, il reste une *cicatrice adhérente*, qui est une marque indélébile de l'accident.

En étudiant la cause et la nature de la douleur dans l'orchite, on arrive à la découverte d'un procédé que j'ai mis plusieurs fois en pratique avec le plus grand succès. En effet, cette douleur est déterminée par la compression qu'exerce, sur le testicule lui-même enflammé, la sérosité épanchée dans la tunique vaginale, et cette accumulation de liquide produit le même effet que la compression de cet organe avec la main. Or, si, par un moyen quelconque, on soustrait une portion du liquide, on fait cesser instantanément la compression, et partant la douleur.

Pour arriver à ce résultat, je pratique sur la tumeur, en avant et en haut surtout, une, deux ou trois *petites mouchetures*, avec la pointe d'une lancette, en ayant bien soin de respecter le testicule. Il s'écoule par ces incisions quelques gouttes de sérosité citrine, et la douleur se dissipe comme par enchantement. Ce procédé est tout à fait inoffensif, nullement douloureux, n'est jamais suivi d'accident et ne laisse aucune trace sur les bourses.

Quand l'inflammation du testicule a presque disparu, on peut permettre au malade de sortir, avec la recommandation expresse de soutenir méthodiquement les bourses et de continuer les frictions avec la pommade indiquée plus haut, jusqu'à complète disparition de la tumeur et de la douleur.

Quand, à la suite de la blennorrhagie, le testicule a été

une première fois atteint d'inflammation, il est rare que cet accident ne se reproduise pas à chaque écoulement ultérieur. Le malade ne saurait donc trop se tenir sur ses gardes pour se garantir de tout ce qui peut déterminer cette complication.

§ II.

ENGORGEMENT CHRONIQUE DES TESTICULES.

Tumeurs, tubercules, sarcocèle.

L'engorgement chronique porte aussi les noms de *testicule vénérien, sarcocèle.*

On a décrit et confondu, sous le nom d'*engorgement des testicules,* des tumeurs de nature toute différente, depuis le tubercule jusqu'au squirrhe et au cancer encéphaloïde.

Peu fréquent dans la jeunesse, le sarcocèle se rencontre souvent chez les adultes depuis la vingt-cinquième jusqu'à la cinquantième année, période qui répond à l'époque de la plus grande activité des fonctions génératrices.

A la suite d'une ou de plusieurs orchites ou d'une maladie syphilitique, on voit survenir dans un, et quelquefois dans les deux testicules, un gonflement dur et peu douloureux : c'est le *sarcocèle.*

Cette affection se manifeste bien plus souvent chez les individus lymphatiques et sanguins que chez ceux qui présentent les caractères ou les traits de tout autre tempérament. Les professions dans lesquelles les testicules peuvent être contus ou froissés, comme l'équitation, doivent être regardées comme une *cause* de sarcocèle. Il en est de même des attouchements réitérés de ces organes et de l'irritation produite par le froissement d'un bandage. Rarement les deux testicules sont à la fois engorgés.

La maladie **commence par une augmentation légère** de volume, en même **temps** que des douleurs sourdes s'y font sentir à des époques plus ou moins éloignées, *surtout la nuit*. Après être restée stationnaire et bornée à une portion de l'organe, la tumeur envahit le testicule et l'épididyme, et se présente alors sous l'aspect d'une grosseur dure, pesante, et quelquefois irrégulièrement bosselée à sa surface (fig. 242). Après un temps variable, la tumeur augmente encore et devient le siége d'élancements douloureux, vifs et passagers, que le malade compare à des piqûres d'aiguille. Ces douleurs lancinantes sont d'abord rares, puis augmentent de fréquence, deviennent plus intenses, et finissent par troubler le sommeil. La peau des bourses reste longtemps saine et mobile sur la tumeur. Quand celle-ci a pris un certain accroissement, elle contracte avec la peau des adhérences plus ou moins intimes, et les veines qui entourent l'engorgement se dilatent et deviennent apparentes et variqueuses.

Le cordon testiculaire, qui d'abord ne participe pas à la maladie, s'engorge bientôt lui-même, et devient gros, dur, inégal et noueux, tant au-dessus qu'au-dessous de l'anneau inguinal.

Les glandes du pli de l'aine finissent aussi par s'altérer et se tuméfier à leur tour.

Ce qui différencie surtout le sarcocèle de l'hydrocèle, c'est que, dans le premier cas, l'engorgement est lourd, bosselé à sa surface, et non transparent ; tandis que la tumeur de l'hydrocèle est moins pesante, lisse et transparente.

Le *diagnostic* peut-être obscurci par la complication de l'hydrocèle, qui se rencontre quelquefois dans les engorgements chroniques du testicule. La maladie porte alors

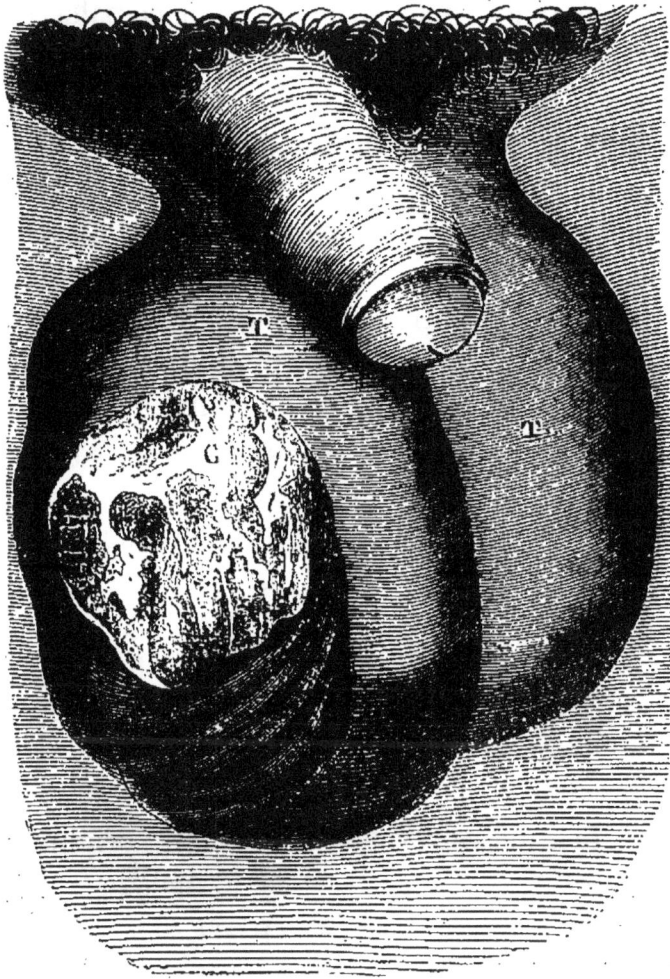

FIGURE 242.

Représentant deux testicules affectés d'engorgement chronique T
et de tumeur ulcérée TC.

T, testicule du côté gauche atteint d'engorgement syphilitique; testicule *vénérien*.

TC, testicule droit atteint de sarcocèle. On remarquera les bosselures
irrégulières de ce testicule, comparé à celui du côté opposé.
En C, on voit la peau du scrotum ulcérée, et cette plaie anfrac-
tueuse indique une altération profonde de toute la glande.

le nom d'*hydro-sarcocèle*, c'est-à-dire tumeur formée de
sérosité et de chair ; mais la maladie principale, essentielle, est le sarcocèle : ce n'est que d'elle qu'il faut prendre souci.

Cette tumeur peut amener la dégénérescence cancéreuse ou tuberculeuse du testicule, et presque toujours
l'impuissance et la stérilité, par suite de la destruction
(C. fig. 242) de l'organe sécréteur. Le praticien devra donc
porter toute son attention sur les engorgements chroniques des testicules, même les plus légers, et s'efforcer
d'en amener la résolution, en même temps qu'il fera comprendre au malade, souvent disposé à traiter légèrement
cette maladie, toute la gravité du sarcocèle.

On devra, *dans le traitement*, s'efforcer de reconnaître
la cause qui a produit le mal ou qui l'entretient, pour la
faire disparaître au plus tôt. Il faut recommander au malade de porter un suspenoir bien fait, d'éviter de monter
à cheval, de porter des vêtements trop étroits, et enfin
tout ce qui peut froisser le testicule ou tirailler le cordon spermatique.

Si l'on a quelque raison de soupçonner l'origine vénérienne de la tumeur, on soumettra le malade au traitement antisyphilitique détaillé aux pages 517 et 526.

Si des *tubercules* ont amené des bosselures dans la tumeur, il faudra attendre et favoriser leur élimination par
fonte purulente, et, malgré les désordres apparents d'ulcérations qu'ils amènent quelquefois, il ne faudra jamais
proposer au malade d'enlever le testicule par une opération, puisque les portions voisines des tubercules restent
parfaitement saines et continuent leurs fonctions sécré-
tantes, de façon qu'après l'évacuation de la matière tuberculeuse la faculté génératrice est diminuée, mais non
abolie.

Enfin, quand le *cancer* ou *squirrhe* est cause de sarcocèle (TC, fig. 242), il faut, après avoir épuisé toutes les
méthodes fondantes et en avoir reconnu l'inutilité, observer la marche de la maladie. Si le cordon a de la tendance
à s'engorger, et que la maladie menace de gagner les organes du bas-ventre, il ne faut pas hésiter à conseiller au
malade l'amputation de la partie malade. C'est le seul
moyen d'éviter des accidents très-graves, et souvent même
la mort.

§ III.

HYDROCÈLE.

On désigne sous le nom d'*hydrocèle* l'épanchement de
sérosité dans la tunique vaginale.

A l'état normal, le testicule est enveloppé (voir *Anatomie*, page 61) par une membrane séreuse repliée sur
elle-même et qui porte le nom de *tunique vaginale*. Cette
membrane, comme toutes celles de même nature, est
sans cesse lubrifiée par une espèce de vapeur humide qui
facilite les mouvements de l'organe sécréteur. Cette vapeur séreuse est à chaque instant *sécrétée et résorbée;* il
existe de la sorte un équilibre tel, entre ces deux fonctions, que la cavité est toujours vide. Si, par une cause
quelconque, cet équilibre vient à être rompu, que la sécrétion seule s'effectue sans qu'il y ait résorption, ou que
l'exhalation soit plus active que l'absorption, au bout
d'un certain temps il en résultera une collection de liquide, qui est l'*hydrocèle* (H, fig. 243).

Donc, toutes les *causes* qui troublent l'une des deux
fonctions dont je viens de parler, soit en stimulant l'exhalation, soit en ralentissant ou supprimant l'absorption,
sont des causes d'hydrocèle.

Elle est plus fréquente chez les *adultes* que chez les *en-fants;* mais elle peut survenir à tous les âges. L'*équitation,*

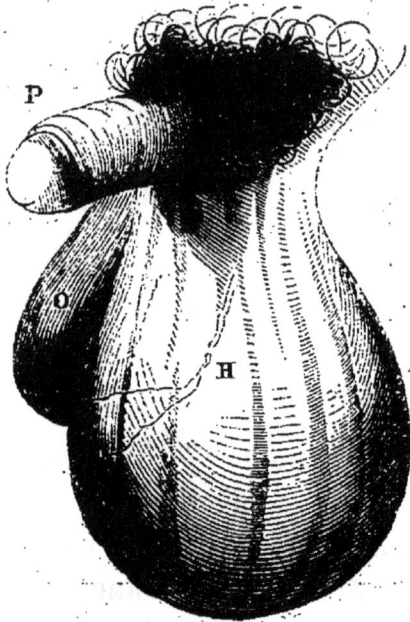

FIGURE 243.

Représentant une hydrocèle du côté gauche.

P, la verge ou pénis.

O, bourse du côté droit.

H, bourse du côté gauche dont la tunique vaginale, remplie de séro-sité, constitue la tumeur connue sous le nom d'*hydrocèle.*

par les froissements et l'irritation des testicules qu'elle en-traîne, dispose d'une manière toute spéciale à la maladie dont je parle. Les *hernies* et les *bandages* qu'on emploie pour les contenir sont aussi des circonstances favorables à son développement. Il en est de même des *coups* et des *chutes* sur les bourses. Enfin, comme dans la plupart des maladies, il semble qu'il y ait, chez certaines personnes, une *prédisposition* particulière; car cet épanchement de sérosité s'effectue chez elles sans motif appréciable.

On reconnaît l'hydrocèle aux *symptômes* suivants : c'est

une tumeur siégeant dans la région des bourses ; variable sous le rapport du volume ; ayant la *forme d'une poire* (H, fig. 243), dont la grosse extrémité est tournée en bas ; sans changement de couleur à la peau ; le plus souvent sans douleur, et gênant le malade presque seulement par son volume et par les tiraillements qu'elle exerce sur le ventre, tiraillements qui retentissent jusque dans les reins.

Ce qui caractérise surtout l'hydrocèle et la différencie des autres tumeurs des bourses, c'est :

a, sa forme ;

b, son volume ;

c, son poids ;

d, sa transparence.

Je vais examiner successivement chacun de ces caractères signalétiques ; ensuite je dirai quelques mots des divers liquides qu'on peut rencontrer dans l'hydrocèle.

a. *Forme de l'hydrocèle.* Au début de la maladie, la forme de la tumeur ressemble, à peu de chose près, à celle d'un testicule hypertrophié. En prenant de l'accroissement, elle s'allonge, prend la forme d'une poire (H, fig. 243), dont le sommet est dirigé en haut vers le ventre ; la base correspond à la partie inférieure des bourses : elle offre presque toujours, vers le milieu de sa longueur, un étranglement transversal qui lui donne l'*aspect d'une calebasse*.

b. *Son volume* varie beaucoup, depuis celui d'une poire jusqu'aux dimensions d'une tête d'adulte. On a vu la tumeur acquérir un développement tel, qu'elle descendait jusqu'auprès du genou. Le liquide contenu dans l'hydrocèle est aussi très-variable : on peut trouver depuis une cuillerée jusqu'à deux, trois, et même quatre litres de sérosité. Le plus souvent il y a de cent à trois cents grammes de liquide.

c. *Son poids*, et c'est là ce qui la différencie du sarcocèle, est généralement moindre qu'on ne serait disposé à le penser. Dans le sarcocèle, en effet, la tumeur est très-pesante, tandis que dans l'hydrocèle elle est d'un poids à peu près semblable à celui d'une égale quantité d'eau.

d. Le signe caractéristique de l'hydrocèle se tire de la *transparence* de la tumeur. Pour constater cette transparence, il faut que la tumeur soit placée dans un endroit obscur, entre l'œil du chirurgien et la lumière d'une bougie, et disposée de telle sorte que les rayons lumineux ne puissent arriver à l'œil de l'opérateur qu'après avoir traversé l'hydrocèle. Pour mieux intercepter les rayons directs de la bougie, on place sa main de champ sur la tumeur. Dans quelques circonstances rares, ce caractère manque, ce qui peut tenir à l'épaississement sarcomateux des enveloppes du testicule, ou à la coloration noirâtre du liquide épanché.

e. *Nature du liquide* constituant l'hydrocèle. La tumeur contient ordinairement de la sérosité pure d'une teinte légèrement citrine. Sa pesanteur spécifique est supérieure à celle de l'eau ; son odeur est fade et rappelle un peu celle du sperme ; elle est composée d'eau, d'albumine et de quelques sels. Mais le liquide n'a pas toujours ces caractères : quelquefois la matière épanchée est lactescente, d'un vert très-foncé ou semblable à une bouillie noirâtre. Dans ce dernier cas, l'analyse chimique et microscopique permet de reconnaître la présence du sang décomposé.

L'hydrocèle n'a rien de grave par elle-même, et il n'est pas rare de rencontrer des personnes qui en sont affectées pendant quinze, vingt ans, et même plus, sans éprouver d'autre incommodité que celle qui résulte du volume de la tumeur. Mais quand elle a acquis une certaine dimension

37

et qu'elle continue à grossir, elle peut, en tiraillant le cordon, causer de fortes douleurs de reins. En s'appro priant pour son développement la peau des environs, elle peut déformer la verge au point de la cacher presque complétement (P', fig. 244) et de rendre le coït impossi-

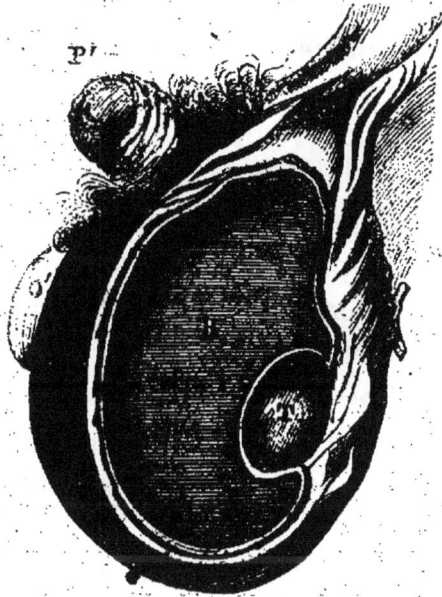

FIGURE 244.

Représentant l'intérieur d'un scrotum du côté gauche, affecté d'hydrocèle.

P', la verge (ou pénis) ratatinée par suite du développement de la tumeur.

O', le testicule droit.

H', intérieur de l'hydrocèle : espace occupé par le liquide épanché.

T, testicule gauche à la place qu'il occupe le plus souvent dans l'hydrocèle (en bas, en dedans et arrière).

Cette position du testicule doit toujours être présente à l'esprit du chirurgien, au moment de l'opération, afin d'éviter la piqûre de l'organe sécréteur du sperme.

ble. Elle nuit aussi à l'expulsion des urines, et à la longue elle peut éteindre ou du moins gêner la faculté sécrétoire du testicule.

Elle guérit quelquefois d'elle-même, mais c'est très-rare. Dans l'immense majorité des cas, les malades doivent réclamer les secours de l'art.

Le traitement de l'hydrocèle est *palliatif* ou *curatif.*

A. Le *traitement palliatif,* ainsi que l'indique son nom, ne sert qu'à soulager les malades momentanément, mais ne les guérit pas définitivement. Ce traitement consiste dans l'évacuation du liquide de la tumeur, à l'aide d'une ponction faite avec un trocart ou une lancette, mais le liquide se reproduit après un temps plus ou moins long, et c'est à recommencer, à moins que le malade ne préfère le traitement suivant.

B. Le *traitement curatif* ou la *cure radicale* de l'hydrocèle peut s'obtenir par différents procédés : au moyen d'*applications locales,* aidées d'un traitement interne approprié, ou par des *moyens chirurgicaux.*

Quand l'hydrocèle est récente, qu'elle n'est pas trop volumineuse, et qu'elle reconnaît pour cause une violence extérieure, on peut espérer, et on doit tenter de guérir la tumeur par des applications astringentes, telles que solution d'alun, de sulfate de fer, de tannin, de gros vin dans lequel on a fait bouillir des roses de Provins. On aidera l'action de ces topiques par des purgations assez actives renouvelées tous les trois à quatre jours.

Les diverses applications topiques dont je viens de faire l'énumération suffisent toujours, à elles seules, pour guérir l'hydrocèle des enfants.

Mais quand l'hydrocèle est trop ancienne, très-volumineuse, ou qu'elle s'est développée sans cause appréciable, on ne pourra guère en espérer la *cure radicale* que par des *procédés chirurgicaux.* Ces procédés sont fort nombreux : ce sont la *cautérisation*, les *tentes* et les *canules*, le *séton*, l'*incision* et les *injections*.

De ces diverses méthodes, je ne parlerai que de l'*in- iection*, qui est la seule usitée généralement : cette mé-

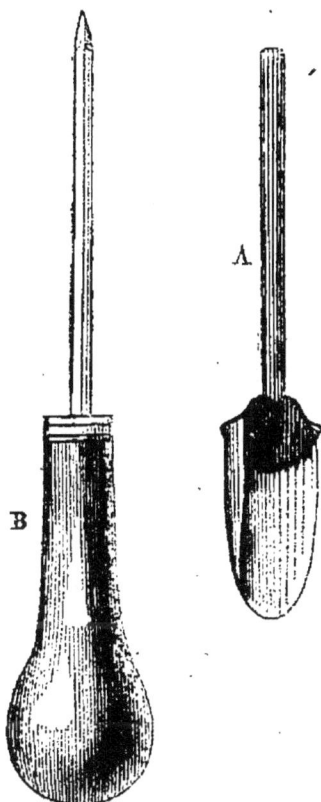

FIGURE 245, 246.

Représentant le trocart et la canule qui servent à l'opération de l'hydrocèle, par la méthode d'injection.

Pour pratiquer l'opération, le trocart B, préalablement enduit d'un corps gras, est adapté dans la canule A.

A (fig. 246), la canule.

B (fig. 245), le trocart ou poinçon.

thode consiste à évacuer le liquide épanché (H', fig. 244), à l'aide d'une ponction avec un trocart (B, fig. 245), et à injecter à sa place, dans la tunique vaginale, au moyen de la canule A (fig. 246), un liquide irritant, que l'on fait sortir après quelques minutes de séjour dans cette cavité.

Des liquides de composition variée ont été préconisés pour cet usage. Ainsi on a employé tour à tour une solution de nitrate de potasse, de sublimé corrosif, d'alun, de sulfate de zinc, de sulfate de fer; de l'alcool étendu d'eau; du vin de Porto coupé avec une décoction de roses; du vin de Médoc étendu d'eau. Dupuytren se servait de vin de Roussillon, dans lequel il faisait bouillir des roses de Provins, et auquel il ajoutait un peu d'eau-de-vie camphrée. La *teinture d'iode* a été préconisée dans ces derniers temps; elle est à peu près généralement employée maintenant.

Voici comment on procède : Quand on a disposé tous les instruments, le malade est placé sur un lit garni d'alèzes; le chirurgien soutient le scrotum, constate de nouveau la transparence du liquide, et s'assure de la situation du testicule (T, fig. 244) et du cordon, pour ne pas les blesser dans la ponction. Alors, de la main droite il saisit le trocart armé de sa canule (fig. 245, 246) et l'enfonce d'un coup sec sur la partie antérieure et externe de la tumeur (H, fig. 244); on a eu soin de limiter d'avance par le pouce et l'index la longueur dont on juge qu'il est nécessaire de faire pénétrer le trocart. On embrasse alors la canule, près de la peau, avec les deux premiers doigts de la main gauche, et on retire le poinçon pour faire écouler le liquide. Un aide remplit ensuite une seringue à hydrocèle avec la teinture d'iode, et fait pénétrer ce liquide, par la canule, dans la cavité de la tunique vaginale H' (*ibid.*). Ce liquide doit entrer lentement, et l'on s'arrête quand la tunique vaginale est à moitié pleine. On retire la seringue, et le chirurgien place son doigt sur l'ouverture de la canule, pour empêcher le liquide de sortir. Alors il secoue légèrement le scrotum, pour faire pénétrer le liquide dans toutes les anfractuosités de la tunique vaginale. Après quelques minutes (cinq à dix) de séjour, on fait écouler par la canule la presque totalité du liquide injecté ; on retire celle-ci avec précaution, et l'opération est terminée.

On recommande ensuite au malade de couvrir les bourses de compresses astringentes, et en quelques jours (dix à vingt au plus) la guérison radicale est obtenue par l'adhérence des deux feuillets de la tunique vaginale.

Si, par exception, les deux tuniques vaginales étaient à la fois le siége d'hydrocèle, il serait plus prudent de ne les opérer que successivement.

§ IV.

VARICOCÈLE.

On désigne sous le nom de *varicocèle* la dilatation variqueuse des veines du cordon testiculaire (VVVVVV, fig. 248). C'est une maladie très-commune. Elle reconnaît *diverses causes.*

a. La *disposition anatomique.* Les veines du cordon testiculaire sont très-longues et placées de telle manière, que le sang y circule contre les lois de la pesanteur ; ensuite elles sont dépourvues de valvules, circonstance qui y rend la circulation ascendante encore plus difficile. Enfin certaines personnes, dont le système veineux général est très-faible, ont une tendance naturelle à avoir toutes les veines affectées de varices.

b. L'*abus des plaisirs vénériens* et la *masturbation* produisent, à la longue, le varicocèle, en déterminant trop souvent un afflux sanguin et une turgescence des glandes séminales et des vaisseaux du cordon spermatique. Cette distension trop fréquente amène le relâchement, l'affaiblissement des parois et, par suite, la dilatation des veines.

c. Aussi l'*âge adulte* est-il, pour cette raison, une des conditions favorables au développement du varicocèle. C'est, en effet, depuis la puberté jusqu'à l'âge de trente-cinq ans qu'on observe surtout cette maladie. Rarement on la rencontre dans la vieillesse, et, vers l'âge de cinquante à cinquante-cinq ans (moment de la diminution de vitalité des organes génitaux), le varicocèle s'atrophie et finit par disparaître spontanément chez les personnes qui avaient le plus souffert de cette affection.

d. La *constipation habituelle* est une cause toute mécanique de varicocèle, par l'obstacle que les matières fécales, accumulées dans le gros intestin, opposent au retour du sang vers le système veineux central. C'est ce qui explique pourquoi le varicocèle existe bien plus souvent à gauche qu'à droite, puisque c'est du côté gauche qu'est située l'S iliaque du colon descendant, dans lequel vient séjourner le résidu de la digestion, et que la veine spermatique passant sous cette portion de l'intestin se trouve par là comprimée : d'où résultent l'engorgement et la distension des vaisseaux sanguins.

e. Une *hernie ancienne* ou une *tumeur du ventre*, comprimant les veines du cordon, peuvent, par la même raison, devenir la cause du varicocèle.

f. Enfin les *professions* qui obligent à rester longtemps debout, à monter à cheval, sont des causes prédisposantes de cette maladie.

Les *symptômes* du varicocèle sont très-tranchés. C'est une tumeur qui s'étend depuis le testicule jusqu'à l'anneau inguinal (fig. 247). Elle est noueuse, molle, élastique, pâteuse, formant des ondulations comme ferait un pa-

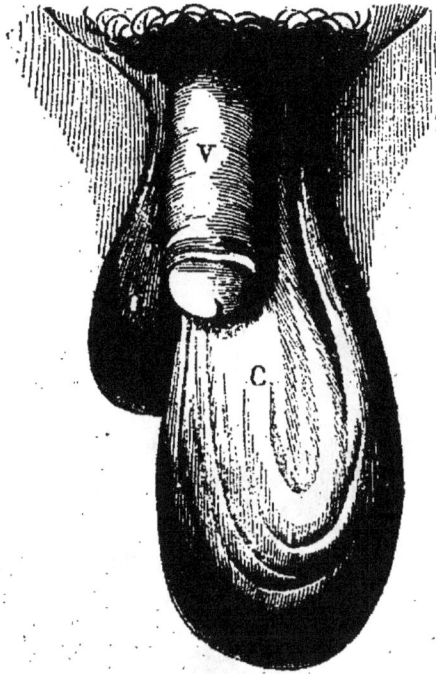

FIGURE 247.

Représentant un varicocèle du côté gauche.

V, la verge, ou pénis.
O, la bourse du côté droit, à l'état normal.
C, la bourse du côté gauche affecté de varicocèle.

quet de vers placés sous la peau (VVVVVV, fig. 248). La peau des bourses est habituellement flasque, irrégulière, comme mamelonnée, et descend plus bas que d'habitude, suivant le volume de la tumeur, qui peut, quand la maladie est ancienne, être assez considérable pour atteindre le milieu de la cuisse.

Les caractères signalétiques du varicocèle sont de diminuer ou même de disparaître quand le malade est couché, d'augmenter beaucoup quand il est resté longtemps debout ou qu'il a fait une longue course à pied, surtout

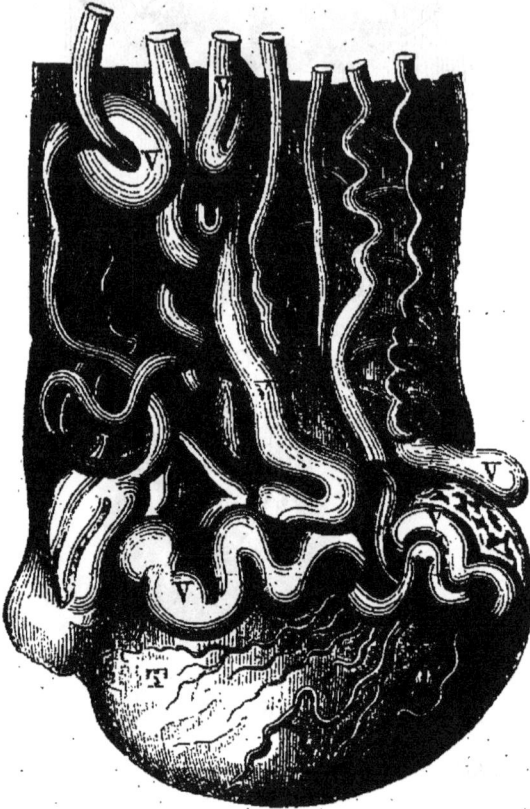

FIGURE 248.

Représentant un varicocèle dépouillé de ses enveloppes.

TT', le testicule dans sa situation habituelle, c'est-à-dire à la partie inférieure de la tumeur, dans le cas de varicocèle.

VVVVVV, les veines du cordon spermatique, dont la dilatation et les sinuosités flexueuses constituent la tumeur.

après un bain chaud. C'est pourquoi la tumeur est toujours beaucoup plus prononcée le soir que le matin.

La pression fait disparaître l'engorgement, qui revient dès qu'on abandonne les bourses à elles-mêmes.

37.

Tant que la maladie est récente ou peu avancée, on distingue bien le testicule; mais, à mesure qu'elle fait des progrès, l'épididyme et le testicule lui-même se trouvent changés en une substance molle pâteuse.

Le varicocèle peut exister pendant longtemps chez un malade sans qu'il s'en aperçoive; mais, le plus souvent, cette affection détermine dans les reins des douleurs sourdes, puis plus aiguës par intervalle, surtout après de longues courses; une pesanteur habituelle dans le testicule; des tiraillements dans le trajet du cordon; des coliques.

Le varicocèle est beaucoup plus incommode l'été que l'hiver.

On a remarqué que les malades atteints de varicocèle étaient disposés à s'en tourmenter beaucoup; ils sont constamment préoccupés de leur mal, deviennent mélancoliques, hypochondriaques et enclins au suicide.

C'est une maladie qui, par elle-même, n'est pas grave et n'entraîne jamais la mort; mais le découragement, la prostration morale dans laquelle elle jette certaines personnes, font qu'on s'est beaucoup occupé de cette affection, dont le soulagement d'abord et la guérison radicale ensuite peuvent très-facilement s'obtenir.

Le traitement est palliatif ou curatif.

Le *traitement palliatif* guérit très-souvent les malades, quand ils ont la patience de s'y astreindre pendant un temps convenable. On fera d'abord usage d'un suspensoir bien fait. Ce moyen suffit à un grand nombre de personnes pour qu'elles ne soient jamais incommodées de leur varicocèle. Quand le suspensoir fatigue les bourses, j'ai l'habitude de recommander de les soutenir de la manière suivante : on attache autour du ventre une serviette pliée en trois, ensuite on place sous les testicules le milieu d'un mouchoir plié en cravate, dont les deux extrémités viennent s'attacher à la serviette, par devant et par derrière, à l'aide d'épingles.

Un autre moyen de maintenir les testicules consiste à relever et refouler la glande en haut, à tirer en bas la peau des bourses, et à l'entourer d'un lien circulaire modérément serré. Le testicule se trouve remonté, ainsi que les veines variqueuses du cordon.

Il faut s'opposer à la constipation, soit par une nourriture rafraîchissante, soit par l'emploi régulier de lavements émollients. Le malade évitera les marches forcées, la station debout prolongée, la danse, l'équitation, les bains chauds.

Il renoncera à de funestes habitudes et n'usera du coït que très-modérément.

Les bains frais, les lotions froides matin et soir sur les bourses, avec de l'eau pure ou un liquide astringent, soulagent beaucoup le malade. Les compresses imbibées d'extrait de Saturne, de solution d'alun, de décoction de roses de Provins dans du gros vin, facilitant la rétraction des tissus et rendant aux muscles du testicule (*Crémaster;* voir *Anatomie,* page 62) leur tonicité première, peuvent guérir le varicocèle quand le malade est assez prudent pour en continuer l'usage pendant longtemps.

Enfin, dans ces derniers temps, on s'est occupé du *traitement curatif,* ou de la *cure radicale* du varicocèle. Ce traitement a pour but d'oblitérer complétement les veines variqueuses (VVVVVV, fig. 248). On arrive à ce résultat par deux procédés différents : la *compression* ou la *ligature.*

Compression. Cette méthode consiste dans l'emploi d'une pince qui, au moyen d'une vis de pression, exerce une constriction de plus en plus forte sur les veines et la peau. Au bout de huit à dix jours, les parties comprises entre les mors de la pince sont réduites à l'état de parchemin, et les veines se trouvent coupées.

La *ligature* des veines variqueuses se fait de la manière suivante : on passe un fil d'argent avec une aiguille derrière le cordon ; un autre est glissé, par les mêmes ouvertures, au-devant de lui ; le paquet veineux se trouve ainsi placé entre les deux fils, sous la peau. Il faut avoir soin, comme dans le cas précédent, d'*isoler le canal déférent*. On tord alors les extrémités de ces fils ; par la torsion ils se rapprochent de plus en plus et étreignent les veines. En continuant cette constriction, le cordon métallique entraîne dans son mouvement de rotation les parties comprises entre les deux fils : les veines sont *enroulées*, comme la corde sur un cabestan. Les deux bouts des fils d'argent sont ensuite noués sur le plein d'une bande de toile que l'on met au-devant de la peau des bourses, et on passe au-dessous du nœud une sonde cannelée, pour pouvoir serrer chaque jour davantage, jusqu'à ce que la peau et les veines aient été coupées par des fils métalliques.

L'avantage de ce procédé sur le précédent est de diviser les veines en plusieurs points de leur longueur, tandis que la pince ne les coupe qu'en un seul endroit.

Bien que ces opérations ne soient pas dangereuses, on ne devra néanmoins y recourir qu'après avoir constaté l'insuffisance des moyens palliatifs indiqués plus haut ; et dans le cas où les souffrances seraient intolérables.

OBSERVATIONS DE GUÉRISON

DES MALADIES DES TESTICULES.

PREMIÈRE OBSERVATION.

Vingt-huit ans, non marié. Engorgement du testicule gauche datant de deux ans. Traitement antérieur inutile. Guérison en trois mois.

M. Jules V.... gagna un écoulement blennorrhagique à l'âge de vingt et un ans ; sa chaude-pisse tomba dans les bourses, et il eut les deux testicules successivement enflammés. En six mois de traitement, il était complétement guéri. Deux ans après, nouvel écoulement, nouvel accident dans les testicules, qui guérirent également sans qu'il restât aucune trace de leur inflammation.

Trois ans plus tard, sans cause appréciable, le testicule du côté gauche devint le siége de douleurs sourdes, d'une pesanteur incommode. Son volume augmenta du double assez rapidement. Le malade se contenta d'abord de porter un suspensoir, et continua de vaquer à ses occupations habituelles. Après avoir employé sans succès les traitements qui lui avaient déjà réussi deux fois, il alla consulter un chirurgien dont l'opinion fut qu'il fallait faire l'amputation de l'organe engorgé. Le malade ne voulut pas, sans d'autres tentatives, arriver d'emblée à la dernière ressource. Le chirurgien lui avait prédit que les traitements qu'on lui ferait suivre n'auraient aucun résultat favorable et ne serviraient qu'à laisser aggraver le mal. M. V...., peu rassuré par cet avis, se hâta de consulter un autre médecin, dont l'opinion fut beaucoup moins alarmante. Mais le résultat de son traitement fut bien plus inquiétant, puisque, sous son influence, le volume du testicule avait doublé, et les douleurs avaient pris un caractère lancinant, presque sans interruption.

C'est à ce moment que je vis M. Jules V.... Le testicule avait le volume du poing, était d'une consistance très-dure, à surface inégale, et le siége de douleurs continues, sourdes le jour et lancinantes pendant la nuit; ce qui empêchait le malade de prendre aucun repos depuis plus de quatre mois.

Aussi ces souffrances, jointes à ses préoccupations morales, avaient-elles altéré profondément son organisation jusque-là très-robuste. Il était pâle, amaigri, sans aucune force physique ni énergie morale. Ses fonctions digestives, presque abolies, ne permettaient qu'une réparation fort incomplète par les aliments. Toutes ses facultés intellectuelles étaient concentrées sur son mal : d'un caractère expansif et enjoué avant sa maladie, il était devenu triste, morose, fuyant la société de ses amis, et complétement absorbé par ses douleurs. Depuis quelque temps surtout, la pensée du suicide revenait fréquemment le torturer, et il était bien résolu, m'avoua-t-il depuis, à se brûler la cervelle plutôt que de subir l'amputation du testicule. Le commencement du traitement fut laborieux, à cause du mauvais état des voies digestives. Mais le malade, s'étant aperçu d'une diminution dans l'acuité des douleurs et dans le volume de l'engorgement, prit confiance, et, dans l'espace de deux mois, il y avait une amélioration très-prononcée dans l'état local, et surtout dans la santé générale de M. V..... De jour en jour on le voyait renaître à la vie. Après trois mois de médication, il ne ressentait

plus aucune douleur ; la tumeur avait diminué des trois
quarts. A cette époque, le malade quitta Paris avec les instructions nécessaires pour compléter la cure. Six mois
plus tard, il m'écrivit pour m'annoncer sa guérison définitive, son mariage depuis deux mois, et le commencement
de grossesse de sa femme.

DEUXIÈME OBSERVATION.

*Trente-quatre ans. Double engorgement des testicules.
Traité inutilement pendant dix mois par trois médecins. Guérison radicale en quatre mois.*

J'avais guéri M. P....., en 1845, d'une affection catarrhale rebelle qui l'avait fait déclarer poitrinaire par deux
célèbres médecins, et je l'avais, depuis cette époque,
perdu de vue, quand il vint me consulter, l'an dernier,
pour un double engorgement des testicules, datant de
dix mois. Cette maladie l'avait déjà, à deux reprises, em-
pêché de se marier, et il avait hâte d'en être débarrassé.
Le testicule droit s'était d'abord engorgé, puis successivement le gauche s'était pris, et tous deux avaient à peu
près le volume d'un gros œuf de dinde quand je l'examinai. Il s'était d'abord adressé à d'illustres spécialités, qui
l'avaient inutilement soumis à un traitement mercuriel ;
ensuite il s'était abandonné à des charlatans, qui avaient
causé un double préjudice à sa bourse et à sa santé.

Retenu par la fausse honte de ne pas s'être adressé
d'abord à moi, il ne me vint consulter que pressé par la
nécessité et commençant à s'alarmer sur les suites de
son affection. Après un examen très-attentif de son mal,
je ne tardai pas à le rassurer et à lui faire entrevoir la
guérison dans un avenir assez rapproché. Il se soumit

très-scrupuleusement à mes prescriptions, et ne tarda pas à en voir le résultat. Les douleurs cessèrent promptement, l'engorgement diminua de jour en jour, et bientôt le malade fut tourmenté par les érections, qui, depuis un an environ, avaient complétement cessé. Il vit reparaître successivement tous les signes de la virilité, et, dès que les testicules eurent repris leur volume normal, il se maria.

TROISIÈME OBSERVATION.

Trente et un ans. Gonflement du testicule droit ; bosselures à la surface, ulcérations et fistules. Trois traitements inutiles pendant deux ans. Guérison après six mois de médication.

M. G... B..., âgé de trente et un ans, vint me consulter, il y a trois ans, pour une affection très-grave du testicule droit. D'une vie très-calme habituellement, il n'avait commis dans son adolescence aucun des excès auxquels sont si facilement entraînés les jeunes gens. Il n'avait jamais contracté de maladies vénériennes, et s'était marié à vingt-six ans. Deux ans après son mariage, sans cause appréciable, était survenue une tumeur sur le testicule droit : d'abord peu douloureuse, elle devint bientôt le siége d'élancements violents, qui réveillaient le malade pendant son sommeil. La marche était très-fatigante et faisait redoubler les souffrances. La peau ne tarda pas à devenir rouge, chaude ; elle s'amincit progressivement, puis s'ulcéra, et il en sortit un liquide semblable à du petit-lait plein de grumeaux d'un blanc gris : le médecin qui lui donnait des soins déclara que c'était de la matière tuberculeuse.

Il se forma successivement sur le même testicule quatre bosselures semblables, qui donnèrent issue aux mêmes
produits morbides. Ces cinq ouvertures dégénérèrent en
fistules, et c'est en vain que pendant deux ans il consulta
plusieurs médecins, sans compter tous les remèdes populaires qu'il appliqua sur la partie malade. Il était presque
décidé à subir l'opération que lui avait conseillée le dernier chirurgien, quand un de ses parents l'amena à ma
consultation.

Je constatai un engorgement tuberculeux du testicule,
compliqué de fistules. Je fis comprendre au malade que
la cause de son affection était dans un vice du sang, et
qu'il n'obtiendrait de guérison durable que par une médication qui purifierait la masse de ce liquide. Après trois
mois de traitement, M. G... B... commença à en voir les
résultats : sa santé générale s'améliora d'une manière notable, le testicule diminua de moitié, et quatre des cinq
fistules se fermèrent. Au bout de six mois, il était aussi
bien guéri que possible : il ne restait plus que de petites
callosités correspondant aux trajets fistuleux oblitérés.
Les facultés viriles, qui avaient considérablement baissé
depuis la maladie, reprirent toute leur énergie primitive.

QUATRIÈME OBSERVATION.

*Quarante-cinq ans. Hydrocèle volumineuse du côté gau-
che. Traitements palliatifs impuissants. Traitement
curatif; guérison radicale.*

M. M..., âgé de quarante-cinq ans, avait été atteint
dans sa jeunesse de trois écoulements qu'il avait parfaitement guéris. Montant souvent à cheval, il avait eu, à
plusieurs reprises, des froissements du testicule auxquels

il avait prêté peu d'attention. Vers l'âge de quarante-deux ans, il avait conservé une légère sensibilité dans le testicule gauche, et la partie de ce côté avait augmenté de grosseur. En peu de temps cet organe prit un volume assez considérable pour qu'il consultât son médecin ordinaire, qui lui fit inutilement faire diverses applications fondantes. Quand la tumeur eut acquis un fort développement, la douleur disparut tout à fait; M. M... s'inquiéta assez pour se décider à venir à Paris me consulter.

Je reconnus l'existence d'une tumeur énorme qui avait, par son développement, accaparé la peau de la partie interne des cuisses, du bas-ventre et de la verge, de sorte que cet organe était pour ainsi dire noyé dans la tumeur (fig. 244). A son aspect piriforme, à sa légèreté relative, à sa fluctuation, et surtout à sa transparence à la lumière, il me fut facile de reconnaître une hydrocèle de la tunique vaginale. Autant à cause du volume considérable de la tumeur qu'à raison de son ancienneté (trois ans) et de l'inutilité des traitements déjà mis en usage, je dis au malade qu'il devait se résoudre de suite à l'opération. Elle fut pratiquée quelques jours après, avec toutes les précautions convenables, et je retirai, par ponction, trois quarts de litre de sérosité. Les suites de l'opération furent très-simples et des plus naturelles. Dix jours après, M. M... retournait à ses affaires, en pleine voie de guérison. Je le revis un an plus tard; la cure s'était parfaitement consolidée.

Comme complément de ce chapitre, je prie le lecteur de se reporter à la remarquable observation de guérison rapportée à la page 256. (*Complications des rétrécissements.*)

ONANISME OU MASTURBATION.

Je comprends sous ces dénominations toute action par laquelle, en dehors des rapports sexuels réguliers de l'homme et de la femme, on provoque la sensation voluptueuse des plaisirs de l'amour.

Cette définition est beaucoup plus large que celle des divers auteurs qui ont traité de ce vice honteux, puisqu'elle comprend, non-seulement la masturbation proprement dite, c'est-à-dire les plaisirs solitaires excités par le secours de la main, mais aussi des divers artifices par lesquels le raffinement d'une civilisation corrompue sollicite des organes affaiblis pour ranimer une virilité absente.

Par quelque mode, en effet, qu'on se procure le résultat dont je parle, les conséquences en sont absolument les mêmes, soit sur les organes génitaux : *épuisement, perte de la virilité;* soit sur les divers appareils de l'organisation, spécialement sur le système nerveux : *affaiblissement de la mémoire et de l'intelligence, tendance à l'isolement, l'idiotisme, l'aliénation mentale;* sur le système respiratoire : *douleurs dorsales, catarrhe pulmonaire, phthisie;* sur le système circulatoire : *oppression, palpitations nerveuses, anévrismes;* sur le système digestif : *gastrite, gastralgie, borborygmes, constipation, hémorroïdes;* sur les appareils des sens (en particulier sur ceux de la vue et de l'ouïe) : *éblouissements, affaiblissement de la vue, amaurose, bourdonnement, tintement d'oreilles, surdité;* sur l'appareil musculaire : *fatigue au plus léger exercice, essoufflement, besoin continuel de repos, mollesse des chairs, paralysie générale* ou *partielle*, etc., etc.

Sans entrer dans des descriptions puériles, faites le plus souvent dans le but d'épouvanter les malades, sinon dans des intentions moins avouables, je me bornerai à signaler les *causes* qui, outre la dépravation originelle, peuvent provoquer et entretenir dans l'un et dans l'autre sexe la déplorable habitude de l'onanisme. Ensuite j'en indiquerai les *conséquences locales et générales;* et enfin je tracerai les *indications curatives* et les *conseils* à donner aux personnes qui, comprenant toute la profondeur de l'abîme dans lequel elles se précipitent volontairement, implorent la main secourable qui les tirera du danger.

Les personnes qui désireront avoir ces questions traitées *in extenso*, devront consulter l'ouvrage que j'ai récemment publié sous le titre : « *D'une cause fréquente et peu connue d'Epuisement prématuré.* »

A. **Causes de l'onanisme.**

C'est surtout chez les *jeunes gens* de l'un et de l'autre sexe que la masturbation fait le plus de ravages, et c'est par là qu'elle frappe, pour ainsi dire, la société dans ses éléments, en énervant, dès leurs premiers pas, les sujets les plus propres à concourir à sa conservation.

La *prédominance du système nerveux* sur les autres appareils de l'organisation est, surtout dans le jeune âge, une des plus puissantes causes de l'onanisme. C'est, en effet, immédiatement après la première enfance, à cette époque où les facultés commencent à se développer avec énergie, que les jeunes gens courent les plus grands dan-

gers. Si, dans ces circonstances, *un hasard malheureux,
de perfides conseils, les confidences pernicieuses d'un ca-
marade* ou *les attouchements criminels d'une domestique,*
qui devrait au contraire préserver l'enfant, lui révèlent
en quelque sorte un nouveau sens, il ne tarde pas à se
former, vers les organes génitaux, une concentration
plus ou moins vive des forces de la vie, et le sujet, entraîné par un plaisir trop hâtif, se livre avec fureur aux
excès d'un vice qui doit bientôt le conduire au tombeau,
ou devenir la source de maladies qui lui causeront, pendant tout le reste de son existence, des regrets bien amers
et trop souvent inutiles.

Il arrive quelquefois que, par une disposition spéciale de
l'organisme, les *parties sexuelles très-développées,* très-
sensibles, sollicitent, machinalement d'abord, le sujet à
des actes solitaires dont il ne pénètre nullement le but, et
qui, en se répétant, l'entraînent à la pratique habituelle
de l'onanisme. Ainsi, je vois souvent de jeunes enfants de
l'un et de l'autre sexe chez lesquels cette funeste habitude est entretenue par de *petits vers blancs (ascarides),
dont le siége est à l'anus ou dans les replis des parties
génitales :* par suite de ces attouchements involontaires,
ces organes, irrités, sécrètent une humeur jaunâtre qui
éveille l'attention des parents. On voit alors les organes
sexuels rouges, tuméfiés. Des soins de propreté fréquemment renouvelés et une surveillance active ont bientôt fait
justice de cette fâcheuse tendance à l'onanisme.

Il est malheureusement bien moins facile de faire changer de mauvaises habitudes, ou d'en arrêter les progrès en
temps opportun, quand les individus ont atteint l'*adolescence,* et qu'ils sont réunis en grand nombre dans les *éta-
blissements publics,* lycées de jeunes gens et pensionnats
de jeunes filles. Aussi est-ce là, malgré d'incontestables

avantages, un des principaux inconvénients de l'éducation
en commun. En supposant, en effet, qu'un seul pension-
naire se livre à cette odieuse pratique, ou bien en reçoive
la tradition d'un élève plus ancien, l'onanisme ne tardera
pas à se propager et saura, par mille artifices, déjouer
la surveillance la plus inquiète et la plus expérimentée.

J'ai reçu maintes fois, de certains malades, la confidence qu'ils ne s'étaient livrés à la masturbation que par
des *scrupules religieux*, croyant commettre une faute
moins grande par la pratique des plaisirs solitaires que
par les relations sexuelles avec une femme illégitime.

Comme cet ouvrage est un livre de science, et qu'il est
surtout destiné à la guérison des malades, il est tout à fait
inutile que je parle des instruments variés ou des procédés bizarres par lesquels l'imagination dépravée de certains individus des deux sexes a tenté de se procurer de
honteux plaisirs. Je ferai seulement la remarque que les
jeunes filles sont, sous ce rapport, beaucoup plus ingénieuses que les garçons.

B. Conséquences de l'onanisme.

Ainsi que je l'ai dit au commencement de ce chapitre,
quel que soit l'artifice par lequel on provoque l'excitation
fréquente de l'appareil sexuel, les conséquences sur l'économie tout entière et sur les organes génitaux n'en sont
pas moins les mêmes. Mais c'est principalement :

1º Sur le *système nerveux central* et ses dépendances,
les *organes des sens*, la vue et l'ouïe surtout,

Et 2º sur l'*appareil de la digestion*, que l'habitude de
l'onanisme laisse des traces indélébiles.

Le raisonnement est parfaitement d'accord avec l'expérience pour rendre compte des altérations que je signale. Après chaque émission de fluide séminal, ou après le spasme convulsif provoqué par la masturbation, il y a *affaiblissement très-marqué des facultés intellectuelles*, dont on se rétablit plus ou moins promptement; mais, insensiblement un temps plus long est indispensable pour obtenir le même résultat, et peu à peu *l'énergie des facultés intellectuelles s'affaisse, le sentiment s'émousse, le feu de l'imagination se ralentit, et les affections morales s'éteignent.*

Les organes des sens participent plus ou moins promptement, mais d'une manière inévitable, à ce délabrement général. C'est ainsi qu'on voit survenir, outre l'*altération caractéristique des traits du visage*, l'*amaigrissement des traits*, *l'excavation* et le *cercle bleuâtre plus ou moins large qui entoure les yeux*, les *éblouissements*, l'*affaiblissement de la vue*, l'*amaurose*, l'*amblyopie* et tous les autres *troubles de la vision;* les *bourdonnements, tintements d'oreille* et la *surdité.*

Dans les premiers temps de l'onanisme, le *canal alimentaire semble redoubler d'efforts pour réparer les pertes excessives* que subit l'organisme; on remarque, en effet, que *l'appétit est plus vif*, le malade est *insatiable, les digestions sont très-promptes;* mais, *malgré une alimentation très-réparatrice, l'individu ne profite pas*, il devient même plus maigre et *perd ses forces* de jour en jour. Quelque temps après, il a toujours la même avidité pour les aliments; mais l'estomac, soumis à un travail d'élaboration forcé et continu, n'exécute plus ses fonctions avec la même régularité ni la même promptitude; *les digestions deviennent lentes, laborieuses; l'estomac se charge de gaz;* il y a de fréquents *rapports aigres*, et quelquefois sans odeur; surviennent bientôt, soit la *constipation*, soit la *diarrhée:* souvent ces deux états alternent l'un avec l'autre, et l'on voit alors se déclarer de véritables *inflammations de l'estomac, du foie, des intestins.*

Indépendamment de l'action que les organes génitaux, continuellement irrités par la masturbation, exercent sur ces deux appareils, ils agissent encore de la manière la plus fatale sur les organes pulmonaires et de la circulation. C'est, en effet, la cause la plus fréquente de la *phthisie,* du *catarrhe pulmonaire,* des *palpitations de cœur,* des *anévrismes* et des *douleurs* plus ou moins vives et constantes que les masturbateurs ressentent *dans la poitrine ou le dos.*

L'*altération locale* que la masturbation provoque dans les organes génitaux consiste surtout :

1° *Chez les hommes,* dans des *pertes séminales,* le *relâchement des conduits éjaculateurs,* l'*affaiblissement,* la *perte de la virilité,* qui, en un mot, produisent la VIEILLESSE AVANT L'AGE;

2° *Chez les femmes,* dans des *maladies de matrice,* telles qu'*engorgement du corps et du col de cet organe, relâchement des ligaments, ulcérations, pertes de sang, flueurs blanches, cancer.*

Pour pouvoir bien comprendre le mécanisme de l'altération que subissent les organes générateurs par le fait de l'onanisme, de même que pour bien apprécier l'ensemble des symptômes généraux et l'*indication du traitement* à suivre, je prie le lecteur de lire avec la plus grande attention, comme complément de ce chapitre, les articles qui traitent des PERTES SÉMINALES et des MALADIES DE MATRICE (voir plus loin). Mais je ne veux pas quitter ce sujet sans établir un parallèle entre les effets du coït immodéré et ceux de la masturbation.

Si l'on compare les conséquences du coït et celles des plaisirs solitaires, il restera démontré que les causes qui se réunissent pour rendre dangereux les excès du premier agissent avec beaucoup plus d'énergie dans le second cas, et que plusieurs circonstances spéciales à la masturbation rendent plus graves les résultats de sa fréquente réitération.

Le spasme convulsif des systèmes nerveux et musculaire est beaucoup plus vif et plus prolongé pendant l'onanisme que pendant les rapports sexuels, puisque l'individu enclin à ce fatal penchant est quelquefois obligé de s'y reprendre à plusieurs fois avant d'avoir atteint le but qu'il désire. Une seconde observation qui concourt au même résultat, c'est qu'il est bien plus facile de se masturber que d'abuser du coït. L'individu qui se livre à l'onanisme porte en effet sans cesse avec lui l'aiguillon qui le tourmente et les moyens de satisfaire sa honteuse passion. Tous les instants du jour et de la nuit lui sont bons, aucun frein ne l'arrête, il lui suffit d'un moment de solitude pour assouvir sa passion; tandis que celui qui aime quelqu'un n'est pas toujours à portée de satisfaire ses désirs, par suite de l'absence de l'objet de son affection; ensuite, quand un homme s'adonne au coït, même avec intempérance, les fatigues qui en résultent pour sa compagne, et les égards qu'il a nécessairement pour elle, et *vice versâ*, préviennent son épuisement.

Comme terminaison de ce chapitre, je place sous les yeux du lecteur une observation remarquable, empruntée à Tissot, et qui présente un tableau complet des désordres nombreux qu'entraîne après elle la funeste habitude de l'onanisme.

« L. D....., horloger, avait été sage et avait joui d'une « bonne santé jusqu'à l'âge de dix-huit ans. A cette épo- « que, il se livra à la masturbation, qu'il réitérait tous les « jours, souvent jusqu'à huit fois. L'éjaculation était tou- « jours précédée et accompagnée d'une légère perte de

« connaissance et d'un mouvement convulsif dans les mus-
« cles de la tête, qui la retiraient fortement en arrière,
« pendant que le cou se gonflait extraordinairement. Il ne
« s'était pas écoulé un an, qu'il commença à sentir une
« grande faiblesse après chaque acte; cet avis ne fut pas
« suffisant pour le corriger : son âme, déjà livrée tout en-
« tière à ces infamies, n'était plus capable d'autres idées;
« et les réitérations de son crime devinrent tous les jours
« plus fréquentes, jusqu'à ce qu'il se trouvât dans un état
« qui lui fit craindre la mort. Sage trop tard, le mal avait
« déjà fait tant de progrès, qu'il ne pouvait être guéri; et
« les parties génitales étaient devenues si irritables et si
« faibles, qu'il n'était plus besoin d'un nouvel acte de la
« part de cet infortuné pour faire épancher la semence.
« L'irritation la plus légère procurait sur-le-champ une
« érection imparfaite, qui était immédiatement suivie d'une
« évacuation de cette liqueur, qui augmentait journelle-
« ment sa faiblesse. Le spasme qu'il n'éprouvait aupara-
« vant que dans le temps de la consommation de l'acte, et
« qui cessait en même temps, était devenu habituel et
« l'attaquait souvent sans aucune cause apparente et d'une
« façon si violente, que, pendant tout le temps de l'accès,
« qui durait quelquefois quinze heures, et jamais moins de
« huit, il éprouvait, dans toute la partie postérieure du
« cou, des douleurs si violentes, qu'il poussait, non pas
« des cris, mais des hurlements; il lui était impossible,
« pendant tout ce temps, d'avaler rien de liquide ou de
« solide. La voix était devenue enrouée; mais je n'ai pas
« remarqué qu'elle le fût davantage dans le temps de l'ac-
« cès. Il perdit totalement ses forces; obligé de renoncer à
« sa profession, incapable de tout, accablé de misère, il
« languit presque sans secours pendant quelques mois;
« d'autant plus à plaindre, qu'un reste de mémoire, qui

« ne tarda pas à s'évanouir, ne servait qu'à lui rappeler
« sans cesse les causes de son malheur et à l'augmenter de
« toute l'horreur des remords. J'appris son état, je me
« rendis chez lui; je trouvai moins un être vivant qu'un
« cadavre gisant sur la paille, maigre, pâle, sale, répan-
« dant une odeur infecte, presque incapable d'aucun mou-
« vement. Il perdait souvent par le nez un sang pâle et
« aqueux; une bave lui sortait continuellement de la bou-
« che; attaqué de la diarrhée, il rendait les excréments
« dans son lit sans s'en apercevoir; le flux de semence était
« continuel; les yeux, chassieux, troubles, éteints, n'avaient
« plus la faculté de se mouvoir; le pouls était extrêmement
« petit, vite et fréquent; la respiration très-gênée, la mai-
« greur excessive, les pieds œdémateux. Le désordre de
« l'esprit n'était pas moindre : il était sans mémoire, sans
« idées, incapable de lire deux phrases, sans réflexion,
« sans autre sentiment que celui de la douleur, qui reve-
« nait avec les accès au moins tous les trois jours. Être
« bien au-dessous de la brute, spectacle dont on ne peut
« concevoir l'horreur, l'on avait peine à reconnaître que
« ce malheureux avait appartenu autrefois à l'espèce hu-
« maine. » Après l'usage inutile de quelques remèdes an-
tispasmodiques, cet infortuné succomba.

C. Traitement de l'onanisme.

J'ai dit, plus haut, que la plupart des *indications thé-*
rapeutiques générales et locales surtout seraient formulées
dans les chapitres qui traitent des PERTES SÉMINALES et des
MALADIES DE MATRICE. Je ne veux signaler ici que les *re-*
commandations générales à faire aux sujets adonnés à
l'onanisme.

Quand ce sont des enfants, il importe avant tout d'examiner les parties génitales et leur voisinage pour y découvrir, s'il est possible, le motif qui entraîne machinalement d'abord, ainsi que j'ai eu occasion de le dire, les jeunes sujets à porter les mains dans cette région. Dans ce cas, des soins de propreté fréquemment renouvelés, en enlevant la cause d'irritation, font cesser immédiatement cette fâcheuse habitude. S'il n'existe ni petits vers blancs, ni rougeur inflammatoire, l'attention des parents devra surtout être tournée vers les relations d'école ou de pension, et les admonitions sévères, accompagnées de punitions s'il est nécessaire, auront bientôt fait justice de cette mauvaise tendance. Dans la plupart de ces cas, je conseille de vêtir les enfants de chemises très-longues, non fendues, et, au besoin, de maintenir les bras dans une camisole qui se ferme dans le dos et dont les poignets liés ensemble sont attachés d'une manière assez lâche.

Il est bien plus difficile de faire perdre aux jeunes gens l'habitude de la masturbation. Il est le plus souvent inutile d'avoir recours aux reproches et aux considérations morales sur l'énormité de leur hideuse passion. Comme ils sont fréquemment lâches et égoïstes, on s'attachera surtout avec succès à leur faire comprendre que l'état habituel de langueur du corps et de l'esprit dans lequel les jette l'onanisme n'est que l'avant-coureur de maladies beaucoup plus graves, telles que la *phthisie pulmonaire*, *l'aliénation mentale*, la *paralysie*, *l'impuissance*, une *caducité précoce*, etc. On devra surtout, ainsi que j'ai eu plusieurs fois occasion de le dire, *matérialiser leur existence*, fatiguer le corps par des exercices gymnastiques et de longues marches à pied; ne jamais les laisser à eux-mêmes dans la solitude, les faire lever de très-bonne neure, interdire formellement toute autre lecture que celle de physique, d'histoire naturelle, de relations de voyages, afin que, par des exemples habilement choisis, on développe dans leur esprit les sentiments généreux dont la jeunesse est très-avide.

PERTES SÉMINALES INVOLONTAIRES,

SPERMATORRHÉE, POLLUTIONS.

On entend par *pertes séminales* des écoulements de semence qui ont lieu sans aucune provocation érotique, ou
sans provocation érotique suffisante.

Cette maladie est une des plus insidieuses et des plus
graves qui puissent affliger un homme. Elle est très-fréquente et détermine de grands ravages qui sont souvent
confondus avec les symptômes des maladies du système
nerveux, non-seulement par des malades, mais aussi par
un grand nombre de médecins. Depuis une trentaine d'années, grâce aux investigations du microscope et aux progrès de l'analyse chimique des urines, cette affection est
une des mieux connues, des plus faciles à constater, et
d'une *guérison infaillible*, quand le malade est assez rai-
sonnable pour s'astreindre aux prescriptions de la science.

Cette maladie est la *source* la plus commune de l'*impuissance* et de la *stérilité* chez les hommes, et le grand observateur Hippocrate l'a bien nettement caractérisée par
les quelques lignes suivantes : «Elle est fréquente chez
« les nouveaux mariés et les libertins; il n'y a point de
« fièvre, l'appétit se conserve, mais le corps tombe en
« consomption. Si vous interrogez les malades, ils répon-

« dent qu'ils sentent comme des fourmis qui descendent
« de la tête le long de l'épine dorsale. En urinant ou en
« allant à la selle, ils rendent beaucoup de semence li-
« quide. *S'ils voient des femmes, ils n'engendrent pas.* Ils
« perdent la semence dans le lit, qu'ils aient des songes
« lascifs ou non ; ils la perdent à cheval, en marchant, de
« toute manière. Pour le dire brièvement, ils tombent dans
« des difficultés de respiration, dans un grand état de fai-
« blesse, avec des pesanteurs de tête et un bourdonnement
« aux oreilles. Si, dans cet état, ils sont atteints de fièvre,
« ils meurent de lipyrie, etc. »

Je ne m'occuperai, dans ce chapitre, des pertes séminales qu'autant qu'elles entraînent des conséquencas morbides. Car les pollutions qui ont lieu dans les premiers
temps de la puberté ou plus tard, après une longue continence, quand elles se font dans une certaine mesure,
sont le plus souvent salutaires en débarrassant l'économie
d'un excès de force qui la gêne. Les inconvénients qu'elles
peuvent présenter tiennent à leur fréquence, à leur abondance et à la constitution du sujet.

Les pertes de semence se produisent de trois manières
différentes :

1° *En allant à la garde-robe, en finissant d'uriner, en
montant à cheval, en faisant un effort quelconque,* la liqueur spermatique s'écoule en plus ou moins grande
quantité par l'urètre, en conservant à peu près toutes ses
propriétés ordinaires : c'est la *spermatorrhée, pollution
diurne* ou *perte séminale involontaire.*

2° La perte de semence peut avoir lieu la nuit, au milieu de rêves lascifs, ou même sans aucune sensation particulière ; les malades ne s'en aperçoivent qu'aux taches
qu'ils découvrent à leur réveil sur leur linge ou sur la
peau : ce sont les *pollutions nocturnes.*

3° Enfin le sperme peut être rendu *mêlé à l'urine*, sans érection et sans aucune sensation particulière. C'est là un des cas les plus graves de spermatorrhée, d'autant plus qu'elle peut exister longtemps sous cette forme sans qu'on en soupçonne l'existence.

4° Enfin, une quatrième manière dont peuvent se faire les pertes séminales, suivant certains auteurs, est la suivante : La perte a lieu *sans provocation érotique suffisante.*

Pour que l'éjaculation ait lieu, il faut, dans l'*état normal*, des actes d'excitation qui durent un certain temps : les désirs seuls, si vifs qu'ils soient, n'amènent pas l'éjaculation, même chez les personnes continentes; si donc le contact d'une femme, sa présence, certaines caresses lascives, font arriver l'éjaculation, celle-ci doit être considérée comme une perte, parce qu'il n'y a pas eu provocation érotique suffisante. Il en est de même quand l'éjaculation de la semence se produit, dans l'acte du coït, avant que le contact ait eu une durée assez prolongée.

Je n'admets pas complétement cette façon de voir; dans certains cas, chez les continents, cette circonstance peut se présenter, mais ce n'est que le fait plusieurs fois constaté qui est réellement un indice de relâchement.

Ces différentes espèces de pertes se rencontrent quelquefois simultanément chez le même individu; mais le plus ordinairement elles existent isolément, et l'on voit tel malade perdre la semence avec les urines sans avoir jamais ni pollutions nocturnes, ni évacuation en allant à la selle, et tel autre, au contraire, rendre une quantité notable de semence dans les efforts, sans qu'il s'en trouve ordinairement dans les urines; mais, pourvu que la perte soit constatée, le mode suivant lequel elle s'effectue importe assez peu, parce que toute évacuation exagérée de sperme est susceptible de produire les mêmes effets sur l'économie.

A. Causes de la spermatorrhée.

Ces causes sont nombreuses, et il s'en trouve le plus souvent plusieurs qui ont contribué à produire, sur la même personne, le développement de la maladie, en sorte qu'il est quelquefois difficile, dans ces cas complexes, de faire la part de chacune d'elles. Toutes les causes qui amèneront l'irritation fréquente ou l'inflammation aiguë ou chronique des canaux éjaculateurs et des vésicules séminales (*spermato-cystite*) seront des causes de pollutions. C'est presque de cette seule façon qu'agissent les maladies suivantes :

a. La *blennorrhagie*, surtout quand elle est passée à l'état chronique, est la cause la plus fréquente et la plus directe des pertes séminales involontaires. J'ai dit, en effet, précédemment, que le siége de la blennorrhagie ancienne était la partie profonde du canal de l'urètre, dans laquelle viennent s'ouvrir les canaux éjaculateurs (voir page 407). Aussi est-ce une raison de plus pour ne garder jamais un écoulement ou suintement habituel, si léger qu'il paraisse, puisqu'il peut entraîner une si grave perturbation. J'ai fait aussi remarquer que le meilleur moyen de constater le siége du mal consistait à sonder le malade avec une bougie à boule. Malgré les plus grands ménagements et l'extrême douceur qu'on apporte dans cette opération, on reconnaît dans ces cas une sensibilité extrême, surtout au niveau de la glande prostate, et l'on ramène à l'olive de la boule, en retirant la bougie, des mucosités purulentes, quelquefois même teintes de sang.

b. *Injections irritantes du canal de l'urètre.* J'ai eu bien des fois l'occasion, dans divers chapitres de cet ouvrage de signaler l'influence fâcheuse et l'abus déplorable des injections urétrales. Ces injections refoulent l'inflammation dans les parties profondes du canal, soit parce qu'elles sont faites intempestivement, soit par suite de leur composition caustique (voir *Traitement de la blennorrhagie*, p. 423).

c. *Rétrécissement du canal de l'urètre*. Derrière le rétrécissement, le canal de l'urètre se dilate (fig. 78), et le séjour d'une urine âcre derrière la partie rétrécie irrite, ramollit, ulcère la membrane muqueuse, dont l'inflammation se propage aux canaux éjaculateurs. De plus, pendant les efforts que fait le malade pour expulser l'urine, ce liquide peut refluer dans les vésicules séminales (BB'BB', fig. 15) par les canaux éjaculateurs (O, *ibid.*), qui, perdant ainsi tout leur ressort, restent béants et laissent échapper le sperme à mesure qu'il est sécrété.

d. *Répercussion d'une dartre*. Quand un malade est affecté d'une dartre et qu'il cherche à la faire disparaître brusquement, il est fréquent de voir, surtout si cette dartre a son siége au pourtour de l'anus, au périnée, aux bourses ou dans le voisinage, l'affection dartreuse se porter sur les vésicules séminales et déterminer la spermatorrhée.

e. *Différentes maladies du rectum*, comme *la constipation, la diarrhée, les hémorroïdes, la fissure à l'anus* et *les tumeurs* de cette partie de l'intestin. Ces diverses causes agissent, 1° soit *mécaniquement*, comme la constipation, la fissure à l'anus : en effet, les efforts auxquels les malades se livrent pour vider l'intestin expriment les vésicules séminales et chassent le sperme au dehors; on le voit alors tomber par gouttes épaisses, grumeleuses, blanchâtres, au moment de la défécation; 2° soit par l'*irritation* qu'elles déterminent par leur voisinage sur les vésicules, comme la diarrhée, les hémorroïdes et les tumeurs inflammatoires.

f. *L'équitation*. Le mouvement de la selle sur le périnée amène un froissement continuel, soit des testicules, soit de la vessie et des vésicules séminales. Aussi les personnes qui montent habituellement à cheval sont-elles bien plus exposées que d'autres à la spermatorrhée.

g. *La masturbation*. La répétition fréquente de l'acte de la masturbation (voir page 672) fait naître d'abord une demi-inflammation des organes génitaux, qui suffit à elle seule pour produire la perte séminale ; mais, après un certain temps de cette funeste habitude, il s'y joint un autre mode d'action. Comme tous les autres appareils de l'économie, le système génital est affaibli, fatigué, *relâché*, et laisse échapper le sperme comme par une *sorte d'inertie*.

h. *Excès vénériens*. L'abus des plaisirs de l'amour a un triple mode d'action pour produire la spermatorrhée :

1º En augmentant, par l'excitation fréquente, la sécrétion du sperme ;

2º En amenant le relâchement des organes, par suite de l'affaiblissement général ;

3º Enfin, en déterminant l'irritation et même l'inflammation des vésicules séminales et des conduits éjaculateurs, comme on en a la preuve par une éjaculation trop rapide, et par une sensation de souffrance ou de plaisir trop intense qu'éprouve le malade ; car, dans la circonstance dont je parle, le plaisir et la souffrance sont si intimement combinés, que les malades ne savent pas dire laquelle de ces deux sensations prédomine. Quand on a reçu, comme j'en ai eu bien des fois l'occasion, les confidences des malades à ce sujet, on conçoit que certains philosophes aient prétendu qu'entre la sensation phy-

sique du plaisir extrême et de la douleur il n'y avait pas
de différence notable.

i. C'est peut-être dans cette catégorie de causes qu'on
doit ranger la mauvaise habitude qu'ont certaines personnes de *retenir leur sperme*, soit pour prolonger le
plaisir, soit dans tout autre but. Outre l'irritation qui en
est la conséquence, cette rétention volontaire du sperme
distend les vésicules séminales, les conduits éjaculateurs,
et affaiblit leur ressort.

*j. L'excitation fréquente et incomplète des organes gé-
nitaux* qui a lieu, soit par la lecture d'ouvrages lascifs,
soit par la fréquentation intime de femmes avec lesquelles
on se livre à une foule de privautés, le coït excepté.

Voici ce qui arrive dans ces circonstances. Par suite de
l'excitation dont je parle, les organes génitaux sont dans
un état de turgescence qui souvent est bien plus prolongé
que le temps habituellement nécessaire au coït; il s'écoule
par la verge un fluide visqueux, transparent, qui est du
liquide prostatique et non du sperme, et l'on ressent au
périnée de forts battements, produits par l'augmentation
de la vie dans ces organes. Je dis que ces excitations renouvelées fréquemment ne tardent pas à amener les
pertes séminales, en produisant le relâchement, la distension et l'inflammation des réservoirs du sperme. En effet,
dans le coït régulier, après un temps plus ou moins prolongé, mais toujours assez restreint, d'excitation, l'éjaculation du liquide spermatique, en dégorgeant l'appareil
génital, produit un mouvement de détente dans tout le
système. A la suite des excitations dont je parle, outre
qu'il n'y a pas évacuation spermatique, il y a distension
longtemps prolongée des vaisseaux par le sang qui remplit
les organes génitaux. Aussi n'est-il pas rare de ressentir, à
la suite d'excitations de ce genre, le jour même ou le len-

demain, une pesanteur incommode dans tout le bas-ventre, et surtout dans les testicules. Les élèves qui suivent
mes conférences m'ont souvent, par leurs aveux, confirmé dans l'explication que je viens de donner du mode
d'action de cette cause très-fréquente de pertes séminales.

k. *Des occupations sédentaires.* Les personnes employées
dans les bureaux, ou qui se livrent à des travaux assidus
de cabinet, sont exposés à la spermatorrhée par une double cause : d'abord par la constipation, à laquelle elles
sont habituellement sujettes, ensuite par la chaleur que
la position assise entretient dans les organes du bas-ventre.

l. *Continence.* Il y a certains individus chez lesquels la
continence n'est point méritoire, parce qu'ils ne ressentent jamais l'aiguillon du désir. A ceux-là il est très-
facile de rester vertueux, si toutefois il y a vertu quand
il n'y a point de combat à soutenir, de tentations à surmonter. D'autres hommes, par fidélité à leurs serments
ou à leurs vœux, sont continents; mais souvent c'est aux
dépens de leur santé, et bientôt ils sont atteints de pertes
séminales involontaires.

En effet, dans l'état normal de la vie, chez un homme
bien portant parvenu à l'âge adulte, les testicules sécrètent
continuellement et incessamment du sperme. Dans l'ordre
des lois naturelles, *animales*, ce liquide doit être évacué
de temps en temps, selon l'abondance de la sécrétion et
la force de l'individu, pour servir à la reproduction de
l'espèce. Si ce besoin matériel n'est pas satisfait, quand
il y a réplétion des conduits séminifères et des vésicules
séminales, la nature elle-même se débarrasse du *trop-
plein* par une pollution nocturne, qui se renouvelle d'autant plus fréquemment que la sécrétion est plus active.
Tant que ces pollutions se maintiennent à un certain
degré de fréquence, elles sont salutaires et allégent l'in-

dividu. Les personnes chez lesquelles ont lieu de semblables évacuations sont plus légères, plus gaies, et ont à la suite une plus vive aptitude au travail ; mais il arrive fréquemment que ce surcroît de vie et ces besoins non satisfaits irritent l'appareil génital, et l'on voit les pertes s'établir. Alors, ce n'est plus seulement pendant les rêves, ou le jour dans des délires violents, que s'écoule le trop-plein, mais d'une manière continue, soit pendant les selles ou l'évacuation de l'urine. Ce sont surtout les ecclésiastiques qui ressentent les funestes effets de la fidélité avec laquelle ils accomplissent leurs vœux, et je suis bien souvent consulté pour donner des conseils dans des cas semblables.

m. *Les maladies de la moelle épinière et du cervelet.* En traitant des causes de la *perte de la virilité*, je signalerai l'opinion de Gall, qui localisait dans le cervelet le siége des excitations génitales. Son ouvrage renferme des exemples qui prouvent que certaines maladies, inflammations, tumeurs, coups ou chutes, de cette portion des centres nerveux, amènent une excitation génitale exagérée, et par suite les pertes séminales. Il en est de même des maladies de la moelle épinière ; dans ces cas, la spermatorrhée, au lieu d'être la maladie principale, n'est plus qu'un symptôme, mais un symptôme grave, puisqu'il contribue à affaiblir les malades. En effet, les organes générateurs ne reçoivent plus de la moelle épinière l'influence nerveuse suffisante et bien réglée dont ils ont besoin pour exercer convenablement leurs fonctions. De là sécrétion surabondante du sperme, élaboration imparfaite, qui le rend impropre à la fécondation, relâchement des vésicules séminales, qui le laissent trop facilement échapper ; laxité des bourses, qui sont mollement pendantes (fig. 259), tiraillement douloureux du cordon testiculaire, faiblesse des érections, impuissance, etc.

n. *Longueur exagérée du prépuce. Phimosis.* Les personnes qui ont le prépuce trop long, ou chez lesquelles
il ne peut être ramené en arrière du gland (*phimosis*)
(fig. 165 et 166), ont l'extrémité de la verge toujours
rouge rose et d'une exquise sensibilité, qui les rend très-
propres à l'inflammation. De plus, cette disposition facilite
le séjour et l'accumulation, en arrière du gland, de la
matière sébacée (*smegma*) (fig. 249). Cette matière, irri-

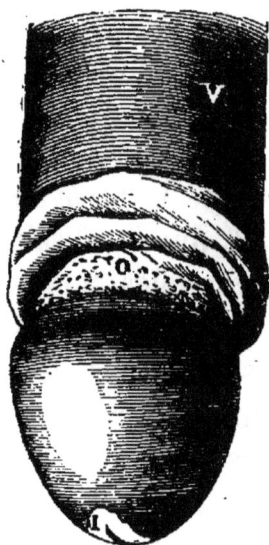

FIGURE 249.

*Représentant une sub-inflammation du gland et du prépuce, par
suite de l'accumulation et du séjour de la matière sébacée.*

V, extrémité de la verge.

i, le méat urinaire tuméfié.

O, sillon en arrière de la couronne du gland ; dans ce sillon est accumulée la matière sébacée. (Le prépuce a été relevé en arrière du
  gland pour laisser voir la partie malade.)

tante par elle-même, acquiert par son séjour des propriétés

très-acres, agace incessamment le gland, et transmet cette irritation au reste de l'appareil génital (voir page 449).

o. *L'hérédité.* Il y a des exemples très-avérés d'hérédité de la spermatorrhée, ce qui s'explique très-bien, puisqu'un homme, ayant une faiblesse de l'appareil génital, ne peut communiquer aux enfants qu'il procrée un système générateur énergique, dont lui-même n'est pas doué. Dans tous les cas, s'il n'y a pas hérédité directe, il existe au moins une prédisposition très-fâcheuse.

p. *Usage abusif du thé et du café.* Chacun sait que le thé et le café ont une action immédiate sur l'appareil urinaire, puisqu'ils excitent cette sécrétion d'une manière notable. L'effet sur le système générateur étant plus obscur, on ne s'en aperçoit pas si facilement; mais il n'en est pas moins réel, et les personnes qui souffrent de pollutions voient leur maladie s'aggraver chaque fois qu'elles font usage de ces boissons stimulantes.

q. L'usage des *cantharides*, prises intérieurement ou appliquées sur la peau sous forme de vésicatoires, produit une excitation bien connue de l'appareil générateur (*spermato-cystite cantharidienne*), et leur emploi répété amène les pertes séminales involontaires.

r. *L'usage trop fréquent des purgatifs, surtout de l'aloès, et les lavements trop chauds,* produisent la spermatorrhée, en déterminant la congestion sanguine des vaisseaux hémorroïdaires, la constipation, et l'inflammation des vésicules séminales.

s. La présence de vers intestinaux, *tels que les ascarides*, peut causer une irritation du rectum et des vésicules séminales qui entraîne les pollutions. J'ai eu plusieurs fois occasion de traiter et de guérir, en suivant cette indication, des malades dont la spermatorrhée avait résisté aux traitements les plus rationnels.

t. Enfin, il existe *certaines particularités individuelles* qu'on ne peut rattacher à aucune explication physiologique, et qui déterminent aussi la spermatorrhée. Ainsi, un malade commença à souffrir de pollutions après une impatience prolongée, à la suite de laquelle il rendit du sperme en grande abondance. Un autre dénichait des moineaux ; bientôt il s'aperçoit qu'il est placé dans un endroit périlleux, la frayeur le saisit, et il est inondé de sperme sans érection ni sensation voluptueuse. D'autres ont des pollutions en regardant en bas d'un lieu très-élevé ou en pensant qu'ils sont au bord d'un précipice. Le mouvement de l'escarpolette, des montagnes russes, produit le même effet chez les autres.

B. **Symptômes des pertes séminales.**

Ces symptômes sont *locaux* ou *généraux.*

a. **Symptômes locaux.**

Ces symptômes doivent être étudiés d'après la subdivision que j'ai établie en commençant, c'est-à-dire suivant que la perte a lieu la nuit et par un spasme convulsif (pollutions nocturnes), ou bien dans le jour, insensiblement (pollutions diurnes).

Pollutions nocturnes.

Au début, les pollutions nocturnes qui sont assez fréquentes pour avoir un caractère morbide sont accompagnées de rêves, d'érections, de sensations voluptueuses. Quand la maladie s'aggrave, ces sensations peuvent manquer, et les malades ne s'aperçoivent des pollutions qu'aux taches ou à l'humidité qu'ils découvrent à leur réveil sur leur chemise ou sur la peau. Ces pollutions reviennent deux ou trois fois par semaine, chaque nuit, ou même plusieurs fois par nuit. La liqueur séminale perd peu à peu sa consistance, sa couleur, son odeur, et même ses zoospermes, pour devenir claire, transparente, comme du mucus prostatique. Dans ce cas, pour provoquer la perte, il suffit que la vessie ou les intestins soient distendus par l'urine ou les matières fécales, que le lit soit trop doux ou le malade trop couvert. Parfois l'usage de boissons chaudes, stimulantes, le frottement de la verge sur le drap ou la chemise, entraînent la pollution.

D'autres fois, au lieu de ces influences qui semblent en quelque sorte *naturelles*, il y en a d'autres qu'on peut appeler *anomales*; de ce nombre sont les images qui, dans la veille, ont quelque chose de repoussant, l'accouplement d'animaux, de mouches, de limaces, etc.

Plus tard, le sommeil est excessivement agité par des rêves effrayants, par de véritables cauchemars, et la pollution se fait sous cette impression pénible, sans aucun des excitants qui la déterminent habituellement, comme aussi sans aucun plaisir, et ce sont précisément là les pertes séminales les plus accablantes.

Pollutions diurnes.

Le plus souvent les pertes séminales diurnes ont lieu pendant l'évacuation des urines ou des matières fécales, et alors elles se font sans érection et sans plaisir.

Pendant les garde-robes, c'est presque toujours à la suite des efforts que détermine la constipation qu'a lieu cette émission de sperme, et dans ce cas elle est le résultat d'une compression mécanique. Le sperme, alors tombe

de l'extrémité du gland par gouttelettes grisâtres, grumeleuses, d'une odeur spéciale caractéristique ; et ce liquide,
examiné au microscope, présente des animalcules spermatiques, comme je le dirai plus loin. Le plus fréquemment, la perte séminale n'est pas aussi apparente, et,
quand le malade veut la constater, il doit n'examiner le
méat urinaire que quatre ou cinq minutes *après* l'évacuation des matières fécales. Voici ce qui se passe dans cette
circonstance : comme la perte est peu abondante, le liquide séminal, chassé de son réservoir, ne chemine que
lentement le long du canal de l'urètre, et met l'intervalle
de temps que je viens de signaler pour se montrer à l'extrémité libre de la verge. Quand le sperme est altéré dans
ses qualités, le malade peut ne pas s'apercevoir de son
affection ; car ce liquide est clair, incolore, presque sans
odeur, et ne renfermant plus de spermatozoaires.

Le sperme ne se rencontre jamais *dans l'urine*, au commencement de son émission ; il ne sort qu'avec les dernières gouttes ; les pertes n'ont pas lieu non plus chaque
fois que le malade urine. C'est souvent à la suite de la première urine du matin, surtout quand la nuit a été mauvaise, que se fait la perte. Les dernières gouttes de ce liquide sont, dans ce cas, épaisses, gluantes, visqueuses,
s'arrêtent quelquefois à l'ouverture du gland, comme des
grumeaux caillebottés, laissent sur la chemise des empreintes semblables à celles de l'empois d'amidon. Si le
malade urine dans un vase transparent, il voit rouler au
fond du liquide de petites granulations, de volume variable, demi-transparentes, arrondies, assez semblables à des
grains de semoule ou de tapioka cuit.

Quelquefois, ainsi que je l'ai dit, la vue d'une femme,
une idée ou une peinture lascive, l'équitation, la secousse
d'une voiture, une marche forcée, ou même une vive im-

patience, suffisent pour entraîner la déperdition du sperme. Dans ce cas, les malades sentent l'extrémité du gland mouillé se coller à la chemise, et ils découvrent bientôt qu'ils ont éprouvé une pollution.

Quand les pertes séminales ont été provoquées par des excès vénériens ou l'abus de l'onanisme, le réservoir du sperme, c'est-à-dire les vésicules séminales, s'enflamme (*spermato-cystite*), et l'une des conséquences de cette phlegmasie consiste fréquemment dans l'*exhalation d'une quantité plus ou moins considérable de sang*, dans le réservoir du sperme, d'où résulte l'éjaculation d'un sperme sanguinolent, soit dans les pollutions, soit pendant le coït. J'ai donné le nom d'*hémo-spermasie* à cette complication des pertes séminales.

Les spermatorrhéiques se plaignent souvent d'une *sensation désagréable de froid humide* à l'extrémité de la verge, et cette sensation se communique parfois à tout l'appareil génital, bien que la pression du gland n'y fasse découvrir aucun liquide appréciable.

Le fluide séminal et prostatique qui humecte incessamment le méat urinaire finit par y provoquer une sub-inflammation spéciale et caractéristique représentée par les figures 250, 251 et 252.

Cet état du méat urinaire consiste dans un boursouflement œdémateux avec renversement en dehors plus ou moins prononcé des deux lèvres du méat urinaire. Cette bouffissure est une coloration rouge plus ou moins vive qui tranche sur la couleur rose pâle habituelle du gland.

Un autre résultat des pertes séminales, c'est la *stérilité* et l'*impuissance*. La stérilité précède alors l'impuissance. En effet, par suite de ces évacuations incessantes de la liqueur prolifique, les animalcules n'ont pas le temps d'arriver à un état de maturité complète, et le sperme n'a pas les qualités requises pour féconder l'ovule. En second lieu, ces pertes épuisant le malade et affaiblissant le système nerveux, il s'ensuit que les érections sont nulles ou

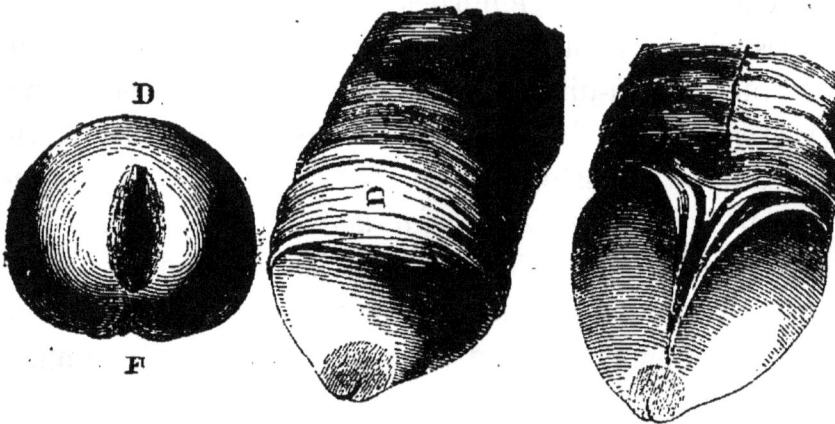

FIGURES

250   251   252.

Représentant l'aspect le plus habituel du méat urinaire, chez les personnes affectées depuis longtemps de pertes séminales.

La figure 250 montre le gland, vu de face, et le boursouflement du méat urinaire.

    D, le dos de la verge.

    F, le frein ou filet.

La figure 251 montre la verge, vue par sa face supérieure D, et la saillie du méat urinaire tuméfiée.

Enfin la figure 252 fait voir, par la face inférieure de la verge, ce même boursouflement du méat urinaire.

incomplètes, et que *la virilité se trouve abolie dans ses deux expressions, érection de la verge et maturité du sperme.*

b. Symptômes généraux.

Le sperme étant la quintessence de notre organisation,

il est facile de comprendre que la déperdition incessante ou du moins trop fréquemment renouvelée de ce précieux liquide affaiblit d'abord, et bientôt épuise l'économie tout entière. Aussi les désordres qu'entraîne la spermatorrhée dans l'organisme annoncent-ils la désorganisation et la ruine de l'individu, en même temps que la lutte de la nature pour réparer toujours des forces incessamment dépensées.

J'examinerai successivement les effets de cette influence débilitante sur les différents appareils de l'économie, et j'insisterai surtout sur les phénomènes nerveux qui semblent prédominants.

Hippocrate avait déjà très-bien saisi le caractère distinctif de cette affection, et d'un seul trait il avait peint l'état des malades : « *Ils mangent bien et dépérissent.* »

Effectivement, le besoin de réparer les pertes donne aux malades un très-grand appétit, et le renouvellement de ces pertes les empêche de profiter d'une abondante alimentation. Ils éprouvent des tiraillements, des défaillances d'estomac que fait cesser l'ingestion des aliments. Mais les digestions sont laborieuses, difficiles, et sont accompagnées de phénomènes variés : pesanteur au creux de l'estomac, malaise, inquiétude, accélération du pouls, congestion cérébrale, trouble dans les idées, accablement, tendance à l'inaction et à l'assoupissement; renvois incessants et d'une odeur aigre ou désagréable; distension du ventre par les gaz, et gargouillements; coliques, diarrhées infectes alternant avec la constipation; celle-ci à la fin devient de plus en plus opiniâtre et entretient la spermatorrhée. Souvent ces fausses digestions, occasionnées par un appétit glouton, provoquent des pertes séminales, et le lecteur peut, d'un coup d'œil, envisager toutes ces causes de déperdition et d'affaiblissement, s'entretenant les unes par les autres, et perpétuant ainsi le mal en l'aggravant.

Ces symptômes varient d'un jour à l'autre, et, malgré l'attention des malades à rechercher la cause de ces oscillations, la plus importante, c'est-à-dire la spermatorrhée, leur échappe souvent, puisqu'ils n'en sont pas prévenus.

Les *tabescents spermatorrhéiques*, ou malades affectés de pertes séminales involontaires, sont amaigris, languissants. Ils sont très-sensibles au froid, et perdent souvent leur chaleur.

Mais ce n'est pas seulement la chaleur naturelle et l'embonpoint qui diminuent, c'est aussi l'énergie et l'activité de tous les organes. Ainsi la voix est affaiblie et présente un timbre grêle et parfois comme efféminé. Il y a surtout une remarquable hésitation de la parole. La conscience qu'a le sujet de sa décadence fait passer sa timidité dans sa voix comme dans ses actes.

A mesure que l'affaiblissement fait des progrès, le teint devient pâle, jaune et plombé; les yeux sont enfoncés, cernés, ternes, sans expression; faiblesse des muscles toute particulière. Les malades sont incapables de soutenir un exercice violent et prolongé; ils s'essoufflent au moindre mouvement. Quelquefois même il y a une faiblesse, une gêne dans les mouvements des membres inférieurs, qui simule un commencement de paralysie. Les rapports sexuels sont presque toujours suivis d'une aggravation de l'épuisement dont les malades ne sont pas encore complétement remis au bout de trois, quatre ou cinq jours. Bien que n'ayant pas subi de pertes appréciables pendant huit à dix jours, certaines personnes, au lieu d'éprouver du mieux, comme il serait rationnel de le supposer, ressentent la même fatigue que quand il leur arrive d'avoir des pollutions nocturnes ou des évacuations diurnes. Ce fait n'est irrégulier qu'en apparence, car les pertes séminales ont également lieu. Seulement, l'altération et le relâchement des conduits éjaculateurs sont tellement considérables, que *le sperme s'échappe, avec les urines, d'une manière continue et insensible.* Cet accablement existe quelquefois seul, c'est-à-dire sans le dépérissement général.

En effet, tous les sujets atteints de spermatorrhée ne sont pas décharnés et hâves ; *beaucoup conservent leur embonpoint, un teint fleuri et toutes les apparences de la santé,* quoiqu'ils soient impuissants, faibles, tourmentés d'une foule d'incommodités, et même portés au suicide.

Un phénomène remarquable, qui est presque un caractère signalétique des pertes séminales, c'est un besoin irrésistible de mouvement, malgré la fatigue, le malaise et l'épuisement qui en résultent ; et, bien que les malades puissent à peine remuer, ils ont une inquiétude physique qui les porte à vouloir changer continuellement de place.

Il n'y a pas de fièvre, à proprement parler, dans la spermatorrhée, à moins qu'elle ne se complique d'inflammation, soit du poumon, des intestins ou d'une partie quelconque de l'appareil génito-urinaire. Les malades ressentent des frissons vagues, irréguliers, le long de la colonne vertébrale, surtout dans les jambes et les bras ; souvent ils éprouvent une chaleur vive avec battements pulsatifs au périnée, des bouffées de chaleur qui montent de la poitrine vers la tête, en suivant les côtés du cou ; des resserrements spasmodiques et des contractions suffocantes à la gorge, comme s'il existait à cette région un corps étranger d'un gros volume. Des palpitations parfois extrêmement violentes s'emparent du malade, au moindre mouvement qu'il fait ; dans la nuit, le sommeil est inter-

rompu par des battements de cœur survenant spontanément ou à la suite de rêves pénibles. La moindre émotion
de plaisir, mais surtout les contrariétés, redoublent ces
palpitations. Il y a de l'essoufflement pendant la marche,
la course, mais surtout en montant : les malades ressentent alors de la faiblesse, de la pesanteur de tête et des
sifflements dans les oreilles. Ils soupirent souvent, s'en-
rhument avec une grande facilité, et sont pris de douleurs
dans les différents points de la poitrine, surtout à la région du cœur, ainsi que d'une toux sèche habituelle. Il
n'est pas rare de voir les personnes affectées de pertes
séminales être atteintes consécutivement de phthisie pulmonaire.

Outre ces altérations des fonctions nutritives, de la force
musculaire, et des appareils respiratoires et de la circulation, j'ai dit que les symptômes prédominants étaient
surtout les troubles nerveux du côté du cerveau et des
organes des sens.

On voit survenir divers troubles de la vision : dilatation
plus ou moins remarquable des pupilles, diplopie, amblyopie, mouches et points noirs ou lumineux voltigeant sans
cesse, affaiblissement de la vue porté jusqu'à l'amaurose,
et en même temps sensibilité extrême à la lumière.

L'ouïe perd de sa finesse et de sa précision ; sa faiblesse
est quelquefois voisine de la surdité, et cependant elle est
d'une susceptibilité extraordinaire ; les moindres sons produisent une impression pénible ; sensation de différents
bruits dans les oreilles.

Les pieds et les mains sont habituellement froids et difficilement réchauffés ; il y a parfois une sensibilité partielle plus ou moins étendue. Cette espèce de paralysie
locale est très-variable ; tantôt elle existe sur un point,
tantôt sur un autre. Le malade ressent aussi des impres-

sions de chaleur et de brûlure sur diverses parties du corps, ou des sensations passagères, comme produites par le contact d'un air frais, par de l'eau, par un courant électrique, etc., ou un sentiment de froid, d'engourdissement, de fourmillement dans le dos, les reins et les cuisses.

Les spermathorréiques deviennent, en général, lâches, mous, efféminés et d'une extrême pusillanimité; l'énergie morale est toujours fortement atteinte, quel qu'ait été son degré avant la maladie. Leur volonté est très-mobile, hésitante; ils sont défiants, d'une susceptibilité extrême, enclins à l'emportement; leurs sentiments affectueux sont considérablement affaiblis, et ils deviennent très-égoïstes. Outre l'impuissance, il y a souvent de l'aversion pour la personne qui était l'objet des désirs les plus ardents, et de la froideur et du dédain pour toutes les femmes.

Les personnes affectées de pertes séminales sont constamment tristes, portées à la langueur, au découragement, à la mélancolie; elles fuient la société, recherchent la solitude, et se complaisent dans les idées sombres, les pressentiments sinistres. Tout les fatigue et les ennuie; le dégoût de la vie les pousse quelquefois à des tentatives de suicide; et cependant ces malades sont constamment préoccupés de leur santé : toutes leurs pensées sont concentrées sur ce sujet; ils ne s'occupent que de l'état de leur digestion, de leurs garde-robes; ils sont indifférents à tout le reste, et présentent souvent une incurie remarquable pour leur personne, leurs affaires, leurs intérêts les plus graves. Du reste, on les voit passer par des alternatives fréquentes d'abattement, de désespoir et de joie, suivant qu'ils sont repris de rechutes de pollutions ou qu'ils se croient guéris; et ces alternatives d'expansion ou de taciturnité sont, pour les personnes qui les entourent, et quelquefois pour eux-mêmes, un sujet d'étonnement et de tristesse, quand ils ignorent la cause de leur mal et qu'ils comparent leur état présent avec la régularité de leur caractère antérieur. Chez les personnes dont les facultés intellectuelles sont élevées et qui en font un exercice continuel, on observe une diminution progressive dans la mémoire, dans la clarté et dans l'enchaînement des idées ; l'imagination devient moins vive, le jugement moins sûr, et c'est le plus souvent à cette cause que l'on doit attribuer, chez une foule d'hommes distingués, cette baisse de l'intelligence remarquée dès leur jeunesse ou bien à un âge où les facultés conservent ordinairement leur activité.

Dans un mémoire auquel l'Académie de médecine a accordé la faveur de son approbation, le médecin directeur d'un asile d'aliénés a publié récemment une statistique d'où il résulte que, sur vingt cas d'aliénation mentale soumis à son examen et analysés par lui, DOUZE reconnaissaient pour cause, des pertes séminales rebelles, inaperçues jusque-là. Par la guérison de ces spermatorrhées, il fut assez heureux pour rétablir les fonctions intellectuelles chez *huit* de ces infortunés. Il est probable que beaucoup d'autres cas de dérangement des facultés cérébrales ne reconnaissent pas primitivement d'autres causes.

Dans les observations de guérison de *maladies de matrice* (voir plus loin), je rapporte un fait qui est un exemple corrélatif de la sympathie remarquable qui relie les organes générateurs de la femme au système nerveux central.

Quels sont les moyens de constater les pertes séminales?

Les symptômes généraux sont un indice très-important, mais qui a besoin d'être confirmé par deux éléments locaux :

a, *la sortie du liquide;*

b, *sa nature ou composition.*

a. *Sortie du liquide.*

Dans le cas de pollutions nocturnes, la maladie ne peut jamais passer inaperçue, puisque, lors même qu'elles auraient lieu à l'insu du malade et sans rêve, il en retrouvera des traces à son réveil sur son linge ou sur les draps, et il n'y a que le sperme qui puisse être évacué dans les mêmes circonstances. Seulement quand ces pertes sont très-fréquentes et ont épuisé la constitution de l'individu, le liquide séminal a perdu de ses qualités : il n'a que faiblement l'odeur spermatique; il est plus pâle, plus liquide qu'à l'état ordinaire, ne fait sur le linge que des taches à peine visibles, peu empesées, et enfin le caractère signalétique essentiel, la présence d'animalcules spermatiques, peut manquer ou être modifié comme je le dirai plus bas.

Dans les pertes qui ont lieu le jour, le fluide séminal s'échappe, soit pendant les efforts que le malade fait pour aller à la garde-robe, soit en urinant. Le premier cas est encore facile à constater, car il sort souvent par la verge, *après* que le malade a satisfait à l'une ou à l'autre de ces deux fonctions, une, deux ou trois gouttes de liquide visqueux, filant entre les doigts, et dont la nature est facile à reconnaître au microscope. C'est du sperme pur et sans aucun mélange qu'il est aisé de conserver. Il est arrivé bien des fois que, d'après mes instructions, des malades éloignés de cent cinquante et deux cents lieues de Paris m'ont envoyé ce liquide, recueilli dans un petit flacon de verre exactement bouché, ou séché sur une lame de verre, sur un morceau de linge. J'ai pu, de cette manière, analyser ce liquide, déjà vieux de six et même huit jours, y reconnaître tous les caractères du sperme, et diagnostiquer la maladie.

Le cas où il est le plus difficile de constater la spermatorrhée, c'est quand le sperme est évacué en même temps que l'urine ; et ce cas est doublement fâcheux, car, outre que la maladie peut rester longtemps inaperçue, cette déperdition insensible annonce une altération et un relâchement beaucoup plus profonds des canaux éjaculateurs et des vésicules séminales. Voici les procédés qu'on devra employer pour constater la perte. D'abord il faut bien se rappeler que ce n'est jamais qu'avec les dernières gouttes d'urine que s'échappe le sperme, et on devra négliger (dans les recherches de la liqueur séminale) tous les liquides ayant plus ou moins d'analogie avec la semence, et qui seraient chassés par le premier jet de l'urine. Les dernières gouttes d'urine qui renferment du sperme offrent les caractères suivants : on voit, au fond du liquide urinaire, des grumeaux présentant des points brillants et semblables à des grains de semoule ou de tapioka, cuits dans du bouillon. Si l'on filtre ce liquide, les *grumeaux* et les *animalcules* spermatiques qu'ils contiennent restent sur le papier, et il est facile de les examiner ensuite au microscope.

Ces *grumeaux*, visibles à l'œil nu, sans le secours du microscope, sont variables en grosseur et en quantité, ont la forme d'un rein humain en miniature, et sont insolubles dans l'urine et l'eau même bouillante. L'alcool, l'acide nitrique, une dissolution de tannin les coagulent et les rendent opaques, comme de l'albumine. D'après mes recherches particulières, je suis fondé à croire que ces granulations proviennent des glandules prostatiques hypertrophiées. La présence de ces grumeaux dans le liquide séminal n'entraîne pas forcément l'impuissance; mais elle indique un premier degré d'altération dont les malades et le médecin surtout doivent tenir le plus grand compte. Il est vrai que, quand le sperme est plus altéré que celui dont je viens de parler, on n'observe plus de grumeaux; mais les animalcules spermatiques, qui sont plus lourds que l'urine, tombent toujours au fond du vase dans lequel est contenu ce liquide, de sorte qu'en le décantant doucement avec une pipette, on arrive à isoler presque entièrement les spermatozoaires, et on peut les examiner au microscope.

La présence de l'oxalate de chaux dans les urines accompagne presque toujours le sperme. Aussi, quand on a constaté l'existence de ce sel, faut-il redoubler d'attention pour apercevoir les animalcules.

b. *Nature du liquide. Son examen microscopique.*

On a pu remarquer que, dans les divers procédés d'investigation du liquide séminal, c'est toujours à l'examen microscopique qu'il faut avoir recours pour être sûr de l'existence de la spermatorrhée. On ne saurait donc trop apporter d'attention à cet examen et se familiariser avec l'usage du microscope.

Si l'on met au foyer de cet appareil le liquide contenant des animalcules, on les reconnaîtra avec tous les caractères indiqués à l'article *Sperme* (voir *Physiologie*, page 164). Mais quand les pertes ont épuisé l'organisme, les animalcules sont moins nombreux, moins développés, moins vivaces; leurs mouvements sont moins vifs. Plus tard, les dimensions des zoospermes diminuent quelquefois d'un quart, d'un tiers; la queue devient difficile à voir, même avec un grossissement de quatre cents fois. Enfin, quand les malades, épuisés, sont tombés dans le marasme, il n'y a plus d'animalcules : ils sont remplacés par des corpuscules brillants, arrondis, qui semblent être des têtes de zoospermes. Parvenu à ce degré, ce liquide ne jouit plus de propriétés fécondantes, et l'individu qui le sécrète est stérile.

Bien des fois j'ai pu rendre la virilité à des malades dont le sperme était ainsi altéré, et toujours le rétablissement de la santé et la cessation de l'impuissance ont été accompagnés du retour d'animalcules spermatiques vigoureux et bien constitués dans le liquide séminal.

C. Traitement de la spermatorrhée.

Le *traitement* de cette maladie est très-difficile à préciser d'une manière générale, car il dépend de la cause qui lui a donné naissance, de son intensité et des désordres particuliers qu'elle aura pu entraîner chez le malade. Aussi ne pourrai-je donner ici que des indications sommaires, me réservant de tracer aux malades, dans les consultations écrites, les moyens spéciaux auxquels ils devront recourir pour se débarrasser d'une aussi cruelle affection. Mais il est un point capital que je tiens d'abord à établir : c'est que la spermatorrhée est *toujours curable*, si graves que soient les désordres qu'elle ait pu entraîner, quand les malades sont assez raisonnables pour s'astreindre au traitement quelquefois rigoureux que je conseille, et qu'ils ne s'écartent en rien de l'hygiène prescrite.

La première indication est d'examiner si la spermatorrhée n'est pas entretenue par la constipation, les hémorroïdes, les fissures, fistules à l'anus, les vers intestinaux, l'accumulation de la matière sébacée entre le prépuce et le gland (voir *Phimosis*, page 449), le rétrécissement du canal de l'urètre, pour faire cesser ces diverses causes et guérir immédiatement le malade.

On évitera avec le plus grand soin toutes les circonstances morales et physiques qui peuvent donner lieu à une excitation des organes génito-urinaires.

Les malades qui sont sujets aux pollutions nocturnes devront éviter les aliments trop stimulants, surtout le soir; il boiront très-peu, pour ne pas surcharger la vessie. Ils auront la précaution d'uriner en se couchant, et, s'ils le peuvent, de se réveiller plusieurs fois pour vider la vessie. Ils seront à peine couverts la nuit, et devront éviter les couchers trop moelleux. Les matelas très-durs de crin ou de laine sont bien préférables aux matelas de plume. Les couvertures supplémentaires pour l'hiver ne recouvriront que les pieds et les jambes, afin que le bassin soit peu vêtu.

Les personnes qui, par suite d'un travail assidu de cabinet, sont forcées de rester assises pendant trois et quatre heures par jour ou même plus, devront avoir un siége en canne tressée à claire-voie.

Souvent la cause primitive de la spermatorrhée a disparu, et les pollutions continuent par suite d'une sorte d'habitude, d'une grande susceptibilité nerveuse et de la faiblesse ou du relâchement des réservoirs du sperme et de l'orifice des canaux éjaculateurs. L'indication à remplir, dans ce cas, consiste à redonner du ton et de la force à ces organes débilités. On obtient ce résultat par l'usage interne d'astringents, de toniques spéciaux, et surtout de glaces et de boissons glacées. Les bains froids de rivière, les bains de Baréges ou alcalins, les bains de mer, les bains de siége froids ou même glacés; l'application d'une vessie pleine de glace pilée sur le bas-ventre, le périnée ou les reins; les lavements froids, astringents et glacés;

les douches d'eau froide ou glacée sur différents points
du bas-ventre, et en particulier sur les bourses et la verge,
sont des moyens qui, isolément ou combinés entre eux,
rendent d'incontestables services quand ils sont employés
avec persévérance et régularité. On a retiré aussi de bons
avantages de vésicatoires volants ou à demeure, appliqués sur le périnée ou la partie supérieure et interne des
cuisses.

Deux moyens qui, à eux seuls, ont guéri les trois quarts
des spermatorrhées, sont :

1° Le passage d'une bougie de cire seule ou enduite de
certains médicaments ;

2° La cautérisation *superficielle*, avec le nitrate d'argent, de la partie du canal de l'urètre sur laquelle viennent aboutir les conduits éjaculateurs. Ce dernier moyen,
employé comme il a été indiqué à la page 356, ne présente aucun inconvénient ; mais, entre des *mains inexpérimentées*, il peut causer des accidents. Aussi est-ce un
moyen que je ne conseille qu'avec une grande réserve.

Je commence d'abord par passer une bougie de cire
molle, et je ne la laisse dans le canal que quelques instants. Tous les deux jours je renouvelle cette petite opération afin d'émousser la sensibilité de l'urètre, et souvent
ce moyen aidé des bains et des lavements froids et glacés,
des douches de Baréges sur les reins, le périnée et le bas-
ventre, m'a suffi pour guérir des spermatorrhées très-an-
ciennes. Quand la sensibilité du canal n'est plus exaltée
par le passage de la bougie, j'enduis la pointe de celle-ci
de substances astringentes, et en particulier de quelques
grains d'alun calciné. J'introduis aussi quelquefois, sur la
partie malade, au moyen d'une sonde en gomme élastique garnie d'un piston, des pommades calmantes, narcotiques, astringentes ou caustiques, suivant les indications.

FIGURES 253, 254.

Représentant l'instrument avec lequel je pratique la cautérisation superficielle de l'orifice des conduits éjaculateurs du sperme.

TOSOU (fig. 254), l'appareil fermé tel qu'on l'introduit dans le canal.

OSO, la canule.

TU, tige ou mandrin circulant à travers la canule.

S, curseur fixé sur la canule et indiquant la profondeur à laquelle doit pénétrer l'instrument.

SI, curseur fixé sur la tige intérieure et qui limite la portion de la cuvette LU qui doit faire saillie hors de la canule.

OLU (fig. 253), l'appareil ouvert.

LU, cuvette dans laquelle on place le caustique.

Ce n'est que dans les cas, bien rares, où l'emploi méthodique de ces divers moyens est resté sans résultat, ou bien lorsque, de prime abord, je trouve le cas trop grave ou trop ancien, que j'ai recours à la cautérisation très-superficielle, avec le nitrate d'argent, de la portion prostatique de l'urètre.

Dans quelques cas, le bromure de potassium à la dose d'un gramme par jour dans une solution gommeuse a été très-efficace contre les pertes nocturnes, et la spermatorrhée qui suit la défécation.

L'électricité, le seigle ergoté, les ferrugineux, le quinquina, les amers, une nourriture fortifiante et réparatrice, sous un petit volume, ont souvent, soit seuls ou associés aux bains, aux lavements froids et à la bougie, guéri la spermatorrhée.

On a aussi préconisé récemment, pour faire disparaître les pertes séminales spasmodiques, l'introduction dans le rectum d'un appareil en buis, en ébène ou en cuivre appelé *compresseur prostatique* (fig. 255, 256, 257, 258). Cet instrument a la forme d'une olive très-volumineuse, renflée dans la portion qui reste dans l'intestin, et rétrécie dans le point correspondant au sphincter : la portion rétrécie se ter-

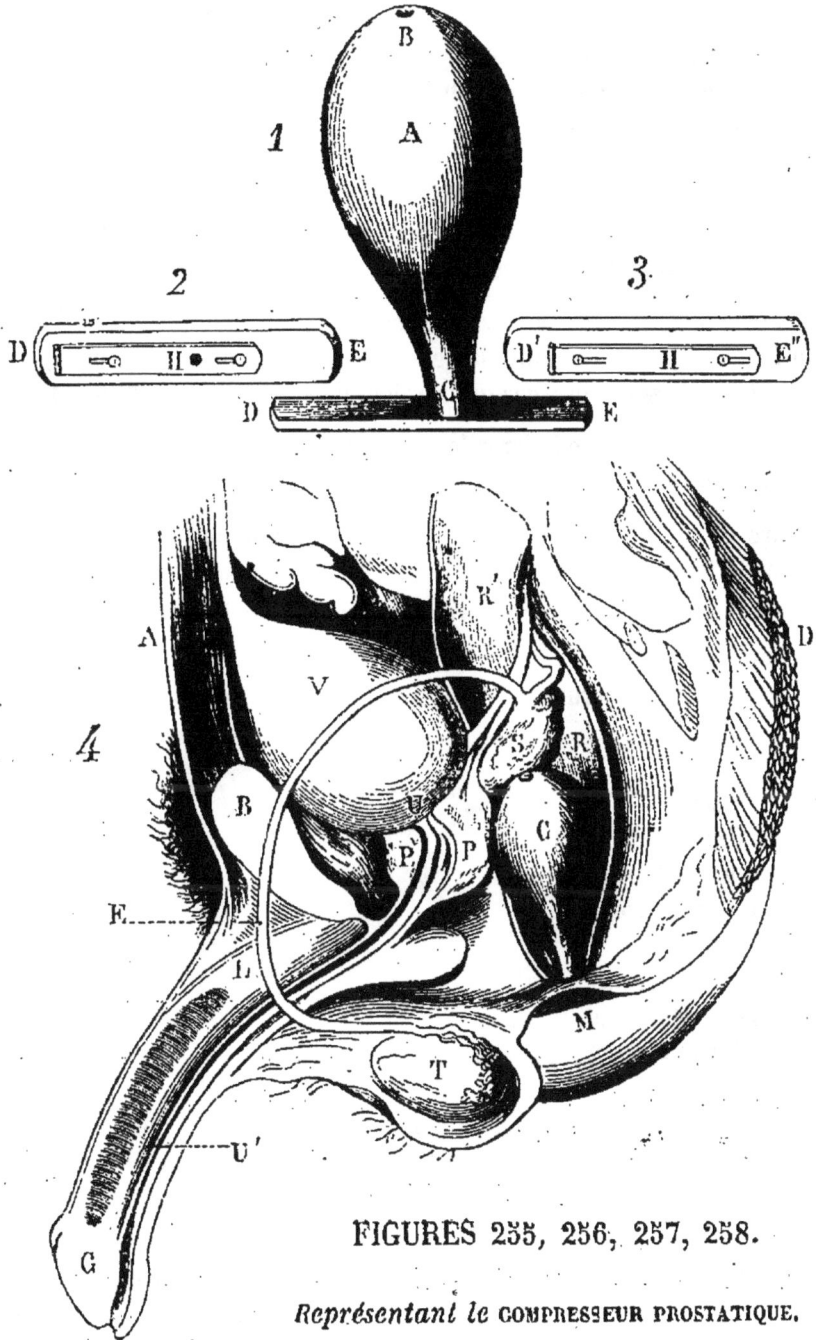

FIGURES 255, 256, 257, 258.

Représentant le COMPRESSEUR PROSTATIQUE.

La figure n° 1 représente le compresseur prostatique (demi-grandeur).
A, corps de l'instrument qui est en cuivre et creux.

B, ouverture placée à l'extrémité supérieure du compresseur, pour donner passage aux gaz intestinaux.

C, étranglement que présente l'instrument à sa partie inférieure, pour ne pas trop fatiguer le sphincter anal.

DE, bande transversale en cuivre qui est en contact avec le périnée et la partie postérieure de l'anus.

(Le corps de l'instrument est un peu incliné en avant pour être plus facilement en contact avec la région prostatique qu'il doit comprimer.)

La figure n° 2 représente la face inférieure de la bande transversale DE sur laquelle glisse une petite lamelle, destinée à boucher le trou H, et à empêcher la sortie des gaz qui seraient passés par le trou B, fig. 1.

La figure n° 3 représente la lamelle D'E" qui, par son glissement, a fermé le trou situé en H.

La figure n° 4 représente le compresseur prostatique en place, dans l'intestin rectum.

(Coupe d'un bassin d'homme d'avant en arrière sur la ligne médiane.)

A, paroi du ventre.

D, coupe de l'os sacrum.

B, os pubis.

LG, la verge.

V, la vessie.

U, col de la vessie.

U'U', canal de l'urètre.

PP, la glande prostate.

T, testicule droit.

TBS, canal déférent.

S, vésicule séminale.

R'R, intestin rectum.

M, anus.

C, compresseur prostatique, dont la face antérieure exerce une pression mécanique à l'union des vésicules séminales S et de la glande prostate P.

mine par un anneau qui est traversé par un morceau de caoutchouc, dont la fonction est de maintenir l'appareil au dehors, et de l'empêcher de s'enfoncer trop avant dans l'intestin. Cet appareil doit avoir assez de longueur pour arriver jusqu'à la glande prostate, et pouvoir ainsi exercer sur les conduits éjaculateurs du sperme une pression capable de résister à la contractilité des vésicules séminales. De cette façon, les pertes séminales spasmodiques, c'est-à-dire par susceptibilité exagérée des vésicules spermatiques, seraient empêchées. On garde cet appareil en tout temps, même en marchant, et, après un certain temps d'usage, à mesure que les pertes disparaissent, on ne l'applique plus que la nuit, puis de deux jours l'un. L'auteur prétend que par ce moyen il a guéri beaucoup de spermatorrhées rebelles; mais j'ai eu occasion de donner des soins à plusieurs malades qui avaient employé cet instrument, et chez lesquels le contact de cet appareil avait été intolérable et avait causé, outre une gêne affreuse, une aggravation considérable des pollutions. On comprend parfaitement ce résultat, quand on se rend compte des circonstances dans lesquelles cet appareil est précisément recommandé. Le *compresseur* doit être appliqué dans les cas de spermatorrhée spasmodique; or, chez les malades nerveux, irritables au dernier point, et chez lesquels les pollutions ont encore aggravé l'excitabilité, le contact d'un semblable corps étranger dans le rectum détermine un agacement, dont le premier effet est précisément l'exaltation de la susceptibilité des vésicules séminales, et par suite un plus grand nombre de pollutions involontaires. Cet appareil ne peut donc convenir dans les cas de pertes séminales par suite de spasme exagéré des vésicules; tout au plus pourrait-il être recommandé dans certaines formes de spermatorrhée par inertie qui accompagnent les paralysies des membres inférieurs. Dans ce cas, la compression mécanique des conduits éjaculateurs, en s'opposant à la sortie du sperme, préviendrait une cause d'épuisement, qui est souvent chez les malades de cet ordre un obstacle à la cure.

Une fois la guérison obtenue, le retour aux fonctions conjugales ne doit se faire qu'avec une extrême prudence, sous peine de rechute. Le coït ne sera permis qu'à des intervalles déterminés et fixes; intervalles variables, suivant l'énergie virile de l'individu.

IMPUISSANCE ET STÉRILITÉ,

DÉCLIN, PERTE DE LA VIRILITÉ.

On désigne sous ces deux dénominations l'*inefficacité* ou l'*impossibilité* de l'acte de la reproduction.

La plupart des auteurs ont confondu l'impuissance avec la stérilité ; et si moi-même je les ai réunies sous le même titre, c'est pour me conformer à l'usage général. Cependant chacun sent qu'il y a une différence entre ces deux expressions, bien que le résultat final, c'est-à-dire la *non-reproduction*, en soit toujours la conséquence.

Dans la *stérilité*, le rapprochement a lieu avec toutes les conditions apparentes d'un coït normal ; mais il est *inefficace*, c'est-à-dire qu'il n'est jamais suivi de la *fécondation* (voir ce mot, page 163).

Dans l'*impuissance*, le coït est incomplet ou tout à fait impossible. Il y a *inaptitude au rapprochement*.

Dans l'un et dans l'autre cas, il y a *incapacité de reproduction*.

Bien que l'une et l'autre de ces deux infirmités s'observent dans les deux sexes, la *stérilité* cependant se rencontre plus fréquemment *chez la femme*, et l'*impuissance* s'adresse plus particulièrement *à l'homme*.

Comme l'impuissance, la stérilité peut être *naturelle*, c'est-à-dire *congéniale*, ou *accidentelle* et *acquise*.

Elle est *temporaire* ou *définitive*. Dans le premier cas, la science en triomphe, en appliquant un traitement convenable, après en avoir recherché la cause : elle est *cu-*

rable. Dans le second cas, rien ne peut y remédier : elle est *incurable* ou *absolue.*

J'énumérerai d'abord les *causes* de cette maladie, en même temps que les *moyens de diagnostic ;* puis, *autant que possible,* je donnerai les indications du *traitement,* avec des *observations* à l'appui.

Mais on comprendra parfaitement bien (surtout les personnes que cela concerne) qu'il y a des particularités qui ne peuvent pas trouver place dans ce livre, et que certains détails, impossibles dans un ouvrage imprimé, ne sont convenablement traités que dans une consultation orale ou écrite.

Ce chapitre, ainsi que le précédent, est traité avec beaucoup plus d'étendue dans mon traité : « *D'une cause fréquente et peu connue d'Épuisement prématuré.* » J'engage donc le lecteur à y recourir pour avoir des renseignements plus complets.

Causes.

Les causes de la stérilité et de l'impuissance sont *générales, locales* ou *relatives.*

1° J'appelle *causes générales* celles qui affectent toute l'organisation. Elles peuvent être *communes à l'homme et à la femme.*

2° En étudiant les *causes locales,* j'énumérerai séparément celles qui concernent *chaque sexe.*

3° Sous le nom de *causes relatives,* je réunis une catégorie de faits dans lesquels il n'y a pas *stérilité* à proprement parler, mais seulement *infécondité actuelle,* puisque l'homme et la femme qui, par leurs rapports, ne peuvent se reproduire, peuvent donner des signes non équivoques de fécondité dès qu'ils sont, l'un et l'autre, placés dans d'autres conditions.

1° Causes générales.

Les anciens ne reconnaissaient guère que des causes générales à la stérilité ou à l'impuissance. Aussi, la plupart du temps, les raisons qu'ils alléguaient pour expliquer cette infirmité étaient-elles fort contestables. C'est le propre des recherches modernes, et je dirai même des miennes en particulier, d'avoir spécialisé de plus en plus cette maladie, en rattachant à une altération locale positive ce que, par ignorance, on attribuait à une cause générale. Par suite de ces investigations, on conçoit que le traitement a dû recevoir une heureuse impulsion, et il est très-rare, sauf les cas que je spécifierai, que je ne puisse remédier à la plupart des stérilités ou impuissances pour lesquelles je suis si fréquemment consulté.

Il existe cependant des causes générales que je dois mentionner. Les maladies qui, à la longue, débilitent, appauvrissent le sang ou l'empoisonnent, sont des causes de l'infirmité qui m'occupe.

Ainsi, la *chlorose* ou les *pâles couleurs* sont une cause d'infécondité. Il en est de même des *hydropisies*, des *paralysies*, et du *virus dartreux* ou *syphilitique passé dans le sang.* Cette dernière cause n'est pas absolue, puisque, à la page 475, je cite des faits de conception dans cette circonstance. Mais alors le produit de la fécondation n'est pas viable; c'est ce qui explique les nombreux avortements de certaines unions conjugales.

Chez les femmes, une *taille élevée*, des *formes rudes et carrées*, la *voix forte et grave*, un *faible développement des seins*, la *peau brune et recouverte de poils aux parties qui en sont habituellement dépourvues*, telles que le *menton* et la *lèvre supérieure*, sont des *signes* qu'on voit très-souvent coïncider avec la stérilité.

Un *embonpoint considérable* est aussi regardé comme défavorable à la fécondité.

Le *tempérament voluptueux* de certaines femmes est un obstacle à la reproduction. Ce tempérament dans quelques cas, parfois l'infection syphilitique constitutionnelle, et dans tous la *fréquente répétition du coït*, servent à expliquer la stérilité si remarquable des *filles publiques*.

Les femmes qui sont mariées *prématurément* ou à un âge *trop avancé*, bien qu'encore éloigné de l'époque critique, n'obtiennent presque jamais le bonheur de la maternité.

L'affaiblissement, le délabrement du système nerveux, entraînant le *défaut d'érectilité* de la verge, reconnaît plusieurs causes, telles que l'abus de la masturbation, les jouissances excessives, surtout quand elles sont excitées avant le complet développement des organes; l'exaltation fébrile, les transports érotiques que fait naître, chez beaucoup de personnes, l'orgueil de la victoire, la possession de l'objet de désirs ardents; une grande timidité, la crainte de mal s'acquitter du devoir conjugal et d'être l'objet de railleries, ou enfin le souvenir toujours présent d'une personne aimée, qui seule quelquefois a le pouvoir d'amener l'érection.

L'*anaphrodisie* ou *absence de désirs vénériens*, bien que se rencontrant moins fréquemment chez l'homme que chez la femme, a cependant beaucoup moins de gravité chez celle-ci. En effet, dans l'acte de la reproduction, le rôle de la femme peut être tout à fait passif, sans que la fécondation en soit, par ce fait, compromise. Il est même généralement reconnu que les personnes du sexe chez lesquelles l'appétit vénérien est peu développé *conçoivent* très-facilement, tandis que celles qui sont trop ardentes aux plaisirs de l'amour sont infécondes. Mais, chez l'homme, l'absence de désirs vénériens rend tout rapprochement impossible.

On observe surtout cette anaphrodisie chez les personnes qui se livrent à des *méditations profondes,* qui *vivent dans la solitude* ou *s'astreignent à un régime austère.* Une *continence absolue,* trop longtemps prolongée, peut amener le même résultat.

Certaines maladies, comme les *affections du cerveau, de la moelle épinière,* les *inflammations des intestins* et les *maladies des voies génito-urinaires,* paralysent les forces génitales, qui sont, au contraire, *excitées* au plus haut degré dans la *phthisie pulmonaire.*

Un *sommeil profond,* le *narcotisme,* l'*ivresse,* la *léthargie,* l'*apoplexie,* sont des causes d'infécondité, bien qu'il existe dans la science des faits avérés de maternité survenue dans ces circonstances.

L'usage du *nénuphar,* des *semences froides,* du *sel de nitre,* du *café noir à haute dose,* finit par amener l'impuissance ; dès l'antiquité la plus reculée, on avait aussi constaté l'*influence stérilisante du camphre,* ainsi que le prouve ce vers latin :

Camphora per nares castrat odore mares.
(*Le camphre aspiré par les narines rend impuissant.*)

Depuis quelques années, on a fait grand abus de cette substance dans le traitement d'un grand nombre de maladies, et l'invasion du choléra en 1849 et 1854 n'a pas fait cesser cet engouement ; bien au contraire. Aussi nombre de personnes ont pu constater sur elles-mêmes l'*influence sédative* du camphre sur les fonctions génitales, et bien des dames, dont les seins se sont affaissés et flétris, ont vivement regretté d'en avoir fait usage.

Tout le monde sait que Gall localisait dans le cerveau

toutes les facultés humaines. Il assignait le siége des forces génératrices à la nuque ou occiput, qui correspond au cervelet, et il prétendait que le *développement plus ou moins considérable de cette partie de la tête* indiquait l'activité génitale des individus.

Bien qu'on doive tenir compte des influences que je viens d'énumérer, on aurait tort de s'y fier d'une manière trop absolue, car l'observation des faits permet de constater bon nombre d'exceptions.

2° Causes locales.

Les causes locales de stérilité ou d'impuissance doivent être étudiées séparément *chez l'homme* et *chez la femme*.

Dans l'un comme dans l'autre sexe, ces causes locales se divisent en :

A. Causes physiologiques,
B. Causes ou obstacles mécaniques.

A. *Causes physiologiques locales chez l'homme.*

a. *Altération morbide du sperme ou fluide prolifique.* J'ai dit avec détail, en traitant de la fonction de la génération (page 163), que le sperme était la matière la plus importante que l'homme apportait, pour sa part, dans la fécondation. J'ai indiqué et les qualités qu'il devait avoir, relativement surtout à la présence des animalcules spermatiques (fig. 49, page 166), et les expériences par lesquelles on était arrivé à mettre hors de doute leurs propriétés fécondantes. Il faut donc que le sperme, pour être apte à la reproduction, contienne des zoospermes ; et si, par une cause quelconque, il n'en renferme pas, que ceux-ci soient en trop petit nombre qu'ils n'aient pas encore acquis tout leur développement, ou qu'ils soient mal portants, *son action sera inefficace.*

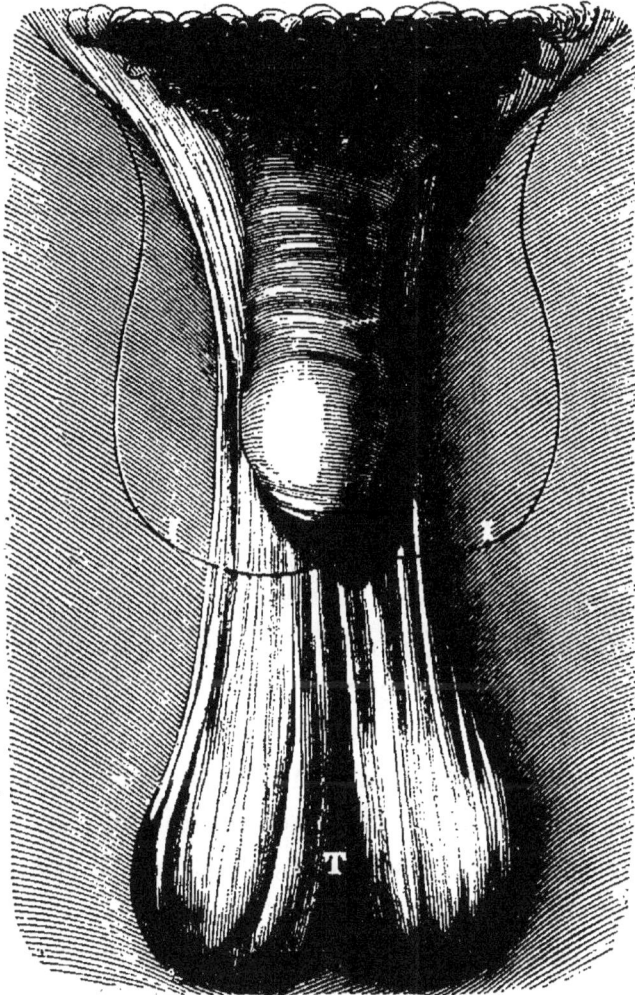

FIGURE 259.

Représentant le relâchement des bourses, suite d'excès vénériens.

H, longueur primitive du scrotum.

T, son aspect le plus habituel, surtout après les excès d'onanisme.

Toutes les causes donc qui enlèvent ou diminuent les animalcules à ce liquide sont des causes de stérilité; ainsi l'épuisement qui est la suite des maladies graves, une nourriture insuffisante ou peu réparatrice, des excès de toute sorte, des déperditions abondantes, par des saignées ou des purgations, sont autant de motifs qui font disparaître ou du moins affaiblissent la puissance de fécondation du fluide prolifique.

Les *excès vénériens*, la masturbation surtout, trop fréquemment renouvelés, outre leur action débilitante générale, amènent une cause spéciale de stérilité : *c'est que le sperme n'a pas le temps, pour ainsi dire, d'arriver à maturité.* Je m'explique.

Le sperme ne se forme pas tout d'une pièce dans les testicules (voir l'art. *Physiologie*, pag. 164). Il reçoit, dans ces organes, un commencement d'élaboration, indispensable, il est vrai, puisque c'est là que sont sécrétés les animalcules spermatiques ; mais il subit, en traversant l'épididyme, le canal déférent, et pendant son séjour dans les vésicules séminales, des modifications qui sont très-nécessaires aussi à sa bonne constitution. Il y a des personnes chez lesquelles cette maturité du sperme s'opère avec une grande promptitude, et d'autres chez qui elle est très-lente à s'effectuer. Mais, si active que soit cette formation, il est facile de comprendre que, si l'évacuation se répète trop fréquemment, la circulation dans les conduits sera trop accélérée, et les éjaculations ne fourniront plus qu'un *liquide imparfaitement élaboré.* C'est, en effet, ce que m'a bien des fois démontré la rigoureuse observation des faits. Ainsi, que l'acte vénérien soit trop fréquemment renouvelé, ou que, par suite du relâchement des conduits éjaculateurs, le sperme s'écoule incessamment, au moindre désir ou au plus léger effort, ce fluide, au lieu d'être *épais, grumeleux, d'une odeur forte, et d'empeser fortement le linge, en y laissant une tache grise, plus foncée sur les bords,* ne sera plus qu'un liquide *clair, presque sans grumeaux, d'une odeur peu prononcée, laissant à peine des traces sur le linge* et *ne l'empesant que très-faiblèment*. Ce sperme, *examiné au microscope*, au lieu de faire apercevoir des *milliers d'animalcules* bien vigoureux, pourra *n'en pas contenir*, ou bien ceux qu'il renferme seront *rares, presque privés de mouvement*, ayant la *queue à peine formée* (fig. 45, 46, 47, page 164). On pourra constater, dans ce liquide, des *globules de différentes grosseurs, présentant un point brillant au centre*. Ce sont des *rudiments de zoospermes*, qui auraient eu besoin, pour arriver à parfaite maturité, de séjourner plus longtemps dans leur réservoir, comme je viens de l'indiquer tout à l'heure (voir p. 703).

b. *L'absence de testicules*. Chacun comprend que la privation de testicules entraîne la stérilité, et l'on se rappelle involontairement l'histoire du malheureux Abeilard. C'est aussi la condition des eunuques. Mais la perte des testicules n'est pas toujours le résultat d'un crime ; souvent on se voit dans la douloureuse nécessité d'en faire l'ablation pour cause de maladie. S'il reste encore un testicule, la virilité, comme on en a de nombreux exemples, bien que diminuée, persiste encore, et la fécondation peut avoir lieu.

Bien plus, il n'y aurait pas d'impossibilité à ce qu'un homme *viril*, sur lequel on aurait opéré la castration totale, pût encore féconder un certain nombre de femmes. Au moment de l'opération, il existe du sperme dans les vésicules séminales, et comme la privation des testicules n'empêche pas la verge d'entrer en érection, l'homme, dans les conditions que je viens d'indiquer, pourra encore exercer un ou plusieurs coïts fécondants ; cette faculté s'éteindra quand le réservoir du sperme sera tout à fait privé d'animalcules. Mais, pour que la *virilité* puisse persister, il faut que la castration n'ait été pratiquée que sur un individu chez lequel la sécrétion du sperme est déjà établie. Chez les eunuques qui, en Orient, sont destinés à la garde des harems, la castration se pratique dès l'enfance, à un âge où n'existe pas encore la sécrétion spermatique ; et, bien qu'ils puissent avoir des érections, ce que je viens de dire ne peut évidemment pas s'appliquer à eux.

Jusqu'ici, en traitant de l'absence des testicules comme cause de stérilité, je n'ai parlé que des cas où ces organes avaient été extirpés, soit par une opération, soit par un crime. C'est qu'en effet je ne reconnais pas comme privées de ces organes les personnes chez lesquelles on n'en peut pas constater la présence extérieure dans les bourses, leur siége habituel.

Dans le fœtus, les testicules sont primitivement contenus dans le ventre, et ce n'est qu'à une époque assez avancée de la vie intra-utérine qu'ils descendent dans le scrotum ; il peut même arriver que cette descente ne s'effectue qu'après la naissance, quelquefois même seulement à l'époque de la puberté. Or, il n'est pas rare de voir des circonstances qui s'opposent tout à fait à la sortie des testicules, de façon que ceux-ci restent dans le ventre ou dans un point quelconque de leur trajet vers les bourses.

Quand ils ne sont pas tout à fait à demeure dans l'abdomen, c'est presque toujours dans le pli de l'aine qu'ils séjournent (fig. 260). Dans des cas semblables, la tumeur, qui est saillante, a été quelquefois prise pour une hernie, et des chirurgiens ignorants ou inattentifs ont recommandé l'emploi d'un bandage, ce qui est précisément l'opposé de l'indication à remplir, puisque le bandage interposé entre la bourse vide R, fig. 260 et le testicule CD, l'empêche de descendre dans le scrotum. A cette méprise, il y a encore

deux autres inconvénients graves : le premier, c'est qu'un
bandage intempestivement appliqué, en irritant sans cesse

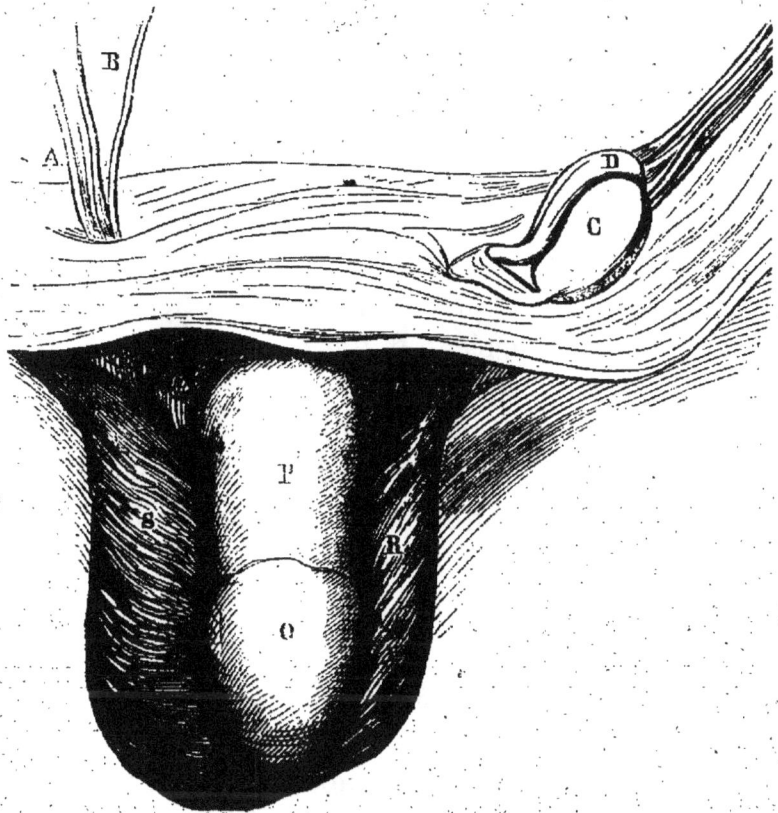

FIGURE 260.

*Représentant l'appareil génital d'un adulte chez lequel le testicule
gauche a été, pendant sa descente, arrêté dans le pli de l'aine.*

P, la verge.

O, le gland.

S, la bourse du côté droit ne présentant rien d'anomal.

AB, le cordon spermatique ou testiculaire du côté droit.

R, la bourse du côté gauche affaissée, parce qu'elle ne contient pas
son testicule.

C et D, testicule et épididyme du côté gauche, arrêtés dans le pli de
l'aine.

le testicule, finit, à la longue, par provoquer son atrophie
ou sa dégénérescence cancéreuse ; le deuxième, c'est qu'il

est arrivé que l'irritation, suite de la compression, peut s'exaspérer et causer de violentes douleurs qui, s'irradiant dans le ventre, simulent l'étranglement d'une hernie et entraînent le chirurgien à faire l'opération. Il ne reconnaît son erreur que lorsqu'il a mis à nu le testicule. Il est donc fort important d'avoir un *criterium* qui empêche de commettre une aussi grossière bévue. Les deux signes suivants guident sûrement le chirurgien dans son diagnostic différentiel: 1° dans le côté correspondant à la tumeur de l'aine, le *scrotum est vide* et privé de testicule ; 2° la tumeur de l'aine est le siége d'une *sensibilité toute spéciale à la pression*. C'est la douleur, douleur si accablante, du testicule lorsqu'il est comprimé.

On désigne sous le nom de *crypsorchides* (testicules cachés) les personnes qui offrent l'anomalie dont je m'occupe. Quelquefois un seul testicule, et dans ce cas c'est presque toujours le gauche, descend dans les bourses : ce sont les *monorchides* (un seul testicule). Mais cette disposition ne s'oppose en rien à la fécondation ; on prétend même que les hommes ainsi conformés sont plus enclins que d'autres aux plaisirs de l'amour. C'est ainsi, pour n'en citer qu'un exemple, que le nommé Bixnaër, condamné à mort et exécuté le 31 janvier 1854, pour crime de viol suivi d'assassinat, n'avait qu'un testicule apparent.

Appelé à donner mon opinion dans une pareille occurrence, je n'admettrais la probabilité de l'absence des testicules (fait, du reste, extrêmement rare) que dans le cas où la personne ne pourrait pas émettre de sperme, liquide que je reconnaîtrais aux caractères énumérés plus haut (voir page 163), et je n'attacherais qu'une importance tout à fait secondaire aux caractères extérieurs qu'on dit coïncider avec l'absence des testicules.

c. *Maladies des testicules.* Ces organes sont souvent affectés de maladies qui altèrent les qualités du sperme et le rendent inapte à la fécondation.

Au premier rang se placent le *cancer*, le *squirrhe*; mais il y a certains *engorgements* ou *gonflements syphilitiques* (fig. 242), qu'il faut bien se garder de confondre avec le squirrhe; ces indurations n'attaquent pas la glande elle-même, mais seulement le tissu cellulaire, et laissent tout à fait intact le pouvoir sécrétant.

L'*atrophie* d'un ou des deux testicules est le plus sou-

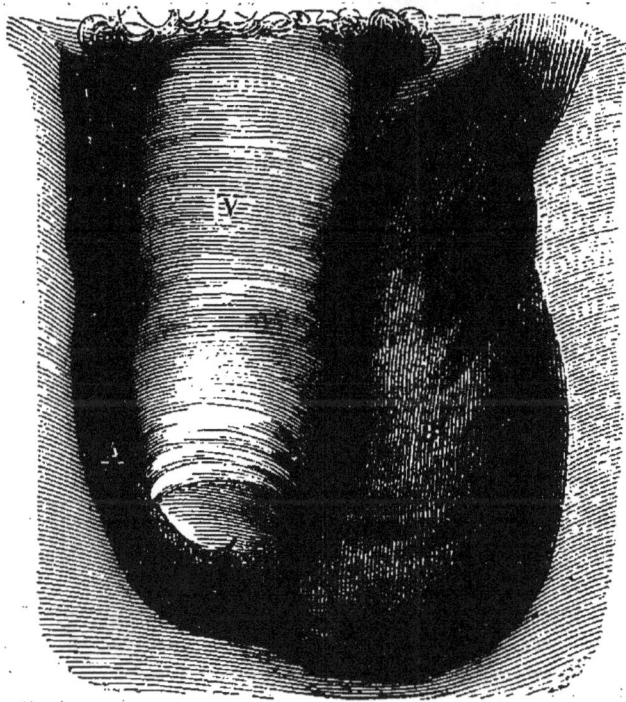

FIGURE 261.

Représentant l'atrophie du testicule droit.

A, le testicule droit atrophié.

B, le testicule gauche à l'état normal.

V, la verge.

Dans le cas que représente cette figure, l'impuissance n'existe que pour le testicule droit, puisque celui du côté gauche effectue comme à l'ordinaire la sécrétion spermatique.

vent le résultat des accidents tertiaires de la syphilis (page
525), et quand elle est portée au point que représente la
fig. 262, elle est *incurable*.

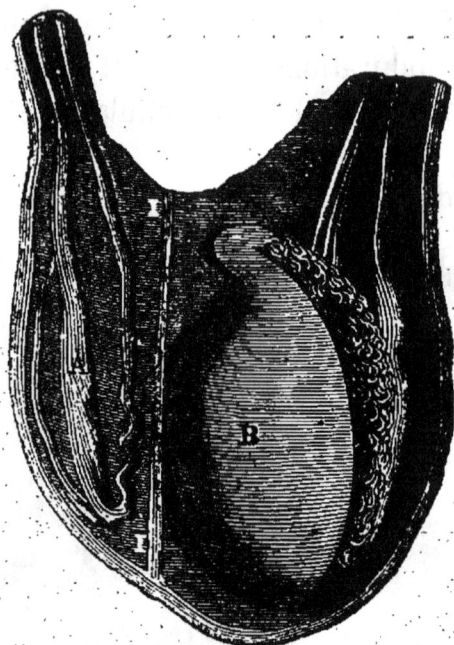

FIGURE 262.

*Représentant, dépouillés de leurs enveloppes, les mêmes organes
que ceux de la figure 261.*

A, le testicule atrophié et réduit à l'état d'un cordon filamenteux.
B, le testicule gauche bien constitué et recouvert de l'épididyme.
II, la cloison du dartos, qui sépare ces organes.

Les *tubercules* du testicule altèrent la partie qu'ils ont
envahie; mais la portion qui n'est pas atteinte continue
ses fonctions. Dans ce cas, le pouvoir fécondant n'est
qu'affaibli et non aboli. On se gardera bien de confondre
les *tumeurs du testicule* avec celles de l'*épididyme*, celles-
ci ayant évidemment beaucoup moins de gravité.

L'*hydrocèle* et le *varicocèle* (voir ces maladies, pag. 646

et 654) finissent, à la longue, par atrophier le testicule et annihiler ses fonctions.

d. *L'âge.* Il y a des hommes chez lesquels les *facultés viriles* se conservent intactes jusqu'à un âge assez avancé. Ce sont, en général, ceux qui n'ont pas abusé des plaisirs de l'amour et dont la vie a toujours été calme et régulière. Mais les personnes qui se sont adonnées à la masturbation, qui ont usé prématurément des jouissances conjugales, qui s'y sont livrées avec excès, ou dont la vie a été très-agitée, voient leurs forces génitales s'éteindre de bonne heure. Alors elles n'émettent plus qu'un sperme imparfaitement élaboré, et, au lieu d'être dardé avec force dans les organes internes de la femme, ce liquide s'écoule pour ainsi dire *en bavant,* pendant une érection incomplète.

Il y a, du reste, à cet égard, des exceptions remarquables, et on a vu des vieillards de quatre-vingts ans pouvoir effectuer un coït fécondant.

e. *L'onanisme et l'abus des jouissances vénériennes.* J'ai eu, à plusieurs reprises (page 672), occasion de signaler ces causes et leur mode d'action, qui amènent une débilité générale, ou ne permettent pas au fluide prolifique d'arriver à parfaite maturité.

f. *Maladies de la glande prostate et des vésicules séminales; relâchement des canaux éjaculateurs.* Ces maladies s'opposent à l'élaboration du sperme, le vicient dans sa composition, ou le laissent s'échapper avant son complet développement (voir *Pertes séminales,* page 692).

g. La *constipation opiniâtre et habituelle,* qui est une cause de pertes séminales, peut aussi produire la stérilité.

h. Enfin, la *paralysie des muscles du périnée,* qui concourent à l'émission du sperme, tels que les muscles ischio et bulbo-caverneux de Wilson et transverse, est aussi une cause d'infécondité.

B. *Causes ou obstacles mécaniques.*

a. *Impossibilité d'érection, ou turgescence insuffisante le la verge.* Toutes les causes générales débilitantes, *onanisme, abus des plaisirs de l'amour, convalescence des maladies graves,* usage de certains médicaments, tels que le *camphre*, etc., exerçant leur influence sur la verge et l'empêchant de se développer convenablement pendant le rapprochement sexuel, s'opposent à ce que le sperme soit lancé profondément dans les organes de la femme.

Il existe aussi une sorte de *paralysie des corps caverneux,* résultat d'attouchements trop fréquents et trop longtemps prolongés qui émoussent leur sensibilité et les rendent incapables de percevoir l'aiguillon du plaisir. Il n'y a plus alors d'érection que sous l'influence des stimulants les plus énergiques, et, dès que la verge n'est plus soumise à ces violents moyens d'excitation, l'érection cesse.

b. L'état opposé, c'est-à-dire une *érection trop violente,* en gonflant la membrane muqueuse, oblitère ou au moins diminue beaucoup la cavité du canal de l'urètre, et s'oppose à la libre sortie du sperme, au moment du spasme convulsif de l'éjaculation. A mesure que l'érection se dissipe, le conduit se trouve désobstrué, et le fluide prolifique sort, mais trop tard.

c. *Absence ou diminution de la verge.* Par suite d'un *vice de conformation,* la verge peut manquer entièrement et être remplacée par une sorte de tubercule incapable de remplir la fonction du coït.

Cette absence de l'organe excitateur mâle peut être la conséquence d'un crime ou d'une opération chirurgicale.

Certains auteurs prétendent que, même dans ce cas, la fécondation est possible. Ils se basent sur ce que les femmes ont pu être fécondées sans que la verge ait pénétré dans les organes intérieurs, et par le seul fait de l'éjaculation de la semence sur les parties externes de la génération. Bien que très-rare, le fait est vrai, et moi-même, dernièrement, j'ai été appelé à donner des soins à une jeune femme en couches, à laquelle j'ai été obligé d'inciser la *membrane hymen, signe de la virginité*, pour permettre la sortie de l'enfant hors du sein de la mère. Évidemment, dans ce cas, il n'y avait pas eu intromission, rapprochement, dans le sens habituel du mot, et il avait suffi de la projection de la liqueur prolifique sur la vulve de cette femme pour la rendre mère. Mais, habituellement, les personnes qui sont privées d'une partie de la verge *en conservent encore une portion* suffisante pour pénétrer dans les organes de la femme. Dans ce cas, les conditions de la fécondation sont très-défavorables; mais néanmoins elle peut encore avoir lieu.

d. *Bifurcation de la verge.* Une *autre anomalie naturelle*, c'est la division de la verge en deux, ce qui fait une verge double, ou plutôt deux demi-verges. Cette difformité rend le coït, et par suite la reproduction, à peu près impossible.

e. *Direction vicieuse de la verge pendant l'érection.* J'ai eu plusieurs fois l'occasion de donner des conseils à des personnes dont la verge, pendant l'érection, se dirigeait, soit en haut ou en bas, tantôt à droite ou bien à gauche. Ce défaut de rectitude du pénis avait pour résultat, au moment de l'éjaculation, d'empêcher le sperme de pénétrer dans la cavité du col de la matrice. Le liquide prolifique se perdait alors inutilement dans le *cul-de-sac du vagin* (voir *Anatomie*, page 101). La cause de cette déformation tient à la détraction, à la trop grande *brièveté du ligament suspenseur,* ou à l'*excès de longueur du frein,* ou à l'*affaiblissement d'un corps caverneux.* Dans ce dernier cas, comme le côté sain se gonflait seul pendant l'érection, la verge décrivait une courbe dont la concavité regardait le côté malade. Quand le frein est trop long et vient s'insérer jusque près du méat urinaire, la verge ne peut se redresser, et décrit une courbe à concavité inférieure. Quand le ligament suspenseur est trop court ou rétracté, la verge est presque appliquée contre les parois du ventre.

f. Une *tumeur des parties voisines,* en déformant la verge, peut rendre le coït impossible, soit en empêchant le développement de la verge ou son introduction dans les organes. Ainsi, une hernie ou une hydrocèle volumineuses accaparent tellement, par leur ampliation, la peau voisine (fig. 243), que c'est à peine si on aperçoit le pénis à l'inspection de ces tumeurs. D'autres fois, c'est un gonflement qui se développe sur la verge et qui augmente son volume au point qu'elle ne peut être introduite dans le vagin.

g. Un *rétrécissement du canal de l'urètre.* Je suis entré, à l'article *Rétrécissement* (voir la page 246), dans les plus grands détails pour expliquer le dyspermatisme résultant de la coarctation. En résumé, une *bride,* un *gonflement des parois* ou une *tumeur comprimant le canal,* empêchent la libre sortie de la liqueur prolifique et rendent le coït infécond. Aussi la guérison de cette affection redonne-t-elle la virilité à des personnes qui croyaient cette faculté pour toujours abolie chez elles.

h. *Hypospadias, épispadias.* On désigne sous ce nom deux infirmités dans lesquelles le canal de l'urètre, au lieu d'aboutir à l'extrémité de la verge, s'ouvre sur un point de sa longueur, soit à la partie inférieure (*hypospa-dias*), soit à la partie supérieure (*épispadias*). L'érection

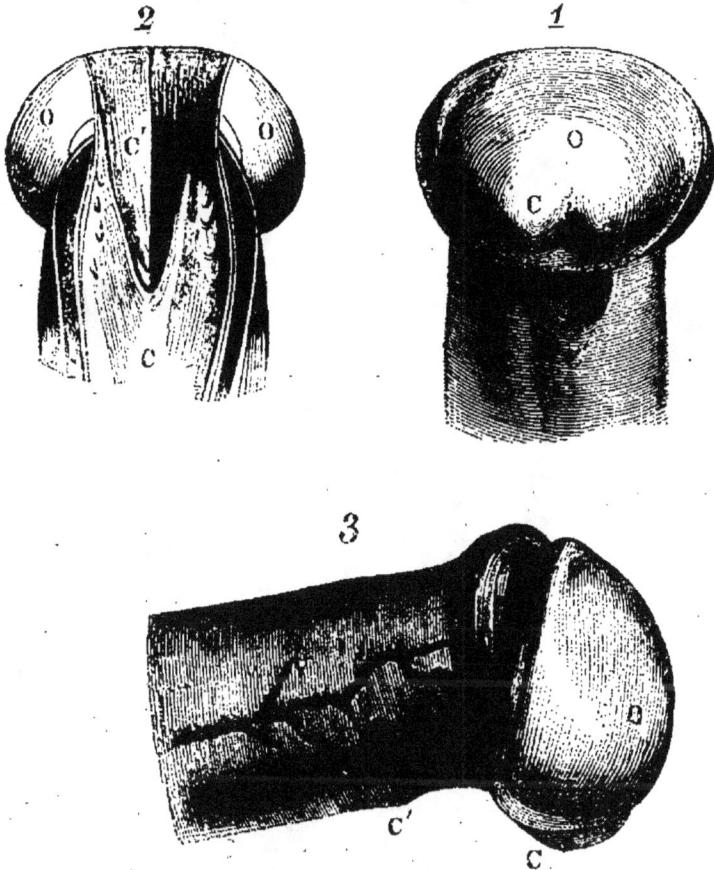

FIGURES 263, 264, 265.
Représentant un hypospadias.

La figure n° 1 représente la face inférieure de la verge

O, le gland.

C, fente où existe habituellement le méat urinaire.

C', terminaison du canal de l'urètre, constituant l'hypospadias.

La figure n° 3 représente la même difformité, vue de profil. On remarquera que, par suite de cette vicieuse conformation, le gland est toujours déjeté en bas, ce qui raccourcit la verge.

La figure n° 2 montre l'intérieur d'un canal de l'urètre affecté d'hypospadias.

OO, le gland.

C, intérieur du canal.

C, représente la difformité de la fosse naviculaire.

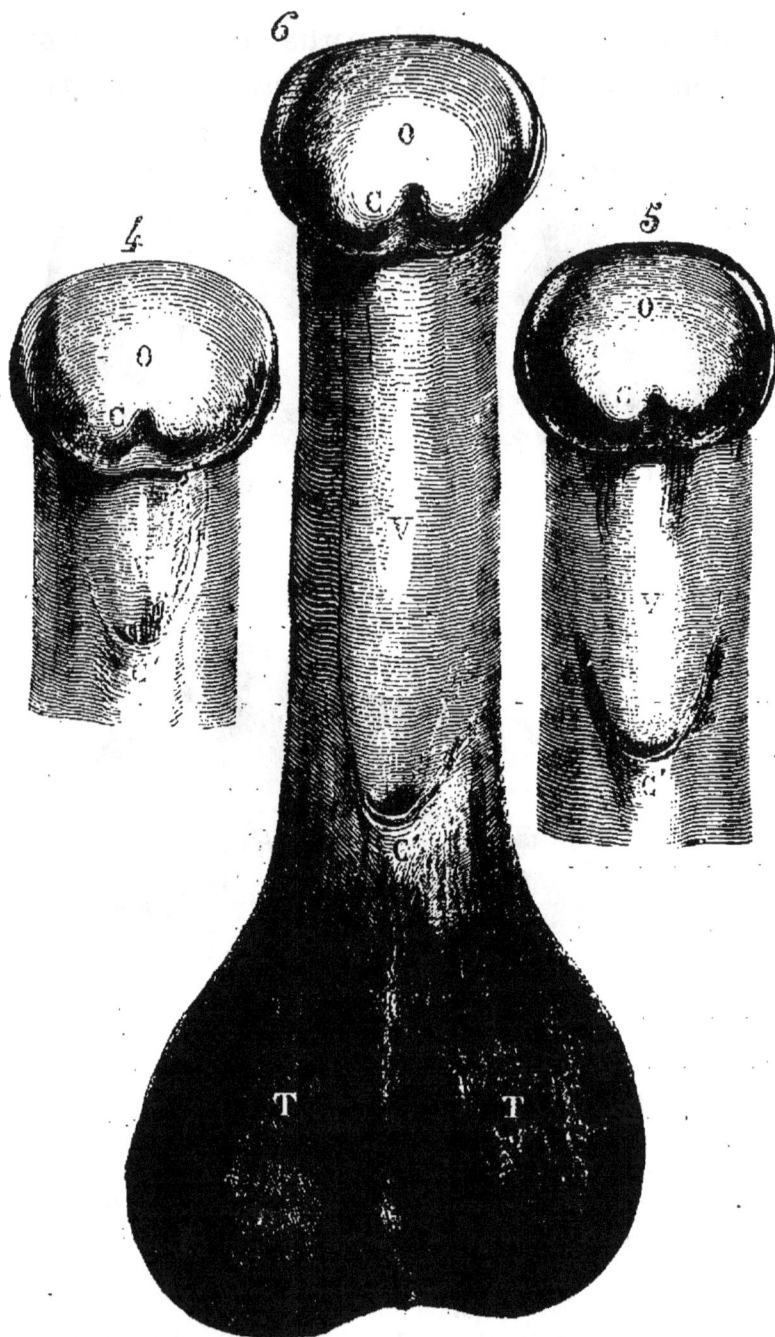

FIGURES 266, 267, 268.

Représentant des hypospadias de plus en plus graves.

La figure n° 4 montre un hypospadias plus prononcé que dans la figure 263.

O, le gland.

C, fente où existe habituellement le méat urinaire.

C', terminaison du canal, à la moitié de la longueur de la verge.

V, portion de la verge faisant partie du canal de l'urètre, et qui, dans l'hypospadias, se trouve à nu.

La figure n° 5 fait voir l'ouverture C' de l'urètre aux deux tiers postérieurs de la verge.

La figure n° 6 représente la terminaison de l'urètre au niveau des bourses ; c'est le cas le plus grave. Il est extrêmement rare qu'avec cette disposition on puisse engendrer.

et la copulation s'effectuent comme à l'état normal ; mais le sperme s'écoule, soit au dehors, soit seulement à l'entrée du vagin, selon le point du pénis où aboutit l'ouverture du canal.

Ce vice de conformation a plus de gravité chez les épispades que chez les hypospades, et, dans ce dernier cas, quand l'orifice du canal n'est pas trop éloigné du lieu habituel de son ouverture, les conditions de la fécondation ne sont presque pas altérées.

i. *Calcul de la glande prostate, oblitération ou changement de direction des canaux éjaculateurs.* Pour peu qu'on se reporte, par la pensée, aux dispositions anatomiques que j'ai signalées (voir figure 17, page 74), il est facile de comprendre comment la cause que je signale ici s'oppose à la libre émission du sperme dans l'éjaculation et est une cause mécanique de stérilité. Quand on est en présence d'un calcul de la prostate, on peut attaquer directement la cause et guérir le malade.

Dans le cas d'oblitération ou de changement de direction des conduits éjaculateurs, la stérilité est incurable. Ces sortes d'accidents résultent souvent des scarifications, et de la cautérisation de l'urètre pour des rétrécissements ou de la maladresse du chirurgien dans l'opération de la taille.

j. Une particularité de conformation très-curieuse et rare, qui peut aussi nuire à la fécondation, est rapportée par M. Cruveilhier dans la 39e livraison de son *Anatomie pathologique du corps humain*. Elle est relative à l'exis-

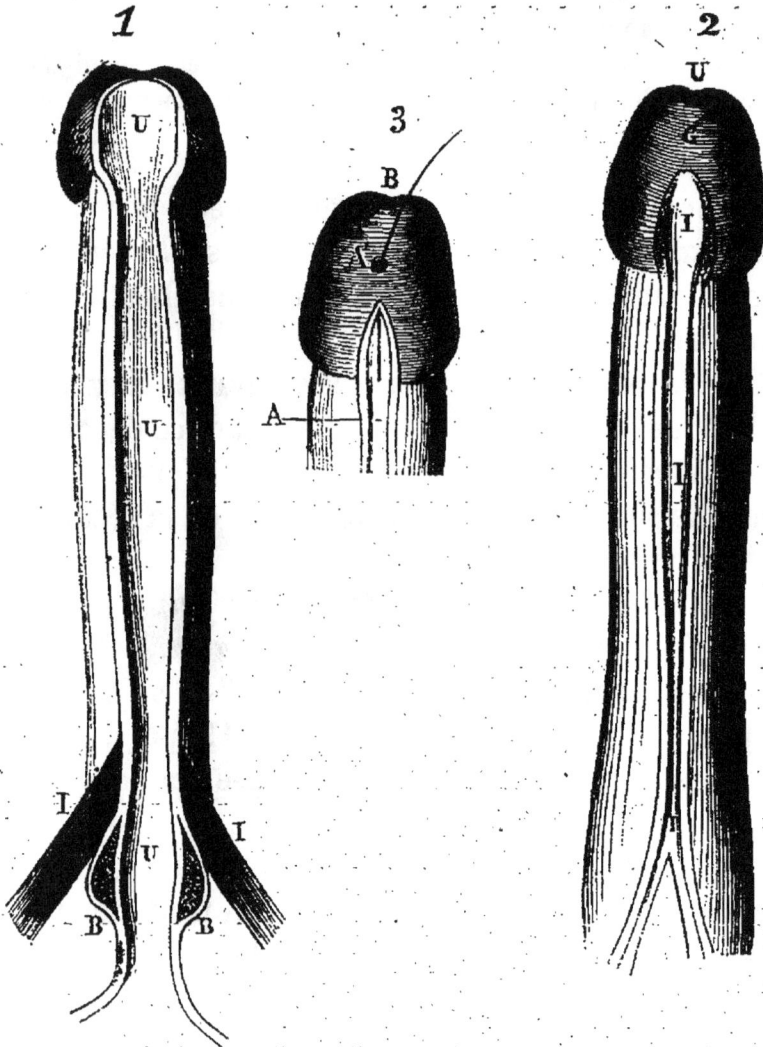

FIGURES

269   270   271.

Représentant la particularité de conformation signalée au paragraphe j.

La figure n° 1 représente la face intérieure de la verge avec le canal de l'urètre ouvert dans toute sa longueur.

GG, le gland.

UUU, le canal de l'urètre ouvert.

BB, corps spongieux de l'urètre.

II, attache des muscles ischio-bulbeux.

La figure n° 2 représente la face supérieure ou dorsale de la verge.

U, terminaison du canal de l'urètre.

G, le gland.

II, conduit étroit régnant dans toute la longueur de la face supérieure de la verge, et résultant de la réunion des deux conduits éjaculateurs.

La figure n° 3 montre en A' l'orifice sur la face supérieure du gland de ce conduit spermatique anomal.

tence de deux canaux, l'un destiné à l'urine, l'autre au sperme, qui fut constatée sur un sujet trouvé dans un pavillon de dissection. Voici comment se comportait le canal destiné au sperme : « Un petit méat circulaire, et « non en forme de fente, occupait la face supérieure du « gland, au niveau de sa couronne et sur la ligne médiane « A' (fig. 270). Ce méat ou pertuis était l'orifice d'un ca- « nal à parois fort minces, qui parcourait la face dor- « sale de la verge jusqu'au ligament suspenseur ; là, il « s'introduisait entre les corps caverneux et l'arcade « du pubis pour pénétrer dans la cavité pelvienne, où il « se bifurquait immédiatement (fig. 271) ; chaque bran- « che de bifurcation entourait les côtés de la prostate. La « pièce mutilée s'arrêtait là : il est probable que chaque « branche de bifurcation était un canal éjaculateur qui « allait se continuer avec le canal déférent et avec le con- « duit excréteur de la vésicule séminale. »

k. *Phimosis, paraphimosis. Longueur trop considérable du prépuce* (fig. 165, p. 448).

Ces deux cas, en empêchant la libre sortie du sperme, sont des causes de stérilité. Certains hommes ont le *pré-*

puce tellement développé, que, dans le coït, il gêne l'é-mission du sperme. C'est pour obvier à cet inconvénient et à quelques autres que les Arabes et les Israélites pratiquent la *circoncision* (fig. 168 et 170) sur leurs enfants.

A. *Causes locales physiologiques chez la femme.*

a. *Absence de l'ovaire.* J'ai dit que l'ovaire (LL, fig. 27), dans le système générateur de la femme, était l'analogue du testicule chez l'homme. L'ovaire sécrète l'ovule, dont la nécessité est aussi indispensable que celle des zoospermes dans le fluide fécondant de l'homme. Donc si, naturellement ou par suite d'une opération, les deux ovaires viennent à manquer, la femme est frappée d'une stérilité absolue et incurable.

b. *Maladies et altérations de l'ovaire.* On pourrait bien admettre que, chez beaucoup de femmes, les *causes débilitantes* qui rendent chez l'homme le sperme de mauvaise nature influent aussi sur les ovules et les empêchent d'acquérir les qualités nécessaires à la fécondation ; mais, bien que ce soit une hypothèse très-rationnelle, ce n'est qu'une vue de l'esprit que les faits n'ont encore pu justifier, et sur laquelle je n'insiste pas.

Il n'en est pas de même des altérations matérielles que l'on constate très-souvent sur le cadavre, et que des symptômes réels révèlent, pendant la vie, à l'observateur attentif. Ainsi, l'ovaire peut-être atteint, soit d'un seul, soit des deux côtés, d'*inflammation aiguë ou chronique*, d'*hydropisie*, d'*induration squirrheuse* ou de *cancer*. Un traitement convenable triomphe des premières affections ; les dernières ne sont que trop souvent au-dessus des ressources de l'art.

c. *Flueurs blanches abondantes.* Il faut d'abord distinguer d'où vient l'écoulement leucorrhéique; car, bien que la stérilité en soit là conséquence inévitable, comme le traitement est tout à fait différent selon l'origine des flueurs blanches, il importe au plus haut point de bien établir le diagnostic.

Cet écoulement provient, soit du *vagin*, soit de la *matrice* (voir *Maladies de matrice*).

Celui qui est sécrété par le *vagin* est *épais, jaune-verdâtre, tache fortement le linge*, et jouit d'une *activité* très-prononcée. Si l'on vient à le mettre en contact avec le sperme, *il tue instantanément les animalcules*.

Les flueurs blanches qui sont fournies par la matrice ou la cavité de son col sont *plus consistantes, glaireuses*, souvent *analogues au blanc d'œuf, empèsent fortement le linge*, et sont douées d'une *réaction alcaline*. Si on mélange cette sécrétion avec du sperme récent, *les animalcules y meurent de suite*. Il est facile de comprendre qu'il n'y a pas de fécondation possible quand du sperme se trouve en rapport avec de semblables sécrétions : c'est là une des causes les plus fréquentes de la stérilité des femmes; fort heureusement c'est une des maladies dont les recherches modernes permettent d'obtenir le plus facilement la guérison (voir plus loin).

d. *Maladies de matrice*. Les *inflammations, engorgements, ulcérations* du corps et du col de l'utérus s'opposent à la fécondation, par la double raison qu'un organe enflammé ou ulcéré n'est pas apte à remplir ses fonctions régulières; ensuite, que la sécrétion qui en est le résultat oppose un obstacle mécanique à la pénétration du sperme (voir plus loin). Presque toutes les femmes que j'ai guéries d'ulcérations et d'engorgements sont devenues enceintes peu de temps après leur guérison, parce que j'avais, pour ainsi dire, enlevé l'obstacle qui s'opposaità l'efficacité du coït. Du reste, comme cette facilité de fécondation ne convient pas à toutes les dames, j'ai l'habitude de les prévenir de la faculté *nouvelle*, pour ainsi dire, qui résulte pour elles de leur guérison.

e. *Absence des règles* (page 169). Certaines femmes ne sont pas réglées, ce qui tient, je suppose, à l'absence de sécrétion de l'ovule dans l'ovaire. Cette aménorrhée entraîne la stérilité. A une certaine époque de la vie des femmes (l'*âge critique*), l'ovaire cesse de sécréter des ovules, et les règles disparaissent. Cette cessation des menstrues indique la perte de la fécondité. Cette loi souffre cependant quelques exceptions, et l'on a vu, quoique rarement, des femmes de cinquante, et même cinquante-cinq ans, devenir enceintes, bien que les règles eussent disparu depuis plusieurs années.

La *ménopause* (*cessation des mois*, page 175), qui a lieu naturellement, chez la plupart des femmes, de quarante à quarante-cinq ans, peut arriver bien plus tôt par suite d'un *saisissement*, d'une *frayeur*, d'une *émotion vive*, surtout si, à ce moment, les femmes sont dans leurs règles. La disparition, dans ces cas, peut être irrévocable, et entraîne, outre la stérilité, toutes sortes de malaises et d'incommodités.

J'ai été assez heureux, dans de nombreuses circonstances, pour rétablir le cours du flux menstruel, et, par suite, la fécondité dont les malades se croyaient privées pour toujours.

On remarque, en général, que les femmes qui sont réglées de bonne heure cessent aussi plus tôt que les autres d'avoir leurs menstrues. Il semble que la nature ne met à la disposition des femmes qu'un certain nombre d'ovules, le même pour toutes; et comme, ainsi que je l'ai dit, *chaque menstruation n'est que l'accouchement d'un ovule*

non fécondé (voir *Physiologie*, page 167), il en résulte
qu'aussitôt que le nombre des ovules est épuisé, l'éruption des règles n'a plus lieu.

f. *Absence de désirs vénériens.* En traitant cette question, à propos des causes générales de stérilité (page 715),
j'ai eu occasion de dire que l'absence de désirs n'avait
aucune espèce d'action sur la fécondité de la femme, et
qu'on remarquait même que les sensations voluptueuses
énergiques étaient plutôt une cause de stérilité.

B. *Causes locales mécaniques.*

Les causes mécaniques qui rendent la femme stérile
peuvent être divisées en deux catégories :

a. *Causes qui empêchent l'ovule de descendre dans la
cavité de la matrice ;*

b. *Causes qui s'opposent à la pénétration du sperme
dans cette même cavité.*

a. Dans la première catégorie se rangent :

Les *adhérences des trompes de Fallope.* Cette adhérence, quelquefois naturelle, est le plus souvent la suite
d'une péritonite partielle. Elle met obstacle à ce que la
trompe puisse remplir ses fonctions, qui consistent à
appliquer son orifice ou pavillon sur le point de l'ovaire
d'où se doit détacher l'ovule, pour le déposer ensuite dans
la cavité de la matrice (voir *Anatomie*, p. 93). Or, si la
trompe de l'un et de l'autre côté a subi une telle adhérence que son pavillon ne puisse se rapprocher de l'ovaire,
il y a stérilité, parce que l'ovule tombe dans la cavité du
péritoine, et *cette stérilité est incurable.*

Occlusion du conduit des trompes. Cette occlusion est
aussi le résultat de l'inflammation. L'occlusion n'est pas
toujours complète, et il peut n'exister qu'un fort rétré-

cissement, dont le résultat est le même. dès que l'ovule ne peut franchir l'obstacle.

Absence de matrice. Il y a, dans la science, plusieurs exemples de femmes qui n'avaient point de matrice. Moi-même j'ai eu occasion d'en constater deux : dans l'un de ces cas, le vagin se terminait en cul-de-sac, à dix centimètres de profondeur. Cette femme n'avait jamais eu de règles, et était très-bien portante, du reste.

b. En supposant que les obstacles que je viens d'indiquer n'existent pas, et que l'ovule arrive facilement avec toutes ses propriétés dans la matrice, la fécondation peut être rendue impossible par une autre catégorie d'*obstacles qui empêchent le sperme de se trouver en contact avec l'ovule.*

Ces obstacles sont les suivants :

Dureté de la membrane hymen. Quelquefois la membrane qui est le signe de la virginité (fig. 33, 34, 35 et 36, page 107) est tellement épaisse, que ce n'est qu'après plusieurs mois d'efforts que le mari parvient à en triompher. Dans d'autres circonstances, bien plus fréquentes qu'on ne serait tenté de le supposer, l'art est obligé de venir à son aide, pour que le coït puisse s'effectuer. Cette cause n'est pas toujours un obstacle insurmontable à la fécondation, puisque j'ai vu des cas dans lesquels des femmes étaient devenues mères sans avoir été déflorées; mais ce sont là des exceptions.

Occlusion du vagin. Le conduit musculo-membraneux qui est l'organe de la copulation de la femme peut être bouché par un vice naturel de conformation, par suite d'un accouchement, ou d'une cicatrice vicieuse, résultant soit d'une plaie accidentelle, soit d'une ulcération vénérienne. Dans des cas pareils, le rapprochement est impossible. Le vagin est remplacé par un cordon ligamenteux plus ou moins gros, à l'extrémité duquel existe la matrice. Parfois l'oblitération du vagin est incomplète ; mais l'ouverture de communication est tellement étroite, que le sperme ne peut arriver à l'*utérus* qu'avec les plus grandes difficultés. Dans plusieurs circonstances semblables, j'ai dilaté successivement la partie rétrécie, au point que la fécondation et l'accouchement ont pu s'opérer sans encombre.

On rencontre parfois, à une profondeur variable du vagin, une seconde membrane hymen. Une petite incision suffit pour rétablir les conditions normales de la fécondation.

Tumeurs dans la cavité du vagin ou dans son voisinage. Ces tumeurs sont des abcès, des polypes, ou des dégénérescences cancéreuses. Je n'insiste pas sur le mécanisme par lequel ces maladies amènent la stérilité. Chacun en comprend la gravité. Les unes sont curables, les autres sont au-dessus des ressources de l'art ; mais, dans tous les cas, l'art est obligé d'intervenir.

Quelquefois *le col de la matrice est oblitéré par une membrane* qui non-seulement empêche le sperme de pénétrer dans l'utérus, mais, en s'opposant à la sortie du sang des règles, peut déterminer des accidents très-graves de rétention des menstrues, et même simuler une grossesse, comme j'ai eu occasion d'en constater récemment un exemple sur une jeune fille.

D'autres fois *le col utérin est fermé* par une sorte de *bouchon de mucus* qui, outre ses qualités délétères pour la vie des zoospermes, leur oppose *mécaniquement* une barrière infranchissable à l'entrée de la matrice.

La *forme conique du col utérin* coïncide presque toujours avec la stérilité. Dans ce cas, le col est pointu (voir plus loin), très-allongé, et ne présente qu'une ouverture imperceptible. Par son exiguïté, il se dérobe au contact de la verge. De là vient, je pense, l'infécondité qui accompagne si souvent cette disposition.

La dilatation du col, dans des cas semblables, peut être quelquefois tentée avec succès (fig. 312).

Adhérences vicieuses du col. Il n'est pas rare de rencontrer, à la suite de l'accouchement, des adhérences du col utérin avec le vagin. La stérilité en est habituellement la conséquence, parce que le sperme ne peut pas être lancé directement dans la matrice.

Les déplacements de matrice. L'antéflexion (fig. 295), *la rétroflexion, l'antéversion* (fig. 293), *la rétroversion* (fig. 294), *l'inclinaison latérale* (fig. 296), *le relâchement des ligaments* (fig. 286), *le prolapsus ou chute de matrice* (fig. 287), sont aussi des causes d'infécondité qu'il suffit d'indiquer pour en faire comprendre le mécanisme.

Quand un corps étranger, comme un *polype* ou un *corps fibreux,* a envahi la cavité de la matrice ou de son col, il n'y a plus de place pour le produit de la conception.

3° Causes relatives de stérilité.

J'ai désigné sous le nom de *causes relatives de stérilité* un ensemble de circonstances dans lesquelles peuvent se trouver des personnes qui, avec tous les signes apparents et rationnels de la fécondité, ne peuvent cependant se reproduire. On a vu souvent, en effet, des femmes, restées stériles pendant longtemps, devenir fécondes après dix, quinze, vingt et même vingt-deux ans de mariage. C'est après une stérilité aussi prolongée qu'Anne d'Autriche, reine de France, mit au monde Louis XIV. Combien de femmes n'ont pas eu d'enfants avec un premier époux, et en ont facilement avec un second ! Un des exemples les plus curieux de ce genre est celui que nous ont transmis les annales de la science. Il remonte au temps où le divorce existait et où la stérilité pouvait être invoquée comme motif de séparation. Cet exemple peut être rapporté à un *défaut de sympathie* entre les deux époux.

En 1653, le marquis de Langey épousa Marie de Saint-Simon de Courtomer, âgée de treize à quatorze ans, et vécut en parfaite intelligence avec elle jusqu'en 1657. A cette époque, la marquise de Langey accuse son mari d'impuissance. Des experts, chargés par le juge de visiter le mari et la femme, déclarent qu'ils les ont trouvés tels que doivent être des époux. La marquise soutient que, si elle paraît être dans l'état où doit se trouver une femme mariée, c'est l'effet des entreprises brutales d'un impuissant et des efforts d'un amour d'autant plus furieux qu'il est stérile. Pour sauver son honneur, le marquis de Langey demande l'épreuve du congrès, *congressus juridicus :* elle est ordonnée selon les usages du temps; il échoue, allégue des excuses, et sollicite une seconde épreuve, qui lui est refusée. Son mariage est déclaré nul; mais il proteste que, malgré les défenses qui lui sont faites de se marier, il contractera une nouvelle union lorsqu'il le jugera à propos. En effet, il choisit pour épouse Diane de Montault de Navailles, et procrée avec elle sept enfants.

Une cause relative de stérilité peut se rencontrer dans la *différence de tempérament.*

Une autre cause existe dans une *disproportion trop grande* entre les *organes sexuels* de l'homme et ceux de la femme.

Un autre motif est la *trop grande différence d'âge* entre les deux époux.

On a remarqué que le coït était souvent suivi de la fé-

condation, quand *le paroxysme voluptueux existait simultanément* chez l'homme et chez la femme. Or, il est
certain qu'il y aura d'autant moins de chances de fécondation, qu'il y aura un intervalle plus considérable entre
le spasme érotique de l'homme et celui de la femme.

Une cause relative de stérilité est celle qui résulte de
l'époque du mois à laquelle la femme se livre au coït. D'a-
près la théorie que le lecteur se rappelle que j'ai donnée
de l'évolution de l'ovule et de la cause de la menstruation
(voir page 167), il est facile de conclure que *le temps du
mois le plus favorable à la conception est l'époque des
règles et les trois ou quatre jours qui les précèdent ou les
suivent.*

C'est, en effet, un fait d'observation générale que ce
n'est guère qu'à l'approche des menstrues qu'a lieu la
fécondation, puisque ce n'est qu'à cette époque que le
passage des ovules dans le canal utérin peut coïncider
avec la présence du fluide qui doit les vivifier.

On voit très-souvent aussi des femmes devenir enceintes
après les premiers rapprochements qui suivent une séparation momentanée de quelques semaines ou de plusieurs
mois, pendant lesquels les époux se sont gardé une mutuelle fidélité. Ce fait s'explique par *l'élaboration plus
parfaite,* la *maturité plus complète du sperme* après une
certaine continence.

Traitement de la stérilité.

La multiplicité des causes, soit générales, soit locales,
qui peuvent amener la stérilité ou l'impuissance, fait
toucher du doigt l'inefficacité et l'absurdité de tous ces
prétendus remèdes contre l'impuissance, remèdes dont
l'innombrable liste prouve toute l'inutilité.

La première chose à faire, quand on est appelé à donner des conseils à une personne affectée d'impuissance ou de stérilité, c'est de s'appliquer à trouver la cause du mal; et quand, après avoir pris connaissance des antécédents du malade, on se sera livré, si cela est nécessaire, à un minutieux examen local, on arrivera presque infailliblement à découvrir la source de l'infécondité. D'après le résultat de l'enquête, on devra pouvoir dire au malade si son infirmité est curable, ou si elle est au-dessus des ressources de l'art.

Lorsque la stérilité ou l'impuissance dépendent d'une des lésions matériellement appréciables que j'ai successivement indiquées en énumérant les causes (voir *Pertes séminales, Rétrécissements,* etc.), *le traitement sera celui de ces lésions,* et dans nombre de cas, ainsi que je l'ai fait voir, il sera permis d'espérer des résultats favorables. Mais ce n'est pas ici le lieu d'indiquer le meilleur mode de traitement de ces diverses affections, puisque les malades seraient incapables de se l'appliquer eux-mêmes, et qu'ils ont toujours besoin de recourir aux lumières d'un médecin spécialiste.

Je ne parlerai donc, dans ce chapitre, que de la médication à opposer à l'*impuissance nerveuse.*

La première condition à remplir, c'est de *redonner au sperme ses qualités normales.*

L'impuissance amenée naturellement par l'âge doit être regardée comme au-dessus des ressources de l'art; ce n'est pas sans danger que des vieillards ont quelquefois cherché, par une excitation réellement morbide, à recouvrer momentanément des facultés qui ont abandonné leurs organes flétris. Il en est souvent de même des hommes qui, par un abus extrême de ces facultés, les ont perdues prématurément.

On doit se rappeler qu'en parlant des conséquences de la masturbation (page 670), j'ai dit qu'après l'émission du fluide prolifique, ou le spasme érotique provoqué d'une façon quelconque, l'individu tombait dans une sorte d'affaiblissement dont il se rétablissait plus ou moins promptement. Telle est, en effet, la grande loi de la re-production dans les deux règnes animal et végétal :

« L'accomplissement de la fonction qui perpétue l'es-
« pèce tue l'individu. »

Ainsi les plantes annuelles se flétrissent et se dessèchent après la floraison; les plantes vivaces ne contiennent presque plus de sucs au moment de la fructification; les oiseaux, après la ponte, entrent dans la mue; les animaux, à l'époque du rut, après l'acte du coït, perdent une partie de leur vigueur, et leur chair n'est plus aussi succulente. Il me serait facile, en passant en revue chaque espèce, de dire les modifications par lesquelles se manifeste l'épuisement dont je parle.

Dans le cas d'affaiblissement général et local par suite d'un régime débilitant, de jouissances vénériennes anticipées ou excessives, on doit éloigner pendant un certain temps tout ce qui pourrait provoquer les désirs et exciter les organes génitaux. Le malade devra s'adonner à des occupations qui exercent le corps plus que l'esprit, *qui matérialisent son existence.* Il évitera tout ce qui peut exciter l'imagination : telles sont la lecture des romans, la fréquentation des bals, des spectacles. Des promenades prolongées, et même des voyages, pourront être utiles. On combattra tous les points d'irritation, de déperdition ou d'épuisement qui, existant dans quelques-uns des principaux organes, entretiendraient la débilité et le marasme; puis le malade sera soumis à un *régime phar maceutique et hygiénique* propre à restaurer, fortifier et reconstituer l'économie animale tout entière.

C'est parce qu'on a employé particulièrement dans ces circonstances des substances analeptiques, comme *les œufs, le chocolat, le salep, la chair, la laitance des poissons, etc.*, qu'on leur a attribué des *vertus aphrodisiaques* qu'elles partagent avec toutes les matières très-nutritives, susceptibles de développer une riche hématose.

Plus tard, on rendra l'alimentation excitante par l'addition de quelques condiments, comme les épices, la vanille; par l'usage de végétaux aromatiques, ou contenant des principes âcres. C'est sous ce rapport que l'artichaut, le céleri, les champignons, les truffes, etc., ont pu devenir aphrodisiaques.

Ce ne sera qu'avec prudence, et lorsque l'économie aura recouvré l'apparence de force qui lui est naturelle, qu'on passera à l'usage des *moyens capables d'exciter* directement ou indirectement *l'action des organes génitaux*. Toutes les substances *spiritueuses* et fortement aromatiques peuvent être employées pour ranimer les facultés génératrices affaiblies. Celles qu'on a surtout préconisées sont les diverses espèces de *menthe*, la *vanille*, le *safran*, le *gingembre*, le *musc*, l'*ambre gris*, l'*opium* qui, pur ou mêlé à divers aromates, est en si grand usage chez les Orientaux, le *haschych* (extrait des feuilles du chanvre indien, *cannabis indica*).

Certaines substances vénéneuses jouissent au plus haut degré de la propriété aphrodisiaque. L'abus ou l'emploi criminel que l'on pourrait faire de ces substances m'empêche de les désigner ici, et cela d'autant plus qu'elles n'agissent qu'en irritant et enflammant les organes urinaires, particulièrement le col de la vessie.

Depuis longtemps j'emploie avec succès, dans les cas

d'impuissance nerveuse, une préparation spéciale, dont l'action est toujours inoffensive et le résultat infaillible. J'en ai donné la formule à plusieurs personnes, qui n'y ont recours que dans les cas de nécessité absolue, parce que ce n'est qu'un adjuvant, et qu'une alimentation réparatrice en même temps qu'un usage modéré du coït dispensent presque toujours d'y avoir recours.

Des *moyens locaux et extérieurs* sont aussi employés pour combattre l'inertie des organes génitaux. Tels sont des *bains froids de rivière,* des *bains de marc de raisin,* des *demi-bains frais,* des *douches* ou *irrigations d'eau,* soit simple, sulfureuse ou aromatique, à diverses températures, sur les reins, le bas-ventre, le périnée, les parties génitales ; des *frictions* sur ces mêmes parties avec des liniments dans lesquels entrent le musc et l'ambre, l'ammoniaque, les cantharides ; des *vésicatoires volants* sur les lombes, les cuisses, le périnée. On connaît l'abus que la débauche a fait quelquefois de moyens qui ont un effet analogue aux précédents : je veux parler de la *flagellation,* de l'*urtication* et du *massage.*

L'*électricité* est aussi un puissant moyen qui m'a rendu de grands services dans les cas d'impuissance nerveuse rebelle à tous les autres moyens de traitement.

Gall, qui, ainsi que je l'ai dit, avait localisé dans le cervelet le siège des facultés génératrices, pensait que dans l'impuissance nerveuse on devait appliquer les stimulants ou les dérivatifs, selon l'indication à remplir, le plus près possible du siège de ces facultés. Aussi prétend-il avoir obtenu des résultats favorables en plaçant *à la nuque* des sétons, des vésicatoires, ou en faisant sur cette même région des frictions stimulantes avec les substances que j'indique ou des décharges électriques.

Je viens d'esquisser à grands traits la base du *traitement de l'impuissance nerveuse,* de cette stérilité déterminée surtout par les causes générales énumérées plus haut (page 714). Mais comme il existe des circonstances particulières pour chaque malade, les indications à remplir varient selon ces mêmes individualités, et je ne saurais trop engager les personnes atteintes de cette *débilité génératrice* à ne pas entreprendre elles-mêmes leur guérison, car le plus souvent, après bien des essais infructueux, elles reconnaissent leur inhabileté, et pendant ce temps le mal a, pour ainsi dire, pris racine, et est devenu d'une cure plus difficile.

Je leur conseille donc de se confier à un médecin qui, par la nature de ses études et la spécialité de sa clientèle, leur donne toute garantie. Cette marche est d'autant plus nécessaire, que l'analyse des symptômes, et surtout l'*examen de la liqueur prolifique,* auquel il doit se livrer de temps en temps, le tiennent au courant des progrès de la guérison, et, suivant ce qu'il constate, lui font modifier le traitement dans un sens ou dans un autre.

En commençant ce chapitre, j'ai dit que plusieurs causes d'impuissance et de stérilité, et surtout les moyens à y opposer, ne pouvaient pas, sans grande inconvenance, trouver place dans ce livre. Le lecteur devra donc, en faveur de ce motif, me tenir compte des lacunes qu'il pourra constater, d'autant plus que, dans mes consultations écrites, je suis aussi explicite que possible.

C'est la même raison qui m'empêche de placer sous les yeux du lecteur plusieurs pages extraites de mon *cahier de guérisons,* dans lequel est constatée la cure d'un grand nombre de faits très-curieux, cure obtenue après six, huit, dix et même quinze ans de stérilité ou d'impuissance.

Je me contenterai de citer quelques observations attestant les résultats de mon traitement, soit chez l'homme, soit chez la femme.

OBSERVATIONS DE GUÉRISON

D'IMPUISSANCE CHEZ L'HOMME.

PREMIÈRE OBSERVATION.

Trente-cinq ans. Marié depuis sept ans; pas d'enfants; léger rétrécissement du canal de l'urètre; dilatation; guérison; cessation de la stérilité.

M. B....., âgé de trente-cinq ans, vint me consulter, parce que, depuis sept ans qu'il était marié, il n'avait pas encore pu avoir d'enfants. Il m'apprit que dans sa jeunesse il avait abusé des plaisirs sexuels et de la masturbation. Il avait contracté trois blennorrhagies; la dernière, à vingt-quatre ans, s'était prolongé pendant deux ans sous forme de *suintement chronique ou goutte militaire.* Depuis son mariage, il n'urinait plus avec la même facilité qu'autrefois. L'éjaculation lui causait une sorte de douleur, et comme il avait une certaine appréhension, il en résultait que le sperme n'était plus dardé convenablement et ne sortait du canal de l'urètre qu'en bavant. L'analyse chimique et l'examen microscopique que je fis de ce liquide me démontrèrent qu'il jouissait de toutes ses qualités normales. Les zoospermes, en particulier, y étaient nombreux, bien constitués et bien vivants. Du rapprochement de ces divers symptômes, mon opinion fut que la stérilité devait être attribuée à l'éjaculation vi-

cieuse du sperme. Par l'emploi de quelques bougies de
cire, j'effaçai l'obstacle. Un traitement interne adoucit
les qualités naturellement irritantes de l'urine, et bientôt
l'éjaculation du sperme s'effectua sans la moindre douleur. M. B..... s'aperçut bientôt des heureux effets de la
médication, car sa femme devint enceinte deux mois après
le début du traitement.

J'ai pris cette observation au hasard dans plus de deux
cents pareilles; car c'est un fait à peu près constant que
tous les malades affectés de rétrécissements procréent des
enfants avec la plus grande facilité aussitôt que j'ai rendu
au canal de l'urètre ses dimensions normales. Deux raisons peuvent, dans le cas dont je m'occupe, contribuer à
ce résultat : la première, c'est que les malades, recouvrant pour ainsi dire une vie nouvelle dès qu'ils sont débarrassées de leur rétrécissement, se livrent au coït avec
une ardeur toute juvénile; la seconde, c'est qu'aucun
obstacle ne s'opposant plus à la libre sortie du sperme,
ce liquide est dardé vigoureusement dans les parties les
plus profondes des organes génitaux de la femme, condition des plus favorables à la fécondation (voir *Physiologie*, page 180).

DEUXIÈME OBSERVATION.

*Trente-deux ans. Impuissance nerveuse, suite de mastur-
bation; marié depuis trois ans; impossibilité d'accomplir l'acte vénérien; guérison complète en trois mois de
traitement.*

M. L...., employé supérieur d'une administration publique, avait abusé dans sa jeunesse de la masturbation,
et bientôt sa santé délabrée en avait ressenti les funestes

conséquences. Il était pâle, amaigri, affecté d'une petite toux sèche, nerveuse; son imagination s'excitait au plus haut degré à la vue d'une femme, ou par la lecture d'ouvrages lascifs, et, au plus léger attouchement, la verge, dans une demi-érection, laissait écouler la liqueur prolifique, qui avait perdu la plupart de ses propriétés. Il lui était impossible d'avoir des rapports avec une femme, parce que d'abord sa verge n'entrait qu'en une demi-érection, et que, d'un autre côté, l'éjaculation se faisait avec une telle promptitude, que l'acte ne pouvait pas matériellement s'accomplir. On lui avait conseillé le mariage, dans l'espérance que la régularité et le calme de la vie maritale rendraient à ses organes la vigueur normale. Mais la *virilité*, loin de reparaître, avait continué de s'éloigner d'organes épuisés, et tous les efforts qu'excitait en lui la honte de paraître impuissant ne servaient qu'à lui démontrer toute l'étendue de son mal.

Après avoir essayé différents remèdes, il vint me confier sa position. J'examinai le liquide, qui s'écoulait chez lui au plus léger attouchement, et l'inspection microscopique me démontra qu'il n'avait de sperme que le nom, et que ce liquide était totalement dépourvu d'animalcules spermatiques. Des corpuscules arrondis, présentant au centre un point brillant, remplaçaient les zoospermes.

Je fis comprendre à M. L..... que la première condition de succès du traitement que j'allais entreprendre sur lui consistait dans une abstinence absolue de toute espèce de plaisirs vénériens. Je proscrivis toute lecture qui aurait pu retracer à son imagination ardente des travaux érotiques. Il distribua son temps de manière à être complétement occupé, et accablé de fatigue le soir. Il suivit un traitement tonique et réparateur, aidé d'un régime approprié. Tous les soirs il prit un quart de lavement glacé,

et, de deux jours en deux jours, des douches d'eau fraîche
sur les reins, le périnée et le bas-ventre.

Un mois après ce traitement rigoureusement suivi, le
malade ressentait un mieux notable; les érections étaient
plus fortes et plus durables; le sperme contenait quelques
animalcules bien vigoureux, et d'autres, en plus grand
nombre, incomplétement formés, mourant peu de temps
après l'émission. Enfin, trois mois de médication le ren-
dirent à une santé parfaite. Mais je l'engageai toujours à
n'user du coït que très-régulièrement et d'une manière
discrète. Son retour à l'état normal lui fut confirmé par
la grossesse de sa femme.

TROISIÈME OBSERVATION.

*Trente ans. Infection syphilitique constitutionnelle; ab-
sence d'animalcules spermatiques dans le liquide générateur; impuissance consécutive; traitement dépuratif;
retour à la santé et à la virilité.*

M. D....., âgé de trente ans, vint me consulter, il y a
deux ans, pour être traité d'une impuissance qui lui causait de vifs chagrins dans son intérieur. Il était marié
depuis cinq ans à une dame veuve, qui avait eu de son
premier mari deux enfants en deux ans. Ces deux enfants
avaient succombé dans les trois premières années de
leur naissance, et la mère en désirait ardemment d'autres.
M. D..... lui-même était péniblement affecté de n'avoir
point d'héritiers. Dans l'historique de ses antécédents, je
constatai une maladie vénérienne incomplétement traitée
ou *blanchie*, comme on dit vulgairement. Son sperme,
soumis à l'examen microscopique, n'offrait que de rares
et peu vivaces animalcules spermatiques. Je lui fis les

recommandations habituelles d'abstinence. Je le soumis
à un traitement dépuratif prolongé (quatre mois); puis
je lui fis suivre un régime tonique et réparateur, dont le
résultat fut des plus satisfaisants pour sa santé, jusque-là
peu solide, et pour sa postérité, puisque sa femme accoucha six mois après d'un garçon fort et bien constitué.

QUATRIÈME OBSERVATION.

*Quarante-deux ans. Perte de la virilité, suite d'habitation
dans les pays chauds; pertes séminales continues; bonne
complexion apparente; quatre traitements inutilement
suivis; cautérisation superficielle de l'orifice des conduits
éjaculateurs du sperme, suivie d'un régime approprié;
rétablissement complet de la virilité en six semaines.*

M. H...., âgé de quarante-deux ans, d'une forte complexion, le teint vivement coloré, vint me consulter pour
une impuissance presque absolue des organes de la génération. Il ne pouvait effectuer le coït, parce que le plus
léger attouchement, l'idée seule du rapprochement sexuel,
provoquait chez lui l'émission immédiate d'un liquide filant, visqueux, transparent, et paralysait la force érectile
de la verge. Il avait longtemps habité les colonies, où il
avait abusé du coït, et avait contracté deux blennorrhagies, dont la guérison avait été très-longue, tant à cause
de la température élevée du climat que par l'inexpérience
des médecins auxquels il avait dû se confier. L'examen
de ses organes ne me fit rien constater d'abord qu'un très-
grand relâchement du scrotum, pour lequel il portait un
suspensoir. Il n'avait pas de pertes séminales nocturnes et
n'en avait pas en allant à la garde-robe. Comme je trouvai

l'orifice du méat urinaire plus coloré que le reste du gland, je pressai le canal de l'urètre d'arrière en avant, et j'amenai à l'extrémité quelques parcelles d'un liquide filant, visqueux, dont la présence étonna beaucoup le malade. Je lui fis alors comprendre qu'il était atteint de *pertes séminales continues et insensibles*, dues à un relâchement de l'orifice des conduits éjaculateurs du sperme, et que c'était à cette seule cause qu'il devait rattacher son impuissance actuelle. Comme il devait se marier au bout d'un mois, je lui donnai le conseil, pour obtenir un résultat prompt et durable, de se laisser toucher superficiellement l'orifice des conduits éjaculateurs avec la pierre infernale. Bien qu'ayant beaucoup de répugnance pour ce procédé, comme il m'avait été adressé par un de ses amis que j'avais guéri, quatre années auparavant, par le même procédé, il se laissa faire.

Je lui pratiquai cette petite opération avec l'instrument représenté fig. 253 (page 706). Elle fut faite si promptement, qu'elle était déjà terminée quand il me demanda de le prévenir quand je la commencerais. Les suites en furent très-bénignes, puisqu'elles ne l'empêchèrent pas de retourner chez lui à pied et de venir chaque jour à mon cabinet me donner de ses nouvelles. Quand la légère irritation produite par l'opération fut calmée, je lui fis suivre un traitement tonique et réparateur dont les résultats furent des plus satisfaisants; car, dès le huitième jour, il avait de fortes érections la nuit, et dans le jour il était tourmenté du désir d'avoir des relations sexuelles, sensation qui lui était inconnue depuis dix ans.

Dix jours après la première opération, il pratiqua le coït, malgré ma recommandation et dans le but d'essayer ses forces, et fut enchanté de son expérience. Cinq jours après, pour consolider sa guérison et fortifier définitivement l'orifice des conduits éjaculateurs, je renouvelai la première opération, dont il se ressentit à peine et qui lui rendit une virilité inconnue depuis longues années et qu'il n'espérait plus recouvrer.

Dans un traité spécial sur l'*abolition de la virilité* et les *pertes séminales* (*D'une cause fréquente et peu connue d'Épuisement prématuré*), j'insiste surtout sur cette donnée, que le relâchement des conduits éjaculateurs, en laissant échapper le sperme à la moindre excitation et quelquefois sans motif, est la principale cause de l'impuissance chez une foule de malades, et qu'en redonnant du ton à ces conduits par l'opération dont je viens de parler, suivie d'un traitement approprié, on réussit toujours à rétablir les forces viriles. Aussi ne saurais-je trop recommander aux malades de ne pas se confier à des médecins qui ordonnent toujours le même traitement pour un mal qui reconnaît des causes si diverses. La première condition d'un succès durable est de remonter à la source du mal. L'effet pour lequel les malades viennent consulter est toujours le même, diminution ou perte totale de la virilité; mais que de causes diverses provoquent cet état! Le traitement devra donc, au lieu d'être une médication banale, être varié comme la cause elle-même, sous peine de n'obtenir qu'un résultat éphémère. En effet, je suis chaque jour consulté par des malades qui me disent : «J'ai suivi « le traitement de M. un tel, qui m'a fait bien pendant « deux, trois ou six mois ; puis maintenant *son remède* « n'agit plus, et je suis plus faible qu'auparavant.»

Cela tient à ce que *ce remède*, qui est la seule science de certains praticiens, est un *excitant* qui, momentanément, a redonné une animation factice aux organes générateurs. Mais comme la cause réelle de l'affaiblissement de la virilité n'a pas été attaquée, elle persiste et, bientôt, s'aggra=

vant de l'irritation d'un traitement inintelligent, le malade voit sa puissance virile décliner de jour en jour et s'éteindre jusqu'à ce que la science ait réparé tous ces désordres.

Je ne puis terminer cette observation sans insister de nouveau sur ce que j'ai déjà eu occasion de faire remarquer à diverses reprises, quand il s'est agi de *cautérisations*. Je blâme formellement ces opérations, qui peuvent provoquer de suite de graves accidents et être, plus tard, cause de rétrécissements fibreux (voir page 351). Mais l'opération dont je viens de faire voir les bons effets immédiats et que je pratique deux et trois fois par jour, depuis quinze ans, sans qu'il en soit résulté d'accidents; cette opération, dis-je, n'est pas, à proprement parler, une cautérisation: elle consiste, en effet, seulement à toucher très-superficiellement les conduits éjaculateurs (PCP, fig. 10, page 59) du sperme, de façon à modifier leur vitalité, à leur redonner du ton, à resserrer leur orifice et à les empêcher de laisser échapper le sperme à la plus légère excitation, ce qui est la cause réelle de l'impuissance dans le plus grand nombre des cas. Cette opération, fort bénigne dans ses effets immédiats, n'empêche pas les malades de vaquer à leurs affaires. Je ferai observer, en terminant, que cette opération n'est pas tout le traitement, et qu'elle doit être complétée par une médication tonique et réparatrice.

CINQUIÈME OBSERVATION

Vingt-six ans. Pertes séminales continues ayant amené, outre l'impuissance, la prostration complète des forces physiques et l'hébétude du malade. Perte de la mémoire, tentative de suicide, appétit vorace. Deux traitements. Guérison en trois mois de traitement.

M. S..... avait été, pendant sa jeunesse, un adolescent de brillantes espérances. Au collége il remportait tous les prix; il avait une mémoire prodigieuse et une intelligence apte à saisir les plus hautes abstractions. A partir de l'âge de dix-huit ans, on vit s'opérer en lui un changement qui, d'année en année, alla en s'aggravant, au point de faire redouter l'idiotisme. Ainsi ce jeune homme, d'une santé brillante et d'un caractère gai et enjoué, était devenu successivement maigre, pâle, les yeux excavés, le regard inquiet, sans fermeté, la parole hésitante, la démarche incertaine; tendance continuelle à l'isolement; pensées incessantes de suicide; d'un appétit insatiable, il était sujet à des alternatives de constipation et de diarrhée. Pertes séminales nocturnes, tous les deux à trois jours; quelquefois deux dans une seule nuit. Deux médecins fort distingués, sans tenir compte de ces pollutions, avaient été d'avis que le travail assidu de sa jeunesse avait épuisé son intelligence, et que la distraction des voyages pourrait le guérir. On le fit voyager inutilement pendant deux ans. Sa position, au lieu de s'améliorer, ne faisait que s'aggraver, et, outre le déréglement de son intelligence, ses forces physiques l'abandonnaient insensiblement. Il en était venu à ne supporter que difficilement la lumière du jour. Un malade que j'avais guéri de symptômes à peu près identiques m'amena son ami, et, dans l'examen que je fis de ses antécédents, je constatai que le début du dépérissement moral et physique avait coïncidé avec la pratique de l'onanisme et les pertes séminales nocturnes. L'examen des organes génitaux confirma mes soupçons sur la cause réelle des souffrances du malade.

En effet, les bourses étaient molles, flasques, pendantes; le gland, recouvert par le prépuce, était rouge, et les lèvres du méat urinaire bouffies (fig. 250), renversées au dehors et laissant échapper à la moindre pression un liquide visqueux et transparent. Fort de ces renseignements, je n'hésitai point à garantir le retour à la santé, pourvu que le malade se soumît sans réserve à mes prescriptions.

Après un mois de traitement préparatoire, pendant lequel j'avais rétabli la fonction des intestins, je donnai, par une *très-légère cautérisation*, du ton aux conduits éjaculateurs du sperme, dont l'orifice était fort relâché, et je soumis ensuite le malade à un traitement réparateur. J'eus la satisfaction de voir mes prévisions se réaliser, et, en même temps que le retour à la santé physique coïncidait avec la cessation de la spermatorrhée, l'intelligence et la raison prenaient possession de ce cerveau qu'elles avaient délaissé pendant huit années.

Peu de temps après il se maria, et put constater qu'il avait aussi recouvré la *virilité*, dont il s'était cru privé pour toujours.

Je n'ai que peu de réflexions à faire sur cette observation, qui, en dehors du fait de guérison de l'impuissance, est la confirmation éclatante des désordres généraux que peuvent occasionner les pertes séminales (voir page 695).

Je veux seulement appeler l'attention du lecteur sur ce fait que quelques médecins croient rétablir les forces des malades en concentrant leur attention sur l'alimentation, et, en donnant, avec des ferrugineux, une nourriture exclusivement tonique, se figurent avoir rempli l'indication essentielle. Au bout de quelque temps ils sont tout étonnés de voir les symptômes s'aggraver. Cela tient à ce que cette alimentation abondante et tonique, en contact avec des organes affaiblis, provoque leur inflammation, et, au lieu d'enrichir le sang par une riche dose de chyle, ne fait qu'amener une cause de déperdition de plus par les alternatives de diarrhée et de constipation qu'elle occasionne. Aussi insisté-je d'abord près des malades qui sont dans une situation analogue, pour les engager à choisir les aliments doux et à résister à la faim qui les pousse à manger au delà de leur force d'assimilation. En effet, une digestion complète de mets légers et pris en quantité modérée est bien plus efficace, pour le rétablissement des forces, que des mets substantiels qui irritent la membrane muqueuse des intestins et entretiennent, en dernière analyse, une diarrhée, cause incessante d'épuisement. Un autre inconvénient non moins grave d'une alimentation forte, dans les cas invétérés dont je m'occupe, c'est de provoquer des pertes séminales nocturnes. En effet, j'ai constaté que, lorsque des individus faibles se couchent sans que la digestion des aliments soit complète, ils sont bien plus exposés aux pertes nocturnes que lorsqu'ils ont l'estomac libre. Aussi recommandé-je toujours à mes malades de manger peu vers le soir, et de prendre, de préférence, dans le milieu de la journée le principal repas.

SIXIÈME OBSERVATION.

Quarante ans. Impuissance, suite d'abus vénériens. Pertes séminales insensibles. Trois traitements inutiles. Traitement par l'hydrothérapie; amélioration notable, puis récidive. Guérison définitive par mon traitement.

M. X...., étranger de distinction, après avoir abusé des plaisirs vénériens, était tombé progressivement dans une impuissance radicale. L'affaiblissement des facultés

viriles n'avait pas été instantané. Au lieu d'avoir la possibilité de coïter trois, quatre fois par jour, il avait vu successivement diminuer son énergie. Les érections étaient
molles, incomplètes, et l'éjaculation avait lieu au plus léger contact, souvent même avant l'intromission du pénis
dans les organes sexuels de la femme. Ces rapprochements étaient suivis d'un accablement dont il était deux
et trois jours à se remettre; il n'avait plus de désirs : l'*appétit vénérien* était éteint dans ses organes, qui étaient
flasques et ramollis. Alarmé de sa position, il s'adressa
successivement à trois célébrités, qui se bornèrent, *au
lieu de redonner du ton aux organes,* à lui faire suivre un
régime excitant, dont le résultat définitif fut d'aggraver le
mal. Il se soumit ensuite à un traitement par l'hydrothérapie, qui lui procura une très-notable amélioration. Sous
l'influence de cette médication, sa santé générale se for-
tifia, et bon nombre des désordres de l'estomac et des intestins furent réparés. Les organes génitaux eux-mêmes
participèrent à cette régénération et ressentirent un mieux-
être de bon aloi. Mais cette amélioration ne fut que passagère, parce qu'on ne s'était pas adressé efficacement à la
cause réelle du mal. En effet, après avoir eu quelque temps
une lueur d'espoir d'une guérison radicale et du retour à la
virilité par le secours de l'hydrothérapie, il se vit retomber
dans une impuissance absolue, bien que sa santé générale
fût beaucoup améliorée. Un de ses amis, auquel il confia sa
position, l'engagea à me consulter. Je constatai le relâchement des conduits éjaculateurs du sperme, et je fis comprendre au malade qu'il ne pouvait trouver que par mon
traitement rationnel la guérison radicale et définitive de
son impuissance. Je touchai très-légèrement, deux fois,
à quinze jours de distance, l'orifice des conduits éjaculateurs du sperme; je soumis ensuite le malade à un régime

tonique, et, après deux mois de traitement, il avait pu
effectuer un coït complet, en éprouvant des sensations de
plaisir qui lui étaient depuis longtemps inconnues. Depuis
deux ans, la guérison s'est confirmée et maintenue.

L'hydrothérapie est une bonne méthode de reconstitu-
tion générale, lorsque le système nerveux seul est dété-
rioré; mais quand il y a altération locale et intérieure, telle
que le ramollissement de l'orifice des conduits éjaculateurs
qui, en laissant échapper le sperme d'une façon continue
et insensible, entretient l'impuissance, on ne devra légi-
timement espérer une guérison sérieuse et radicale qu'a-
près avoir, par l'opération légère mais délicate dont je
viens de parler, tari la source de l'épuisement.

Voir aussi le fait rapporté à la page 480.

Le lecteur, pour d'autres observations de stérilité chez
l'homme, n'a qu'à se reporter aux différentes causes d'impuissance que j'ai signalées au commencement de ce chapitre, et il concevra sans peine comment certains détails
sont nécessairement omis. Les malades qui me consulte-
raient par écrit recevraient toutes les communications
d'observations qui se rapporteraient à leur cas spécial.

OBSERVATIONS DE GUÉRISON

DE STÉRILITÉ CHEZ LA FEMME.

La plupart des maladies de la matrice (voir page 771)
sont un obstacle à la fécondation. Dans quelques-unes, la
conception est tout à fait impossible; dans d'autres, quoique exceptionnelle, elle peut encore avoir lieu. Ainsi, dans

le cancer, par exemple, on observe de temps en temps des exemples de fécondation; mais le plus souvent, et cela fort heureusement pour l'enfant, la grossesse est interrompue par une fausse couche. D'autres affections utérines comme les antéversions (fig. 293), rétroversions (fig. 294), flexions de la matrice sur elle-même, en avant (fig. 295), en arrière ou sur les côtés, inclinaisons latérales (fig. 296), chutes ou prolapsus (fig. 286 et 287), sont des causes de stérilité fréquemment insurmontables. Quand on est parvenu à guérir ces maladies, l'aptitude à la fécondation existe de nouveau.

Aussi les observations qui sont détaillées au chapitre *Maladies de matrice* peuvent-elles être considérées comme des cas de guérison de stérilité; ce qui se conçoit facilement, du reste, puisque l'organe, débarrassé de toute espèce de souffrance, est plus apte à remplir les fonctions pour lesquelles il a été créé. Les observations que je consigne ici seront donc complétées par celles qui sont rapportées au chapitre dont je viens de parler (voir plus loin).

PREMIÈRE OBSERVATION.

Vingt-quatre ans; mariée depuis six ans, sans enfants. Menstrues régulières chaque mois. Bouchon de mucus fermant l'entrée de la matrice. Traitement de quinze jours. Grossesse après deux mois de guérison. Accouchement heureux.

Madame D....., âgée de vingt-quatre ans, n'avait pu avoir d'enfants après six ans de mariage. Cependant elle semblait être dans les conditions les plus favorables pour devenir enceinte. Les règles venaient exactement, chaque mois, sans douleur. Elle n'avait pas de flueurs blanches, et jouissait d'ailleurs d'une santé parfaite. On vint me consulter, et son mari m'assura qu'il était certain que l'obstacle à la fécondation ne venait pas de son fait. J'examinai cette dame à deux reprises différentes, avant et après les règles, et je pus constater que, dans ces deux circonstances, le col ou l'orifice de la matrice était fermé par un véritable bouchon de mucus transparent, très-consistant et difficile à pouvoir enlever (voir fig. 277). Ce peloton de glaires s'opposait à la pénétration du sperme dans la cavité de la matrice. Je modifiai la sécrétion des glandes du col utérin par deux ou trois cautérisations légères faites au moyen de mon porte-caustique (fig. 294). Cette petite opération était si inoffensive, que la malade n'en eut même pas conscience. Je fis prendre, à l'intérieur, l'eau de Vichy pour fluidifier les sécrétions. En quinze jours, les mucosités, changeant de nature, cessèrent d'oblitérer l'entrée de la matrice, et j'annonçai au mari que, du côté de sa femme, rien ne s'opposait plus à la fécondation. Trois mois plus tard, cette dame vint m'annoncer qu'elle se croyait enceinte; mais elle redoutait beaucoup le moment de la délivrance. Je la rassurai à cet égard, et, huit mois après, madame D..... accoucha d'un garçon, ce qui mit le comble à sa joie.

DEUXIÈME OBSERVATION.

Vingt-sept ans. Un enfant à dix-neuf ans. Depuis lors, stérilité. Pas de flueurs blanches. Règles abondantes. Existence d'un polype à l'entrée de la matrice. Excision. Grossesse trois mois plus tard. Quatre enfants à un an de distance.

Madame V......, âgée de vingt-sept ans, ayant appris

d'une dame de ses amies que je m'occupais spécialement des maladies de matrice, vint un jour réclamer mes conseils pour savoir la cause de sa stérilité. Mariée à dix-huit ans, elle était accouchée, dix mois après, d'un enfant qui n'avait vécu que quelques jours. Les suites de couches avaient été assez heureuses. La mort de cet enfant l'avait beaucoup affectée ; mais on lui avait fait aisément comprendre qu'elle aurait bientôt réparé cette perte. Cependant, malgré son vif désir d'être mère, les années s'écoulaient, et elle restait stérile. Madame V......, ne pensait pas que la médecine pût intervenir efficacement dans ces circonstances, et ne me consultait que pour n'avoir, selon son expression, *rien à se reprocher*. L'examen me fit reconnaître, à l'entrée du col utérin, un petit polype de la grosseur d'une noisette, dont je fis l'excision séance tenante. Six mois après, cette dame m'apprit qu'elle était enceinte de trois mois ; et depuis lors elle a eu quatre enfants, à un an de distance l'un de l'autre.

TROISIÈME OBSERVATION.

Trente ans. Deux enfants, à dix-huit et à vingt ans. Depuis cette époque, stérilité. Flueurs blanches ayant la propriété de tuer instantanément les animalcules spermatiques. Guérison des flueurs blanches. Grossesse quatre mois après le retour à la santé.

Cette observation est la confirmation très-curieuse de la cause indiquée page 736. Madame L......, âgée de trente ans, avait eu deux enfants, à dix-huit et à vingt ans. Depuis cette époque jusqu'à l'âge de trente ans, elle n'avait pas eu de grossesse. La mort de ses deux enfants, arrivée à très-peu d'intervalle, affecta profondément cette dame, qui tomba dans une maladie de langueur dont elle ne guérit que par la distraction de longs voyages. Elle désirait ardemment, mais sans espoir, une nouvelle grossesse. Son mari vint me demander mon avis; après lui avoir fait diverses questions sur la santé de sa femme, je lui recommandai un traitement tonique qui, à mon avis, devait suffire pour placer madame L..... dans des conditions normales de fécondation. Cette médication fut suivie exactement pendant trois mois, avec de légers changements, mais sans succès. Jusque-là cette dame s'était refusée à tout examen. Je déclarai qu'il m'était impossible de continuer à donner des conseils sans recourir à l'inspection locale, et que certainement il devait exister un obstacle mécanique à la fécondation. Cet examen me permit de constater que tous les organes étaient dans leur état normal. Je ne savais plus à quelle cause attribuer la stérilité, quand j'eus l'idée de recueillir quelques gouttes d'un liquide épais, blanc, qui baignait le col de la matrice. Je le mêlai avec du sperme de M. L...., et voici ce que j'observai au microscope. Le liquide séminal était normalement constitué, et renfermait, en très-grand nombre, des animalcules spermatiques bien vigoureux; aussitôt qu'entre les deux lames de verre je faisais glisser quelques parcelles du liquide laiteux recueilli sur le col utérin de madame L...., on voyait les animalcules, tout à l'heure si vivaces, devenir plus lents dans leurs mouvements, puis peu à peu cesser de faire onduler leur queue, et enfin mourir. Je ne doutai pas qu'on ne dût attribuer à la funeste action des flueurs blanches de madame L..... sur les spermatozoaires sa stérilité, et je la traitai dans le but de modifier cette sécrétion. Après quatre cautérisations très-légères faites dans la cavité du col utérin au moyen de mon porte-caustique, quelques bains, des injections émollientes et l'emploi d'un traitement intérieur approprié à la maladie, je dus croire que j'avais détruit le véritable obstacle ; car madame L... devint enceinte, et accoucha fort heureusement d'une fille.

QUATRIÈME OBSERVATION.

Vingt-six ans. Règles douloureuses. Violentes coliques chaque mois. Rétrécissement du col utérin. Stérilité pendant cinq ans. Dilatation du col. Cessation de la dysménorrhée. Grossesse.

Madame G...., âgée de vingt-six ans, était mariée depuis cinq ans. Dès sa puberté, elle avait ressenti à l'époque mensuelle des coliques très-violentes, et, pendant deux à trois jours, elle était obligée de garder le lit. Le médecin de sa famille avait dit que le mariage et une grossesse feraient cesser les douleurs. Mais, loin de se calmer, ses souffrances mensuelles avaient plutôt augmenté, et pendant cinq ans elle n'avait pu avoir d'enfants. Elle consulta divers médecins, non pas tant pour faire cesser la stérilité que pour être débarrassée de ses coliques. Dans ce but, elle prit une foule de médicaments sans obtenir aucun résultat. Enfin, lasse de souffrir, elle vint réclamer mes conseils.

Je constatai une étroitesse notable du col utérin, et je pus promettre à madame G.... que, non-seulement elle n'aurait plus de douleurs pour être réglée, mais que la stérilité cesserait en même temps. Je dilatai, tous les deux jours, le col utérin pendant une demi-heure d'abord avec une bougie de gomme élastique. Madame G.... prenait un bain de son, de deux heures, après chaque opération de dilatation. Au bout de quatre séances, le col fut assez élargi pour permettre l'introduction d'un morceau d'éponge préparée à la cire, qui, se dilatant par la chaleur, produisit sans efforts violents l'agrandissement désirable. Quand j'avais introduit ce fragment d'éponge, cette dame retournait chez elle, et le gardait tant qu'elle pouvait le supporter. Ensuite il lui était facile de le retirer au moyen d'un cordonnet de soie qui sortait au dehors. Au bout d'un mois de ce traitement et de l'usage interne de l'eau de Vichy, cette dame eut, pour la première fois, ses règles avec si peu de coliques, qu'elle se considérait comme guérie. Les mois suivants, les douleurs avaient disparu, et la guérison fut complétée par une grossesse qui eut lieu cinq mois après le début du traitement.

Remarques. Cette étroitesse du col est une des causes les plus fréquentes de stérilité. Elle peut affecter l'entrée du col utérin ou l'orifice interne; d'autres fois, c'est vers le milieu de la cavité qu'existe un véritable rétrécissement, analogue aux coarctations urétrales chez l'homme. Cette étroitesse de la cavité du col se reconnaît au toucher, et les femmes présentent alors ce qu'on désigne sous le nom de *col conique* (fig. 312). C'est, le plus souvent, chez les femmes qui n'ont pas eu d'enfants qu'on observe les rétrécissements dont je parle; ils sont alors *naturels, congéniaux.* D'autres fois, les femmes chez lesquelles ils existent ont déjà eu un ou plusieurs enfants, et c'est le plus souvent à la suite d'un accouchement laborieux que se fait ce resserrement; il est alors *accidentel* ou *acquis.*

Outre les deux moyens de dilatation dont j'ai parlé tout à l'heure, j'ai fait construire un instrument dilatateur, pince à trois branches, que j'introduis fermé dans la cavité du col, puis dont j'écarte progressivement les branches. Enfin, quand l'obstacle n'est constitué que par une bride, une membrane, je n'hésite pas à faire une petite incision.

Mais, quel que soit le procédé auquel j'aie recours, le résultat est toujours certain : *Avec l'élargissement du col cessent les douleurs de la menstruation et la stérilité.*

CINQUIÈME OBSERVATION.

Vingt-deux ans. Mariée à dix-sept ans. Pas d'enfants. Flueurs blanches abondantes. Pâles couleurs. Traitement tonique et ferrugineux. Guérison. Grossesse trois mois après.

Madame O...., vingt-deux ans, n'avait pas eu d'enfants après cinq ans de mariage. Elle présentait tous les symptômes de la chlorose : teinte jaune paille du visage; palpitations de cœur; essoufflement au moindre exercice; maux d'estomac; appétit capricieux; dégoût de la viande; appétence très-vive pour les acides; langueur et faiblesse générales; tendance au sommeil; flueurs blanches abondantes; sang des règles très-pâle. Je fis suivre à cette dame un traitement tonique et ferrugineux pendant six semaines. Sous l'influence de cette médication, elle reprit tous les signes de la plus brillante santé : le sang des règles devint riche et d'un rouge vif, les flueurs blanches disparurent, et, trois mois après, une grossesse commençante vint confirmer l'heureux effet de ce traitement.

SIXIÈME OBSERVATION.

Vingt-six ans. Stérilité, suite d'infection vénérienne générale. Traitement dépuratif de trois mois. Guérison de la syphilis. Grossesse. Accouchement à terme d'un enfant bien portant.

Madame H..., âgée de vingt-six ans, était mariée de-

puis sept ans, et avait éprouvé de violents chagrins depuis
son mariage. Peu de temps avant leur union, son mari
avait été atteint d'une maladie vénérienne grave, et s'était
adressé à un charlatan qui l'avait, comme on dit vulgairement, *blanchi*, en l'assurant qu'il était radicalement
guéri et qu'il ne pouvait communiquer aucun mal. Il ne
tarda pas à s'apercevoir que lui-même était loin d'être
guéri, et que sa jeune femme éprouvait des symptômes
non équivoques d'infection vénérienne. Au lieu de lui
avouer franchement la vérité, il la dissuada de consulter
un médecin, et lui fit suivre une médication adoucissante
qui calma pour le moment les accidents locaux. Mais le
virus avait empoisonné le sang, et bientôt se manifestèrent
des symptômes tels, qu'il fut impossible de déguiser plus
longtemps la vérité. Elle fut soumise alors à un traitement
mercuriel qui améliora sa position, mais qui ne put être
suivi régulièrement, à cause de complications du côté des
intestins. Au bout de six mois de traitement, le médecin
la déclara complétement guérie.

Six ans plus tard, elle vint me consulter pour savoir si
je pourrais trouver la cause de sa stérilité et y remédier.
Après avoir pris connaissance de ces accidents, je ne
doutai pas qu'il ne fût resté un principe syphilitique dans
le sang. Je la soumis à un traitement dépuratif pendant
trois mois, et j'eus la satisfaction de voir mon diagnostic
confirmé. Cette dame, en effet, devint bientôt enceinte,
et accoucha à terme d'un enfant bien portant.

Depuis la publication de la première édition de cet ouvrage, j'ai eu de fréquentes occasions de voir se confirmer
tous les nouveaux principes que j'ai émis concernant les
diverses causes de stérilité chez la femme ainsi que l'efficacité du traitement que j'emploie. Aussi ne saurais-je
trop engager les dames qui sont dans le cas de recourir à

mes conseils de lire avec attention les articles *Féconda-tion*, p. 163; *Menstruation*, p. 169; *Grossesse*, p. 188; *Stérilité*, p. 735, et *Maladies de matrice*, p. 771, afin de me renseigner complétement sur les causes qui entre-tiennent leur état d'infécondité, pour que je puisse y ap-pliquer un traitement approprié. Je tiens, en effet, à le répéter en terminant : *Pas plus chez l'homme que chez la femme, il n'y a un remède, un traitement unique, soit contre l'impuissance, soit contre la stérilité ; la chose es-sentielle consiste à savoir :* 1° *trouver la cause du mal, et* 2° *appliquer le traitement spécial à cette cause.*

MALADIES DE MATRICE.

Dès la deuxième édition de cet ouvrage, j'ai dit que mon intention avait été d'abord de réunir en un volume séparé toutes les maladies des voies urinaires et de la génération qui sont particulières à la femme. Mais la plupart de ces affections sont tellement liées dans l'un et l'autre sexe, et de leur comparaison résultent des enseignements tellement précis pour le lecteur, que j'ai dû mettre de côté les considérations d'accroissement de dépenses et de les éditer en un seul et même ouvrage.

L'expérience que j'ai acquise depuis cette publication m'a de plus en plus confirmé dans la nécessité de ne pas séparer des affections qui ont tant de points de ressemblance et qui, si souvent, s'éclairent l'une par l'autre.

On trouvera donc éparses dans tout le cours de ce livre les diverses questions qui se rattachent aux voies uro-génitales de la femme. Ainsi les pages 84, 160 et *passim* montrent en détail l'*anatomie* et la *physiologie* de ces organes; les phénomènes qui se rattachent à l'*éruption des règles*, à la *fécondation*, à la *grossesse* et à l'*accouchement*, sont traités aux pages 169, 180, 188 et 205; aux pages 440 et 488, je parle des *écoulements blennorrhagiques* et des *accidents syphilitiques* propres à la femme; l'*onanisme* et les *causes de la stérilité* sont appréciés aux pages 667 et 735. A tous les autres chapitres, j'ai soin

d'indiquer les modifications imprimées à la maladie par
les *particularités de structure* du sexe féminin.

Celui-ci est exclusivement consacré aux affections si
nombreuses et si variées de la matrice et de ses dépendances. C'est la collection qu'on réunit habituellement
sous le nom générique de MALADIES DES FEMMES.

La fréquence de ces maladies, et les graves conséquences qu'elles ont sur la santé générale des femmes, expliquent assez l'intérêt que, de tout temps, les médecins ont
apporté dans l'étude et le traitement des affections utérines. Les anciens, qui n'avaient pas à leur disposition les
moyens d'exploration que la science a mis actuellement
entre nos mains, connaissaient déjà très-bien les relations
symphatiques qui existent, chez la femme, entre la matrice et les autres organes du corps, et ils les avaient
même un peu trop généralisées en disant :

Propter uterum mulier tota morbus.
(*Toutes les souffrances de la femme proviennent de la matrice.*)

Il n'est peut-être, en effet, aucun viscère qui soit plus
souvent malade ; et dans presque toutes les maladies des
autres organes, la matrice, pour peu que l'affection se
prolonge, joue un certain rôle, comme complication ou
retentissement. On se rendra parfaitement compte de la
fréquence de ces sortes de maladies, si l'on veut réfléchir
à la délicatesse de texture de cet organe, à l'importance
de ses fonctions et aux changements qu'il est destiné
à subir sous le rapport de son volume et de ses propriétés.

Causes. L'influence des fonctions de la matrice sur ses
souffrances est si vraie, que les affections utérines sont
rares aux deux *périodes extrêmes* de la vie, comparative-

ment à ce que l'on observe dans la *période moyenne*. Depuis l'enfance jusqu'à la puberté, cet organe est dans une espèce de sommeil : aucun acte physiologique ne s'accomplit en lui ; il est exempt de souffrances. De même, quand il a accompli sa période d'activité, l'utérus retombe dans une espèce d'inertie ; son volume diminue, et les maladies chroniques dont il est quelquefois le siége, passé cinquante ans, ont leur source dans les actes physiologiques, ou ne sont que la suite d'affections survenues antérieurement et qui ne sont pas encore guéries : tels sont les *cancers, déplacements, tumeurs, kystes,* etc.

C'est surtout dans la période intermédiaire de la vie, de quinze à quarante-cinq ans, qu'on voit survenir les di-

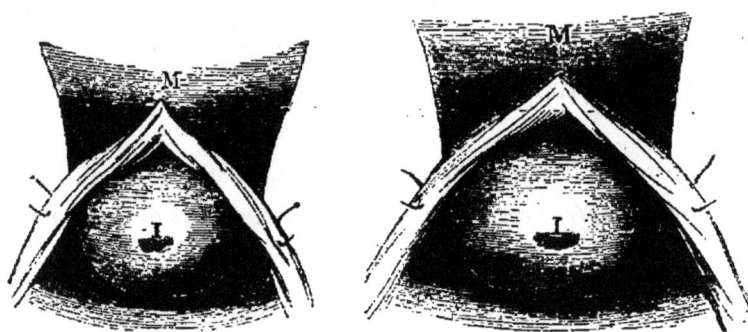

FIGURES

272   273.

Représentant le col de la matrice à l'état normal.

Fig. 272, chez la jeune fille avant la puberté.
Fig. 273, chez la fille nubile.

verses maladies de l'organe gestateur. En effet, à partir de la puberté, la matrice s'éveille, et son aptitude à remplir les importantes fonctions qui lui sont dévolues semble être la cause de ses souffrances. Aussi, est-ce à partir de cet âge qu'on voit survenir les *troubles de la mens-*

truation (voir p. 169) : *règles immodérées ou douloureuses, retard ou suppression*. Pendant la grossesse (voir p. 189), les changements que doit subir l'utérus dans son volume,

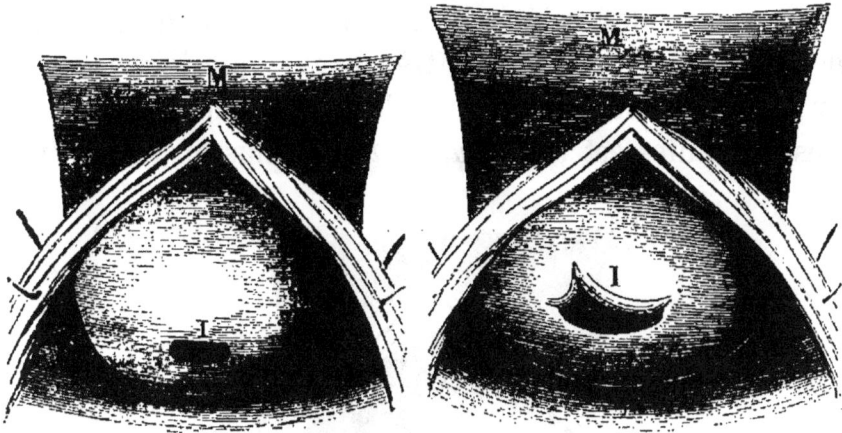

FIGURES

274   275.

Représentant le col de la matrice à l'état normal.

Fig. 274, chez la femme qui n'a pas eu d'enfant, mais dont les rapports sexuels ont développé les organes.
Fig. 275, chez la femme qui a eu un enfant.

sa position, sa texture, sa circulation, l'exposent à un grand nombre de maladies, telles que les *pertes*, les *déplacements*, etc. Le travail de l'accouchement, les manœuvres nécessaires avec la main ou le forceps, quand la parturition est difficile, et surtout les suites de couches, sont des causes fréquentes d'affections plus ou moins graves, telles qu'*engorgement, relâchement, chute, antéversion, rétroversion, plaies, ulcères* et souvent *cancer*. Il n'est presque aucune femme venant réclamer des conseils pour une maladie de matrice qui n'attribue son mal à un accouchement antérieur.

Enfin l'acte du *coït* et toutes les conditions qui s'y rattachent, *l'abus comme la privation des plaisirs sexuels, la masturbation* (voir page 667) *et les maladies vénériennes* (voir p. 440 et 489) sont, pour l'utérus, d'actives causes de souffrances.

Une si grande variété de maladies donne nécessairement lieu à des *symptômes* très-divers, que je vais passer sommairement en revue. Un symptôme commun à presque toutes est une *douleur locale* plus ou moins in-

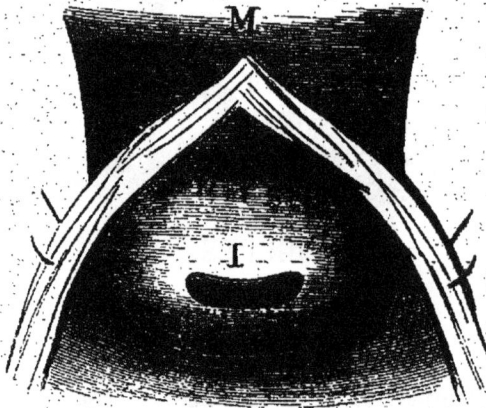

FIGURE 276.

Représentant le col de la matrice à l'état normal chez la femme qui a eu plusieurs enfants.

tense, continue ou intermittente, et qui retentit dans les reins, le siége, le bas-ventre, le pli de l'aine et la partie supérieure des cuisses. Tantôt légère, superficielle ou obscure, elle semble quelquefois pénétrer dans la profondeur des os du bassin. D'autres fois la douleur est tout à fait absente, ou n'est provoquée que par la palpation, et il m'arrive assez fréquemment de constater de graves désordres et une désorganisation avancée de ce viscère, sans que la douleur ait particulièrement attiré l'attention des malades.

La douleur peut être aussi remplacée par une *déman-*

geaison insupportable, pour laquelle seule souvent les malades viennent réclamer des soins.

Les autres symptômes qui indiquent les maladies de matrice sont les *dérangements dans les règles,* qui sont

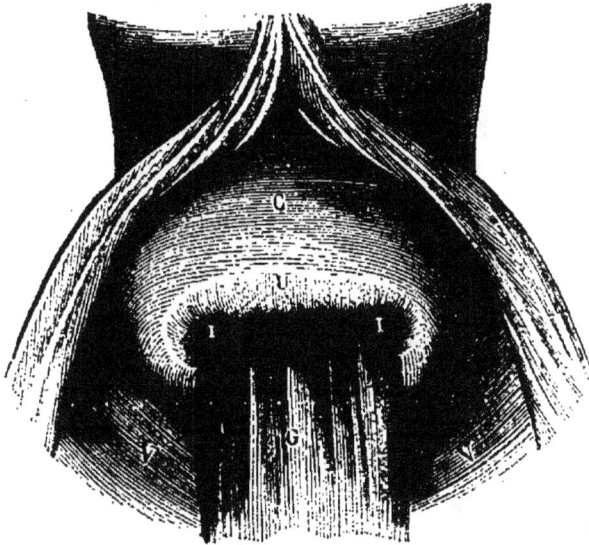

FIGURE 277.

Représentant une section de la matrice et son col affecté de catarrhe utérin.

C, col de la matrice très-engorgé.

VV, le fond du vagin, dont on a fendu la paroi antérieure et écarté les lambeaux pour voir le col.

II, l'ouverture du col de la matrice qui est agrandi par suite de l'engorgement.

U, ulcération circulaire qui règne sur les deux lèvres du col, et pénètre dans la cavité (voir fig. 303).

G, *glaires visqueuses* sécrétées par les follicules de la cavité du col et du corps utérin, et s'écoulant en nappe par l'orifice II.

difficiles, douloureuses, éprouvent des retards, se suppriment ou coulent assez abondamment pour constituer des hémorragies.

Parfois encore ce sont des *pertes de sang* dans l'intervalle des époques, qui en imposent quelquefois aux malades pour des retours de leurs règles, mais dont l'abondance et la répétition, à des intervalles tout à fait irréguliers, dénotent le caractère morbide. Dans ces derniers cas, surtout, le sang est assez peu coloré et mêlé à d'autres liquides.

Ailleurs, soit dans l'intervalle de ces pertes, soit indépendamment d'elles, il apparaît des *écoulements* glaireux transparents ou puriformes. Ces derniers sont tantôt blancs, jaunes, verdâtres ; tantôt rougeâtres et sanieux.

Leur *odeur* est quelquefois nulle, et parfois d'une fétidité repoussante.

La manière dont ces écoulements *tachent le linge* peut aussi fournir d'utiles renseignements sur la nature de la maladie, et quand des malades éloignées me consultent, je ne manque jamais de me faire envoyer une portion de tissu imprégné de ces liquides, afin de constater, par l'analyse physique, chimique et microscopique, le genre et le degré de gravité de la maladie.

Deux moyens d'exploration de la plus haute importance ajoutent certains traits distinctifs aux affections dont je m'occupe, et fournissent des renseignements infaillibles : ce sont le *doigt* et l'*œil*, le *toucher* et le *spéculum*.

Aussi, quand, par l'ensemble des souffrances accusées par la malade, le médecin a lieu de soupçonner l'existence d'une affection de la matrice, il doit, en faisant comprendre à la femme la gravité de sa position, lui démontrer la nécessité de ces deux explorations, qui, outre qu'elles lèvent tous les doutes, sont, dans le plus grand nombre des cas, indispensables pour le traitement.

En effet, certaines tumeurs font au bas-ventre une saillie facile à constater par la vue ; mais la *palpation* en détermine, avec plus de justesse, la forme et les dimensions, et sert à en apprécier la mobilité et la consistance. Par la

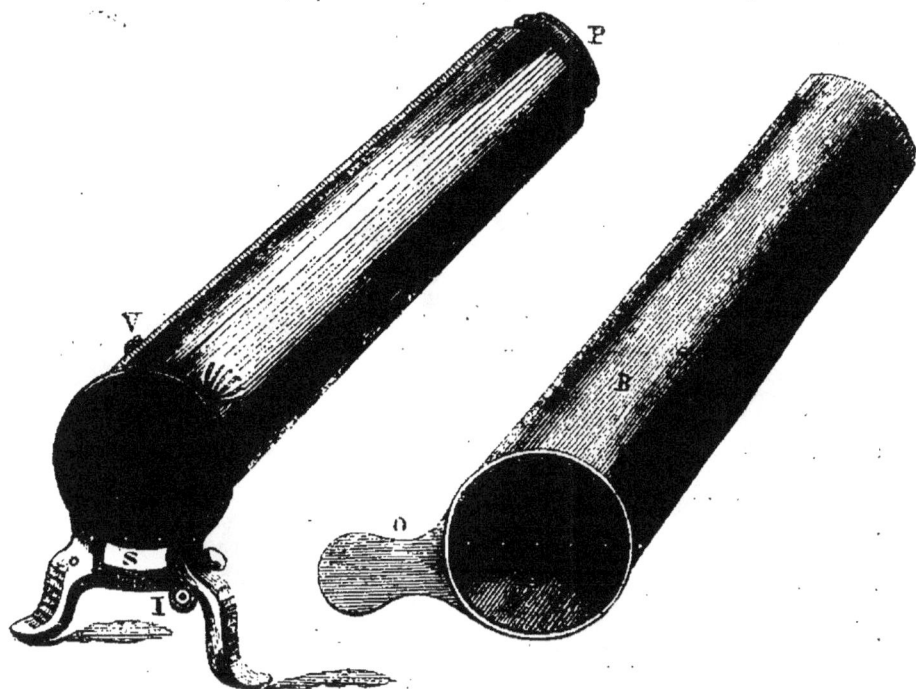

FIGURES

278   279.

*La figure 278 représente un spéculum à trois valves, fermé comme
pour s'en servir.*

(Pour compléter l'explication, voir les figures 280, 281, 282.)

P, l'extrémité de l'embout.

V, bouton sur lequel on presse afin de séparer la valve mobile. (V.
fig. 280.)

S, crémaillère le long de laquelle glissent les deux pieds du manche.

I, vis de pression destinée à maintenir fixe l'écartement qu'on veut
donner à l'instrument.

La figure 279 représente un spéculum plein.

B, le corps de l'instrument.

A, sa surface intérieure, dont le poli fait office de miroir.

O, son *manche* ou *queue.*

simple inspection, on constate également les chutes et le

renversement de la matrice, et quelquefois la presence d'un polype qui se présente hors de la vulve.

Mais c'est surtout à l'aide du *doigt* (*toucher*), introduit dans le vagin BB (fig. 296), qu'on reconnaît la plupart

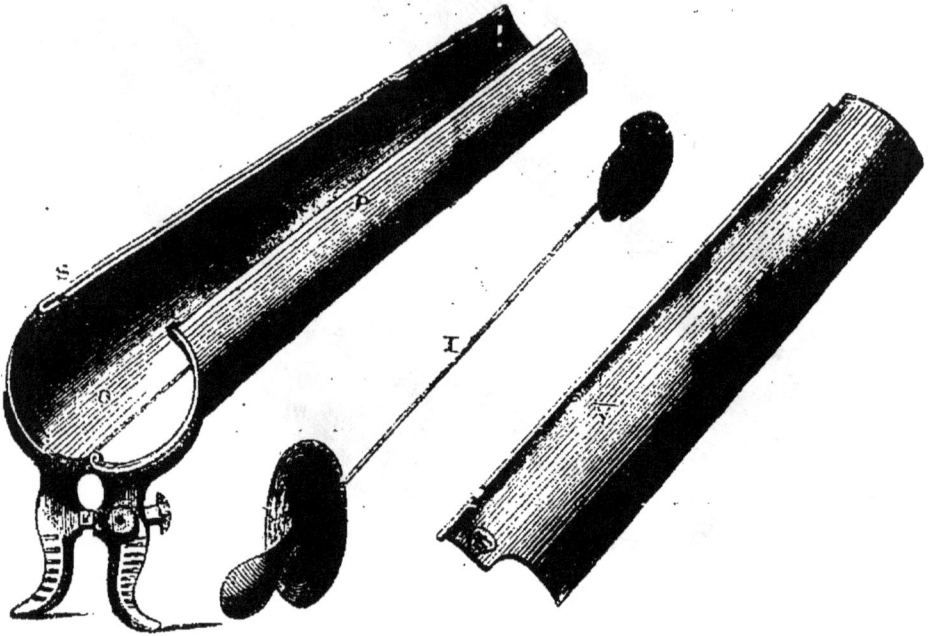

FIGURES

280   281   282.

Représentant les trois parties dont se compose un spéculum à trois valves démonté.

Dans la figure 280, on voit en **S** la valve qui porte à son bord libre une rainure destinée à recevoir la valve mobile **V**.

P, seconde valve, articulée en O avec la valve S.

La figure 282 fait voir la valve mobile **V**.

La figure 281 fait voir l'embout I qui, dans le spéculum fermé, bouche l'extrémité et facilite l'introduction

des maladies de la matrice. On peut apprécier, de cette manière, les modifications de chaleur et de sensibilité du col, A, et du corps de la matrice, les changements de position, M (*ibid.*), de volume, de forme et de consistance; la destruction d'une partie ou de la totalité de cet organe

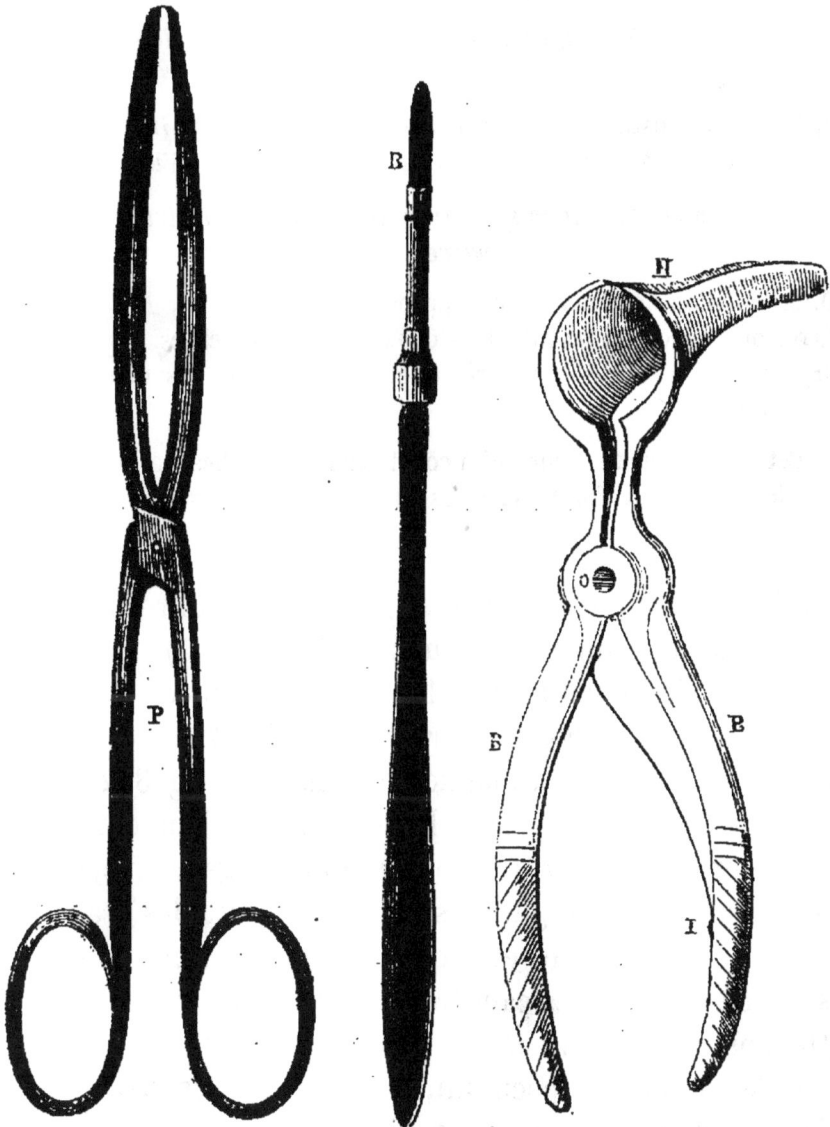

FIGURES

283   284   285.

La figure 283, P, *représente une pince* dont les branches très-longues portent, entre leurs mors, des bourdonnets de charpie ou de coton cardé, destinés à détacher de la surface du col la sanie ou les glaires qui dérobent le mal aux regards, et à porter sur cette même région les divers caustiques liquides dont on a fait choix.

La figure 284 représente un porte-caustique solide.

A, le manche.

B, le crayon caustique, soit nitrate d'argent fondu (*pierre infernale*), soit potasse à l'alcool mêlée de chaux (*caustique de Vienne*).

La figure 285 représente le spéculum du canal de l'urètre à deux valves

O, articulation des deux valves rapprochées.

1, ressort d'acier qui maintient les deux valves rapprochées.

BB, les deux branches qu'on rapproche pour écarter les deux valves H.

(Cet instrument sert surtout à constater les maladies de la partie profonde du canal de l'urètre chez les femmes.)

(OO, fig. 299); les fongosités, polypes ou autres corps étrangers, développés à sa surface (P, fig. 305), dans sa cavité, ou faisant saillie entre les lèvres de son col.

A l'aide du *spéculum* ou miroir (fig. 278, 279, 280, 281, 282), l'œil voit les altérations de grandeur (UU, fig. 302), de forme, de direction du col de la matrice; les changements de couleur qu'il peut offrir, tels qu'une rougeur vive, des plaques jaunâtres irrégulières, des inégalités, des granulations (C, fig. 301), des érosions superficielles ou profondes, et les tubercules cancéreux par où débute souvent l'affection carcinomateuse de l'utérus.

Par le moyen du spéculum, on voit aussi les *divers liquides* qui s'écoulent de son orifice (II, fig. 277), tels que du mucus souvent visqueux et transparent comme du blanc d'œuf, parfois opaque, laiteux, jaunâtre; du sang pur, liquide ou en caillots, et de la sanie purulente.

A ces symptômes locaux, à ces signes physiques tour-

nis par l'organe malade lui-même, se joignent souvent
d'autres phénomènes morbides dans les organes voisins,

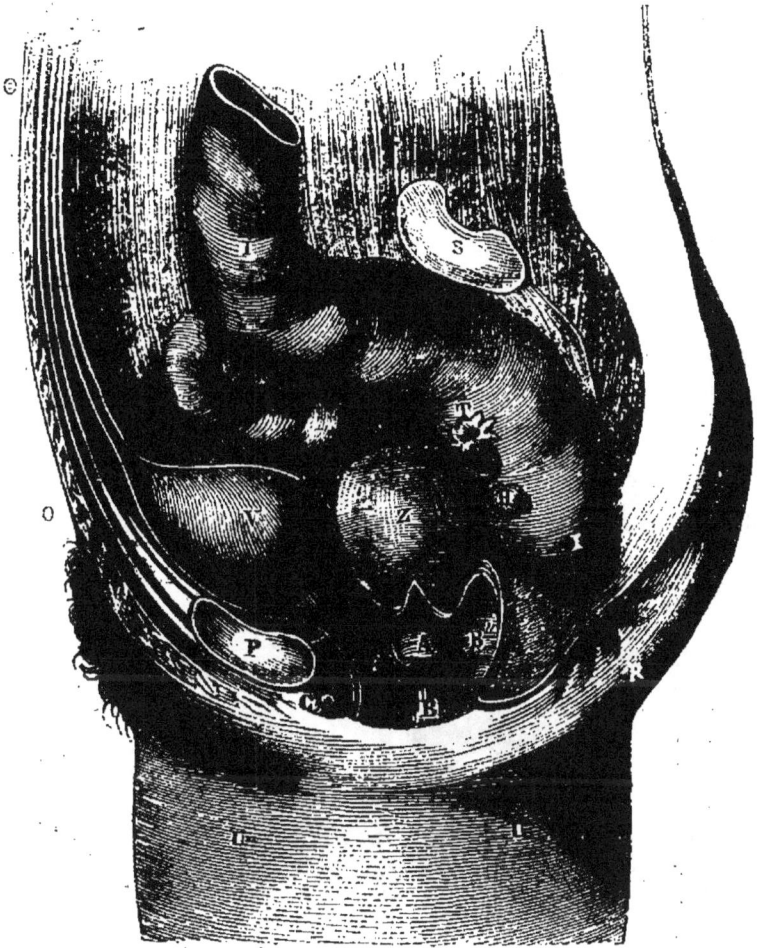

FIGURE 286.

*Représentant l'abaissement de la matrice et le relâchement des
ligaments.*

(Coupe d'avant en arrière sur la ligne médiane.)

UU, la face interne de la cuisse droite.
OO, la paroi antérieure du ventre.
II, l'intestin rectum.

R, l'anus.

V, la vessie.

P, l'os pubis.

S, l'articulation de l'os iliaque avec le sacrum.

C, le clitoris.

H, l'ovaire du côté gauche.

T, le pavillon de la trompe du même côté.

Z, le corps de la matrice, qui déprime et gêne par son abaissement la vessie V et l'intestin rectum H.

A, le col de la matrice, qui descend très-bas dans le vagin B.

B, le vagin raccourci par le refoulement du corps et du col de la matrice.

B', le cul-de-sac antérieur du vagin.

B", le cul-de-sac postérieur : tous deux, par suite de l'abaissement de la matrice, sont beaucoup plus profonds qu'à l'état normal.

la vessie, V, et le rectum (III, fig. 294). Tels sont les besoins fréquents d'uriner, les douleurs en urinant, et même

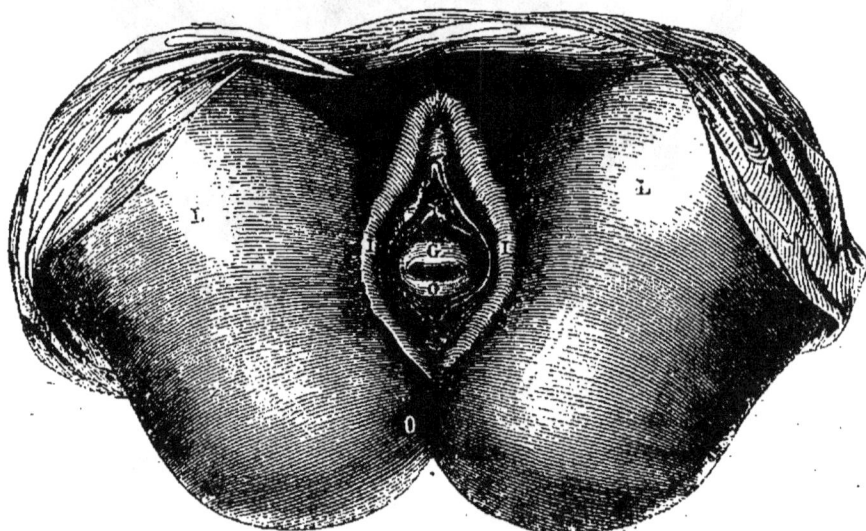

FIGURE 287.

Cette figure, qui est le complément de la précédente, *représente la*

chute de la matrice et sa sortie à travers les organes extérieurs de la génération.

LL, les fesses relevées et fortement écartées.

O, l'anus.

GG, le col de la matrice engorgé fait saillie entre les grandes lèvres II.

Quelquefois cette tumeur est beaucoup plus prononcée. Je l'ai vue plusieurs fois affectant le volume d'une tête d'enfant, pendre entre les jambes de la femme, au point de rendre la marche presque impossible.

la rétention d'urine ou son incontinence; la constipation

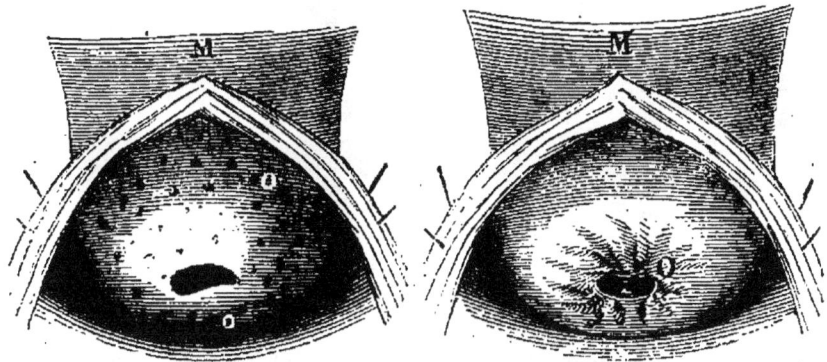

FIGURES

288   289.

,a figure 288 *représente des points rougeâtres (engorgement des follicules), précédant l'ulcération.*

M, section de la matrice.

O,O, pointillé rougeâtre sur le col utérin, provenant de l'inflammation des follicules muqueux.

La figure 289 *montre un lacis de vaisseaux veineux, qui accompagne souvent l'engorgement du col et indique une tendance aux hémorragies.*

et les pesanteurs si incommodes que les malades affectées de descente de matrice éprouvent sur le fondement.

Mais ce n'est pas seulement sur les organes voisins que

réagissent les maladies de la matrice. Ainsi que je l'ai dit en commençant, ces affections amènent un trouble général, nerveux surtout, tellement intense, que souvent l'affection principale et primitive disparaît, et que les malades

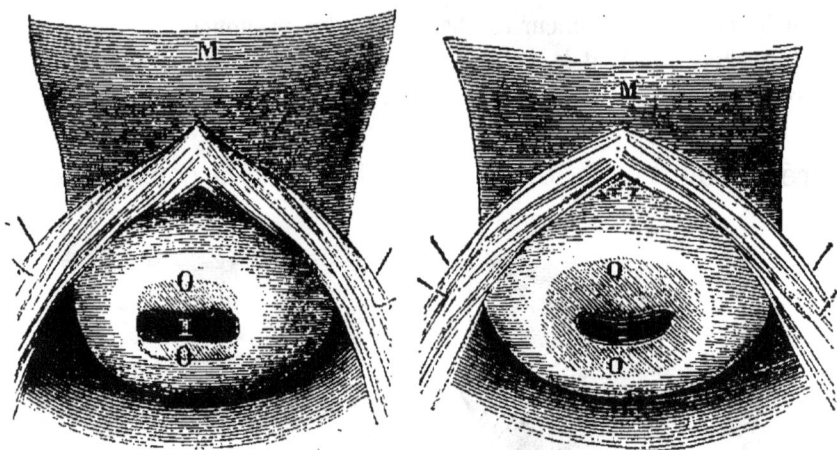

FIGURES

290   291.

Représentant des ulcérations très-superficielles du col de la matrice et de sa cavité.

La figure 290 montre l'ulcération un peu plus large sur la lèvre supérieure que sur l'inférieure.

Sur la figure 291, l'ulcération, plus étendue que sur la figure précédente, occupe tout le pourtour de la cavité du col, et pénètre dans la cavité de cet organe.

ne viennent accuser au médecin que des souffrances qui semblent n'avoir aucun rapport avec les maladies de la matrice. Ainsi on peut voir, dans les observations qui suivent, l'exemple d'une dame qui présentait tous les symptômes de la folie, et dont les idées reprirent leur cours régulier dès qu'elle fut guérie d'un ulcère qu'elle portait à la matrice, ulcère qui avait été méconnu pendant dix ans.

C'est surtout par les *troubles du système nerveux et des*

fonctions de l'estomac que les maladies utérines manifestent leurs sympathies.

Ainsi une femme n'a pas, pendant quelque temps, des flueurs blanches un peu abondantes, sans qu'il se manifeste des *tiraillements*, des *douleurs au creux de l'estomac*, des

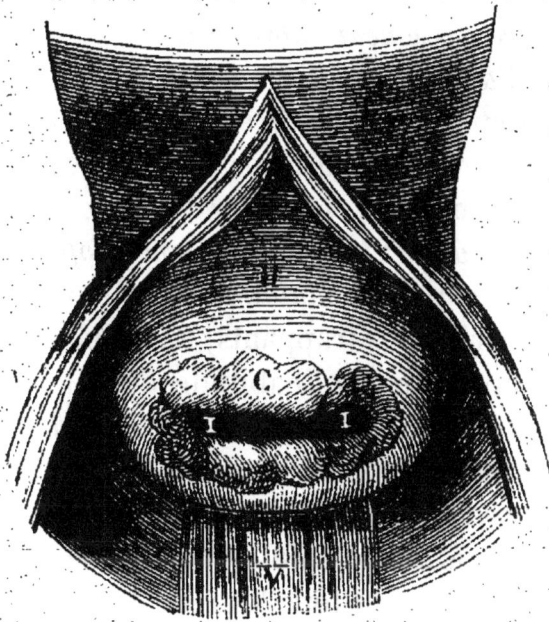

FIGURE 292.

Représentant un engorgement avec ulcération très-prononcée des deux lèvres et de la cavité du col de la matrice.

V, le haut du vagin, dont la paroi supérieure a été divisée, et les lambeaux écartés pour laisser voir le col.

U, le col utérin très-engorgé.

C, ulcération profonde qui a envahi les deux lèvres du col, et qui se prolonge dans sa cavité (voir fig. 303).

digestions difficiles, et *quelquefois des vomissements.* On voit aussi, dans ces cas, survenir des *douleurs nerveuses dans tous les membres*, des *élancements dans les seins*, des *douleurs dans les flancs*, des *défaillances*, des *éblouis-*

,*sements*, surtout quand les malades sont debout, ou marchent quelque temps. Un phénomène très-remarquable, c'est que la plupart de ces souffrances se dissipent comme par enchantement dès que la malade est couchée.

Ajoutez à ces phénomènes les *palpitations*, les *étouffements*, les *bouffées de chaleur* qui de l'estomac montent à la tête, le *refroidissement habituel* des pieds et des mains, la *langueur*, l'*abattement physique et moral*, une *impressionnabilité extrême* de tout le système nerveux, une *mobilité de caractère* très-peu agréable pour les personnes qui vivent avec les malades, le *passage rapide et le plus souvent non motivé de l'extrême joie à une profonde tristesse;* enfin la *physionomie des malades* est tout à fait changée et prend des caractères frappants, auxquels ne se trompe jamais un praticien qui a l'habitude de soigner spécialement ce genre de maladies. *Le visage est pâle, jaune ; les traits tirés, amaigris; les yeux entourés d'un cercle bleuâtre et sans expression.*

Pronostic. Les affections de la matrice ne guérissent jamais d'elles-mêmes, et tous les retards qu'apportent les malades dans le soin de leur santé ne peuvent qu'aggraver le désordre et le rendre quelquefois incurable, quand il aurait été si facile de s'en débarrasser à son apparition.

La *gravité* des diverses souffrances que j'ai énumérées plus haut est loin d'être la même pour toutes, soit pour leur curabilité, soit pour leurs conséquences. Ainsi, tandis que les unes, *engorgements, ulcérations* (fig. 292), *granulations* (fig. 301), *relâchements, écoulements* (fig. 277), *flueurs blanches*, sont très-facilement curables, il en est d'autres auxquelles on ne peut remédier qu'imparfaitement par des palliatifs, ceinture hypogastriques, pessaires: tels sont la plupart des *déplacements* de cet organe, *chute* (fig. 286 et 287), *anté-rétroversion* (fig. 293 et 294), *anté - rétroflexion* (fig. 295), et *inclinaison latérale* (fig. 296). Quelques-unes ont pour effet de rendre les rap pro-

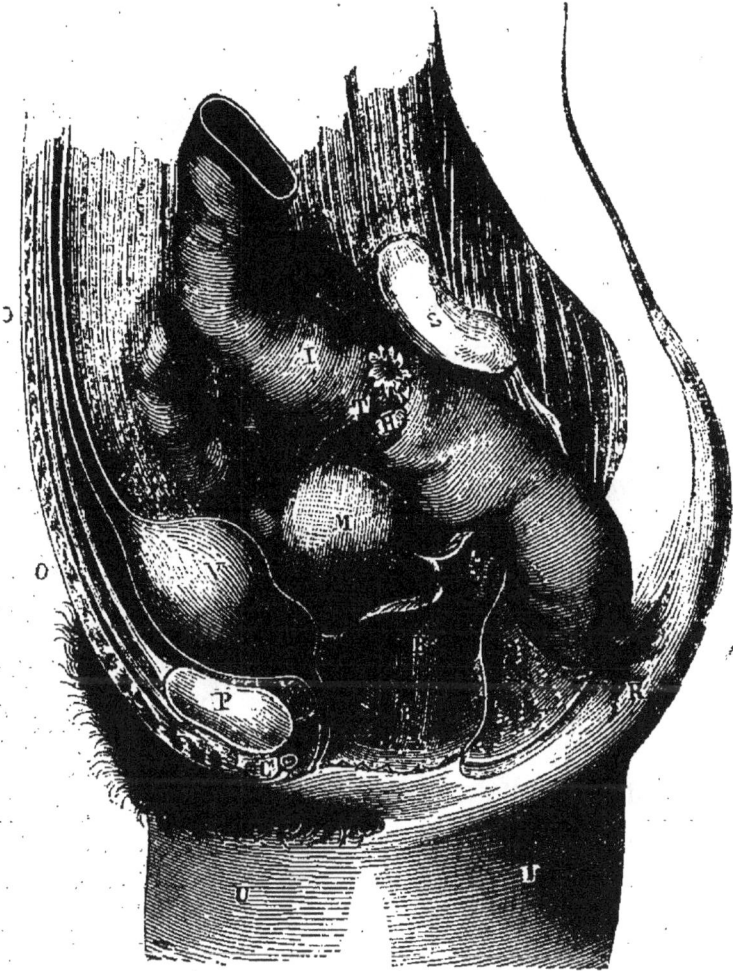

FIGURE 293.

Représentant l'antéversion de la matrice.

(Coupe d'avant en arrière sur la ligne médiane.)

OO, les parois du ventre.

UU, face interne de la cuisse droite.

I, l'intestin rectum.

R, l'anus, aboutissant de l'intestin.

V, la vessie.

P, l'os pubis.

S, l'articulation de l'os iliaque avec l'os sacrum.

C, le clitoris.

T, la trompe de Fallope du côté gauche.

H, l'ovaire du même côté.

BB, le vagin.

M, le corps de la matrice renversé en avant et gênant les fonctions de la vessie V

A, le col utérin déjeté en arrière en déprimant l'intestin rectum I, dont il gêne aussi les fonctions.

chements sexuels impossibles ou dangereux pour la femme ou pour l'homme : *chutes de matrice, inflammation du col utérin, écoulements ;* ou deviennent des causes de stérilité (voir page 735) : tels sont les divers *écoulements,* le *rétrécissement du col de la matrice* (fig. 312) et les divers *déplacements* de cet organe. D'autres, enfin, sont complétement incurables, et entraînent inévitablement la mort de la malade après des souffrances prolongées et des tortures inouïes : tel est le *cancer confirmé.* Mais combien de fois n'ai-je pas guéri des malades que des praticiens inexpérimentés avaient condamnées comme atteintes de cancer, et qui fort heureusement n'en avaient que les apparences!

L'âge est aussi une circonstance dont il faut tenir compte dans l'appréciation de la gravité d'une affection utérine. Ainsi, tandis que les maladies de matrice sont presque toutes curables tant que la femme n'a pas dépassé trente-cinq à quarante ans, les affections de cet organe qui surviennent aux femmes à l'époque critique doivent éveiller toute la sollicitude du médecin, car alors elles ont une grande tendance à dégénérer en cancer.

Traitement. Dans aucune classe de maladies, l'intervention du médecin n'a d'influence plus réelle que dans les affections de la matrice, soit pour les combattre et en triompher, soit pour les prévenir. Il n'en est pas dont le

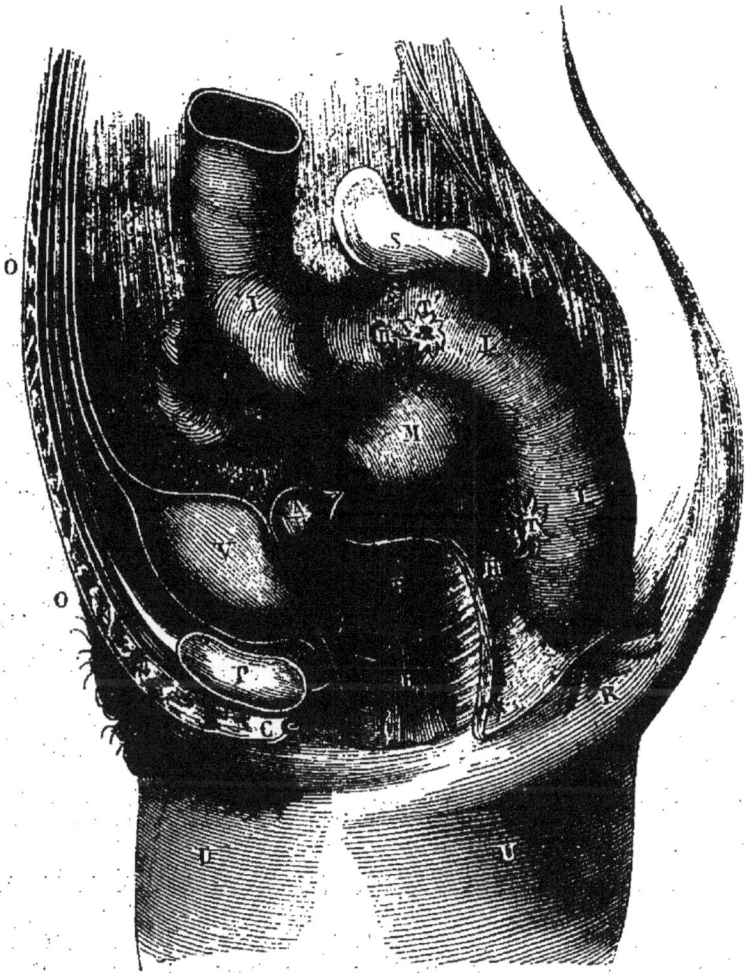

FIGURE 294.

Représentant la rétroversion de la matrice.

(Même coupe que pour la figure précédente. Pour les lettres dont la signification n'est pas donnée ici, se reporter à la figure 293.)

HT, l'ovaire et le pavillon de la trompe du côté droit.
H'T', les mêmes organes du côté gauche.

M, le corps de la matrice renversé en arrière et gênant les fonctions de l'intestin rectum III.

A, le col utérin porté en avant contre la vessie, qu'il déprime.

La rétroversion est plus grave que l'antéversion, puisque les fonctions naturelles de l'intestin rectum III tendent à redresser l'organe, fig. 293; tandis que, dans la rétroversion, elle augmente le déplacement.

développement dépende plus souvent, soit de l'omission de certaines règles de l'hygiène, soit de l'absence des secours éclairés de l'art. Combien d'entre elles, en effet, pourraient être évitées par une plus grande prudence, soit au moment des règles, soit pendant la grossesse, soit surtout pendant et après l'accouchement !

L'aperçu général dans lequel je viens d'entrer sur les diverses maladies de matrice, leurs causes, leurs symptômes, leurs moyens d'exploration et leur gravité, me dispensera, pour éviter des redites, d'entrer dans la description de chaque maladie particulière : je me contenterai de citer en détail quelques observations des cas qui se rencontrent le plus ordinairement dans la pratique; j'accompagnerai de réflexions le détail de ces faits, pour en faire apprécier les particularités à l'intelligence des malades.

On pourra juger aussi, par les résultats obtenus, de la différence et de la supériorité de la méthode de traitement que j'emploie, sur celle à laquelle ont recours la plupart des médecins qui traitent ces maladies sans les connaître.

Avant de terminer, je tiens à consigner ici quelques formules et des préceptes sur la manière d'appliquer les prescriptions que je recommande le plus habituellement dans le traitement de ces maladies.

Beaucoup de femmes, en effet, ne savent comment faire les injections, et, n'osant ou ne voulant demander conseil à des parentes, contrarient, sans s'en douter, les effets du traitement et retardent ainsi leur guérison.

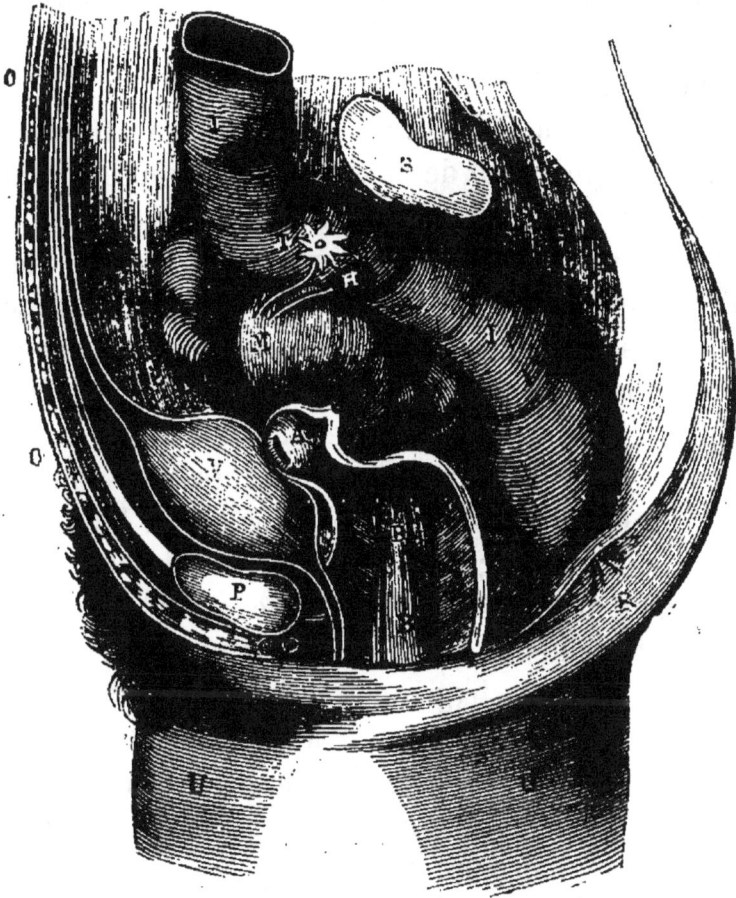

FIGURE 295.

Représentant l'antéflexion de la matrice.

(Même coupe et observation préliminaire que pour la figure précédente.)

Dans l'antéflexion, la direction de l'axe du corps de la matrice n'est pas changée ; seulement le col A est brusquement fléchi sur le corps M, soit en avant, comme dans cette figure, soit en arrière. Dans le premier cas, outre les autres inconvénients qui en résultent (voir *Stérilité*), le col A, en déprimant la paroi postérieure de la vessie V, gêne la fonction de cet organe ; dans la rétroflexion, au contraire, c'est la fonction de l'intestin rectum III qui se trouve lésée.

DES INJECTIONS ET DES IRRIGATIONS OU DOUCHES; DE LEUR
COMPOSITION, ET DE LA MANIÈRE DE LES ADMINISTRER.

Les injections, irrigations et douches ont pour but :
1º de nettoyer et de débarrasser le col de la matrice I et
le vagin P V P (fig. 296) de la sécrétion glaireuse ou mucoso-purulente, qui, en séjournant sur ces parties, entretient et aggrave la maladie. Ces injections ou irrigations
sont l'accompagnement obligé du traitement des affections utérines, autant pour entretenir de grands soins de
propreté dans le conduit vulvo-utérin que pour y faire
pénétrer des agents médicamenteux.

La *composition* des liquides qu'on introduit dans ce
conduit est extrêmement variable, suivant le but qu'on
se propose d'atteindre ; et par conséquent il varie selon
la maladie, et, pour une même malade, selon les diverses
phases du traitement. Beaucoup de femmes, sans être
malades et par une hygiène très-bien entendue, ont
l'habitude de faire de temps à autre, souvent même
chaque jour une fois, des injections avec de l'eau simple,
ou aiguisée d'un peu de vinaigre de toilette ou d'eau de
Cologne, à la température ordinaire.

Mais le plus fréquemment les injections, irrigations,
se donnent dans un but thérapeutique, et alors *leur composition* varie suivant l'indication à remplir : elles sont
émollientes, calmantes, détersives, astringentes.

Les injections *émollientes* se font avec la décoction de
racine de guimauve, de graine de lin ; l'eau de son, l'eau
légèrement amidonnée jouissent aussi de propriétés fort
adoucissantes : elles s'emploient dans tous les cas d'*irritation*, d'*ulcération*, de *flueurs blanches abondantes*, de
chaleur ou de *cuisson*, etc.

45

Les injections *calmantes* sont composées de solution

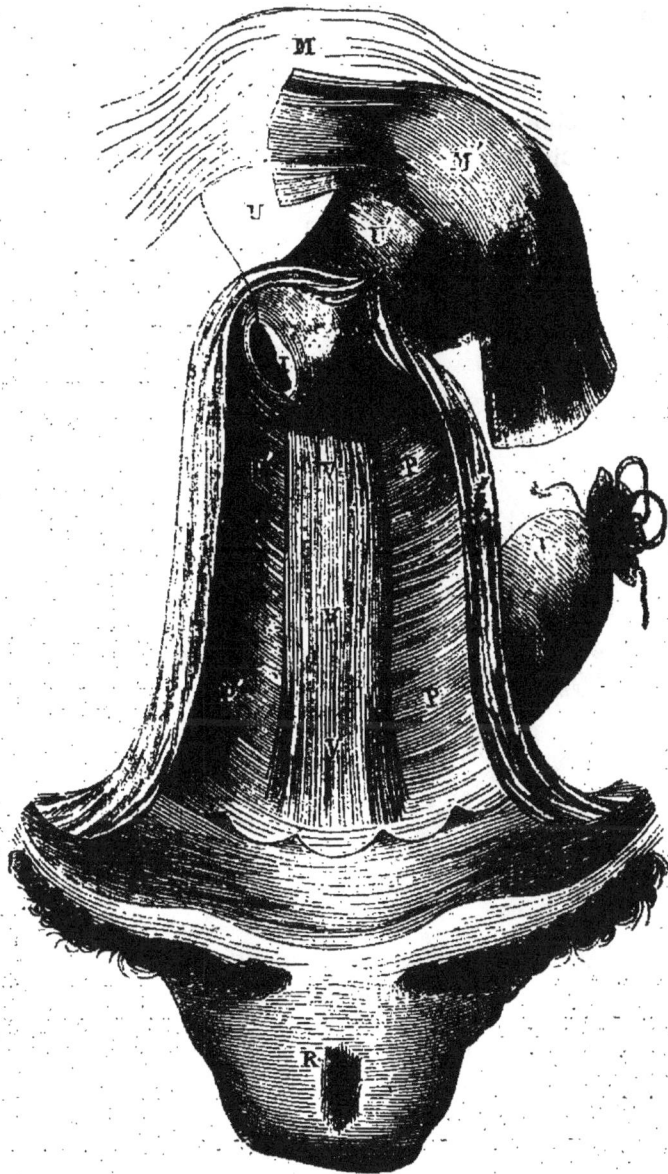

FIGURE 296.

Représentant l'inclinaison latérale gauche de la matrice

MU, la matrice dans l'état normal.

M'U', inclinaison latérale gauche de la matrice.

I, le col utérin dévié à la droite, par suite de la vicieuse direction du corps de l'organe.

PP, P'P', VVV, le vagin fendu dans sa paroi supérieure pour laisser voir l'organe déplacé.

I, l'intestin rectum.

R, l'anus, son aboutissant.

d'extrait d'opium, de laudanum, de décoction de tête de pavot, de feuilles de morelle, de jusquiame, d'aconit,

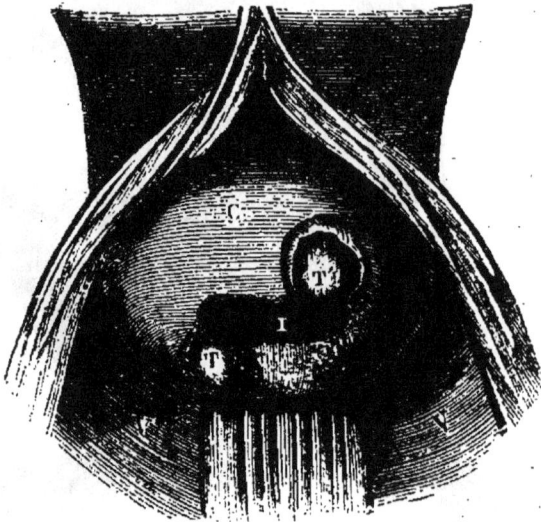

FIGURE 297.

Représentant deux tubercules cancéreux ulcérés sur les lèvres du col de la matrice.

VV, le haut du vagin, dont la paroi antérieure divisée, et les lambeaux relevés, permettent de voir le mal.

C, col de la matrice engorgé.

I, la cavité du col très-dilatée.

T, tubercule ulcéreux de la lèvre inférieure du col.

T', autre tubercule ulcéreux, plus développé sur la lèvre supérieure.

de belladone, etc. Souvent on associe l'un à l'autre ces deux genres d'injections, qui s'emploient soit à la suite de cautérisations, soit quand il y a de vives douleurs dans le bas-ventre, suite d'inflammation plus ou moins aiguë du vagin, de la matrice et de ses dépendances.

Les injections *détersives* s'emploient surtout pour débarrasser la surface des ulcérations utérines de certains produits qui y sont trop adhérents. On les prépare avec l'eau d'orge aiguisée de miel rosat, de sirop de mûres; avec les décoctions de feuilles de ronces, d'écorce de quinquina. On ne doit pas avoir recours à ces injections quand la partie malade est le siége de vives douleurs.

Les injections *astringentes* sont surtout recommandées lorsqu'il y a relâchement, atonie de la membrane muqueuse ou des ligaments. On les prépare avec l'infusion de roses de Provins, ou la décoction de ces mêmes fleurs dans du gros vin rouge du Midi; la décoction d'écorce de chêne ou tan, de feuilles de noyer, de noix de galle, en mêlant à l'eau du vinaigre rosat, de l'alun, de l'extrait de Saturne, du sulfate de zinc ou de cuivre, ou même du nitrate d'argent (voir, pour la formule, la page 434).

A quelle température doivent être faites les injections? Quand il y a de la douleur, de l'irritation, une vive sensibilité des organes, il est convenable que le liquide soit à une température douce, mais peu élevée.—En été, il est rarement besoin d'élever la température du liquide qui doit servir aux injections; cependant, si ces injections provoquaient des coliques, il serait bon d'en augmenter la température. Quand il n'y a pas de douleurs locales, ou que les malades supportent, sans en être incommodées, les liquides à la température ordinaire, il est plus convenable de ne pas chauffer le liquide; les injections en sont par là plus toniques, plus rafraîchissantes.

Il y a, entre les injections et les douches ou irrigations, cette différence, que, dans les injections, le liquide est lancé en petite quantité à la fois et d'une façon intermittente, tandis qu'au moyen d'un irrigateur on peut faire passer sans interruption sur le col de la matrice et le vagin un à deux litres de liquide. Une seconde différence

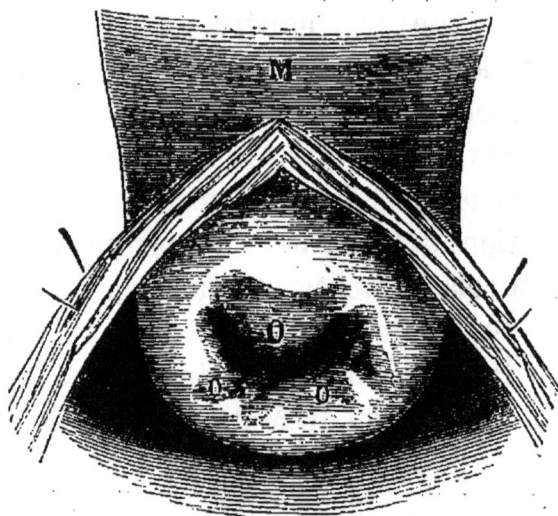

FIGURE 298.

Représentant une ulcération fongueuse du col de la matrice.

M, section du corps de la matrice.
OOO, fongosités envahissant les deux lèvres du col.
I, la cavité du col.

Ce genre d'ulcération entretient, chez les femmes qui en sont atteintes, des pertes de sang continues et qui redoublent sous l'influence de la plus légère excitation.

très-importante, c'est qu'au moyen d'un irrigateur on peut lancer le liquide avec une force plus ou moins intense : ce jet rapide est nuisible dans le cas d'inflammation aiguë, mais devient un auxiliaire du traitement dans le cas d'atonie, de relâchement des ligaments.

Les *injections* se donnent avec une seringue en étain ou en verre, avec un clysopompe ou tout autre instrument analogue. Les *irrigations* se font avec un appareil spécial constitué par un corps de pompe d'une capacité d'un, deux ou trois litres, et dans lequel se meut un piston poussé par un ressort, de façon que la malade n'a aucun mouvement à faire pour que le liquide pénètre d'une façon régulière et continue. Soit qu'on emploie une seringue, un clysopompe ou un irrigateur, la canule qui pénètre dans le **vagin doit être en gomme** élastique, plus douce et plus **flexible** que les substances métalliques. Elle frotte moins durement sur les parties et se prête plus aisément aux divers mouvements qu'on est obligé de lui imprimer pour arroser tout le canal vulvaire et faire parvenir l'**injection jusque** sur **le** col de l'utérus.

L'extrémité terminale de la canule est formée par un renflement olivaire percé de **cinq** à six trous, de sorte que le liquide sort en arrosoir.

Il est de la plus haute importance, pour le bon effet des injections, que *la canule pénètre jusqu'au fond du vagin;* sans quoi le liquide n'arrive pas sur la région qui, précisément, a le plus besoin d'être baignée. En effet, par suite de la disposition du conduit vulvo-vaginal (voir *Anatomie,* page 101), les parois partout appliquées les unes contre les autres, sous forme de bourrelets circulaires superposés, ne laissent entre elles qu'un pertuis sinueux que le jet du liquide ne peut franchir. La malade devra donc avoir soin de faire pénétrer la canule de gomme élastique d'environ 10 à 12 centimètres. Pour faciliter l'introduction de la canule, on aura eu soin de l'enduire d'un corps gras, huile d'olive, beurre frais, cérat, pommade aux concombres, cold-cream.

La *position* la plus convenable pour prendre ou recevoir une injection est la position horizontale. Beaucoup de dames font aussi très-bien leurs injections en se plaçant sur un bidet, ou se tenant accroupies au-dessus d'une cuvette. Après avoir pris une injection, il est convenable de rester

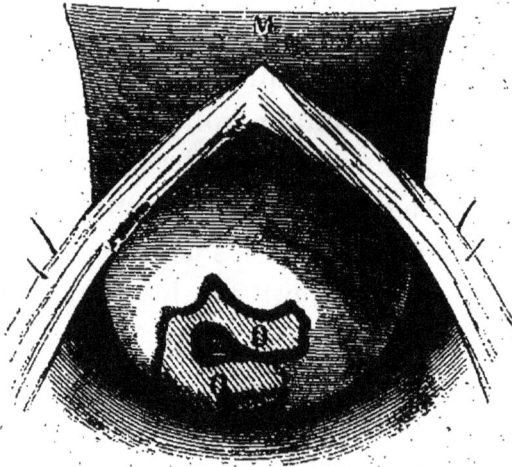

FIGURE 299.

Représentant un ulcère cancéreux (voir aussi figure 297) ayant en-
vahi presque toute la circonférence du col de la matrice.

M, section du corps de la matrice.
OO, ulcère rongeant qui, ayant dépassé la membrane muqueuse, atta-
que le tissu même du col de la matrice.
I, le col utérin déformé par suite de l'induration cancéreuse.

couchée ou étendue sur une chaise longue une bonne
demi-heure. Dans cette position, en effet, le liquide
s'accumule autour du col de la matrice, région la plus
déclive, et forme là un bain local qui rafraîchit l'organe
et facilite la résolution de l'engorgement.

DES CATAPLASMES INTERNES.

Quelques praticiens, pensant que le liquide poussé par
les injections ou irrigations restait trop peu de temps en
contact avec le col de la matrice, ont eu l'idée d'intro-

duire dans le vagin des cataplasmes presque liquides,
qu'on maintenait avec des compresses de linge appliquées
sur la vulve. Suivant l'état de la partie malade et le résultat qu'on voulait obtenir, on faisait ces *cataplasmes*

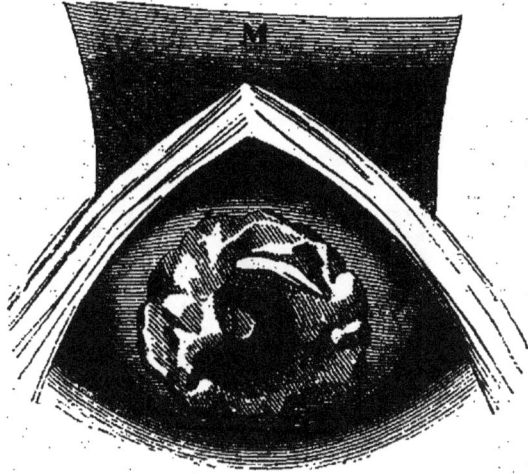

FIGURE 300.

*Représentant un cancer ulcéré de la même nature que celui de la
figure 299, mais à un degré plus avancé.*

M, section du corps de la matrice.
O, ulcère étendant ses ravages sur toute la surface du col.

internes avec de la farine de graine de lin ou des feuilles
hachées de morelle et de ciguë, ou de la pulpe de ca-
rottes, de pommes de terre, de la fécule de riz, etc. Outre la difficulté de leur introduction, qui devait toujours
être opérée par le médecin, ces cataplasmes avaient l'inconvénient de fermenter très-promptement, et de devenir ainsi, par suite de leur décomposition, une cause d'irritation. De plus, il était assez difficile de débarrasser
convenablement, par une injection les parcelles de cataplasmes cachées dans les replis du vagin.

On a bien remédié à une partie de ces inconvénients en

enfermant la substance de ces cataplasmes dans une gaze fine; mais la difficulté de les placer et de les retirer, outre que dans certains cas ils deviennent une cause d'irritation, les a fait définitivement abandonner par tous les praticiens qui font une étude spéciale des maladies des femmes.

OBSERVATIONS DE GUÉRISON

DE MALADIES DE MATRICE.

PREMIÈRE OBSERVATION.

Vingt-cinq ans. Deux enfants. Flueurs blanches abondantes. Douleurs dans le bas-ventre, défaillances; lassitude et courbature générale. Guérison en six semaines.

Madame L......, vingt-cinq ans, femme d'un commerçant, avait eu deux enfants, un à dix-sept et l'autre à vingt ans. A son dernier accouchement elle avait reçu les soins d'une sage-femme, et n'avait été qu'incomplétement rétablie au bout d'un mois. C'est depuis son dernier enfant qu'elle commença à ressentir de la pesanteur dans le bas-ventre et des maux de reins, augmentant surtout à l'approche des règles. Elle n'éprouvait, chaque mois, un peu d'amélioration que pendant une huitaine de jours après la cessation des menstrues. Les règles, au lieu de venir tous les mois, comme auparavant, reparaissaient à trois semaines de distance, et en bien plus grande abondance que d'habitude. Aussitôt qu'elles avaient cessé, elles étaient remplacées par un écoulement blanc jaunâtre, très-abondant, faisant de légères taches jaunes sur le linge. Cet écoulement, si elle venait à marcher un peu, irritait fortement les parties sexuelles et déterminait à l'extérieur des cuissons, de vives démangeaisons, qui n'étaient un peu

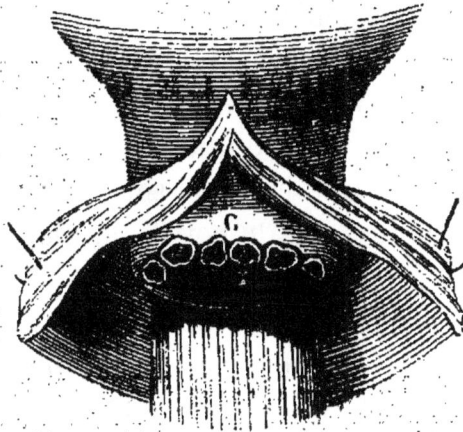

FIGURE 301.

Représentant des granulations ulcérées du col de la matrice.

(La paroi antérieure du vagin a été divisée et les lambeaux relevés par des érignes pour laisser voir le col.)

C, col utérin affecté de granulations ulcérées sur ses deux lèvres.
I, l'ouverture du col, ou entrée de la matrice.

calmées que par une extrême propreté. Les rapports conjugaux étaient très-douloureux, et n'étaient subis qu'avec la plus grande répugnance, à cause de l'exaspération des souffrances qui en était la suite inévitable. Tiraillements d'estomac continuels, surtout quand la malade restait debout. Il lui semblait alors, selon son expression, qu'on lui tirait les yeux. Elle avait beaucoup maigri, pâli, et son caractère était devenu très-fantasque. Elle avait elle-même la conscience du changement survenu dans son esprit et des agacements que lui causait son mal.

Divers médecins auxquels elle s'était adressée l'avaient traitée, les uns pour une *gastrite*, les autres pour des *flueurs blanches*, et on l'avait mise aux saignées, bains, purgations, injections astringentes. On lui avait prescrit un repos absolu et l'usage de viandes blanches. Ce régime débilitant n'avait pas peu contribué, avec l'abondance des règles et leur fréquente apparition, à lui appauvrir le sang et à rendre les nerfs très-irritables. Une dame de ses amies, et que j'avais guérie d'une semblable maladie, me l'amena, et l'examen que je fis de son mal me permit de constater un engorgement du col de la matrice avec des granulations ulcérées. Je lui fis comprendre facilement que c'était là l'unique cause de toutes ses souffrances, et qu'aussitôt que l'engorgement aurait disparu et que l'ulcération serait cicatrisée, elle reprendrait tous les signes extérieurs d'une santé parfaite. Elle vint me voir tous les huit jours pendant six semaines, et, après cinq cautérisations par mon procédé, elle fut complétement guérie. À chaque huitaine, elle avait un peu d'amélioration, et comprenait d'elle-même que le traitement prescrit était le seul convenable.

Réflexions. J'ai eu occasion de revoir cette dame deux ans après sa guérison. Sa santé s'était parfaitement rétablie comme avant sa seconde grossesse. Les flueurs blanches n'avaient plus reparu, excepté pendant un jour après les règles, et celles-ci ne venaient plus que chaque mois et modérément. Il y a nombre de femmes qui souffrent ainsi du creux de l'estomac, et qui sont traitées pendant des années entières pour des gastrites qu'elles n'ont pas, tandis que la maladie principale fait des progrès. Aussi ne saurais-je trop engager les dames qui sont atteintes de flueurs blanches depuis un certain temps à consentir à l'examen qui permet de constater directement leur maladie et d'y porter remède : car c'est le seul moyen de couper court à une foule de souffrances qui sont la conséquence de ces pertes blanches.

DEUXIÈME OBSERVATION.

Quarante ans. Six accouchements, le dernier à trente-deux ans. Écoulement blanc extrêmement abondant et d'une odeur infecte; relâchement de matrice, traité pendant cinq ans pour une gastrite; amaigrissement considérable. Guérison des flueurs blanches en deux mois, et retour à la santé en quatre mois.

Madame ....., quarante ans, habitant Paris depuis son mariage, avait toujours été bien portante dans sa jeunesse et pendant les premières années de son mariage. A son cinquième enfant, elle eut une couche très-laborieuse, due à la vicieuse présentation de l'enfant. Elle ne se rétablit qu'imparfaitement, et devint enceinte six mois après. Ce sixième accouchement se passa convenablement; les suites de couches furent ordinaires, mais il lui resta des flueurs blanches très-opaques et abondantes, auxquelles elle ne fit pas d'abord beaucoup d'attention, les confondant, d'après le préjugé vulgaire, avec du lait. Comme, au bout d'un an, sa santé générale s'était fort détériorée, elle consulta son médecin, qui, ne la voyant pas alitée, traita sa maladie assez légèrement. Cependant sa santé, loin de s'améliorer, s'altérait de plus en plus, et comme elle souffrait beaucoup de tiraillements, de douleurs à l'estomac, que les digestions étaient difficiles, son appétit capricieux, elle alla consulter un charlatan, qui lui persuada qu'elle avait une *gastrite*. Dans l'espérance de recouvrer la santé, elle suivit son traitement, qui ne fit qu'empirer le mal. Elle réclama successivement les conseils de six médecins différents, et aucun d'eux ne la guérit. Le dernier qui l'avait soignée l'avait examinée au spéculum, et lui avait déclaré qu'elle était atteinte d'un ulcère incurable à la matrice.

Quand cette dame vint me consulter, elle présentait l'état suivant : teinte jaune paille du visage ; yeux excavés, entourés d'un large cercle bleuâtre ; amaigrissement général, sensibilité extrême au froid ; irritabilité du système nerveux, douleurs vives au creux de l'estomac, surtout après les repas ; digestion pénible ; constipation opiniâtre ; envies fréquentes d'uriner. Impossibilité de se tenir debout pendant quelque temps sans être prise d'étourdissements, de vertiges ; fatigue extrême pendant la marche ; douleurs dans les reins, le bas-ventre, la partie supérieure des cuisses ; sensation de brisement général dans tous les membres. Règles extrêmement abondantes venant tous les vingt jours, et durant huit jours consécutifs. Les rapports sexuels, fort douloureux, amènent toujours l'apparition du sang. Écoulement d'un blanc laiteux, tachant fortement le linge en jaune. Le toucher par le vagin permet de reconnaître une chaleur et une sensibilité très-vives de tout le conduit vaginal et du col de la matrice, qui saigne au moindre contact. Après avoir appliqué le spéculum et débarrassé, avec un bourdonnet de charpie, le col utérin des sécrétions qui le recouvraient, je constatai une vive rougeur de tout cet organe et des granulations nombreuses qui occupaient les deux lèvres et la cavité du col. Cet écoulement avait une odeur repous-

sante, mais qui cependant n'était pas celle du cancer. Je
rassurai cette dame sur la gravité de sa maladie, et lui
promis sa guérison dans l'espace de trois mois. Je la cau-
térisai légèrement avec la pierre infernale, et je lui or-
donnai quelques grands bains d'eau de son et des injections émollientes d'eau de racine de guimauve, tête de
pavot et feuilles de morelle. Je lui fis prendre aussi à
chaque repas des pilules composées d'extrait de rhubarbe
et de quinquina, pour fortifier l'estomac, faciliter la digestion, et favoriser les garde-robes. Au bout de huit
jours, elle éprouvait déjà de l'amélioration, ses douleurs
étaient moins vives; son écoulement blanc n'avait pas
sensiblement diminué, mais elle avait eu occasion de voir
des dames que j'avais déjà guéries de cette maladie, et
elle avait le plus grand espoir. Je renouvelai l'opération
précédente; mais au moyen d'un porte-caustique long et
étroit (fig. 284) je pus porter le remède assez avant dans
la cavité du col, où existaient de nombreuses granulations
(fig. 301). Je prévins la malade qu'il sortirait pendant deux
à trois jours des débris de chair mêlés à du sang, mais
qu'elle n'en devait pas moins suivre la précédente ordonnance. A la visite suivante, elle me dit avoir ressenti
pendant trois jours d'assez vives douleurs et des coliques
dans le bas-ventre; mais depuis ce temps elle avait éprouvé
une grande amélioration. Son écoulement avait diminué
d'abondance et changé de nature; il était beaucoup moins
épais et moins coloré. Les digestions se faisaient régulièrement; plus de douleurs à l'estomac. Ses forces aug-
mentaient de jour en jour, sa gaieté et l'enjouement naturel de son esprit revenaient à vue d'œil. Le mieux, à
partir de ce moment, ne fit que s'accroître, et peu à peu
tous les symptômes morbides firent place aux signes les
moins équivoques d'une santé parfaite.

Remarques. On peut voir, dans ce cas très-grave, la simplicité du traitement, qui, malgré la gravité du pronostic porté par un médecin, triompha rapidement de la désorganisation apparente de la matrice. C'est qu'en effet il ne suffit pas d'introduire le spéculum pour connaître les maladies de matrice ; il n'y a qu'une longue pratique et une grande justesse de coup d'œil qui permettent de distinguer entre elles les affections si nombreuses de cet organe. Il existe, en effet, telle de ces maladies qui, légère en apparence, est cependant incurable et entraînera inévitablement une terminaison fatale; tandis que d'autres, beaucoup plus graves, pourront être rapidement guéries, si on sait leur opposer un traitement convenable.

TROISIÈME OBSERVATION.

Trente-deux ans. Trois enfants. Engorgement chronique de la matrice ; traitement de Lisfranc, non suivi de succès ; affaiblissement extrême ; flueurs blanches abondantes.

Il y a quatre ans, une jeune femme de trente-deux ans vint me consulter pour un engorgement chronique de la matrice, avec pertes blanches abondantes. Mariée à vingt ans, cette dame avait eu trois enfants, à deux et trois ans de distance l'un de l'autre. Ses enfants étaient très-volumineux et le bassin assez étroit; ses accouchements avaient toujours été difficiles. Au dernier même, qui avait eu lieu à l'âge de vingt-sept ans, on avait été obligé de recourir à l'emploi du forceps. Les suites de couches s'étaient assez bien passées; cependant elle était restée faible. Épuisée depuis cinq ans par d'abondantes flueurs blanches, elle s'adressa à son accoucheur, qui la conduisit chez Lisfranc. Ce chirurgien, après avoir constaté la maladie, la soumit au traitement et au régime qu'il infligeait à toutes ses ma-

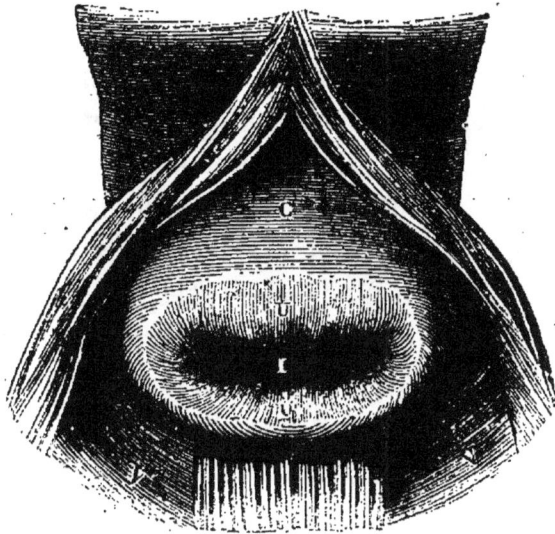

FIGURE 302.

Représentant un engorgement chronique du col et de la partie inférieure du corps de la matrice.

(Pour bien comprendre la partie de l'appareil génital de la femme d'où ont été tirées cette figure et les autres analogues, se reporter aux figures 26 et 28.)

C, le col utérin énormément engorgé.
V V, le haut du vagin.
I, l'ouverture très-élargie du col de la matrice.
UU, érosion superficielle et circulaire des lèvres du col.

lades. Au bout de dix mois, l'effet de ce traitement, loin d'améliorer la position de la malade, n'avait contribué qu'à l'affaiblir davantage ; elle était pâle, avec de violentes palpitations au moindre mouvement. Son estomac capricieux ne pouvait supporter aucun aliment. D'une susceptibilité nerveuse extrême, son imagination s'était exaltée et lui

représentait sa position comme celle d'une femme qui doit
infailliblement succomber dans les tortures du cancer de
la matrice. Elle languit encore dans cette situation pendant
deux ans.

Enfin, ayant pris connaissance d'une brochure dans laquelle étaient relatées plusieurs observations de guérison,
elle me fit appeler, et je constatai, outre l'engorgement du
corps et du col de la matrice, un délabrement profond de
toute la constitution et une exaltation de la sensibilité du
système nerveux. Les règles, qui venaient encore assez régulièrement, n'étaient plus constituées que par des flueurs
blanches rosées. Je fortifiai d'abord le sang au moyen de
toniques ; puis, quand l'estomac fut remis en meilleur état,
je recommandai une nourriture substantielle. Enfin je traitai par des pommades fondantes, des purgatifs doux et
des bains d'eau de son frais l'engorgement chronique, qui
diminua peu à peu. A mesure que les forces revenaient,
son caractère reprenait sa gaieté naturelle, et des images
riantes avaient succédé aux idées sombres qui l'obsédaient.
Des injections astringentes remédièrent au relâchement,
et, au bout de deux mois, elle put marcher sans être es-
soufflée. Son visage avait repris une coloration rosée ; elle
digérait indistinctement toute sorte de nourriture. Les
flueurs blanches avaient disparu, et le sang des règles avait
repris sa teinte foncée habituelle. Je l'envoyai aux bains
de mer pour compléter sa guérison, et, après trois semaines de séjour à Dieppe, sa santé était complétement
rétablie.

Remarques. J'ai eu déjà occasion de traiter nombre de
dames qui avaient été soumises, sans succès, au *traitement de Lisfranc.* Du temps que vivait ce célèbre chirurgien, presque toutes les dames affectées de maladies de

matrice allaient réclamer ses soins, et, comme il leur appliquait à toutes la même formule, Dieu sait combien il fit de victimes pour quelques cas très-heureux de guérison! Ce fameux traitement consistait dans les prescriptions suivantes :

1° Garder le repos dans la position horizontale ;

2° Repos absolu de l'organe malade;

3° Tous les deux jours prendre un bain simple tiède; y rester deux heures;

4° Prendre chaque jour un quart de lavement presque froid, avec addition de 10 grains de camphre dissous dans un jaune d'œuf : on le gardera ;

5° Trois fois par jour faire une injection avec une décoction de racine de guimauve, de feuilles de morelle et de têtes de pavot ;

6° Tous les mois, après la cessation des règles, pratiquer une saignée révulsive d'une palette (cent vingt-cinq à cent cinquante grammes environ) ;

7° Prendre chaque jour une pilule d'un grain (cinq centigrammes) d'extrait de ciguë ; porter successivement jusqu'à quatre grains (vingt centigrammes) la dose de ce médicament ;

8° Prendre pour tisane une infusion de feuilles de saponaire, édulcorée avec du sirop de grande consoude ;

9° Pour régime : lait, œufs, légumes, poisson, viandes blanches, eau rougie.

La lecture seule d'une semblable prescription doit faire comprendre son effet débilitant. Une personne bien portante qui se soumettrait à ce régime serait bientôt épuisée. Comment pouvait-il en être différemment de femmes que leur malaise avait déjà considérablement affaiblies?

QUATRIÈME OBSERVATION.

Vingt-huit ans. Cinq enfants. Engorgement et ulcération du col de la matrice. Quinze cautérisations sans succès en quatre mois de temps. Guérison rapide, en six semaines, par ma méthode.

Madame......, vingt-huit ans, d'une forte constitution, très-sanguine, avait eu cinq enfants, à un an de distance l'un de l'autre. Depuis son dernier accouchement, il y a trois ans, elle est souffrante, quoique conservant toujours l'apparence extérieure d'une très-bonne santé ; mais, aussitôt qu'elle marche, elle éprouve des lassitudes dans les reins, le bas-ventre, la partie supérieure des cuisses. Fréquentes envies d'uriner. Pesanteur incommode sur le siége. De temps à autre, élancements passagers et très-douloureux dans le bassin. Les rapports conjugaux augmentent surtout ces élancements. A peine quelques flueurs blanches, qui sont constituées par des mucosités glaireuses, semblables à du blanc d'œuf. Elle consulte son médecin, qui, après l'avoir examiné au spéculum, lui déclare qu'elle est atteinte d'une ulcération au col de la matrice, et qu'elle ne pourra guérir que par la cautérisation. Après avoir pris l'avis de plusieurs dames de ses amies, qui lui disent qu'en effet elles-mêmes ont été guéries par ce moyen, elle se laisse opérer. Quinze cautérisations sont répétées à six ou huit jours d'intervalle ; ensuite son médecin lui dit qu'elle est guérie et l'ulcération cicatrisée. Mais comme elle ressentait toujours, à peu de chose près, les mêmes douleurs, elle vint me consulter, sans me dire qu'elle avait été déjà traitée. Quand elle m'eût expliqué le détail de sa position, je lui fis comprendre la nécessité de se soumettre à l'examen, et je lui annonçai qu'elle avait une *ulcération dans la cavité du col* (figure 303), et qu'il serait nécessaire de la cautériser trois ou quatre fois pour la

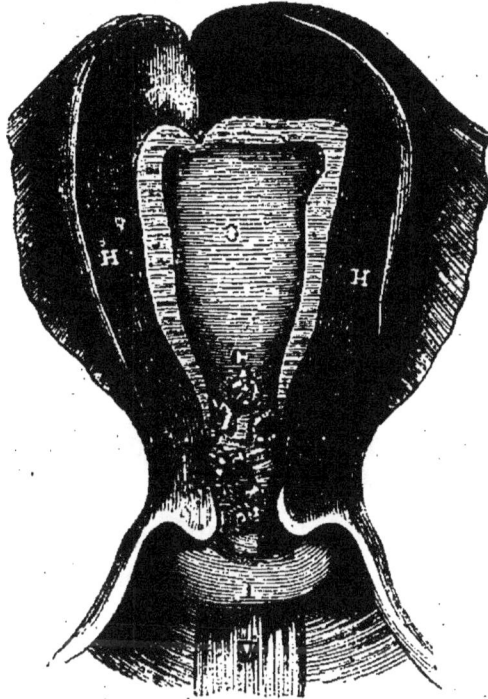

FIGURE 303.

Représentant l'intérieur du corps et du col de la matrice, pour montrer les ulcérations de la cavité du col.

V, le haut du vagin.

HH, section des parois de la matrice. (On remarquera leur épaisseur proportionnellement à la cavité de l'organe O.)

O, cavité du corps de la matrice.

CI, cavité du col utérin affecté d'ulcération.

I, lèvre postérieure du col de la matrice.

guérir, sans préjudice du traitement intérieur qu'elle devrait suivre pour faire dissoudre l'engorgement du corps. C'est alors seulement que cette dame me dit qu'elle ne voulait pas se soumettre au traitement que je proposais, puisqu'elle avait été déjà inutilement cautérisée quinze fois. Je lui expliquai l'erreur de son médecin, qui ne s'était adressé qu'à l'ulcère qu'il avait vu, sans se douter que l'ulcération envahissait très-souvent la cavité du col. Enfin elle se décida, et s'aperçut bien, à la suite de l'opération, que ce n'était plus de la même manière que son médecin la touchait. En effet, huit jours après elle éprouvait un mieux sensible, et en un mois elle était complétement rétablie.

Remarques. Cet exemple est très-curieux et se représente souvent à mon observation, ce qui fait regretter que beaucoup de praticiens, très-instruits d'ailleurs, entreprennent le traitement de maladies qui exigent des études toutes spéciales. Ainsi fréquemment j'ai occasion d'examiner des dames sur lesquelles je reconnais, soit des engorgements du corps et surtout du col utérin, soit des ulcérations de la cavité du col, et auxquelles leur médecin habituel a dit qu'elles n'étaient atteintes d'aucune de ces affections. On les traite alors inutilement pour des gastrites, des maladies de nerfs, des inflammations d'intestins, et les souffrances persistent toujours au même degré, quand toutefois un traitement intempestif ne vient pas les aggraver, jusqu'à ce qu'on ait enfin reconnu et traité convenablement la cause réelle de la maladie.

CINQUIÈME OBSERVATION.

Trente-huit ans. Un seul enfant à vingt-deux ans. Violents chagrins. Catarrhe utérin et flueurs blanches très-âcres. Traitement inutile par des injections de toute sorte. Guérison par des cautérisations très-superficielles, faites dans la cavité même du col et du corps de la matrice.

Madame ....., âgée de trente-huit ans, eut un seul enfant à l'âge de vingt-deux ans. Jusqu'à trente ans, santé parfaite, et pas la moindre trace de flueurs blanches. A cette époque, son mari, qui était dans le commerce, eut à subir des pertes d'argent considérables qui changèrent tout à fait sa position. Madame .... en ressentit un violent chagrin, et sa santé, qui jusque-là n'avait jamais subi la moindre atteinte, s'altéra rapidement. Ses digestions se dérangèrent, son appétit devint capricieux; elle était triste, morose, fuyait la société. Cet état moral réagit promptement sur toute sa constitution, qui s'altéra; elle fut prise de flueurs blanches abondantes, très-âcres, qui tachaient fortement le linge. Son mari fut atteint d'une blennorrhagie, qui le fit, bien à tort, accuser d'infidélité. Le médecin de la famille déclara que madame ..... avait bien pu être la cause de l'écoulement de son mari. Alors cette dame, qui jusque-là avait toujours négligé sa santé, se mit en traitement. On lui fit faire des injections avec l'eau blanche, l'alun, le tannin, la décoction de roses rouges dans du vin, l'eau de feuilles de noyer, d'écorce de chêne, la solution de sulfate de fer et de nitrate d'argent. Pendant les six mois que durèrent les essais de ces diverses injections, on lui fit prendre intérieurement du vin de quinquina, des pilules de fer, des tisanes de feuilles de saponaire, de noyer, de houblon. L'écoulement s'arrêtait bien momentanément, mais pour reparaître aussitôt qu'on venait à cesser les injections. Au bout de huit mois, le mari fut pris de nouveau de l'accident dont je viens de parler, ce qui, avec le mauvais état des affaires commerciales, mit une désunion complète entre ces deux personnes, qui avaient jusque-là vécu en parfait accord.

Une amie de madame ..... l'amena un jour à ma consultation, et, après l'examen au spéculum, je lui déclarai qu'elle était atteinte de catarrhe utérin (fig. 277) et de relâchement des ligaments de la matrice (fig. 286). Au moyen de l'instrument dont j'ai déjà parlé (fig. 284), je pus porter le caustique dans la cavité du col et du corps de la matrice, dont la membrane muqueuse et les follicules étaient le siége d'épaississement, de boursouflement et d'engorgement chronique. Je lui fis prendre des dépuratifs intérieurs et quelques purgations légères tous les huit jours. Elle fit des injections seulement avec de l'eau de racine de guimauve et de tête de pavot. Au bout de trois opérations, son écoulement avait considérablement diminué d'abondance, et n'était plus constitué que par quelques glaires à peine colorées en blanc. Les forces revenaient de jour en jour, avec l'appétit et la facilité de la digestion. Enfin ses idées noires se dissipèrent, et, après deux mois de traitement, je lui annonçai qu'elle était radicalement guérie et qu'elle n'avait plus besoin de faire d'injections pour maintenir sa guérison. Son mari vint me voir quelque temps après, et je l'assurai qu'il n'avait plus aucun accident à redouter. Il renouvela sa visite à peu de distance de là, et confirma mon assertion.

Remarques. Cette observation est intéressante sous deux points de vue principaux :

1° L'inutilité de la plupart des cautérisations, comme on les fait d'ordinaire, pour tarir les écoulements qui viennent du corps et de la cavité du col de la matrice. On en comprendra facilement l'inefficacité, si l'on réfléchit que le médicament n'est pas mis en contact direct avec le mal. Il faut, de toute nécessité, porter le remède profondément, pour trouver le siége du mal, et, à moins d'instruments spéciaux, on ne peut pas pénétrer dans la cavité du corps et du col de la matrice. Je me sers souvent, dans des circonstances semblables, d'une sonde en gomme élastique ou en gutta-percha percée à ses deux extrémités ; j'introduis à un bout une pommade faite avec l'alun calciné, le nitrate d'argent ou l'extrait de ratanhia et l'axonge ; puis, au moyen d'un petit piston qui glisse dans la sonde, je pousse cette pommade dans la cavité même du corps ou du col de la matrice. Ces pommades ont, sur les injections liquides, l'avantage de rester plus longtemps en contact avec le mal, et de pouvoir pénétrer ainsi plus profondément dans les replis et les anfractuosités de la membrane et des follicules muqueux.

2° Enfin, des accidents se présentent souvent dans la pratique, à propos desquels on est fréquemment consulté. Il n'y a pas même besoin, pour produire une blennorrhagie chez l'homme, que les flueurs blanches de la femme soient aussi abondantes que dans l'observation que je viens de rapporter. A chaque instant il arrive que le mari est atteint d'écoulement, et cela quand on n'a aucun sujet de suspecter la fidélité de l'un des deux époux : il suffit, dans certains cas, que le rapprochement ait lieu peu de temps avant ou après les règles, que le coït ait été trop longtemps prolongé, ou qu'on ait négligé les précautions hygiéniques indiquées page 419. Aussi ne saurais-je trop engager les médecins à se tenir sur la plus grande réserve, quand ils sont consultés sur la cause d'une blennorrhagie ; car il peut fort bien arriver que le mari, ayant des doutes sur la fidélité de sa femme, se croie convaincu d'un fait faux, par suite de l'appréciation erronée d'un médecin peu expérimenté.

SIXIÈME OBSERVATION.

Vingt-sept ans. Pas d'enfant. Flueurs blanches abondantes; engorgement de matrice; étroitesse remarquable du vagin. Traitement inutile, pendant cinq mois, par les méthodes habituelles. Guérison en six semaines. Cessation de la stérilité.

Madame ...., âgée de vingt-sept ans, fut atteinte, deux mois après son mariage, de flueurs blanches extrêmement abondantes, qui déterminèrent bientôt chez elle un amaigrissement considérable, de grands maux d'estomac, de fortes douleurs de reins, de bas-ventre, de cuisses; le tout compliqué d'un malaise général, d'une sensation de brisement, d'accablement dans tous les membres. Elle perdit bientôt ses couleurs, prit un teint jaune; ses yeux ternes, d'une expression maladive, s'excavèrent, et furent bordés d'un large cercle bleuâtre. Les rapports conjugaux étaient excessivement douloureux, et, malgré son grand désir d'avoir des enfants, elle restait stérile. Le médecin de la famille, consulté, déclara qu'avant de se prononcer et d'entreprendre un traitement rationnel, un examen au spéculum était nécessaire. Après bien des hésitations, cette jeune femme se résigne; mais l'introduction du spéculum fut si douloureuse, qu'elle eut une crise de nerfs, et que le docteur dut renoncer à ce moyen d'investigation. Cependant le résultat de son exploration fut qu'il existait un engorgement de la matrice, et que le vagin était rouge et enflammé. On fit prendre de grands bains, des injections d'abord émollientes, puis astringentes, et entre les règles on fit, à trois reprises différentes, des applications de sangsues sur

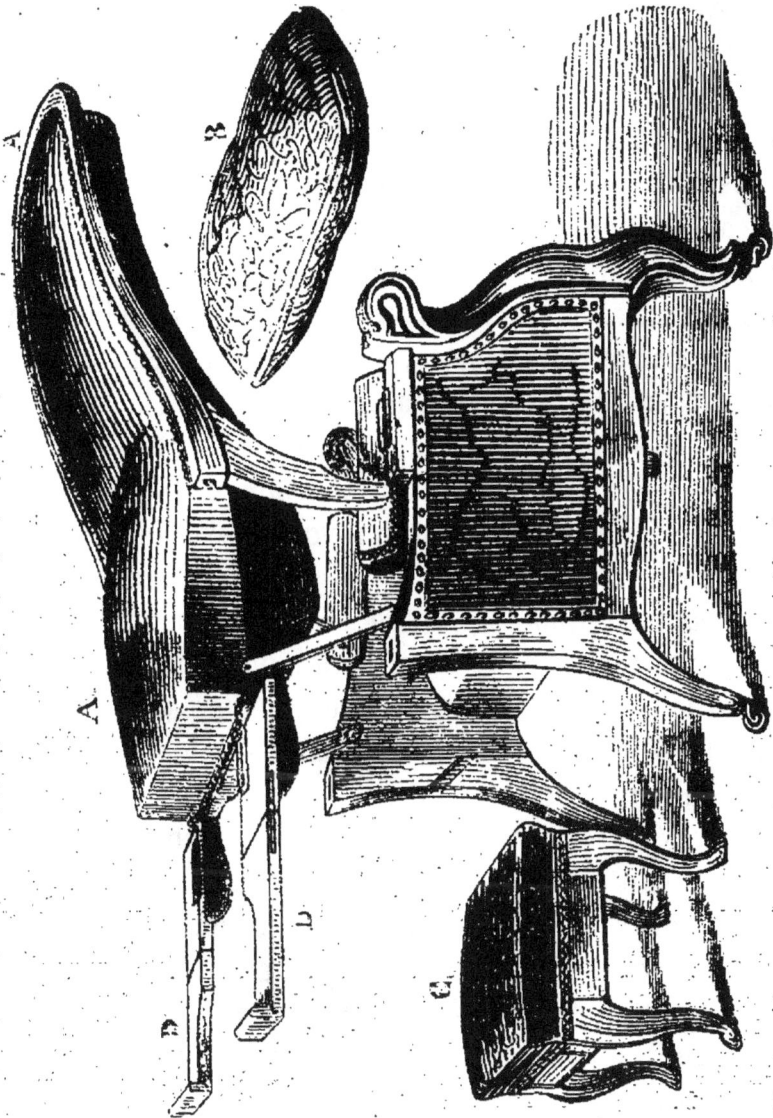

FIGURE 304.

Représentant le FAUTEUIL MÉCANIQUE *qui me sert à examiner les femmes au spéculum.*

AA, le dossier.

B, le coussin qui sert à relever la tête.

DD, pédales sur lesquelles reposent les pieds de la malade.

C, tabouret qui sert de marchepied à la malade et de siége à l'opérateur.

le bas-ventre, la partie supérieure des cuisses, et à l'anus. Ces moyens procuraient un soulagement momentané ; mais le mal reparaissait tout aussi intense, aussitôt que madame ..... ralentissait le traitement.

Lassée de ne pas éprouver d'amélioration plus persistante après cinq mois d'essais, elle vint à ma consultation, amenée par une dame de ses amies que j'avais guérie d'une affection pareille, deux ans auparavant. Quand elle m'eût fait part de ses souffrances, je lui fis comprendre qu'un examen local était indispensable. Se rappelant la crise nerveuse dans laquelle l'avait jetée une première exploration, elle ne s'y résolut qu'avec une extrême difficulté, et sur l'assurance que lui donna son amie que j'avais la main très-douce. Je la plaçai sur le *fauteuil spécial que j'ai fait construire pour cet usage exprès* (fig. 304), et, malgré la grande étroitesse du vagin et l'inflammation des parties, entretenue par le contact habituel de flueurs blanches très-âcres, j'introduisis l'instrument presque sans douleur. Je constatai une inflammation très-intense de tout le vagin, qui était à peu près la seule origine de la perte blanche. La matrice ne participait que très-peu à l'irritation. A mesure que je retirais l'instrument, je touchais superficiellement, avec la pierre, toute la cavité du vagin, et en particulier les follicules muqueux. Après quatre opérations semblables, faites à huit jours de distance, et un traitement dépuratif interne régulièrement suivi pendant un mois, j'eus la satisfaction d'annoncer à cette dame qu'elle était complétement guérie. Je revis madame .... six mois plus tard ; elle venait réclamer mes conseils pour une grossesse commençante.

Remarques. Cette observation fournit d'abord un exemple de plus de stérilité causée par une maladie de matrice, état qui cesse avec la cause qui lui avait donné naissance : mais ce n'est qu'accessoirement que je signale cette particularité. Je veux surtout appeler l'attention du lecteur sur la supériorité de ma *méthode d'exploration et de traitement*.

Un grand nombre de femmes, surtout quand elles n'ont pas encore été mères, souffrent beaucoup pour l'introduction du spéculum ; ce qui tient à trois causes principales.

La première, c'est l'inhabileté, le défaut d'expérience du médecin pour une opération qui demande beaucoup d'habitude, une grande douceur de main, et la connaissance très-exacte des organes si délicats qu'il s'agit de franchir avec l'instrument.

La seconde dépend de l'instrument lui-même. La plupart des médecins n'ont qu'un spéculum, ou plein (fig. 279), ou articulé (fig. 280, 281, 282). Cependant, suivant l'étroitesse des organes ou la nature de la maladie, il est évident qu'on doit avoir recours tantôt au spéculum plein, tantôt au spéculum articulé, à deux, trois ou quatre valves, et enfin que la dimension devra être en rapport avec le degré de dilatation des parties. Aussi faut-il avoir toujours huit ou dix spéculum à sa disposition, tant en *étain* qu'en *maillechort, vermeil, ivoire, ébène, cristal, gutta-percha*, etc.

La troisième cause, enfin, tient à la mauvaise position que l'on fait prendre aux malades, position gênante et pour la malade et pour le médecin, ce qui fait que souvent de graves altérations des organes passent inaperçues. Ordinairement c'est sur le travers d'un lit, sur un canapé ou un fauteuil, qu'on fait placer la malade, dont les pieds reposent sur deux chaises, entre lesquelles se place le médecin. Outre tout ce qu'a de désagréable cette situation, le médecin a presque toujours besoin d'un aide pour tenir la bougie, pendant qu'il opère la malade. Avec l'appareil que j'ai fait construire pour examiner les femmes au spéculum (fig. 304), on évite tous ces inconvénients. C'est une mécanique, ayant la forme d'un fauteuil ordinaire, dit à la Voltaire, dont le dos AA, très-large, se renverse en avant. La malade, au moyen d'un tabouret C, se place renversée sur le dos de l'appareil, la tête légèrement soulevée par un coussin B, et les pieds posés sur des pédales DD, fixées au bas du fauteuil.

Dans cette position, les pieds de la malade sont sur le même plan que le siège, qui doit déborder un peu. Assis sur le tabouret C, ou debout, le médecin se place entre les pieds de la malade, et se trouve très-commodément, soit pour l'introduction et la manœuvre des instruments, soit pour explorer le bas-ventre, puisque, dans la position de la malade, tous les muscles sont dans le relâchement. Comme le fauteuil est muni de roulettes, on peut le placer si l'on veut en face d'une fenêtre, et au moyen de légers déplacements imprimés à l'appareil on peut diriger les rayons de lumière sur la partie qu'on veut éclairer le plus; de cette manière, on n'a pas besoin d'aide ni de lumière artificielle. Toutes les dames, et le nombre en est maintenant bien considérable, que j'ai eu occasion d'examiner au spéculum, et qui l'avaient été auparavant par d'autres médecins, préfèrent de beaucoup mon mode opératoire et mon fauteuil mécanique aux anciennes méthodes.

SEPTIÈME OBSERVATION.

Trente-six ans. Quatre enfants. Pas de flueurs blanches; règles abondantes et très-douloureuses toutes les trois semaines. Engorgement du corps et du col de la matrice; granulations ulcérées du col; antéversion de matrice : emploi inutile d'une ceinture hypogastrique pendant deux ans. Guérison en deux mois de mon traitement.

Madame ....., trente-six ans, d'une forte constitution, très-grosse, avait eu quatre enfants. Depuis son dernier accouchement, à l'âge de trente ans, elle avait ressenti de fortes douleurs dans les reins, le bas-ventre ; ces douleurs devenaient insupportables quand elle avait fait une longue course, ou qu'elle était à l'approche de son époque menstruelle. L'apparition des règles, qui revenaient à trois semaines d'intervalle et très-abondamment, la soulageait pour une huitaine de jours : envies d'uriner très-fréquentes, sensation incommode de pesanteur sur le siége ; pas de flueurs blanches. Après avoir inutilement, et d'après le conseil d'une de ses amies, pris des bains, fait des injections, et bu de la tisane de feuilles de saponaire, elle alla consulter une notabilité chirurgicale, qui, après l'avoir touchée, lui déclara qu'elle avait la matrice déplacée, que cet organe s'était mis en travers, et que c'était là la cause des envies fréquentes d'uriner et de la pesanteur du siége. Il pensa que la maladie était incurable, et qu'elle n'éprouverait un peu de soulagement qu'en portant une ceinture hypogastrique. Dans les premiers mois, madame..... ressentit, par l'emploi de cette ceinture, une amélioration notable ; mais bientôt les douleurs revinrent aussi intenses qu'auparavant.

Elle vint me consulter alors, et, après l'avoir examinée, je fis voir à son mari, qui l'accompagnait, qu'elle avait une plaie ulcérée au col de la matrice. Quant à l'antéversion (fig. 293), j'annonçai que, dès que la plaie serait cicatrisée, les ligaments de la matrice, reprenant plus de force, relèveraient l'organe. Comme cette dame, malgré l'assurance que lui en donnait son mari, prétendait qu'elle ne pouvait pas avoir de plaie, puisqu'elle n'avait pas de flueurs blanches, *au moyen d'un appareil réflecteur, je lui fis voir son mal à elle-même.* En deux mois de traitement dépuratif, et après six cautérisations superficielles, la plaie fut complétement cicatrisée, ainsi qu'elle put le constater elle-même par le même procédé que la première fois. Bien que la matrice ne fût pas encore remise à sa place naturelle, elle pouvait marcher sans fatigue. Les règles ne venaient plus que chaque mois, modérément et sans douleur, et les urines pouvaient être gardées huit et dix heures sans souffrance.

Remarques. Il arrive souvent que les dames n'ont leur attention éveillée sur la possibilité d'ulcère à la matrice que quand elles ont des flueurs blanches. Or, c'est là une grave erreur contre laquelle je ne saurais trop les prémunir. Les ulcérations et les granulations ulcérées du col de la matrice n'entraînent en aucune façon la sécrétion de flueurs blanches, mais sont accompagnées seulement de glaires visqueuses transparentes comme du blanc d'œuf. Comme il arrive fréquemment que ces granulations ne sont que la conséquence d'un engorgement, ou que, quand elles existent depuis quelque temps, la matrice se prend d'inflammation chronique, à ces glaires dont je viens de parler se joint un écoulement blanc plus ou moins abondant, qui seul a le privilége d'attirer l'attention des malades. Dans ce cas, l'ulcération se trouve compliquée de *catarrhe utérin* (fig. 277) ou *vaginal. Mais les granulations ulcérées peuvent exister des années entières, sans se compliquer de flueurs blanches,* et comme la réaction sympathique sur le système nerveux est toujours très-intense, il en résulte qu'on traite inutilement les malades pour des gastrites, des maladies de nerfs, et les dames souffrent jusqu'à ce qu'enfin on ait découvert la véritable cause de la maladie.

HUITIÈME OBSERVATION.

Vingt-neuf ans. Suppression brusque des règles par suite de frayeur ; interruption pendant huit mois ; flueurs blanches abondantes ; engorgement et ulcération de matrice. Guérison en six semaines ; retour régulier des règles.

Madame..., âgée de vingt-neuf ans, mère de deux enfants, n'ayant pas eu de grossesse depuis trois ans, s'était toujours jusque-là bien portée. Étant dans ses règles, elle ressentit une vive frayeur, à la suite d'un accident dont elle fut témoin involontaire. Le sang s'arrêta, et à partir de ce moment sa santé se dérangea. Elle fut prise de battements de cœur, d'étourdissements, de lassitude dans tous les membres, de douleurs de reins, de bas-ventre, et enfin de flueurs blanches très-épaisses, jaunes, faisant de larges taches sur son linge. La moindre course était une cause de fatigue et d'accablement. Son teint était devenu jaune; ses yeux ternes étaient entourés d'un cercle noirâtre. Quand cette dame vint me consulter, ses règles n'avaient pas reparu depuis huit mois; seulement chaque mois, à l'époque correspondante aux règles, les flueurs blanches redoublaient d'abondance pendant trois à quatre jours. Elle consulta son médecin ordinaire dès le premier mois de son accident; celui-ci, par tous les moyens en usage, bains de pieds à la moutarde, vin d'absinthe, infusion de safran, tenta inutilement de faire reparaître les règles.

Comme, loin de s'améliorer, sa position s'aggravait de jour en jour, madame... vint réclamer mes conseils. Après les questions préliminaires, pour me mettre au courant de sa position, je lui fis comprendre que les symptômes qu'elle ressentait pouvaient bien être les indices d'une maladie de matrice, et qu'il était nécessaire d'explorer les organes. Je constatai, en effet, un très-fort engorgement du corps et du col de la matrice, compliqué d'ulcération sur le col et dans sa cavité. Je la soumis au traitement que j'ai déjà eu plusieurs fois occasion d'indiquer, et après huit séances, à huit jours de distance l'une de l'autre, son ulcération fut cicatrisée. La santé s'était progressivement rétablie, et tous les malaises intérieurs avaient disparu. Au moyen d'un traitement tonique ferrugineux, je fortifiai le sang, et les règles revinrent à leur tour, ce qui compléta la guérison.

Remarques. Ce qui est remarquable dans le traitement que j'emploie pour la guérison des engorgements, c'est qu'il n'empêche en aucune façon les malades de vaquer à leurs occupations habituelles. Ainsi, cette dame, qui est à la tête d'une forte maison de commerce, n'interrompit pas ses affaires, et ne cessa pas un seul jour de descendre à son magasin. C'était là son unique préoccupation quand elle se mit entre mes mains; car elle avait connu une personne qui, pour la même maladie, était obligée de rester étendue sur un canapé toute la journée, et s'il lui avait fallu garder le même repos, elle n'eût consenti qu'avec répugnance à se soumettre au traitement, à cause du préjudice que cette inaction forcée eût causé à ses affaires.

NEUVIÈME OBSERVATION.

*Quarante-quatre ans. Six enfants. Toux nerveuse et dou-
leur de côté simulant une maladie de poitrine; pas de
flueurs blanches; engorgement de matrice. Guérison
en deux mois et demi; cessation de la toux et du point
de côté.*

Madame ..., quarante-quatre ans, mère de six enfants,
d'un tempérament nerveux, de petite stature, était affectée depuis deux ans d'une toux d'irritation et d'une douleur fixe dans le côté gauche, qui avaient fait craindre
qu'elle ne fût attaquée de la poitrine. Elle avait consulté
le docteur L..., qui, après l'avoir auscultée, avait déclaré
que les poumons étaient en bon état, et que sa toux se
dissiperait d'elle-même aussitôt qu'elle cesserait de voir
ses règles. Celles-ci, très-abondantes, paraissaient régulièrement chaque mois, et rien ne faisait prévoir qu'elles
dussent bientôt cesser. Comme cette toux, fatigante à
l'excès, avait énervé cette dame, on consulta successivement divers médecins, dont le traitement resta inefficace.

Quand madame ... vint me consulter, elle était amai-
grie, pâle, irritable au dernier point, et se croyait destinée
à mourir poitrinaire. A divers symptômes qu'elle m'é-
numéra, je soupçonnai l'existence, au col de la matrice,
d'une ulcération que l'examen direct me permit de constater; et je pus prédire à cette dame que sa toux serait
passée, ainsi que le point de côté, dans deux mois, ce qui
eut lieu, en effet, dès que l'ulcération fut cicatrisée.

Remarques. Plusieurs fois déjà j'ai eu occasion de traiter des affections de matrice qui simulaient d'autres maladies. Si j'ai rapporté cette observation, c'est qu'elle est

surtout remarquable par l'absence de flueurs blanches, et
qu'en général on pense que les écoulements leucorrhéiques accompagnent toujours les engorgements. Aussi le
mari de cette dame ne crut-il réellement à l'existence de
cette maladie chez sa femme que quand, à la seconde
visite, je la lui eus fait constater *de visu*.

Mais il n'aurait pas eu besoin de cette preuve, puisque,
à mesure que l'ulcération diminuait d'étendue, la toux
se dissipait ainsi que le point de côté. Après la cicatrisation de la plaie, les règles ne vinrent plus que modérément, et cette dame recouvra bientôt les signes extérieurs
de la plus brillante santé.

DIXIÈME OBSERVATION.

*Quarante-deux ans. Neuf enfants. Fongosités saignantes
du col de la matrice; écoulement d'humeur et de sang
très-fétide; cautérisation par le fer rouge; persistance
des symptômes. Guérison radicale par ma méthode en
quatre mois.*

Madame......, âgée de quarante-deux ans, était accouchée à trente-huit ans du dernier de ses neuf enfants.
Déjà, avant cette dernière grossesse, elle avait souffert
longtemps dans le bas-ventre, dans les reins, et ne pouvait faire le moindre exercice sans voir redoubler ses
douleurs. Après cet accouchement, elle eut une violente
inflammation de bas-ventre qui la força de garder le lit
pendant deux mois. Après son rétablissement, elle con-
serva un écoulement qui devint bientôt rosé et d'une
odeur insupportable. Elle ne distinguait le temps de ses
règles que par l'intensité plus considérable de cet écoulement rosé. Amaigrissement prononcé et teinte jaune

paille du visage. Irritabilité nerveuse extrême. Perte de
l'appétit. Digestion longue et pénible. Constipation opiniâtre. Dans l'opinion des parents de cette dame, elle était
atteinte d'un cancer incurable de la matrice ; c'était aussi
l'avis de son médecin ordinaire. Dans cette occurrence,
on alla consulter un chirurgien, qui proposa la cautérisation avec le fer rouge, comme le seul moyen d'enrayer
la marche de la maladie. Cette opération fut excessivement

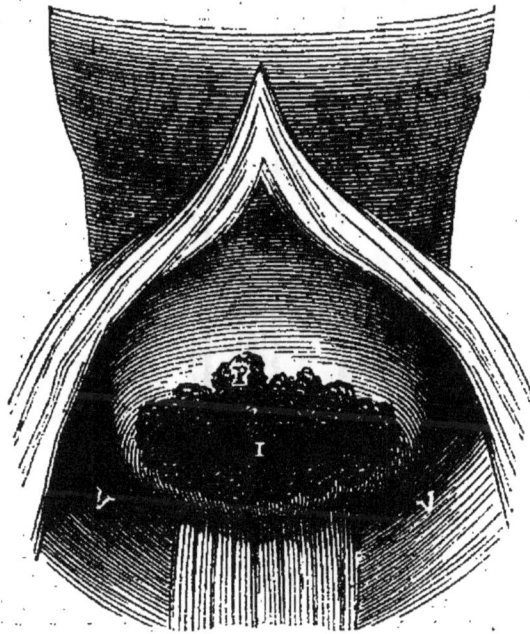

FIGURE 305.

*Représentant des fongosités saignantes envahissant les deux lèvres
du col utérin.*

VV, le fond du vagin.
J, la cavité du col.
P, fongosités granuleuses ulcérées.

douloureuse, et détermina une violente inflammation de
bas-ventre qui retint la malade trois mois au lit. Quand
les suites de cette opération furent dissipées, on constata

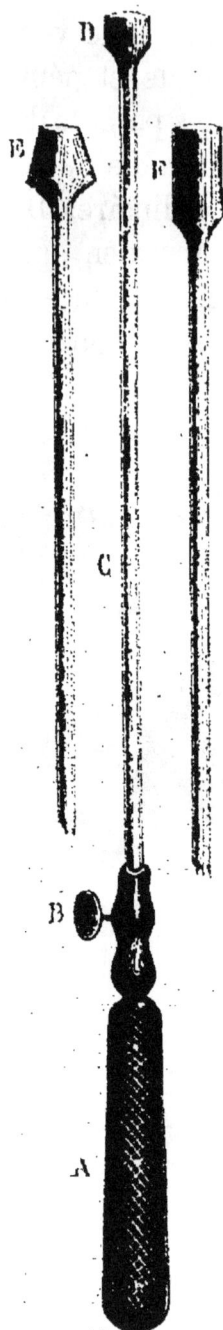

FIGURES 306, 307, 308.

représentant trois différentes formes d'instruments destinés à cau-

*tériser au fer rouge les engorgements ou ulcères rebelles du col de
la matrice et de sa cavité.*

Les figures E, CD, F, représentent les trois principales formes de cautères qu'on fait rougir à blanc, pour les porter directement sur le mal et provoquer une destruction plus ou moins profonde de tissus.

A, manche en bois dans lequel on ajuste l'instrument, après qu'il est chauffé au rouge blanc.

B, vis de pression, qui sert à fixer la tige CD, dans le manche A.

que l'ulcération et les fongosités étaient à peu près dans le même état. Madame ..... ne voulut point se soumettre à une deuxième cautérisation et me fit appeler.

Je constatai sur le col utérin, fortement engorgé, l'existence de fongosités saignantes qui avaient envahi les deux lèvres et la cavité de l'organe. La malade était d'une faiblesse extrême, et ne voulait plus entendre parler d'opération. Je me contentai d'un pansement qui m'avait déjà réussi dans un cas semblable, et qui consistait à introduire, tous les jours, sur la partie malade, un sachet composé de poudre de roses rouges et d'alun. En huit jours il y avait déjà une notable amélioration de l'écoulement, dont la fétidité et la teinte rosée avaient disparu. Après quinze jours de ce pansement et d'injections chlorurées, je pus soumettre cette dame à mon traitement ordinaire, et la guérison fut complète en quatre mois.

Remarques. Depuis quelques années on a beaucoup préconisé l'emploi du fer rouge dans le traitement des ulcères de la matrice. Ses plus fougueux partisans ont dû y renoncer en présence de son insuccès presque constant et des violentes inflammations consécutives. On peut voir, par opposition à ce procédé barbare, la bénignité du traitement auquel j'ai dû avoir recours, et son résultat promptement favorable.

Un fait très-remarquable et qui, depuis douze ans, ne s'est pas démenti, c'est que, par ma méthode, la guérison est radicale, qu'il n'y a jamais de récidive, et que ces engorgements ulcérés, une fois guéris, semblent mettre la femme à l'abri de toute maladie ultérieure de la matrice.

ONZIÈME OBSERVATION.

Quarante ans. Trois enfants. Maladie de la matrice confondue avec la folie; flueurs blanches abondantes causées par un catarrhe du vagin; démangeaison excessives de la vulve; nymphomanie; inutilité du traitement pour rétablir la régularité des fonctions intellectuelles. Guérison, par ma méthode, de la maladie de matrice; résection des petites lèvres; retour à la raison.

Madame....., quarante ans, avait eu trois enfants jusqu'à l'âge de trente ans. A la dernière couche, elle eut une hémorragie très-abondante qui mit sa vie en danger. Elle resta au lit pendant quatre mois sans pouvoir se rétablir complétement. Pendant ce temps, ses idées s'exaltèrent, et on put remarquer un grand changement dans son intelligence. Elle était toujours préoccupée de son mal et de sa fin prochaine. Son esprit n'était rempli que de préparatifs de la mort. Incapable de suivre une conversation, elle y mêlait constamment des idées sur ses souffrances. On avait espéré que l'air de la campagne la rétablirait : elle y alla passer deux étés de suite sans la moindre amélioration. Enfin on fit mander un médecin spécialiste pour les maladies mentales. Elle avait bien des flueurs blanches abondantes et des démangeaisons extérieures tellement vives, que la présence du monde était incapable de l'empêcher de porter la main au siége du

prurit; par suite des excitations fréquentes provoquées
par ces démangeaisons, elle était souvent en proie à un
délire érotique, connu sous le nom de *nymphomanie.* Ces
actes d'indécence étaient mis sur le compte du dérangement de son esprit. Le médecin dit qu'il ne pouvait la
traiter qu'à son établissement, et là, pendant six mois,
elle fut baignée et douchée tous les jours, sans le moindre
résultat. Le docteur conseilla les bains de mer. Tous ces
divers traitements furent inutiles.

On me fit appeler chez cette dame, et je pus constater
un profond délabrement de toute l'organisation, dû à six

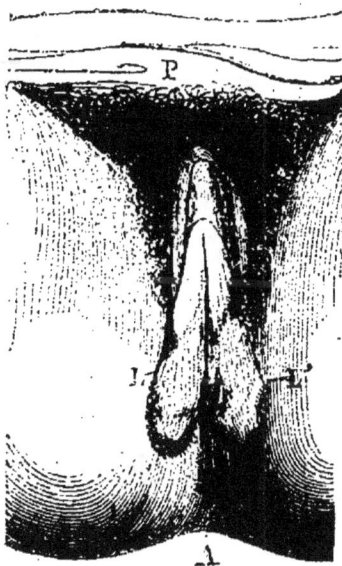

FIGURE 309.

Représentant le développement exagéré des petites lèvres ou nymphes.

P, pénil ou mont de Vénus.
A, l'anus,
LL', petites lèvres ou nymphes extraordinairement développées, et
oblitérant l'entrée du vagin.

années de souffrances continues. Dans le récit qu'on me fit des diverses phases de la maladie, je remarquai la persistance des flueurs blanches, et surtout les démangeaisons, symptômes qui n'avaient jamais eu le privilége de fixer l'attention des divers médecins qui avaient été appelés, préoccupés qu'ils étaient, avant tout, du dérangement des facultés intellectuelles. Après bien des instances, je pus obtenir de la malade qu'elle se soumît à l'examen, et je constatai un excessif développement des petites lèvres ou nymphes : l'élongation de ces appendices (voir fig. 309) était telle qu'ils oblitéraient complé-

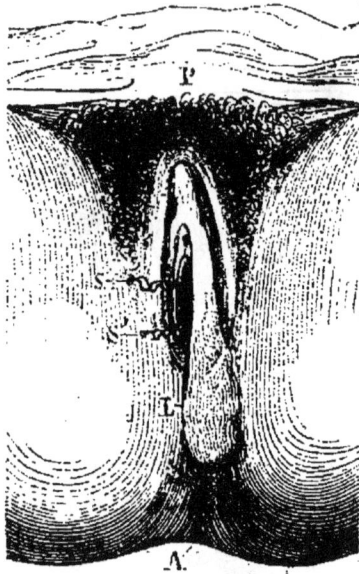

FIGURE 310.

Représentant la résection de la petite lèvre du côté droit.

P, pénil ou mont de Vénus.

A, l'anus.

L, petite lèvre du côté gauche, non encore opérée.

SS′, serre-fines, destinées à rapprocher les tissus après l'opération de l'excision.

tement l'entrée du vagin. En les écartant, on voyait une rougeur très-vive, des granulations et des érosions superficielles sur toute la surface de la vulve. L'examen, au moyen du spéculum, de la cavité du vagin permettait de constater l'existence de nombreuses granulations sur toute la surface de ce conduit. Je començai par faire l'excision des petites lèvres (voir fig. 310); après la cicatrisation des deux plaies, je m'occupai de la guérison du vagin. Je portai dans toute la cavité de cet organe une pâte légèrement caustique et astringente, qui cautérisa tous les follicules enflammés. Je renouvelai cette opération tous les huit jours. Dans l'intervalle la malade prenait deux bains, faisait des injections de décoction de feuilles de noyer, et saupoudrait les organes externes de la génération, matin et soir, avec la poudre d'alun et d'amidon, telle que je l'ai formulée à la page 416. A l'intérieur, j'administrai les toniques et une nourriture substantielle et réparatrice. En trois mois de ce traitement, j'eus la satisfaction de voir guéries non-seulement la maladie de matrice, les démangeaisons et la nymphomanie, mais aussi la prétendue maladie du cerveau. A mesure que l'affection utérine s'améliorait, les idées de la malade devenaient de plus en plus régulières et stables, et, six mois après le début de mon traitement, elle avait repris tous les caractères extérieurs de la plus brillante santé au physique et au moral.

Remarques. Cette observation présente, au plus haut degré d'intensité, un exemple de la réaction sympathique que toutes les maladies de matrice exercent sur le système nerveux. C'est un cas très-rare ; mais cependant il n'est presque pas de malade, souffrant du bas-ventre, qui ne nous présente, en raccourci, pour ainsi dire, l'exemple de madame ..... Ainsi, les dames affectées de flueurs blanches sont tristes, moroses, d'humeur inégale, se fâchant ou pleurant pour le motif le plus futile ou même pour rien. Elles ont les nerfs agacés, et souffrent de névralgies plus ou moins violentes, à des intervalles assez rapprochés. Il est donc facile de comprendre que, s'il existe une faiblesse naturelle de l'intelligence, l'affection de la matrice, si elle reste quelque temps méconnue, pourra, par sa réaction sympathique sur le système nerveux, amener dans les facultés intellectuelles des désordres tels, que l'on arrive à comprendre comment des médecins, même très-expérimentés, ont pu commettre la méprise dont madame ..... fut l'objet.

Je veux aussi faire porter l'attention du lecteur sur les *démangeaisons* qui tourmentaient si fort cette malade. Le développement exagéré des petites lèvres a pour les femmes des conséquences analogues à celles qui résultent chez l'homme de la vicieuse conformation du prépuce (voir *Phimosis*, page 469). En fermant l'entrée du vagin, elles s'opposent à la libre sortie des flueurs blanches qui, imprégnant continuellement la vulve, finissent par provoquer des rougeurs, des érosions, des *végétations polypeuses* analogues à celles que j'ai signalées figure 311. Ces excroissances charnues existent le plus souvent sur les petites lèvres et à la face interne des grandes; on les voit même envahir le méat urinaire C (*ibid.*). Dans ce dernier cas, le spéculum de l'urètre, représenté par la figure 285, m'a rendu de grands services pour reconnaître toute l'étendue du mal et faciliter le traitement.

La médication la plus convenable de ces végétations est celle qui est indiquée à la page 516.

Mais souvent la démangeaison existe seule, sans que l'examen direct le plus attentif puisse la faire rapporter à une altération matérielle. Ce prurit idiopathique est, chez

quelques dames, surtout à l'approche des règles, porté
au point de constituer un véritable supplice. Il provoque
souvent l'onanisme, la nymphomanie, l'hystérie, la fureur

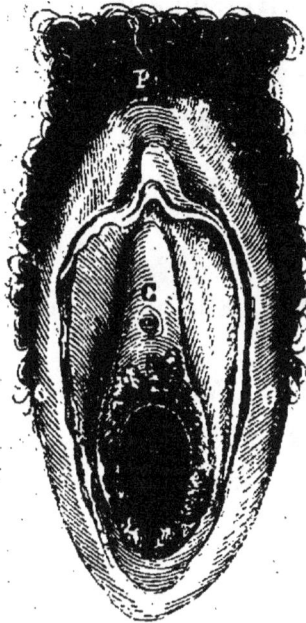

FIGURE 311.

*Représentant des végétations développées sur les parties extérieures
de la génération chez la femme.*

P, pénil ou mont de Vénus.
OO, les grandes lèvres.
C, le méat urinaire.
I, l'entrée du vagin, autour duquel se voient les *excroissances poly-
peuses.*

utérine, les hallucinations, l'hypochondrie; il peut même,
comme il en existe dans la science quelques cas, heureusement fort rares, pousser les malades au suicide. Consulté pour porter remède à une semblable affection, le
médecin devra rechercher, avant tout, si l'on ne doit pas
rattacher cette démangeaison à un vice dartreux. Dans ce

cas, un traitement dépuratif interne approprié en ferait justice. Quand le prurit est causé par une *névralgie de la vulve*, j'en obtiens toujours la cessation par des applications topiques de diverse nature, telles que l'eau de Goulard, la pommade camphrée opiacée, l'eau de chaux, la solution de sous-borate de soude; une infusion de cerfeuil, de laurier-cerise; le chloroforme, l'amidon, et même la cautérisation supeficielle transcurrente de toute la vulve avec la pierre infernale.

DOUZIÈME OBSERVATION.

Vingt-sept ans. Pas d'enfant. Règles très-douloureuses; flueurs blanches; relâchement de la matrice; emploi inutile d'un pessaire pour combattre ce relâchement. Guérison des flueurs blanches; dilatation du col utérin; cessation de la stérilité.

Madame ....., âgée de vingt-sept ans, était mariée depuis dix ans, sans avoir d'enfants, malgré son grand désir d'être mère. Dès avant son mariage, ses règles ne venaient que difficilement, et étaient accompagnées de violentes coliques qui duraient deux à trois jours. On avait tenté à diverses reprises de faire cesser ces douleurs, mais tous les traitements avaient échoué. Son médecin avait déclaré à ses parents que le mariage la guérirait; mais, loin que cette nouvelle condition amendât ses douleurs, celles-ci avaient persisté et s'étaient compliquées de flueurs blanches très-abondantes, qui, en peu de temps, avaient déterminé un amaigrissement considérable, de violents maux d'estomac, des palpitations de cœur et la pâleur du visage. Après trois ans de mariage, cette position se compliqua d'un relâchement des ligaments de la matrice.

tellement intense, que la malade ne pouvait, sans une
extrême fatigue, se livrer au moindre exercice. La marche était particulièrement douloureuse. Un chirurgien,
consulté, reconnut *un relâchement des ligaments et une
descente de matrice* (fig. 286), et conseilla l'emploi d'un
pessaire, que la malade devait porter au moins pendant
deux ans. Malgré sa grande répugnance pour ce moyen
et les inconvénients qu'il entraîne, madame ..... se soumit aux prescriptions du docteur, dans l'espérance de
voir guérir sa descente de matrice et de pouvoir devenir
mère. Vain espoir ! le pessaire redoubla les douleurs,
augmenta les flueurs blanches, et causa une inflammation
si violente des organes du bas-ventre, qu'on fut obligé d'en
faire l'extraction et de renoncer à son usage. La malade
consulta successivement les diverses célébrités médicales
qui s'occupent spécialement du traitement des maladies
de matrice. Ce fut en vain. Le mieux qu'elle éprouvait
n'était que passager, et, dès que le traitement était dis-
continué, les symptômes reparaissaient. En désespoir de
cause, elle consulta divers charlatans des deux sexes,
entre autres une sage-femme qui lui introduisait, deux
fois par jour, dans le vagin, de petits sachets de farine de
lin, avec accompagnement de frictions sur le bas-ventre
avec des pommades dites fondantes, et qui n'étaient autres que de la graisse de porc plus ou moins purifiée ;
mais toutes les médications auxquelles elle se soumit
n'eurent d'autres résultats que de détériorer sa santé et
de délabrer son organisation.

Enfin, ayant pris connaissance d'une de mes brochures,
elle vint réclamer mes soins. Après qu'elle m'eut fait en
détail le récit dont je viens de donner le résumé, je l'examinai et constatai une inflammation des glandes du vagin, du col de la matrice, et un relâchement des liga-

ments. Le col utérin présentait un rétrécissement qui expliquait suffisamment les douleurs de la menstruation.

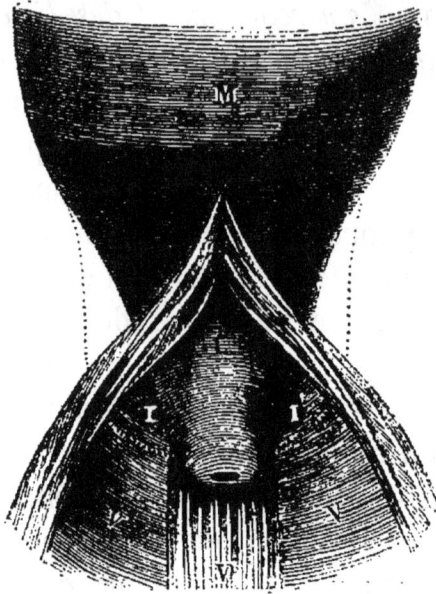

FIGURE 312.

Représentant un col de matrice conique.

M, le corps de la matrice.
VVV, le haut du vagin.
G, le col conique dont l'orifice est très-étroit.
CC', ligne ponctuée indiquant les dimensions normales de cet organe.
II', l'ouverture normale du col CC'.

Je promis à madame ..... de la guérir en trois mois au plus. En effet, par les cautérisations transcurrentes du vagin avec le nitrate d'argent fondu, un régime tonique et des injections astringentes, je fis bientôt cesser les flueurs blanches; j'obtins ensuite la dilatation du col au moyen de bougies de cire, d'ivoire ramolli, et de fragments d'éponge préparés à la cire, introduits dans sa cavité. Je me servis aussi, pour obtenir le même résultat, du dilatateur représenté par les figures 313 et 314. En

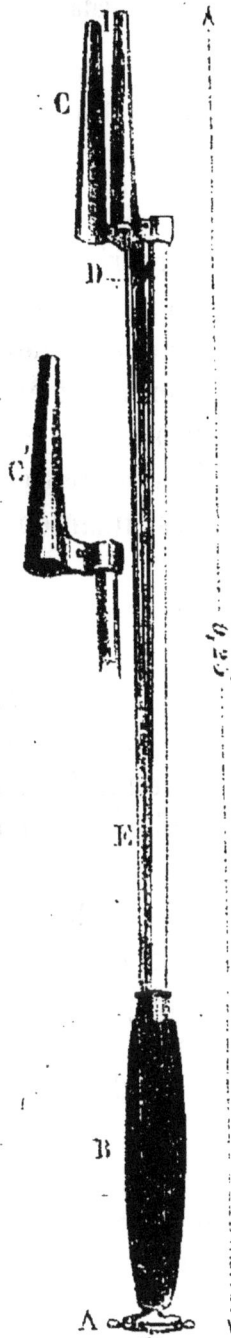

FIGURES 313, 314.
Représentant un dilatateur du col utérin à deux valves.

La figure ABEDCI, représente le dilatateur dont les deux valves sont écartées.

L'instrument est introduit fermé (figure C') dans la cavité du col utérin; puis, au moyen du petit tourillon A, on écarte les valves C et I à un degré qui augmente graduellement à chaque séance de dilatation.

On voit en D un ressort destiné à maintenir l'écartement des valves.

deux mois et demi, la guérison était complète, et madame ..... pouvait se tenir debout et faire de longues courses, sans ressentir aucune douleur dans le bas-ventre. Ses règles vinrent régulièrement et sans coliques. Enfin, pour comble de satisfaction, elle devint enceinte six mois plus tard, et accoucha fort heureusement. Depuis son accouchement, sa santé s'est maintenue parfaite.

Remarques. Cette observation est fort intéressante pour trois motifs :

1° D'abord elle prouve l'*inutilité des pessaires* pour les chutes et les relâchements de matrice. En effet, ces corps étrangers qu'on introduit dans le vagin pour soutenir la matrice, outre qu'ils n'atteignent que très-imparfaitement le but qu'on se propose, sont une cause d'irritation incessante, et même parfois de violentes inflammations ; ils exigent des soins de propreté extrêmes, et, en définitive, ne sont qu'un palliatif, puisque, dès qu'on cesse leur emploi, le mal reparaît dans toute son intensité.

2° Elle donne l'explication de la douleur et des coliques qu'éprouvent nombre de femmes à l'époque de leurs règles. Ces douleurs et ces coliques tiennent à deux causes : à ce que le sang est trop épais, a trop de consistance, de plasticité, et qu'il se coagule dans la cavité utérine. Les coliques, dans ce cas, ne sont qu'un diminutif des douleurs de l'accouchement, et indiquent les contractions et les efforts de la matrice pour se débarrasser des caillots sanguins; aussi, souvent la cessation de ces coliques coïncide-t-elle avec la sortie d'un caillot de sang par le vagin. Une autre cause de ces tranchées utérines vient de l'*étroitesse du col de la matrice*. Cette étroitesse est naturelle, comme chez les jeunes filles, et cesse ordinairement après un premier accouchement; ou bien elle est acquise et survient après une couche laborieuse chez une femme qui jusque-là avait été réglée sans douleur.

3° Enfin, cette observation, outre la guérison des flueurs blanches et le retour à la santé, nous montre la cessation de la sérilité par la dilatation du rétrécissement du col utérin, qui, dans le plus grand nombre de cas, est le seul obstacle à la fécondation.

Mais on n'est pas toujours assez heureux pour obtenir un résultat aussi favorable. Certaines femmes ont un col tellement conique et peu développé, qu'il est impossible d'en obtenir l'agrandissement soit par dilatation, soit par des incisions que j'ai quelquefois pratiquées avec un grand succès. Quand, à cette disposition déjà très-défavorable, vient se joindre la flexion du col sur le corps, soit en avant (fig. 295), soit en arrière, la *stérilité* qui en est la conséquence est complétement *incurable*.

FIN.

VOCABULAIRE

CONCERNANT

LES EXPRESSIONS MÉDICALES

CONTENUES DANS CE VOLUME.

A

Abdomen, ventre.

Affaires, règles.

Affection carcinomateuse, cancer.

Albuminurie, maladie dans laquelle les urines contiennent de l'albumine.

Amaurose, paralysie nerveuse de l'œil.

Amblyopie, affaiblissement de la vue.

Aménorrhée, absence des règles.

Anaphrodisie, absence de désirs vénériens.

Anémie, diminution, appauvrissement du sang.

Angustie, étroitesse, rétrécissement.

Anus, terminaison de l'intestin rectum.

Arrière-faix, délivre ou placenta (voir *Accouchement*).

Arthrite blennorrhagique, inflammation des jointures par suite de blennorrhagie.

Atrophie, défaut de nutrition, amaigrissement, diminution de volume d'un organe.

Auscultation, mode d'exploration des organes, de la poitrine et du cœur surtout, qui consiste, au moyen de l'oreille appliquée sur diverses régions du corps, à percevoir les bruits qui peuvent s'y faire entendre pour en tirer des conséquences sur leur état de santé ou de maladie.

B

Balano-posthite, écoulement blennorrhagique de la cavité du prépuce et du gland (voir *Phimosis*).

Bassin, cavité osseuse, qui termine le tronc inférieurement, et qui est formée en arrière par l'os sacrum et le coccyx, sur les côtés et en devant par les os iliaques (voir figures 7 et 25).

Bourses ou *scrotum*, enveloppe cutanée commune aux deux testicules.

C

Calvitie, chute, absence de cheveux.

Canalicule, conduit étroit et sinueux (voir *Rétrécissement*).

Cathéterisme, introduction d'un cathéter, d'une sonde, d'une algalie ou d'une bougie dans la vessie.

Chlorose, maladie qui affecte surtout les jeunes filles, et qui est plus vulgairement connue sous le nom de *pâles-couleurs*.

Choux-fleurs, végétations.

Circoncision, opération du phimosis.

Coït, copulation, accouplement, acte de la génération.

Conception, fécondation de la femme.

Condylome, excroissance charnue, douloureuse, de nature syphilitique, siégeant autour et à l'intérieur de l'anus et des parties génitales.

Congestion, afflux, accumulation de sang dans un organe.

Copulation (voir *Coït*).

Couronne de Vénus (voir figure 196).

Crypsorchides, vice de conformation, dans lequel les testicules restent cachés dans le ventre.

Crystallines, vésicules ou ampoules molles, transparentes, survenant à l'anus, au prépuce, ou aux grandes lèvres, par suite surtout de l'âcreté du virus blennorrhagique.

Cystite, inflammation de vessie.

D

Délivre (voir *Accouchement*).

Diabète sucré, maladie dans laquelle les urines contiennent du sucre, de la variété connue sous le nom de sucre de raisin.

Diagnostic, ensemble des symptômes au moyen desquels on reconnaît une maladie.

Diplopie, altération de la vision, par suite de laquelle on voit les objets doubles.

Diverticulum, recoin, appendice, creux, en forme de cul de sac.

Dysménorrhée, règles difficiles ou douloureuses.

Dyspermasie, *Dyspermatisme*, éjaculation douloureuse du sperme.

Dysurie, sortie douloureuse de l'urine.

E

Éjaculation, sortie du sperme pendant le coït.

Embryon (voir *Enfant dans la matrice*).

Engorgement, épaississement d'un organe ou d'une portion d'organe, à la suite d'une inflammation chronique.

Épiderme, surpeau, pellicule inerte qui recouvre la peau, à la manière d'un vernis. L'application d'un vésicatoire, soulève et détache l'*épiderme*.

Épididyme (voir *Testicule* et *Orchite*).

Épispadias, vice de conformation, dans lequel l'ouverture du canal de l'urètre est placé en dessus de la verge (opposé de l'*hypospadias*).

Épithélium, épiderme des membranes muqueuses.

Époques, règles.

Érection, état spécial d'un organe spongieux, qui, sous l'influence d'une excitation, se gonfle de sang, ce qui augmente la rigidité et la forme de l'organe dans toutes ses dimensions.

Exostose, accident tertiaire de la syphilis, gonflement des os.

Exutoire, vésicatoire ou cautère.

F

Flueurs blanches, écoulement provenant de la cavité du vagin ou de la matrice.

Fluide prolifique, sperme.

Fongus, fongosités, végétations irrégulières s'élevant de la surface des plaies.

Fourchette (voir *Description de la vulve*).

Frein de la verge (voir *Description du gland*).

G

Gestation, grossesse.

Glucosurie, diabète sucré.

Glu vésicale, secrétion fournie par le catarrhe de vessie.

Goutte militaire, blennorrhagie chronique.

H

Hématurie, pissement de sang.

Hémorragie, écoulement abondant de sang.

Hémospermasie, émission de sperme sanguinolent.

Hémostatique, propriété d'arrêter l'écoulement de sang.

Hermaphrodisme, qui participe de Mercure et de Vénus; du mâle et de la femelle; qui réunit les deux sexes.

Hydropisie, accumulation de sérosité dans une cavité ou poche.

Hydrothérapie, traitement par l'eau.

Hypertrophie, développement exagéré d'un organe.

Hypospadias, vice de conformation, dans lequel le canal de l'urètre s'ouvre au-dessous de la verge, à une distance plus ou moins éloignée du gland (voir figures 263, 266, 267 et 268).

Hystérie, affection nerveuse propre à la femme, et dans laquelle les désirs érotiques sont exagérés.

I

Ictère, jaunisse.

Incubation, période de temps qui s'écoule entre l'action d'une cause morbifique et l'apparition de la maladie.

Induration, épaississement, engorgement.

Ischurie, impossibilité d'uriner, rétention d'urine.

L

Lubrifier, humecter.

Lunes, règles.
Lipyrie, consomption, épuisement.

M

Marasme, consomption, épuisement.
Masturbation, onanisme.
Méat urinaire, terminaison du canal de l'urètre.
Mégalanthropogénésie, l'art de procréer de beaux enfants.
Ménopause, cessation des règles.
Menstruation, écoulement des règles.
Métrite, inflammation de la matrice.
Miction, action d'uriner.
Monorchides, vice de conformation dans lequel un seul testicule est descendu dans les bourses.
Mucus, *mucosités*, sécrétion fournie par les membranes muqueuses.
Museau de tanche, col de la matrice.

N

Nausées, envie de vomir.
Nymphomanie (fureur utérine), penchant irrésistible et insatiable à l'acte vénérien chez les femmes.

O

Oblitération, action de boucher, de fermer.
Obstétrique, art des accouchements.
Ombilic, nombril.
Onanisme (voir chapitre de la *Masturbation*).
Orchite, inflammation du testicule.

P

Pédérastie, sodomisme.
Périostose, accident tertiaire de la syphilis sur le périoste, membrane qui enveloppe les os.
Polydipsie, exagération de la soif.

Poulain, bubon.

Primipare, qui accouche pour la première fois.

Pronostic, jugement sur le cours, la durée et la terminaison d'une maladie.

Prurit, démangeaison.

Pus, sécrétion fournie par une plaie, ou une membrane muqueuse enflammée.

R

Rectum, terminaison du gros intestin.

Rhagades, gerçures ou petits ulcères longs et étroits qu'on trouve dans les interstices des plis de l'anus.

Rut, époque d'excitation naturelle des organes génitaux chez les animaux.

S

Sanie, écoulement de pus altéré.

Semence, sperme.

Smegma, matière caséiforme, qui s'accumule en arrière de la couronne du gland.

Spasme, contractions internes et involontaires de nature nerveuse.

Spéculum, miroir; instrument destiné à pénétrer dans l'intérieur du vagin, pour voir l'état maladif du vagin, de la matrice, et faire certaines opérations, surtout la cautérisation.

Spermatiques (Animalcules). (Voir l'article *Sperme*).

Spermato-cystite, inflammation des vésicules séminales.

Spermatozoïdes, spermatozoaires, animalcules spermatiques.

Strangurie, action d'uriner goutte à goutte, avec douleur.

Stricture, rétrécissement.

Superfétation, nouvelle fécondation pendant le cours d'une grossesse.

Suppositoire, médicament en forme de petit cône, destiné à être introduit dans l'anus.

Syncope, défaillance, évanouissement.

Syphilis, vérole.

T

Ténesme, faux besoin, soit d'uriner : ténesme vésical; soit d'alle
à la garde-robe : ténesme anal.
Turgescence, gonflement.

U

Urétrite, blenorrhagie, chaude-pisse.
Urologie, traité des maladies urinaires
Utérus, matrice.

V

Valvule, repli membraneux.
Végétations, excroissances de chair
Vulve, extérieur des parties génitales de la femme.

Z

Zoospermes, animalcules spermatiques (voir l'article *Sperme*).

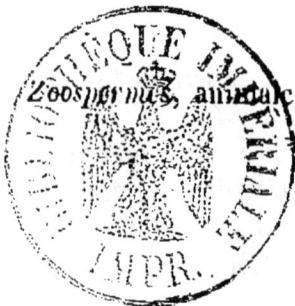

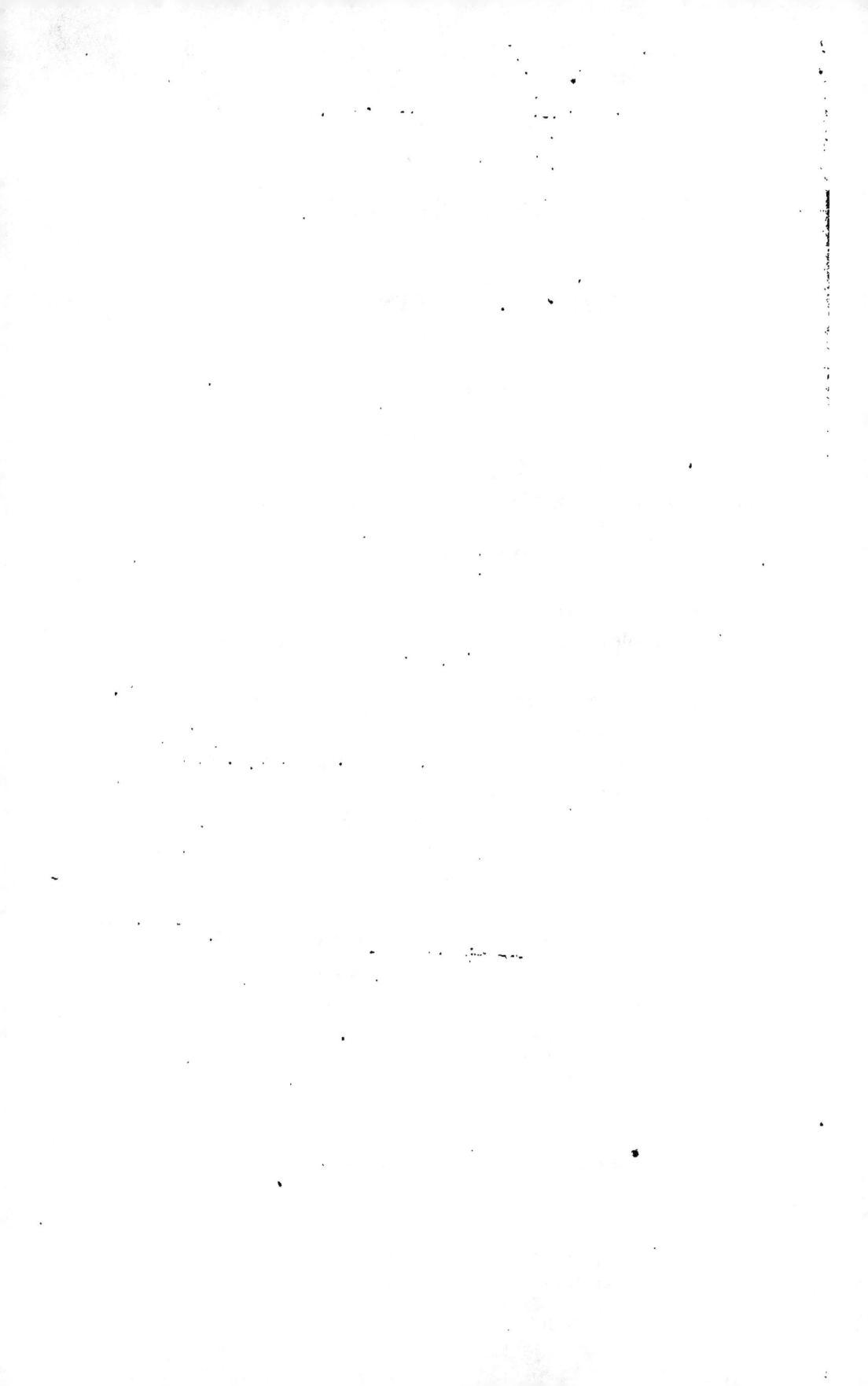

TABLE DES MATIÈRES

TRAITÉES DANS CET OUVRAGE.

Fonction de l'appareil de la génération.

DEUXIÈME PARTIE.

MALADIES DES VOIES URINAIRES ET DES ORGANES DE LA GÉNÉRATION.

Rétrécissements du canal de l'urètre.

Catarrhe de vessie.

Rétention d'urine.

Incontinence d'urine.

Fistules urinaires.

Hématurie ou pissement de sang.

De la gravelle.

De la pierre.

Onanisme ou masturbation.

Pertes séminales involontaires.

Impuissance. Stérilité. Perte de la virilité.

Maladies de matrice.

FIN DE LA TABLE DES MATIÈRES.

TABLE DES MATIÈRES

De la 7e édition

DU TRAITÉ PRATIQUE

DES MALADIES DES VOIES URINAIRES

ET DES ORGANES GÉNÉRATEURS.

1 vol. de 900 pages, avec 314 figures d'anatomie. — Prix : 5 fr.

———o———

nitaux de la femme. — Des ovaires. — Des trompes de Fallope. —
De la matrice.— Du vagin.— De la vulve.— De la membrane hymen,
signe de la virginité des femmes. — Des glandes vulvo-vaginales. —
Région du périnée. — Considérations générales. — *a.* Périnée de
l'homme. — *b.* Périnée de la femme.

DEUXIÈME PARTIE.

MALADIES DES VOIES URINAIRES ET DES ORGANES DE LA GÉNÉRATION.

Rétrécissements du canal de l'urètre.

Maladies vénériennes.

Onanisme ou masturbation.

Pertes séminales involontaires.

Impuissance. Stérilité. Perte de la virilité.

Maladies de matrice.

Considérations générales sur les *maladies des femmes*. — Causes et symptômes des maladies de matrice. — Catarrhe utérin. — Spéculum à trois valves et spéculum plein. — Spéculum à trois valves démonté. — Diagnostic des maladies de matrice; par le toucher. — Spéculum du canal de l'urètre. — Pince à charpie. — Porte-caustique. — Diagnostic par le spéculum, par l'examen des écoulements. — Abaissement de la matrice et relâchement des ligaments. — Chute de matrice. — Influence des maladies de matrice sur le moral. — Ulcération du col de la matrice et de sa cavité. — Pronostic des maladies de matrice. — Antéversion de la matrice. — Traitement des maladies de matrice. — Rétroversion de la matrice. — Antéflexion de la matrice. — Injections, irrigations; manière de les faire. — Inclinaison latérale gauche de la matrice. — Tubercules cancéreux ulcérés sur le col de la matrice. — Ulcère cancéreux du col de la matrice. — Des cataplasmes internes. — Observations de guérison des maladies de matrice. — Première observation : 35 ans. Deux enfants; flueurs blanches abondantes; douleurs dans le bas-ventre; guérison en six semaines. — Granulations ulcérées du col de la matrice. — Deuxième observation : 40 ans. Six accouchements, le dernier à trente-deux ans. Écoulement d'odeur infecte traité pendant cinq ans pour une gastrite, amaigrissement considérable; guérison des flueurs blanches en deux mois, et retour à la santé en quatre mois. — Troisième observation : 32 ans. Trois enfants. Engorgement chronique de la matrice; traitement de Lisfranc, non suivi de succès; affaiblissement extrême; flueurs abondantes. — Engorgement chronique du col et du corps de la matrice. — Quatrième observation : 28 ans. Cinq enfants. Engorgement et ulcération du col de la matrice; quinze cautérisations sans succès en quatre mois; guérison rapide, en six semaines, par ma méthode. — — Intérieur du corps et du col de la matrice pour montrer les ulcérations de la cavité du col. — Cinquième observation : 38 ans. Un seul enfant à vingt-deux ans. Violents chagrins; catarrhe utérin et flueurs blanches très-âcres; guérison par des cautérisations très-superficielles, faites dans la cavité même du col et du corps de la matrice. — Sixième observation : 27 ans. Pas d'enfant. Flueurs blanches abondantes; engorgement de matrice; étroitesse remarquable du vagin; guérison en six semaines; cessation de la stérilité. — Fauteuil mécanique servant à examiner les femmes au spéculum. — Description de l'usage du *fauteuil-spéculum*. — Septième observation : 36 ans. Quatre enfants. Pas de flueurs blanches; règles abondantes et très-douloureuses toutes les trois semaines, engorgement du corps et du col de

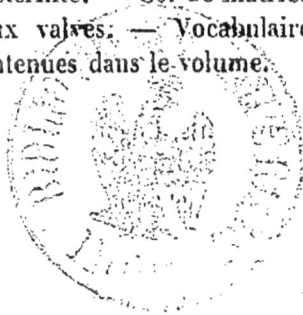

www.ingramcontent.com/pod-product-compliance
Lightning Source LLC
Chambersburg PA
CBHW060715220326
41598CB00020B/2103